Inhalte

Ein Dank an alle Frauen, meine Mentoren und Klienten ohne die ich nichts gelernt hätte.

Zuerst bedanke ich mich bei den vielen Menschen die mir geholfen haben diese Zeilen nieder zu schreiben.

Ich bin bei diesem Buch wieder einmal darauf gekommen, dass ich im Denken und Schreiben sehr spontan und verwirrt bin. Das führt immer wieder dazu, dass ich meine Gedanken wild durcheinander nieder schreibe und keine richtigen, schönen Worte oder gar Absätze zusammen bringe.
Es wurde mir klar, dass dieses Buch vorwiegend für meine deutschen Kolleg/innen oder gar für Pflegewissenschaftler unmöglich zu lesen wäre. Mir ist aber auch wieder einmal klar geworden, dass es immer Frauen waren die mir durch das Leben geholfen haben (ich bin immerhin 50 Jahre in einem Frauenberuf).

Es ist also kein Wunder, dass ich mich bei allen Frauen bedanken möchte die mir geholfen haben, mich und mein Buch zu ordnen.
Zuerst - keine Frage - meiner Gattin die mich nun (so sagt sie) seit Monaten nur physisch anwesend wahr genommen hat. Und die mir immer wieder sagte „so kann das kein Laie lesen, schreib „alles" um!

Bei meiner Vor - Lektorin Christiane Fleischer Schott die den Text von einer österreichischen in eine deutsche Sprache umschreiben musste.

Besonders stolz bin ich auf die Zeichnungen von Herrn Josef Lorenzer, dem ich an dieser Stelle herzlich danke.

Und nicht zuletzt bei unserer Geschäftsführerin (des ENPP) Frau Marianne Kochanski die darauf achtete, das der Text noch einigermaßen fachlich vertretbar ist.

Mein Dank gilt aber auch immer wieder unseren Klienten, Bewohner/innen von denen ich erst erfahren durfte dass es Sex auch in der Demenz gibt. Und vor allem, wie sie damit umgehen.

Unabhängig meiner Frauen gab es aber auch immer wieder Herren die meine fachlichen Mentoren und Identifikationspersonen wurden.

Mit den meisten davon hatte ich persönlichen Kontakt und die Ehre sie kennen lernen zu dürfen. Es waren dies vor allem Herr Prof Frankl, Prof. Hans Strotzka, Prof. Dörner, Prof. Rudas und vielen andere.

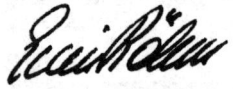

„Mein Atem geht - was will er sagen?
Vielleicht: Schau! Hör! Riech! Schmeck! Greif! Lebe!
Vielleicht: Gott atmet in dir mehr als du selbst.
Und auch: In allen Menschen, Tieren, Pflanzen atmet Er wie in dir.
Und so:
Freude den Sinnen!
Lust den Geschöpfen!
Friede den Seelen!

Kurt Marti

Vorwort

Mit dem vorliegenden Buch gewährt Prof. Erwin Böhm spannende Einblicke in die Welt sexuellen Erlebens und Verhaltens aus geronto-psychiatrischer Sicht. Vor dem Hintergrund des von ihm entwickelten „Psychobiografischen Pflegemodells" erzählt und erklärt er zahlreiche Beispiele aus dem reichen Fundus seiner jahrzehntelangen Erfahrung. Mutig spannt er dabei den inhaltlichen Bogen von erläuternder Terminologie, Trieblehre und pathologischen Copings, über die Bedeutung biografischer und historisch-gesellschaftlicher Fakten, Schlüsselreize und deren Wirkungsmöglichkeiten, sowie über Umkehrphänomene, hin zu hilfreichen Einzelfallbeispielen. Seine wertvollen Gedanken sind kostbar und ermutigend, provozieren und möchten helfen. Dabei nimmt er - wie schon in den Jahren zuvor - „kein Blatt vor den Mund", was so manche LeserInnen schockieren könnte. Doch bestimmt werden viele auch hinter seiner zuweilen etwas „ungewöhnlichen" Wortwahl nicht nur die humorvoll, sondern auch dramatisch vor Augen geführte Realität der geschilderten Wirklichkeiten erkennen. Dies mag und sollte zu Diskussionen führen! Denn trotz einer gegenwärtig zu beobachtenden übersexualisierten Bilderwelt der uns umgebenden Medien im Alltag fällt es vielen Menschen nach wie vor schwer, sexuelle Gefühle zu benennen und stets wertschätzend damit umzugehen. Aus meiner Super-visionsarbeit mit Pflegeteams und als Qualitätscoach von Führungs-kräften ist mir das Spannungsverhältnis, in dem sich hier viele HelferInnen und Fachkräfte zunächst hilflos oder verunsichert fühlen, bestens vertraut. Es bedarf vieler einfühlsamer Gespräche und Interventionen, um sich diesem Tabu in der Praxis erfolgreich anzunähern und gemeinsam konstruktive Lösungen zu finden.

Die Sexualität älterer (demenzerkrankter) Menschen ist abhängig von deren individueller Beziehungsbiografie, der Entwicklung und Kultivierung grundlegender Bedürfnisse, von erlebter Erziehung, dem sozialen Milieu und selbstbestimmter Lebensgestaltung. Sie birgt in sich das breite Spektrum zahlreicher Möglichkeiten und sieht bei jedem Menschen anders aus.

Wer wagt es, sich auf dieses „heikle" Thema einzulassen?

Wer wagt es, dem häufigen Totschweigen von Alterssexualität im Daheim und Heim zu begegnen und sich ihm entgegenzustellen?

Wer wagt es, die Ursachen der Tabuisierung von Sex im Alter verstehen zu lernen?

Wer wagt es, die Würde pflegebedürftiger (demenzerkrankter) Menschen und ihrer Intimsphäre durch das Schaffen und Gewährleisten entsprechender Rahmenbedingungen zu schützen?

Wer wagt es, sich als pflegende Fachkraft, HelferIn oder Führungskraft ein Gefühl der Überforderung einzugestehen, wenn es um die Sexualität älterer Menschen geht?

Wer wagt, gewinnt.

Prof. Erwin Böhm berichtet in diesem Buch auch von vielen persönlichen Gefühlen und seinen darauf folgenden Reaktionen. Man ergreife seine damit verbundene Einladung und Ermutigung zu eigener Reflexion, die befähigt, zunehmend wertschätzend und verstehend mit sich und anderen umzugehen! Thymopsychografisch orientierte Biografiearbeit vermag daraufhin in der Pflege umso konstruktiver zu wirken und zu stärken. Die Lebensqualität von älteren (demenzerkrankten) Menschen im Daheim und Heim wird deutlich gesteigert. Und auch das Arbeiten für ältere Menschen gewinnt dadurch an Attraktivität!

Viel Freude beim Lesen!

Dr. Christiane Bahr
Klz. Psychotherapeutin
Psychologin & Qualitätscoach
Salzburg, im August 2010

Vorwort

Professor Erwin Böhm nimmt sich in seinem vorliegenden Buch ein spannendes, ein Spannungserzeugendes Thema vor - Eros, Libido, Sexualität, kurz Sex. Wobei nicht nur Spannung in einem Selbst, im Leser erzeugt werden soll, sondern auch auf gesellschaftlicher Ebene. Vorgegebene, ignorierende und teilweise unmenschliche Rahmenvorstellungen zum Thema Sex bei der ganzheitlichen Begleitung von Menschen mit Demenz sollen angeprangert und gesprengt werden.

Couragiert packt er erneut ein heißes Thema an, wohl wissend, dass Emotionen aus allen Richtungen und jeder Couleur auf ihn reaktiv einwirken können. Das Risiko geht er, wie er sagt, bewusst ein und stellt sich erneut auf die Barrikaden zur Verteidigung eines Menschenrechts... Sex als notwendiges „Grundseelennahrungsmittel" auch für Menschen mit Demenz zum Überleben zuzulassen.

Wie in seinen bisherigen Veröffentlichungen und auch bei seinen Vorträgen provoziert, polarisiert und prognostiziert er.
Dabei nimmt er sich als Alter das Recht, dieses Thema auf den Tisch, ans Licht, zu bringen und übernimmt gleichwohl die Verantwortung, das Thema Sex nicht nur einzufordern, sondern auch zu erklären und zu verteidigen.

Eingebettet in seinem bekannten und europaweit erfolgreich praktizierten psychobiographischen Modell erläutert er, warum Sex auch bei alten Menschen entsprechend ihrer Biographie, ihrer Prägung wichtig bleibt.
Mit seinem eklektischen Ansatz erlaubt sich Professor Böhm einen stets offenen Rundumblick und sammelt auf diese Weise viel Wissen und erklärende Argumente aus der Lebenspraxis.

Er appelliert an uns, die Augen nicht nur bei Gewalt gegen Kinder und ähnliche gesellschaftlich angeprangerte Themen nicht zu schließen, sondern auch beim Thema Sex im Alter bei demenziell Erkrankten genauer hinzuschauen, zu beobachten, zu begreifen und zu verstehen.

Seinen besonderen Fokus richtet er auf uns, seine Kollegen. Seine Argumentation mit dem differenzierten, kritischen Lupenblick auf die

Altenpflege wird wieder „Staub aufwirbeln"! Hoffentlich ein weiterer erfolgreicher Schritt auf dem von ihm begonnen steinigen Weg, dessen Ziel es ist, zu vermitteln, dass Gefühle und gefühlsbesetzte Themen wahrhaftig als Lebensbestimmende Kräfte in der Altenpflege erkannt werden.

Sein umfangreiches Praxiswissen, sein ungebremster Antrieb, sich auch mit anderen Fachmeinungen auseinanderzusetzen und sein gehaltvoller emotionaler Wortschatz machen Professor Erwin Böhm erneut zu einem ernstzunehmenden Kämpfer für die Rechte der Menschen.

Man kann auf die Reaktionen auf dieses Buch gespannt sein.

Dr. Claudia Zemlin
Berlin, August 2010

Einleitung

Ich möchte diese Einleitung mit zwei obszönen Aphorismen beginnen (haben sie keine Angst, es wird auch wieder humaner). Leider ist mir der Name der Autoren nicht bekannt. Nur die Überschrift zu den Gedankensplittern hab ich sozusagen selbst als Wortspiel nach konstruiert.

Alterssex daheim
„Da sich Sex und Streit nicht vertragen haben sie den Sex aufgegeben."

Alterssex im Heim
„Das vögeln musst Du zu Hause regeln, denn im Heim da gibt's kein vögeln.
Wenn dir im Heim die Pfeife steht, dann ist es meistens schon zu spät."

Wenn man sich nun aus diesen zwei aus dem Volksmund stammenden Aphorismen ein Bild machen würde, dann bleibt im Alter nur mehr, entweder psychisch tot zu sein oder wenigstens Aggression zum Rest des Lebens zu haben, über. So gesehen ist es kein Wunder, dass sich von der Antike bis heute Künstler wie Alfred Hrdlicka, aber auch Philosophen, Sexualtherapeuten, Psychiater usw. mit dem Thema Eros und Thanatos (mit Leben und Tod) auseinander setzten und somit auch die Wirkung, die der Eros und der Tod auf die Menschen hat (Lebens-Antrieb), beschrieben und malten.

So gesehen ist es kein Wunder, dass auch ich mich, selbst nun schon Alter, mit diesem Thema beschäftigen muss.

Vieles im erotischen Verhalten der Menschen ist auch wenn man es nicht weiß kollektiv und frühkindlich geprägt. Die obszöne Sprache, die anale Sprache und gar manche andere Erziehungsstruktur. Wir lernten damals alle, und vor allem, dass „Sex keine Freude machen sollte" und eigentlich nur zum Kinderkriegen toleriert wurde.

Viele Emotionen, auch die der Liebe, des Eros, der Libido und der Intimität, sind geprägtes Material aus dem Kollektivgedächtnis und so in unseren heutigen Gefühlen und vor allem auch in unserem Denkhirn abgespeichert.

Wenn ein Reiz durch ein Gespräch, durch einen Geruch oder gar wie hier durch das geschriebene Wort auftaucht, löst er (beim Betrachter, Hörer, Leser) nun einmal (ob man will oder nicht) Emotionen (sowie ein Coping oft auch in Form der Abwehr, der Abscheu) aus.

Und somit ist es mir jetzt schon bewusst, dass es vorkommen wird, dass einige Leser schon nach dem ersten Satz (oder schon bei der Betrachtung des Covers) entrüstet das Buch zurücklegen und ihre eigenen sexuellen Probleme auf mich projizieren.

Einige werden aber auch auf meiner Seite sein und sich sagen: „Das ist ja wirklich so", „Der hat ja in vielem Recht"!

Auf Grund der in Westeuropa noch immer Vorherrschenden kollektiven Sex Ablehnung werden Angehörige, Pflegepersonen oft und mit allem Mitteln das „Leben", die Begegnung zwischen zwei alten Personen oder gar die „Unkeuschheit" zwischen den Alten behindern oder gar mittels Psychopharmaka verhindern. Dieses „Nicht-aufkommen-lassen" von „Unkeuschheit" passiert in der täglich Praxis sogar als Verhinderung des Sexualtriebs zwischen Eheleuten, die im gleichen Heim wohnen (obwohl es doch bis zum Tod eine juridisch gesehene „eheliche Pflicht" gäbe).

Die Beispiele aus der Praxis sind unzählige, aber eines möchte ich trotzdem zur Illustration heraus greifen: Wir, die täglich Dienst in Altersheimen versehen, wissen doch, dass oft Söhne, Töchter oder sogar das gesamte Pflegepersonal „ohne anzuklopfen" in die Zimmer der Bewohner stürmen" und dann entsetzt sind, wenn sie eine zweite Person - noch dazu vom anderen Geschlecht - in diesem Zimmer finden.

Auch wenn keine zweite Person da ist und die Klienten nur onanieren (übrigens in der Praxis kommt dies häufiger bei Frauen als bei Männern vor), „erregt" dies die prüden oder falschen Vorstellungen mancher Pflegeperson oder Angehörige. Es erregen sich in ihnen so zu sagen die ethischen, ästhetischen Gefühle der Betreuer.

Viele Mitarbeiter/innen werden aus eigenem Entsetzen (oder auch Neid) diese zwei angetroffenen „Schweinderln" rügen: Das was sie hier tun ist unmöglich! Das was sie hier machen, das sollten Sie doch wissen in einem „katholisches Haus" verboten!

Wo kommen wir da hin, wenn jeder „leben würde", machen würde, was er will. Da würden wir ja unsere Autoritätsrolle verlieren. Ein Unheil würde über uns herein brechen. Wir wären nicht mehr Herr der Lage im Heim, sagen die Pfleger/innen.

Es gibt also (obwohl man den Heimaufenthalt als Bewohner ja oft selbst zahlen muss) nur Rügen aber keine „Frei- oder Rückzugsräume" für private Interessen.

Pflegepersonen selbst stellen immer wieder fest, dass sie das Sex-Verhalten der Klienten behindern oder verbieten. Andererseits aber auch keine Freiräume anbieten können, weil irgendein Moralapostel selbst Probleme mit der Sexualität hat.

Ich gebe gerne zu, dass ich dieses Buch mehrmals begonnen habe zu schreiben, immer wieder weg legte und mich fragte ob ich denn schon wieder polarisieren sollte?
Es ist nicht leicht über Sexualität zu reden oder gar zu schreiben. Jedes Wort zum Thema Sexualität kann als anrüchig, obszön, vulgär ausgelegt werden. Bei vielen Menschen sind diese Wörter alleine schon negativ besetzt und so ist es kein Wunder, dass sie dann ihre negative Stimmung auf den Autor übertragen.

Trotzdem bleibe ich bei meinen ersten Sätzen der Reizanflutung (ich meine damit die zwei bösen Aphorismen zu Beginn). Denn ohne Reiz ist gar nichts, nicht einmal eine „Polarisierung" möglich.

Ich muss zugeben, dass es sich bei diesem Buch um ein sogenanntes „Land-Klo-Wissen" handelt. Land-Klo-Wissen bedeutet, dass die Leute früher am Plumps-Klo kein Klopapier hatten, sie hatten zerschnittene Zeitungen, wovon sie bei der Sitzung sozusagen immer nur ein Viertel gelesen haben und dann trotzdem geglaubt haben jetzt alles zu wissen.

Keine Pflegeperson nimmt sich Zeit oder getraut sich analytische tiefenpsychologische oder sozialhistorische Bücher zu lesen und diese Inhalte dann noch in eine Laiensprache oder in einen Dialekt zu transformieren. Ich sah es immer wieder als meine Lebensaufgabe an, der Dolmetscher der Ärzte zu sein. Alles was bei der Visite gesprochen wurde, hab ich dann den Klienten auf Wienerisch erzählt. Ich kann mich an einen Kurs in Düsseldorf erinnern: 15 Psychoanalytiker hatten mich zu einem Vortrag eingeladen, um über mein „Thymopsychisches Pflegemodell" zu referieren. Als der Kurs abgeschlossen war, fragten die Psychiater, ob ich Zeit und Lust hätte, den ganzen Kurs nochmals abzuhalten. Ich dachte, die Leute - hoch ausgebildete Personen - „verulken mich" und ich fragte natürlich: Warum, wieso ich diesen Kurs nochmals abhalten sollte? Und sie sagten mir, dass es so spannend sei mir zuzuhören. Wie einfach, simpel ich Freud, Adler, Fromm usw. vortrage. Sie gestanden sich selbst ein, mit ihren einfachen Patienten nicht tiefenpsychologisch reden oder sie gar therapieren zu können, weil sie selbst dieser banalen Sprache nicht mächtig sind. Somit ist es immer mein Vorteil gewesen, „simpel zu schreiben und simpel zu reden". So, dass ich auch in diesem Buch versuche , aus der Praxis für die Praxis, in der Praxissprache des Volkes zu schreiben. Ich habe bei meinen Recherchen viele Fachbücher durchstudiert und musste immer wieder feststellen, dass alle Fachautoren anscheinend „ängstliche Typen" sind. Sie schrieben in Fachwörtern, verwenden sozusagen „wissenschaftliche Ausdrücke", die beim Lesen - das ist ja logisch - keine Gefühle erzeugen und daher auch keine Abwehrreaktion beim Leser hervorrufen.

Sie verwenden trockene (noopsychische) Worte zu einem Thema das rein emotional und affektiv verstanden werden kann und sollte.

Auch Juristen sind nicht besser, die verschanzen sich hinter Anwaltsvokabular, bei dem man den Eindruck gewinnen muss, dass jeglicher Sex etwas kostet. Beischlaf, Ehebruch, Beiwohnung, außereheliches Kind, eheliche Pflicht usw.
Nie steht bei Juristen, ob der Sex beim Ehebruch wenigstens Spaß machte (und eine Straferhöhung) oder gar eine Strafleichterung, weil er langweilig war, darstellen könnte.

Beide Typen von Studierten, die Naturwissenschaftler genauso wie die Juristen schreiben kaum, dass der Sex einfach nur Spaß machen sollte. Der Sex ein Lebens-Antrieb ist und somit zum Leben gebraucht wird. Er ist, wenn sie so wollen, ein reines Überlebensmittel.

Und jeder im Heim, aus der Kindheit wieder auftauchende, Seelennahrungsmangel kann sich als Symptom (Aggression, Zornmanie oder Depression im Senium) zeigen.

Wenn wir nun nicht obszöne Worte verwenden wollen, die aus der Bauern- und Arbeiterschicht stammen, könnten wir uns beim Thema Sex akzeptierter Nomenklaturen bedienen.

Da spricht man nicht vom „vögeln" sondern vom „verliebt sein" oder vom „miteinander gehen" oder was die Frauen so gerne haben und wir Männer weniger, die Frage, „Frühstücken wir morgen wenigstens miteinander?"
Ich werde in diesem Buch versuchen, das Thema - unabhängig wie viele Feinde es mir bringen wird trotzdem rein „emotional" betrachten. Und ich werde als Revoluzzer, der ich nun einmal war, nun wieder als Revoluzzer antreten.

Ich war mein Leben lang Revoluzzer!

Ein Revoluzzer der „Altenpflege" schlechthin. Ich wetterte schon 1965 gegen die Irreversibilitätstheorie in der Altenpflege und versuchte mit meiner Übergangspflege und meinem „Thymopsychischen Pflegemodell" und natürlich durch die Gründung des ENPP diese Irreversibilitätstheorie praxisrelevant in die Reversibilitätstheorie um zu wandeln.

Nun ist es dem ENPP mit unserer Geschäftsführung, Frau Marianne Kochanski und unserem gesamten Lehrerteam (glaube ich wenigstens) ganz gut gelungen, Leben und die Reversibilitätstheorie in Heime zu bringen.

Immerhin vollziehen sie, die Chefin und unsere Lehrer/innen, humane re-aktivierende Pflege (nachweislich durch ein europäisches ENPP Pflegequalitätssignum) in rund 90 Heimen und Institutionen im europäischen Raum.

Das heißt, es ist uns gelungen, die Irreversibilitätstheorie zumindest in den meisten Handlings (teilweise nur in den Schulen theoretisch) der Altenpflege in die Reversibilitätstheorie um zu prägen.

Aber jetzt, wo ich selbst alt bin, muss ich feststellen, dass es mir oder

uns nicht gelungenen ist, die
„Reversibilitätstheorie" auch auf das Thema Sexualleben alter
Menschen - im Heim - zumindest
ideologisch gesehen ein zu führen.

Viele Menschen haben es schon überall getrieben:
(Ich sehe ja auch moderne Filme im TV)

Im Aufzug, im Kinderzimmer, am Küchentisch am Arbeitsplatz, in
der Werkshalle. Aber noch nie im Altersheim.
Ich frage mich oft, was passiert, wenn die Liebe zwischen zwei
Dementen entbrennt? Wird sie bewundert oder gar durch die
gesellschaftliche oder gar die Hausordnung eingestellt? Aus dem
Lebenstrieb ein durch die Hausordnung erzwungener Todestrieb?
Ich frage mich auch, ob Sex gerade im Altersheim lustvoll ist?
Sie wissen ja, einige können nur, wenn sie sich in Gefahr begeben,
wenn sie die Hintergrundangst verspüren, wenigstens „erwischt"
werden zu können. Dann ging es ja bei diesem Paar gar nicht mehr
um Sex sondern um den Reiz, die Neugier:
"Was wird, wenn...?"

Daher, sehe ich es als meine Aufgabe eine neuerliche Revolution zu
Gunsten der Senioren aus zu lösen. Man toleriert ja noch schlecht und
Recht das Händchenhalten zwischen den Alten aber mehr, um Gottes
Willen, darf nicht sein. Warum toleriert man nicht mehr? Nun das ist
ganz einfach zu erklären. Eigentlich findet Sexualität, trotz Wood
Stock, noch immer nicht statt. Sex zwischen Menschen gibt es nur
heimlich, versteckt (unter der Bettdecke und ohne dass man darüber
redet. Mit Ausnahme von betrunkenen Männern im Gasthaus.

Das ist ja im Heim auch so, wenn der Nachtdienstarzt oder Pfleger die
Nachtdienstschwester „geschickt" liebt, dann passiert gar nichts. Aber
stellen sie sich ungeschickt an, dann währe im Heim der Bär los!

Das heißt, dem geschickten „Alten", dem gerontologischen Klienten
akzeptiert man noch Sex, den psychogeriatrischen oder dem schon
im „infantilen" Sex befindlichen allerdings nicht mehr!
Somit glaube ich, dass es an der Zeit ist, den wichtigsten Lebens-
Antrieb der Menschheit ins rechte Licht zu rücken. Es ist an der Zeit,
dass ich mich nochmals als Revoluzzer wichtigmache. Ob sie nun

wollen oder nicht!

Nun bin ich aber weder ein Dr. Alfred Charles Kinsey, noch die Beate Uhse noch Ernest Bornemann, so dass ich mich nicht für den normalen Sex bei normalen Bürgern wichtigmache, nein, ich mache mich für jene Alten wichtig, die gar keine Lobby mehr haben, für Demenz-Klienten.

Viele Bücher und pflegewissenschaftliche Abhandlungen können sie über Sex im Alter für sogenannte Gesunde (in der Pflege unter dem Begriff Mann/Frau sein) also für „Gerontologische Senioren/innen" lesen. Ein bisschen etwas - meistens von Internisten geschrieben - gibt es auch noch für Geriatrische Klienten (z. B. Sex und Herzinfarkt, usw.)

Fast nichts hab ich über die Verhaltenseigenarten im täglichen Leben und schon gar nichts über die Verhaltenseigenarten beim Sex im Alter bei Klienten mit der Diagnose „prim. Demenz" (M.Alzheimer) in der Literatur oder Pflegeforschung gefunden.

STATISTIK

Sex-Coping im Senium als Pflegeforschungsaufgabe?
In der Krankenpflege gibt es ganz was Interessantes, nämlich dass sich alle nur um Gesundheitspflege kümmern aber kaum mehr um Krankenpflege. Dies ist alleine schon in der Häufigkeit der Pflegeliteratur ersichtlich.

Gerontologie	Geriatrie	Psychogeriatrie
60 %	30 %	10 %

Noch ärger ist es mit der Literatur zum Thema bei Menschen mit einem Demenzsyndrom.

Sex für Normale ?	Sex in der Forensik	Sex in der Demenz
70 %	30 %	Frau-Mann sein?

Die Schwierigkeit liegt in der Pflegeforschung an und für sich.
Wie kann man WAS erforschen?

Eine Methode umfasst persönliche Gespräche und - oder das Versenden von Fragebögen. Dies geht erstens nur für die so genannten Normalen (oder die, die sich dafür halten). Und zweitens es wird bei allen Fragebögen oder Gesprächen entweder bewusst oder unbewusst gelogen. Das heißt, die Sinnhaftigkeit dieser Methode ist fraglich.

Eine zweite Methode ist das Konsultieren relevanter Literatur des Volkes oder der Völker die man erforschen will. Also eigentlich Sozialgeschichte und Prägungsphänomene einer gewissen Zeit. Was kann man über ein Volk in der Belletristik, Poesie, Malerei, Folklore auch erfahren?

Sozusagen die Fragen nach dem Kollektivgedächtnis eines Volkes erheben. Den reichsten Schatz detaillierter sexologischer und erotischer Natur hat der Ferne Osten hervor gebracht.

Sehr oft muss man aber in der Sexualliteratur auch Übertreibungen und Untertreibungen in Kauf nehmen. Wobei die Menschen im Osten die Themen hochgespielt, die Amerikaner hingegen diese Themen sehr heruntergespielt haben.

Die dritte Art etwas über Menschen und ihre Copings zu erfahren ist, was ich in meiner Pflegeforschung immer schon machte, nämlich BEOBACHTEN und beschreiben.
Ich möchte mich selbst - aber auch Sie werte/r Kollege/in als Feldforscher zum Thema Sexualität im Senium zählen.
Wer, frag ich Sie, sieht schon, erlebt schon wie wir, Menschen denen die Über-Ich-Normen abhanden gekommen sind? Wer erlebt schon Menschen, die nicht mehr lügen können?
Nur WIR „Praktiker" am Pflegebett.

Wir, ich meine damit SIE und MICH, sind doch Feldforscher. WIR haben die Klienten, die sonst kein Mensch zu Gesicht bekommt.

In der Literatur, wie Sie erlesen konnten, gibt es zu diesem Thema sehr wenig Ernstzunehmendes. Das rührt sicher auch daher, dass die Autoren selbst erstens noch nicht alt genug sind und zweitens sich aus eigenneurotischen Gründen kaum auf so ein heikles Thema einlassen.

Ich in meinem Alter darf mir wohl erlauben „Als Alter für Alte" (aber vor allem für das Personal) das Wesentlichste zu diesem Thema zusammen zu tragen und nieder zu schreiben.

Da ich kein Amerikaner bin, brauch ich nicht den „Tag der Birnen" oder den „Tag des Nichtrauches" aus zu rufen - ich rufe das Jahrzehnt der Sexuellen Reversibilitätstheorie in den Heimen aus!

Bis jetzt, Sie wissen schon, herrscht ja dle Irreversibilitätstheorie vor. Diese Theorie besagt, dass im Alter alles schwindet, dass es keinen Sex mehr zu geben habe. Maximal Händchen halten wird vom Personal und von den Verwandten gestattet.

Nun ist dies in der Realität des 21. Jahrhunderts nicht mehr so, dass die Alten auf die ihnen wissenschaftlich vorgeschriebene „Irreversibilität hören", (blöderweise das Personal, die Töchter und Söhne aber schon). Das Personal und die Verwandten sind ganz böse, wenn Alte sich nicht an die Regel halten und sich noch immer Geschlechtsverkehr wünschen.

Manche Senioren/innen regredieren dabei wieder in einen infantilen Sex (den man dann vom Personal nicht als normal sondern als Sex-Enthemmung in der Pflegedokumentation niederschreibt). Es wird dann mit Psychopharmaka versucht (im wahrsten Sinne des Wortes) „ihn" nieder zu halten.

Ich möchte in diesem Buch Angehörige und Pflegende anregen „Lebende Alte am Leben zu lassen!" Und was fördert den Lebenstrieb (gegen den Todestrieb) mehr als Sex und Eros?

Was will ich mit meiner hier versuchten Revolution?

Ich möchte auch beim Thema Eros, Libido und der Intimität die **Reversibilitätstheorie** eingeführt wissen.

Ich möchte, dass die Disuse Theorie „lebt".

Die Disuse Theorie besagt: Alles, was immer funktioniert hat, funktioniert auch im Alter. Wer fleißig sein Leben lang Sport betrieben hat, sportelt auch noch mit 80. Wer immer für die Liebe war (egal zu welchem Sexualobjekt oder Ziel) macht dies auch mit 95 (nur um ein Alter zu nennen).

Ich möchte helfen, die „Toleranzgrenzen" zu diesem Thema zu erhöhen.

Wie könnte dies gehen?

Wenn ich nun sagen würde, ich möchte mit diesem Buch erreichen, dass viele Bücher verkauft werden, damit ich mehr Geld habe, wird niemand verstehen, dass Geld mit Liebe oder wenn sie so wollen mit einem Orgasmus austauschbar ist.

Wenn ich sage, dass infantiler Sex auch darin bestehe, in die Windel machen zu dürfen (analer Sex), wird niemand verstehen, dass das so ist. Wie auch?

Ich möchte eine bessere Ausbildung der in der Altenpflege „Beschäftigten" erreichen.
Es kann doch nicht sein, dass über tiefenpsychologische Mechanismen zum Thema Sex der Praline- oder Bunte-Leser mehr Ahnung hat als die Pflegerin.

Ich möchte, dass man versteht, dass „Liebe Gewohnheit ist".

Männer, die ihre „alte Frau" plötzlich wieder ablehnen, d. h. in der Kommunikation das DU ablehnen, beginnen halt wieder zu onanieren. Frauen, die ein Leben lang onanierten (das ist bekannt), werden das auch eher im hohen Alter „prägungsphänomenal" gesehen machen.

Lustig ist, das alles was im Altersheim angeboten wird, streicheln, lieb sein, Hautkontakt – historisch gesehen bei den derzeitigen Alten „nie geprägt" war und wurde und damit auch Angstauslösende Wirkungen haben kann. (Schneider 1980) So, dass man sagen kann, es könnte sich um einen Seelennahrungsmangel des Personals handeln und nicht um den des Klienten (Nähe und Distanz als Stachelschweinsyndrom).

Alles ist - wie sie sehen können:

- streicheln oder nicht streicheln
- oral Sex oder anal
- homo- oder heterosexuell
- usw.

„Thymopsychisch biographisch!"

Ich will die Austauschtheorie in der Praxis.

Diese sieht die Interaktion zwischen den Partnern vor. Vorwiegend im Alter sollte man darüber reden: WAS willst DU, was willst DU nicht? Was will ich, was der andere? - Was will ich nicht, was der andere nicht? Was hab ich mein ganzes Eheleben lang schon an meinem Partner gehasst oder geliebt?

Ich will die Abkehr von der Rollentheorie.

Was erwartet sich die Öffentlichkeit, der Sohn, die Tochter und die Umwelt von Alten? - Dass sie ihre Rolle als „Alte" spielen!
Ruhig sein, sterben gehen, um die Erbschaft vorbereiten zu können. Mit anderen Worten, womöglich die Selbsterfüllung (denn Sterbehilfe gibt es ja noch nicht) des Destruktionstriebes statt des Lebenstriebes. Und die beginnt ja bekanntlich mit der Aufgabe von Eros und Sex!

„Jeder Tag, an dem ich einen schönen Frauenpo sehe, ist ein guter Tag".

Im Alter und im Altersheim wird es noch schwieriger, als „junger Alter" weiter leben zu dürfen.

Alle, die in den vorherigen Jahrgängen (z.Bsp 1940 /1930) gespeicherten und immer versteckt gehaltenen Sexpraktiken" werden auf einmal für die ganze Umwelt sicht - und erkennbar. Wie oft sagt man doch voller Enttäuschung, das hätte ich mir von dem/der aber nicht gedacht!

Die Abhängigkeit von der Heimleitung, der Nachbarschaft zwingt einen Menschen (der teilweise oder ganz seine Über-Ich-Normen verloren hat) in eine Psychopharmaka Zwangslage.

Man sollte von Alten nicht verlangen, eine Prägungsverhalten, das sie ein Leben lang hatten plötzlich einzustellen, das wäre psychogener Mord - wie es eben auch noch in der täglichen Pflege (nicht nur beim Sex) als warm – satt – sauber - Pflege passiert. (Ein Wortspiel das ich ca. 1980 kreiert habe).

Ich will das Normalitätsprinzip je Zeitgeistphänomen (und später auch der multikulturellen Situation).

Akzeptieren Sie auch in den von ihren Klienten durchgeführten Sex -Praktiken das Normalitätsprinzip. Die heute alten Leute kommen aus einer andern Zeit, aus anderen Prägungsverhältnissen wie Sie selbst. Akzeptieren Sie, dass man früher mehr onanieren musste, dass der Anal- oder Oral-Verkehr als normale Verhütung gesehen wurde. Akzeptieren Sie, dass jeder Mensch ein Gewohnheitstier ist, so dass es auch beim Sexualverhalten eingespielte Sexualgewohnheiten gibt.

Ich will das Sex auch für Demenzpatienten normal wird.

Beim Sex ist es so, wie überhaupt im Leben, alle Menschen stellen die Behauptung auf „ich bin normal, Du bist es nicht!"
Also nicht so, wie es sich gehören würde: „Du bist o. k. Ich bin o. k."

Somit ist Normalsein eine reine Ansichtssache. Wenn aber alles im Leben eine Sicht oder besser Ansichtssache ist, dann frag ich mich, wer ist schon so ganz - lehrbuchmäßig - psychisch gesund? Sehr häufig ist es ja nur eine Wunschvorstellung als Realität verkannt.

Ich will, dass die Pflegepersonen akzeptieren, dass Sex ein Lebenselixier ist!

Eine österreichische Studie belegt, dass die Befriedigung des Sexuallebens die Lebenszeit bis um 30 % erhöht. Ist das nicht ein schöner Nachweis, dass es den so angezweifelten Lebenstrieb kontra den Todestrieb gibt?

Ich will, dass verstanden wird: dass die Gefühle mehr Kraft haben als die kognitive Hirnleistung.

Akzeptieren und lernen Sie, dass die Seele mehr Wirkung hat als der

Körper. Die Intuition, der Affekt gewinnt immer - auch gegen Studierte. Seit es Menschen gibt, hat man sich immer wieder die Frage gestellt: Wer oder was programmiert (prägt) das menschliche Verhalten, seine Copings?

Die Bewusstseinspsychologie (aus der die Psychologie ihren Ursprung hatte) - Phänomenologie HUSSERL - wurde von Wundt als Bewusstseinsforschung auf- und ausgebaut. Die Bewusstseinspsychologie geht vom banalen Bewusstsein - also vom erkennenden ICH - aus.

Dieses wird auch heute noch vorwiegend in Alten- und Kranken-pflegeschulen unterrichtet, so dass die Schüler keine Ahnung vom Leben mit auf den Berufslebensweg bekommen.

Nun sind ja die Seele und alle ihre Prägungen nicht unbedingt nur Ego fixiert. Seelenleben ist ja auch das ES das ÜBER-ICH und alle Triebe. Triebe sind oft verdecktes, verdrängtes Material, und dies alles ist ja wohl dem reinen EGO nicht zugänglich.

Und das obig beschriebene waren, ob man nun will oder nicht, die theoretischen Überlegungen von S. Freud, dem Urvater der Tiefenpsychologie. Freud, gar keine Frage, hatte auch Schüler die sich - wie man heute sagen würde - selbstverwirklicht haben und auf den Grundlagen von Freud ergänzende Konzepte dazu schrieben. Es waren dies die großen Männer wie: Alfred Adler und Carl Gustav Jung, Frankl, Strozka, Ferenszi, usw.

So ist es kein Wunder das viele meiner Kurzerklärungen zum Thema Sex im Alter von diesen Kapazitäten (einmal mehr einmal weniger) abgeleitet werden.

Sexualität im Alter bedeutet ja oft und oft nicht die Frage nach normalen Prägungen, sondern nach „Fehlprogrammierungen des menschlichen Verhaltens".

Wie kommt es dazu - wie konnte es dazu kommen, dass Menschen für das Bewusstsein unverständliche, unerklärliche, unvernünftige, widernatürliche oder gar selbstzerstörerische Copings haben und damit leben können?

Da jede Zeit ihre eigenen Neurosen hat, werde ich mich auf die Prägungszeit 1935 bis 1950 in meinen Praxisbeispielen einlassen und nur so als Zusatzbemerkung, so hie und da, auch noch die heutige Jugend und ihre zu erwartenden Sexualneurosen erwähnen.

Alle meine Pflegediagnosen (die mit Bespielen belegt sind) erheben keinen Anspruch auf eine absolute Wissenschaft aber auf einen hohen Wahrscheinlichkeitsgewinn. Das heißt, eine psychische Verbesserung (nach dem Parameter meines 7-stufigen Interaktionsparameters).

Mein Vorteil war immer, NUR mit dementiell Erkrankten arbeiten zu dürfen. NUR sie sind in der Lage, über Geld und Sex ohne „Über-Ich-Bremsen" zu sprechen oder dies wenigstens signalisieren zu können.

Wie sagte schon Freud: Die meisten Lügen gibt es beim Problem GELD und SEX.

„Beenden wir die eigenen Lügen zum Thema Sexualität zu Gunsten von uns selbst und zu Gunsten Anderer".

Simone de Beauvoir fragte sich in ihren jungen Jahren schon:
„Wie müsste eine Gesellschaft beschaffen sein, dass sie Sex im Alter toleriert und als Menschenrecht einräumt?"
Lesen oder Lernen Sie die Hintergründe des Sexualverhaltens kennen. Fragen sie sich WARUM Sie selbst bzw. auch alle anderen Menschen so viele unterschiedliche Sexualpraktiken haben.

Bereiten Sie sich selbst darauf vor, dass auch sie im Alter durch das eigene Umkehrphänomen eingeholt werden könnten.

Ich will dass man das Wort „Ganzheitlichkeit" in der Pflege nicht nur ausspricht sondern dass es auch gelebt wird!

Kein „Schwein" macht es. Reden deckt sich weder im Sex noch in der Pflege mit der Handlung. Machen wir eine Pflegereform (statt immer neuer oft unbrauchbarer Konzepte) Machen wir wenigstens das Normalste der Welt, Sex (bei uns) und bei den anderen zu zulassen! Nun ist dieses Buch kein hochwissenschaftliches Lehrbuch sondern ein aus der Praxis stammendes Werk, das mit analytischer Literatur (zum Teil) subsumiert wurde.

Sex ist Lebensantrieb und Kommunikation

Der Arzt, der einen Menschen wider
seinen Willen chirurgisch oder
medikamentös kastriert, wird bestraft.
Die Gesellschaft (oder die Heimbediensteten),
die alte Menschen wider ihren Willen
sozial kastriert, ist sich ihres
Unrechts nicht bewusst.
(Erwin Böhm)

Libido, Eros und Liebesbindungsfähigkeit die man „Amerikanisch
Sexualität" nennt, ist keine Sünde und nichts Verwerfliches sondern
ein Kommunikationsmittel (in verschiedenen Interaktionshöhen
sozusagen Limbische Kommunikation). Sex im Alter ist nicht
schlechter und nicht besser als in jeden anderen Lebensabschnitt, sie
ändert sich nur im Sinne eines manifest Werdens (sichtbar Werdens)
der immer schon bestandenen sexuellen Hemmungen, einer in den
Völkern vorherrschenden sexual verneinenden Sexualerziehung. In
einer, wie Reich sagte, Volkseuche.
Natürlich kommen im hohen Alter auch noch regressive Phänomene,
die man „Sexuelle Regression" nennt, zum Tragen.

Libido und Eros sind nicht ohne Risiko. Stets können sie auch zu
Frustrationen, Spannungen und Eifersucht bis zum Neid oder gar zur
Paranoia im Senium führen.

Warum, so fragt man sich (vorwiegend Angehörige), sollten ältere
Menschen ein sexuelles Leben haben?

Dazu sollte man wissen: Die Sexualität oder wenigstens die Phantasie
zu ihr, ist ein Antriebsmittel der Menschen beiderlei Geschlechts,
welche viel mehr Antriebe vermittelt als andere Funktionen und Triebe
im Leben". (Eros und Thanatos). Der alte Mythos der Sexualität im
Alter soll nicht durch den Mythos von der Pflicht zu immerwährender
Sexualität ersetzt werden. Das heißt, Sexualität im Alter ist von mir aus
gesehen keine Forderung, sondern nur eine Denkmöglichkeit, durch
Sexualität oder Phantasien den Alten weiter am Leben teilnehmen zu

lassen Denn wie heißt es in meinen plakativen Aufhänger so schön:

„So lange man lebt sei man lebendig".

Den Kritikern und Zensoren meines Buches möchte ich dabei sofort etwas ins Stammbuch schreiben: „Wer rastet der rostet". Und das gilt, ob man will oder nicht (oder kann oder nicht), auch für den Sex, den Eros, die Libido und die Liebesbindungsfähigkeit.

Nun fragte ich mich: Wer sollte ein Buch über Alterssex schreiben, wenn nicht ich als „selbst Alter"?
Ich fragte mich sehr lange, warum gerade ich so ein heikles Buch wie dieses über Sex im Daheim und im Altersheim schreiben will. Während des Schreibens viel mir sehr viel ein, das heißt, ich habe nicht nur in Büchern oder bei meinen Klienten sondern auch bei mir selbst recherchiert.

Ich bin darauf gekommen, dass jeder Autor seine eigenen Probleme von der Seele schreibt. Meine Probleme waren immer, dass ich nie Laie auf dem Gebiet des Lebens sein wollte. Ich wollte (übrigens diesen Minderwertigkeitskomplex haben alle Pflegepersonen) gescheiter sein als die sogenannten primären Akademiker. Das geht nur so, musste ich feststellen, wenn man autodidaktisch in der Praxis und Theorie Tag und Nacht (strebt) oder nach Freud sublimiert.

Das heißt, dass ich alle meine in der Praxis erlebten „Geschichterln" mit Fachbuchinhalten subsumieren musste. Ich habe sozusagen 50 Jahre lang (und wenn sie mich fragen, noch heute) gelesen wie ein Wilder, geschrieben wie ein Wilder und so gesehen eben sublimiert wie ein Wilder. Ich habe aber nicht nur sublimiert wie ein Wilder sondern auch noch meine Erfahrungen (Patientenstorys) mit wissenschaftlicher Literatur „subsumiert".

Erst bei der Arbeit zu diesem Buch habe ich gelesen, dass selbst Freud dieselbe Erkrankung hatte, wie viele Männer, er hatte auch „Frauenangst" oder besser gesagt Kinderangst.

Arbeiten oder Studieren ersetzt also, wenn es nach Freud geht und mit „Freude" gemacht wird, viele, viele unsinnige Pseudoorgasmen.

So sagte auch ich - so wie Freud -, es wäre doch besser, den eigenen Sexualtrieb in einen höheren Trieb (wie V. Frankl in seinem „Sinn im Leben") umzuwandeln.

Diese Umwandlung hätte aber, und so dachte ich, nur dann Sinn, wenn sie mit Fachleuten - Fachfrauen -, die aus der Praxis heraus wissen, was Sex ist, abgesprochen werden. Es dürfen also nicht wieder Wissenschaftler sein, die selbst Angst vor dem Sex haben sondern normale Menschen.

Nun musste ich aber gar nicht zu den Prostituierten oder in Hafenkneipen gehen, ich hatte ja die Praktiker in der Abteilung unsere Klienten mit sexuellen Eigenarten, Abarten oder Psychosen vor Ort. Warum - werden sie sich fragen - muss man ins Milieu gehen, um zu erfahren, was Leben und vor allem was Altersleben, Alterssexualität ist? Na ja, weil man sonst nichts aber schon gar nichts von „anderen Menschen und schon gar nichts von sich selbst versteht".

Weil man ja sonst immer nur seine Meinung vertritt (die biographisch begründet ist) und diese auf andere Menschen projiziert. Ich müsste es - so sagte ich eines Tages zu mir - so machen, wie der von mir so hoch geachtete Prof. Dr. Gürtler der die „Hurenszene" in Wien studierte und auch bei seinen Vorlesungen darüber an der Uni diese Prostituierten-Terminologie verwendete.

Aber nicht nur meine eigenen Hintergründe wurden mir bewusst sondern auch der Hintergrund der hinter jeder Altenpflegerin steckt.

Ich finde, dass Altenpflege auch wegen des Themas Sexualität ein sogenannter „grenzwertiger" bis „aussätziger" Beruf ist.

Die Grenzwertigkeit in der Pflege

Dabei gibt es heute (und immer schon) zwei Themen, die „grenzwertig" sind und somit zum Tabuthema wurden:

Das ist einerseits „das Altern und das Hospizthema" und zweitens das „Sexualleben" des Menschen.

Beide Themen sind Themen der „Grenzwertigkeit".

Unter Grenzwertigkeit versteht Messner die Todeszone, das heißt, die Grenzwertigkeit die es körperlich also somatisch gibt. In großen Höhen (Messner war immerhin Extrembergsteiger) kennt sich der Körper mit sich selbst nicht mehr aus. Er ist im Grenzbereich und fragt sich selbst immer wieder: „Um was geht es hier eigentlich?" - bei meiner Dyspnoe, bei meiner Tachykardie, bei meiner hohen Anzahl von roten Blutkörperchen sowie bei meiner cerebralen Einengung - „Was ist das nur?"

Bodelschwingh (und andere) beschäftigen sich allerdings nicht mit der somatischen Grenzwertigkeit, sondern wie ich mit der Grenzwertigkeit der Gefühle, der Emotionen sozusagen mit der Grenzwertigkeitsfrage von Seiten der menschlichen Seele aus gesehen. Bodelschwingh (und ich) stellten unter anderem fest: Was der Mensch nicht begreifen kann, ist für den Menschen unverständlich".
Alles das, was der Mensch nicht versteht bezeichnet er als
- grenzwertig
- oder abnorm
- oder unnormal.

Früher und heute waren und sind Leute, die in der Altenpflege arbeiten, sowie die Totengräber, Leichenwäscher, Prosekturgehilfen, Prostituierten „grenzwertige Leute".

Krankheiten, Ekel, Tod und Sex stoßen sozusagen im Laien- und im Pflegerkreis selbst an die Grenzen des „Verstehens, des Begreifens".

Man kann einen Urin-Brot-Esser, einen Sadisten oder Masochisten aber auch einen 85-jährigen alten Mann, der Tag und Nacht onaniert, oder eine alte Frau, die im Rollstuhl sitzt und bei der ein Mann unter die „verschissene Windel" greift, weder verstehen noch begreifen.

Demnach gibt es auch Grenzen der Empathie oder des Mitfühlens.

Die Grenzen des „Alters"

Irgendwann führt auch banales Altern zu einer Grenzsituation z. B. zwischen Tochter und Vater, zwischen Mutter und Tochter usw. Irgendwann begreift man nicht, dass Papa „anders" reagiert als man ihn gewohnt ist oder war. Dann beginnt die Lüge mit der „Hochachtung des Alters". Mit dem Gebot: Du sollst Vater und Mutter ehren.

Übrigens, und das sollte man nicht vergessen, kommt doch das Wort „Würde" von geworden sein, geworden sein aber von der jeweils eigenen thymopsychischen Biographie.

Grenzen des Verstehens des Alterssex

Wenn man nun schon den normalen Sex und das normale Alter als grenzwertig sehen und erleben kann, wie geht es einem da erst bei der Frage um den Alterssex? Dabei konnte ich feststellen, dass gerade Altenpflege von sich aus schon aus dem Beruf heraus gesehen „reiner Sex" ist.

Nur die in der Pflege beschäftigten Personen, wissen das noch nicht.

Alleine beim Betreten eines Altersheimes erlebt man Sex.
Es geht schon beim Betreten eines Heims, also schon im Vorraum, um Sex, um den Geruch des Alters, der im Vorraum dieses „grenzwertigen Hauses" spürbar ist. Da wird ab 6 Uhr früh (so zeitig haben nicht einmal Prostituierte Dienst!) gebadet, gestreichelt, basal stimuliert oder gar maschinell gesnouselt (das wäre so wie eine aufblasbare Frau). Das von den Besuchern und Laien grenzwertige, unverstandene Personal betreibt (zumindest in der Ausschreibung, in der Reklame) Beziehungspflege (also widmet sich für Stunden einem Klienten).

Übrigens, das wollen wir nicht vergessen, gibt es im Altersheim auch **„perversen Sex"**.

Es gibt:
Stuhl, -
Harn, -
Schweiß Geruch
Es **gibt so zusagen intimen Sex:** Indem Analfrisuren, Hämorrhoiden, Krampfadern oder gar Phimosen behandelt und zu guter Letzt Vorlagen und Windeln gewechselt werden.

Fragt sich das Personal je, was sich denn eigentlich bei diesen hoch erotischen, libidinösen, sexuellen Aktionen „emotional, affektiv, biographisch" in der Seele der Klienten abspielt?

Wie auch immer aus diesen Gründen ist Altenpflege „grenzwertig", da der Beruf an sich grenzwertig ist. Dabei werden die Betreuer in der Meinung der Öffentlichkeit zu aussätzigen oder „grenzwertigen Lebewesen" erklärt.

Warum das so ist, erkläre ich auf den nächsten Seiten, wo es darum gehen soll, die Sexualität als die größte aller Menschenseuchen zu beleuchten.

Was macht man mit Ausgegrenzten???

Wie geht es Ausgegrenzten???

Oder besser gefragt: Wie geht es den Menschen im „Narrenschiff"?

Menschen, die in einen „Grenzbereich" eintreten, flüchten in eine noopsychische „Ersatzhandlung", sie sprechen über alles, nur nicht über das worum es geht.

Fast alle Politiker sprechen bei der Eröffnung eines Pflegefachtages über die demographische Entwicklung. Was hat das mit Alterssexualität oder Alter überhaupt oder ursächlich gesehen zu tun?

Der Arzt (seit Paracelsus) flüchtet sich in eine lateinische Terminologie und Diagnosenverabreichung, Krankheiten oder gar Syndrome.

Der Sex-Therapeut, in für die Praxis wertlose Statistiken (So in die Fragengruppe was ist mit Sex mit 70,80 Jahren, geht es da noch oder nicht)?

Was hat das Personal davon? NICHTS aber schon rein GAR NICHTS. Sie kennen das alles aus der täglichen Praxis: Wenn eine Nachtdienstschwester ihrem Stationsarzt sagt, dass der Patient XY die ganze Nacht laut schreit oder gar die Nacht durch onaniert, wird ihr der Arzt eine noopsychische Erklärung über das Syndrom der prim. Demenz abgeben. Das dass alles so sein muss, denn so steht es im Lehrbuch. Und was wird weiter passieren? Nichts, er wird gehen. Das Schwesterherz sitzt da und weiß nicht weiter. Sie hat (ob sie will oder nicht) weiterhin ihren Klienten schreiend bzw. onanierend und dies pro Tag 24 Stunden lang.

Das heißt, dass viele Menschen aus „gefühlsbesetzten Themen aussteigen", und bei Gefühlen die sie selbst an sich oder mit sich nicht kennen „aussteigen" und sie nicht an sich heran kommen lassen (wollen).

Egal wo Sie zuhören, fast alle Gespräche zum Thema Alter oder gar Sex im Alter, alle Referate, Arbeitsgruppen laufen oberflächlich, noopsychisch, sozusagen nach den eigenen Lebenslügen der Gesprächstellnehmer ab. Mein Wunsch war es immer, bei allen meinen Modellen nicht an der noopsychischen Oberfläche zu bleiben sondern in die Tiefe zu gehen. In die Tiefe gehen heißt auch, tiefenpsychologische Aspekte in die Pflege einzubringen und diese mit dem täglichen Leben zu verbinden. Ich wollte immer wissen, was hinter den Kulissen vor sich geht. Menschen begreifen, verstehen lernen. Ich wollte also immer wissen, „Was unter der Duchent vor sich geht." Erst wenn man die Duchent aufhebt, erblickt man das wahre Leben.

Dabei meine ich nicht analytisch gesehen „aufdeckend" aber immerhin auf die Deckerinnerungen unserer Klienten blickend. So möchte ich auch bei dem Thema Sex im Alter nicht das übliche soziologische Bunte-Allerlei aufgreifen und in Pflegbüchern nach den ATL Mann-Frau-sein suchen. Denn was ist das schon in der heutigen Zeit der femininen Männer und maskulinen Frauen, der androgynen Burschen, der Generation, in der die Schwulen Vorbild für das Wort „Mann sein" sind und weiter werden, der metrosexuellen Menschheit? Ich möchte viel mehr den Menschen ins Herz schauen. Und sie wissen, Herz heißt Seele und somit „Thymopsyche".

Das heißt, ich polarisiere schon wieder. Halbwegs gesunde Menschen werden sagen, super Inhalt. Sicherheitsneurotiker, die im Biedermeierstatus stecken geblieben sind, werden auf und davon laufen.

Somit führt uns der Text vom
normal angepasstem Sex-Verhalten
über die Sex-Regression
dem urethralen Sex zum analen Sex
und zum Destruktionstrieb.

Man muss dazu sagen, dass auch der normale Mensch analen Sex, urethralen Sex, infantile Sex-Intimität auf Interaktionsstufe 7 durchführt, sich allerdings dazu nicht äußert. Er ist in der Lage sich sofort nach dem Coitus zu waschen und wieder das noopsychische Terrain zu betreten. Dies kann der verhaltensauffällige Alte nicht mehr, er bleibt in dieser unteren Phase stecken.

1. Im Umgang mit der Sexualität im Alter soll es in erster Linie darum gehen, „verstehen zu lernen". Pflegepersonal soll wissen, warum wer so ist wie er ist.

Eine dieser Altersreaktionen ist, dass der Sex (Sie wissen schon - die Sammelbezeichnung für Libido, Eros und Liebensbindungsfähigkeit) im Alter im Sinne des Umkehrphänomens vom normalen Sex (was immer das auch sein soll) zur sexuellen Regression, zum „infantilen Sex-Coping" umgewandelt werden kann. Vergessen wollen wir dabei nicht, dass NUR der Sexualtrieb wandelbar ist!

2. Erst in zweiter Linie muss es darum gehen, die Klienten (oder sich selbst, das kann ja auch vorkommen) also die Menschen von einer unteren Interaktionsstufe z. B. vom Todestrieb zum analen Sex, zur Onanie usw. also in eine höher gelegene Interaktionsstufe rauf zu re-aktivieren.

Der verwendete Weg meiner Pflegeforschung orientiert sich dabei an den Richtlinien des Psychobiographischen Pflegemodells nach Böhm. Denn genau betrachtet, ist ja Sexualität nur ein Teil der Biographie. Allerdings ein sehr WICHTIGER.

Ich hoffe, eines Tages die Altenpflege durch Fachvorträge, Fachbücher aber vor allem durch unsere Signumshäuser so weit emanzipieren zu können, dass Altenpflegerinnen eines Tages besser angesehen werden als die OP-Schwestern.

Leben, alt werden und somit Alterssexualität ist keine Krankheit, sondern erlebte, gelebte thymopsychische Biographie.

Bevor ich auf das eigentliche Thema der Sexualität im Alter eingehe, möchte ich noch ganz gerne einige Grundsatzbemerkungen anbringen. Da seit Kurzem erst das Thema Sex in der Altersszene Eingang gefunden hat, werden oft und sofort auch viele Artikel zu diesem Thema veröffentlicht. Damit wird wie immer in der Pflege Tür und Tor für verschiedenste Pflegehandlings, ohne dass das Personal ein Hintergrundswissen hat, eröffnet.

Ich persönlich bin aber der Meinung dass auch zum Thema Sex (aber auch zu allen anderen Lebensaktivitäten) eine fundamentale Aussage (mit wissenschaftlich fundierten Hintergrund) von Nöten ist. Pflegepersonal sollte nicht nur HANDELN sondern auch den SINN ihre Handlungen begreifen. Wenn dies nicht eingehalten wird kommt es zu dom das ich immer wieder Zick Zack Pflege nenne, das heißt das jede Pflegeperson nach ihren eigenen Neurosen pflegt. Und nur ihre Neurose und damit nur ihre Pflegestrategie als die einzig nur für sie als Richtige eracht und durchgeführt wird. Das heißt wiederum dass bei jedem Diensttausch des Personals mit den Klienten etwas anderes passiert. Und der Klient von lauter - einmal basteln einmal singen einmal validieren - selbst nicht mehr weiß wo hinten und vorne ist. Stellen sie sich dieses Unheil einmal bei Sexualproblemen vor das ist doch professionell gesehen, undenkbar.

So wurde und ist meine oberste Maxime zum Thema Pflege der Hippokratische Grundsatz „primum non nocere".

Das Bedeutet in der Pflege kann es keine Pflege ohne Pflegediagnose geben. Wobei meine Pflegediagnose eine rein psychische und somit thymopsychisch Biographische dar stellt.

| Dabei wird das Jeweilige PROBLEM erhoben | Die thymo-psychische Biographie (Story) sowie die Interaktionsstufe ermittelt | eine Assoziations-Kette-Diagnose zwischen Biographie und Problem erhoben | Daraus ein Impuls kreiert und der Erfolg evaluiert |

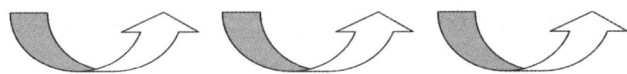

So dass ich mich vor Jahren schon entschlossen habe auch den Inhalt dieses Buches im Sinne meines Pflegemodells aufzuarbeiten. Da sich wie gesagt der Buchinhalt sehr stark an den Satzaussagen des „psychobiographischen Pflegemodells" orientiert, möchte ich den Leser gerne vor dem eigentlichen Text noch mit einigen Grundbegriffen aus diesen Pflegemodell heraus bekannt machen.

Das psychobiographische Pflegemodell hat, so wie ich selbst auch, eine paradoxe Entwicklung hinter sich. Es wurde nicht am Schreibtisch erfunden, sondern aus der Praxis für die Praxis konstruiert. So dass es kein Wunder ist, das aus der Praxis für die Praxis vorerst einmal ein Pflegemodell entstanden ist. (Modelle haben den Sinn der Durchführungsmöglichkeiten-man kann sie abpausen und nach machen).Erst durch die Einführung der Pflegewissenschaften hab ich in weiterer Folge aus der Praxis eine Theorie und auch ein Denkmodell also eine Pflegetheorie entwickelt. Das heißt die in der Praxis funktionierende Anteile wurden mit verschiedenen wissenschaftlicher Arbeiten (vorwiegend der tiefenpsychologischen Schulen) subsumiert.

Aus einer Pflegepraxis wurde eine „Dynamische Komplementäre Systemtheorie"

Was heißt nun „dynamisch"?

Man kann sagen das sich die sogenannte Gefühlsbiographie so zirka alle 15 Jahre ändert oder anders aus gedrückt das alle 15 Jahre andere Menschen auf diesen Planet herum spazieren. Jede Generation verändert sich ihre „Normalität" zugeschnitten auf den jeweilig vorherrschenden Zeitgeist. Jede Generation ist somit eine Mischung aus verschiedensten Prägungs- Phänomenalen Anteilen. Jeder Mensch trägt in sich die Vorgeschichte (kollektiver Speicher) aber auch der Prägungen die ihn sein Großvater der Vater und so weiter mit auf den Weg gaben. Diese mitgebrachten Prägungen werden mit der „hier und jetzt" Prägung (und der Kultur aus der dieser Mensch stammt) gemischt.

So ändert sich im Laufe der Zeit immer wieder das Milieu, die Sprache der Dialekt sowie der Sex in seiner Gesamtheit. Damit ändern sich auch die emotional besetzten Schlüsselreize also Reize die einen Menschen positiv oder negativ (oder gar nicht-ambivalent) im Leben Beeinflussen.
So das sich auch das Verhalten und die Techniken in der Sexualität von Zeit zu Zeit auf etwas anders verlagern. Die Sexualpraktiken die Liebesbindungen die heute für uns Alte normal sind werden in einigen Jahren vollkommend verschwunden sein. Immer wieder muss die Geschichtsforschungsgruppe (unter der Leitung von Prof. Dr. F. Vonwald und Mag. Sanwald) des ENPP ihre Inhalte revidieren. Dynamisch verändern. Das Pflegemodell ist demnach kein stagnierendes sondern ein sich ständig Veränderndes. Wobei im Modell nur die Zeitgeistsituationen verändert werden das Denkgebäude davon nicht betroffen ist.

Systemtheorie:

Der Mensch ist von Haus aus gesehen ein eher kompliziertes aber auch konfliktreiches Wesen wenn man sich das System Mensch und Mensch-sein genauer betrachtet. Er kommt so zu sagen als „ICH Mensch" auf die Welt lebt in seinem oral fixierten System und soll innerhalb kürzester Zeit zu einem „DU Menschen umgewandelt, umerzogen werden. Er soll und muss, um es böse aus zu drücken, lernen seine nähre Umgebung nicht nur aus zu halten sondern auch noch dazu „lieben" zu lernen.   Kaum hat er die Mutterbrust und dann die Mutter einigermaßen halbwegs gerne, kommt noch dieser Vater dazu und ganz plötzlich so über Nacht auch noch andere „Fremde" Da ist es ja kein Wunder das man zu „fremdeln" beginnt, sich zurück zieht, weint, weil man diese Kerle gar nicht kennen lernen will. Man muss, ob man nun will oder nicht, zum Ichwertgefühl noch ein „Fremdwertgefühl" dazu erlernen.

Da ist es ja kein Wunder wenn man unter diesem Fremdwertgefühl schon als Kleinkind leidet, heute als Alter wieder zu den Fremden Leuten „fremdelt"

So ist es auch kein Wunder das unsere Generation auch noch zu den Mitmenschen der EU und anderer Nationen „fremdelt" Aber noopsychisch sagt (oder aber angepasst sagen muss)das wir natürlich „alle" Menschen gerne haben.

Der Lernprozess geht vom dynamischen System wenn zwei Leute mit einander auskommen können, zum offenen System wenn man mit mehreren Menschen (ohne Angst) Kommunizieren kann.
In Zeiten der Globalisierung wäre es von besonderem Interesse für uns alle eine „Fremdmenschen" positive Einstellung ab den ersten Jahren der Kindheit anerzogen zu bekommen. Nur so wird es eines Tages auch möglich sein „gefühlsmäßige Bindungen" innerhalb und außerhalb der EU herzustellen.[1]

Nun, wenn die Entwicklung vom ICH Mensch zum DU Mensch und zum WIR Mensch schon so schwer ist, können sie sich auch vorstellen wie schwer es ist mit den Problemen Sexualität (ein für mich zusammengesetztes Hauptwort das aus Libido, Eros, und Liebesbindungsfähigkeit besteht) zu Recht zukommen.

---

[1] *Ich möchte dabei auf mein nächstes Buch mit dem Titel Transkulturelle, Transgenerationelle Pflege hinweisen*

In meinem Pflegemodell wird versucht die verschiedenen Mensch-Sein-Systeme aneinander an zu nähern.

- Alt zu Jung (Generationssystem)
- Frau zu Mann (Familiensystem).

Sehr stolz bin ich das mir persönlich der Mitbegründer des „Kybernetischen Denkens" Heinz von Foerster die Kybernetische Ethik in meinen Modell bestätigte.

Komplementär:
Das Pflegemodell ist komplementär. Das heißt für mich, das es natürlich auch die jeweilige SICHT der Ärzte, Psychologen, Paramedizinischen Personal sowie der Angehörigen mit einbeziehen muss.Und nicht solitär als das einzig wahre verkauft werden kann. Damit ist das psychobiographische Modell eine schöne Ergänzung der Schulmedizinischen Theorien.

Das psychobiographische Pflegemodell eine
Dynamisch komplementäre Systemtheorie

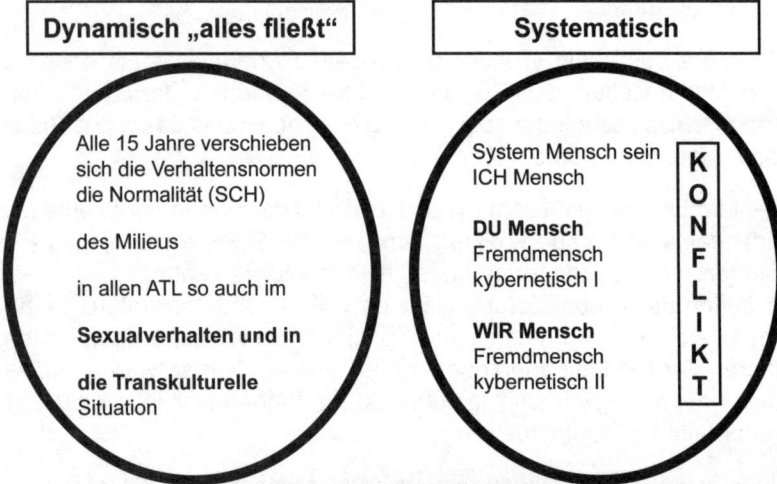

Dynamisch „alles fließt"   **Systematisch**

Alle 15 Jahre verschieben sich die Verhaltensnormen die Normalität (SCH)

des Milieus

in allen ATL so auch im

Sexualverhalten und in

die Transkulturelle Situation

System Mensch sein
ICH Mensch

DU Mensch
Fremdmensch
kybernetisch I

WIR Mensch
Fremdmensch
kybernetisch II

K O N F L I K T

Komplementär:
auch Angehörige, Ärzte Küche spielen mit

__Primäres Ziel: Pflege darf vor allem nicht schaden! Primum__
__non nocere__

NB: Die kybernetische Richtigkeit wurde mir von Heinz von Forster belegt.

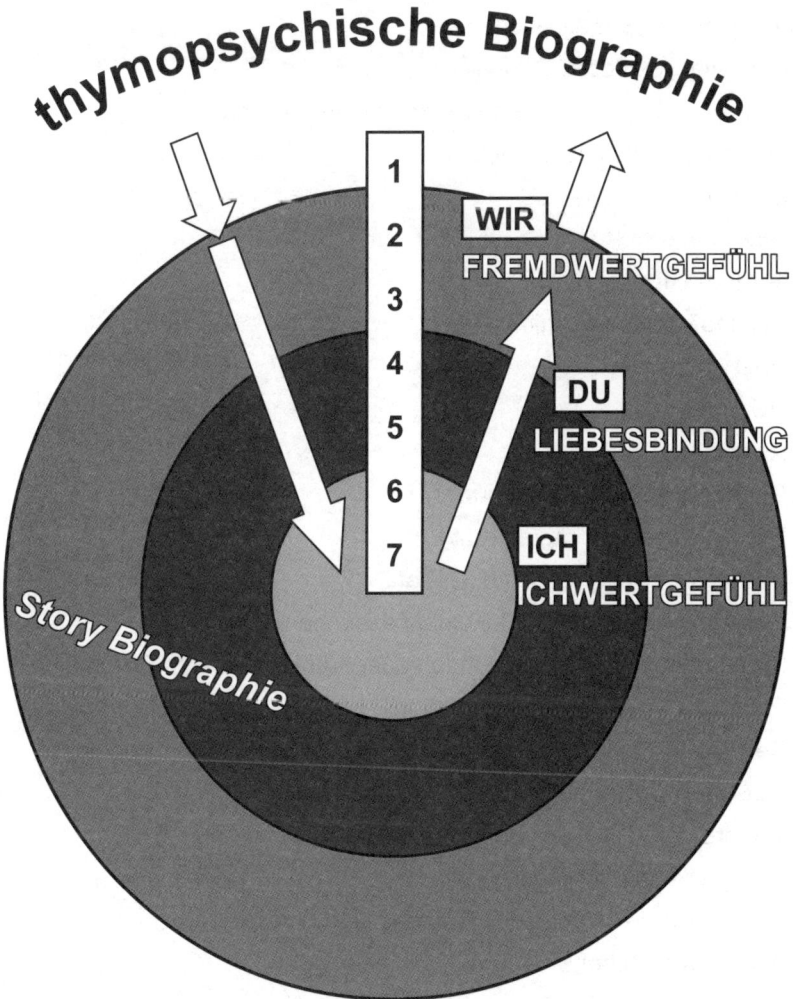

thymopsychische Biographie

1
2
3
4
5
6
7

WIR
FREMDWERTGEFÜHL

DU
LIEBESBINDUNG

ICH
ICHWERTGEFÜHL

Story Biographie

Zwei Menschen -dynamisches System
Viele Menschen -offenes System

Innere Biographie

Das von Freud beschriebene ES

die primären Sozialisationen

Elan vital-An-triebe

Kollektive Biographie Genetisches mit gebrachtes

Die Vigilanz als Lebenstrieb

Intuition

SEX

Mittlere Biographie

Sekundäre Sozialisation

Über und Ich

DU Verhalten

Rituale

Die Auswirkung der Erziehung

Der jeweiligen geprägten Kultur

Über Ich Normen, Gesetze, Gebote

Alle Anpassungen oder Scheinanpassungen der Kultur

Prägungen aus einem gesunden oder kranken Daheim-Gefühl

Familien und Familienkonstellation

Sex

Äußere Biographie

Tertiäre Sozialisation

Gruppen Verarbeitungen

Früher war die Grenze der Welt das Dorf und die Sprache Neu

Andere Kulturebene

Volkseigenarten Coping der Russen, Amerikaner, Bayern usw.

Andere Sprachen

Anderes Erscheinungsbild

Gefühle,

SEX

Vom Ich zum Wir und vom Wir zum ICH zurück

Nachdem der Mensch über eine jahrelangen Entwicklung auch ein DU und Wir Gefühl aufgebaut hat, das ihm zu guter Letzt auch Sicherheit gibt, kann es passieren das diese WIR DU und ICH Welt durch von außen auf ihn einstürmende Faktoren zusammen brechen kann oder könnte.

Es genügt für einen älteren Menschen schon alleine dass der Gruß in seinem Dorf in seiner Gemeinde nicht mehr zu seiner Biographie passt. Und damit ein Gefühlschaos in dem sich nicht mehr anpassungsfähigen Betagten einstellt.
Dies gilt gar keine Frage auch für die Sexualpraktiken, wie heißt es so schön Alterssex ist auch Gewohnheit und das sollte man nicht negativ verstehen.

Bei uns in Österreich grüßt man halt per Servus oder Grüß Gott
Die alten Norddeutschen per Hummel, Hummel,
Die alten Luxemburger mit Morjen, Morjen
Am Berg die Italiener mit „Salve" das in Österreich zum Servus wurde.
Die alten Widerstandskämpfer grüßen per „Mahlzeit"
Usw. usw.

Alle haben zusätzlich ihre Heimatuniform an, z.B. den Berghut der Österreicher, der Franzose seine Pulmannhaube, der Südtiroler seinen Bauernschurz.

In dieser sich in Sicherheit wiegenden Umgebung kommen uns Alten aber plötzlich junge Leute entgegen die nicht mit „Grüß Gott" grüßen sondern „Hallo" rufen die Hand heben und „give me five
(Wir Alten wollten darauf am liebsten sagen ich gebe dir eine Ohrfeige das Du alle „five Finger" in deinem Gesicht hast).
Sie tragen auch keine Tirolerhüte oder Pulmannhauben mehr, sondern eine Basketballkappe und diese noch dazu schräg wie wenn die Sonne tief stehen würde. Was soll man da als Alter fühlen?
Geht da nicht unser Fremdwertgefühl das in unserer Generation von Haus aus schon schwach ausgebildet ist ganz den Bach runter, frag ich Sie ? Kommt es da nicht zu der von mir beschriebenen Late life Krise und somit zum Babylon-Syndrom?

Late life Krise ist die nicht mehr
Vorhandene Anpassungsfähigkeit der Alten zu den
Jungen
Auslöser dabei ist oft der
Schwund des Daheimgefühls in der eigenen Heimat.
Dies ergibt das Babylon Syndrom.
„Keiner versteht keinen."

Heimat ist Metapher für Geborgenheit	Babylon ist Synonym für Wirrnis
Sicherheit	ANGST
Ruhe	Fluchtsyndrom
Gleichgesinnte	Vertrieben
Sich aus kennen	Desorientiert
Sicherheitsgefühl	Plus oder
Man wird ernst genommen	Minus Symptom.
Psychische Stabilität	Psychische Instabilität

Daher nenne ich die Verhaltenseigenarten eines älteren Menschen
nicht
M. Alzheimer Symptomatik

sondern banal
(Rehabilitation zu lassend)
entweder
Entwurzelungssyndrom
Zeitgeiststörung
Symbiotischer Seelennahrungs-
Mangel
oder
Affektive, reaktive, Seelendystrophie,
Disharmonie
Es ist dies somit eine
Erlebnis-Reaktive Verhaltenseigenart

die sich aus der thymopsychischen Biographie des einzelnen ergibt.

ÜBERSICHTS-SCHEMA

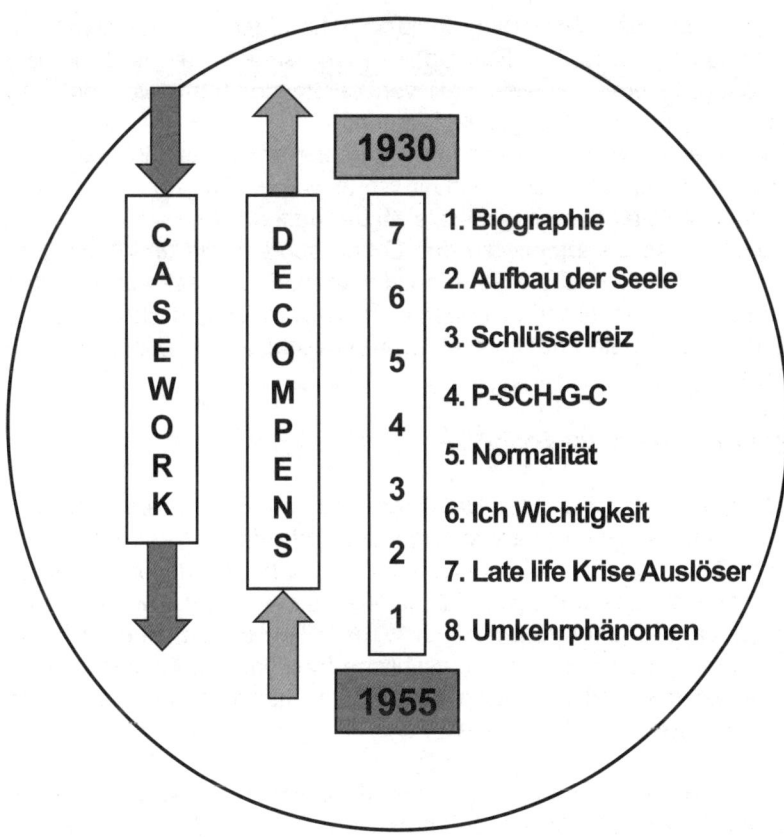

		1930	1. Biographie
C	D	7	2. Aufbau der Seele
A	E	6	3. Schlüsselreiz
S	C	5	4. P-SCH-G-C
E	O	4	5. Normalität
W	M	3	6. Ich Wichtigkeit
O	P	2	7. Late life Krise Auslöser
R	E	1	8. Umkehrphänomen
K	N	1955	
	S		

Der jeweilige tatsächliche Hintergrund der Handlungen ist oft tiefenpsychologisch
analytisch versteckt und für den jeweiligen Menschen nicht zugänglich

Eine grobe Übersicht zum Modell im Kontext zum Sex

Die Entwicklung der menschlichen Seele (und seiner Sexualität) im Modell.

1. Dative und limbische Biographie

Wenn man das Wort Biographie in den Mund nimmt sollte man zumindest die Dative Biographie (das ist jene die sich in der Noopsyche breit gemacht hat) von der in der Böhm verwendeten thymopsychischen Biographie trennen.

Die in meinem Modell verwendete Biographie ist die Gefühlsbiographie. Die Erhebung daher nicht Dativer Werte, wie die Fragen:
 wann sind sie geboren, wie viele Kinder hatten Sie?

Nein es sind die Storys die das Leben schreibt die uns Menschen prägten und die nächste Generation prägen. So zu sagen die erlebten emotionalen Anteile des Lebens. Auch zum Thema Sex sind die Geschichterln die erlebt, erfühlt wurden wichtiger als noopsychische Eigenlügen.

Am Anfang war die Story!

Wenn sich Jäger in der Urzeit abends am Feuer versammelten, versuchten sie sicher, die anstrengenden und gefährlichen Erfahrungen ihres Tages zu verarbeiten und zu bannen, indem sie davon erzählten. Von diesen früheren Jagdberichten, die wir zwar nicht beweisen, aber dennoch aus guten Gründen für wahr halten dürfen, zieht sich wie ein roter Faden durch die menschliche Existenz das Bedürfnis nach Geschichten. Jeder Mensch ist ein „geschichtenerzählendes" und „geschichtenhörendes" Wesen.

Menschliche Erfahrung findet ihre Gestalt erst in Worten, die vor unseren Augen Bilder entstehen lassen. Sie sind die einzige Form, menschliches Erleben zu ordnen und zu begreifen. Erst eine Geschichte bringt uns den Sinn des Lebens bei. Ob sie nun wahr ist oder nicht, wir leben von ihr, von unserer Lebensstory, mit all ihren positiven und negativen Gefühlen, die sie uns vermittelt. Unsere „Lebensgeschichterln" sind nicht rational, nicht paradigmatisch. Sie gehen auf unsere Wünsche, Ziele und Bedürfnisse ein. Sie sind der Stoff, aus dem die Träume sind. Aber auch unsere Weltanschauung, unsere Konflikte, Krisen und Sehnsüchte werden in ihnen selbst glaubwürdig verpackt. Wir erzählen abends, wenn wir nach Hause kommen, unsere Tagesgeschichte. So können wir das Leben verstehen und annehmen.

2. Aufbau der Seele
Thymopsyche und Noopsyche

Die seelische Entwicklung verläuft von der Thymopsychischen zur Noopsychischen Ebene.Wobei die Noopsyche das Gedächtnisareal den Hirnspeicher mit seinen
- Faktengedächtnis
- Kategoriengedächtnis (Wahrnehmungspsychologie)
- Kognitiven Leistungen

ausmacht. Der Erwachsene, also Emanzipierter Mensch bewegt sich (wenn er es kann) sein ganzes Erwachsenenleben in diesem Terrain. Wobei und das darf man nicht vergessen ein Leben lang gelernt werden könnte.

Ganz anders sieht es da hingegen in unseren Gefühlsspeicher, der Thymopsyche aus. Dieser Gehirnanteil der die Emotionalität die Affekte die Gefühle beinhaltet ist grob gesehen nur bis zum Ende der Pubertätskrise zu beeindrucken. In ihm befinden sich alle für den Menschen so wichtige Zentren wie.

- Das Episodische Gedächtnis
- Das Autobiographische Gedächtnis (Storys)
- Das Vertrautheitsgedächtnis (Dialekt)
- Das Fertigkeitsgedächtnis (Zeitgeistphänomene)
- Gewohnheitsgedächtnis (alte Materialien)
- Routinehandlungen) Sicherheitseckerl
- Die klassische Konditionierung (SCH-P-G-Coping)
- Intuitives Gedächtnis-

So dass man sich wahrscheinlich schon vorstellen kann das gerade dieses Hirnareal für das Thema Sex von besonderer Bedeutung ist.

3. Schlüsselreize

Ausgangspunkt für jede menschliche Handlung ist ein Reiz der entweder durch den eigenen Körper (Magenweh) oder durch die Umgebung ausgelöst wird. Jeder Reiz kann in uns Menschen ein positives oder negatives Gefühl erzeugen und damit ein positiv oder negativ besetztes Coping auslösen.
Sie wissen schon ich sehe eine lange blonde dürre und bin spontan

positiv Sex aktiv gelaunt. (ich kann die ganze „dürre" aber auch spontan gegen eine Schokolade tauschen na klar, der Sexualtrieb ist ja austauschbar).

Schlüsselreize (die jedem einzelnen Menschen bekannten Reize) lösen sozusagen eine Handlung, die bewusst, vorbewusst oder unbewusst sein kann, aus.

Somit ist das Coping eine ungeheuerliche Energie
die früher auch durch die Eltern (und der Umgebung) kanalisiert wurde

Wir Menschen verwenden auch heute noch wenn wir in eine bestimmten Lage kommen nicht unseren rationalen Gehirnspeicher sondern unseren intuitiven Gefühlsspeicher (für Handlungsmechanismen) aus unseren Kindercopings.

Wenn Sie selbst nicht weiter wissen lieber Leser liebe Leserin
Schreien, Toben, Intrigieren, Tricksen, Lügen, Kokettieren, Debattieren, weinen auch Sie und nicht nur der Klient.
Sie suchen im Kindercoping das Optimum aus ihrer „jetzigen" Situation (wie früher als Kleinkind) heraus zu kommen und vor allem aber in dieser Situation zu Gewinnen. So ist es kein Wunder das der Volksmund sagt „der Blödeste gewinnt immer" Gegen einen „Dummen" gegen ein Kind helfen eben keine Intellektuellen Erklärungen. Na wer sagts denn.

4.   Verhaltenssystem

Die klassische Konditionierung (SCH-P-G-Coping)

SCHlüsselreize aus dem
Prägungszeitraum ergeben ein
Gefühl das mit einem
Coping beantwortet wird

Copings muss man üben, bevor man sie kann...

SCHlüsselreiz für ein Kind

Die Eltern wollen NIE das was ich als kleines Kind wollte !!

Als kleines Kind übt man bereits, seinen Willen den Eltern gegenüber durchzusetzen, man lernt schließlich, mit welchen Tricks man am besten durch das Leben kommt. Will man Schokolade - und bekommt sie nicht durch bitten, versucht man es eben mit weinen oder strampeln. Die zum Ziel geführte Coping-Strategie wird man dann wohl auf der untersten Hirn-Festplatte (Thymopsyche, Spiegelzellen) einspeichern.

Erfolgreiche Copings werden konditioniert und ritualisiert...

Die möglichen Copings sind durch eine hohe Vielfältigkeit ausgezeichnet. Jähzorn, stilles Leiden, oder sich bei einer Belastung „ zurückziehen", sich tot stellen sind im Programm an zu treffen
Es kann aber auch Freude an der Herausforderung, oder Unlust bei schweren Belastungen, auftreten. Alle Copings gehen mit einer psychosomatischen Reaktionen (z.Bsp. schnelles Atmen, einer Tachycardie usw.) einher.

Sie werden wenn man damit „Erfolg hat" schließlich ritualisiert und gewinnen damit „typenprägenden" Charakter. Also beispielsweise: das dauernd kranke Kind, das sich zurückziehende Kind, das schüchterne Kind etc.

Jedes Kind wird schließlich auf Grund des Milieus, in dem es aufwächst, andere Copings entwickeln. Ein Kind aus dem „Findelhaus" andere als ein Kind aus „herrschaftlicher Familie", ein „erwünschtes" Kind ganz andere als ein „unerwünschtes", ein Kind eines Einschichtbauerns ganz andere als ein Kind in der Großstadt etc.

Die verschiedenen Coping-Strategien sind aber keineswegs auf der gleichen emotionalen Ebene angesiedelt. Hier gibt es zweifellos bestimmte Hierarchien. Ältere Kinder zeigen beispielsweise „höhere" Copings als Säuglinge und Jugendliche wiederum „höhere" als Schulkinder. In Krisensituationen pflegen nun unsere Alten auf Copings zurückzugreifen, die oftmals besonders weit zurück liegen. Ich unterteile daher heute die Copingreaktionen, die unsere Klienten in einem Dekompensationszustand zeigen, in Copings die eher im
1. - 2. Lebensjahr
3. - 6. Lebensjahr
7. - 12. Lebensjahr oder

13. - 25. Lebensjahr
normal waren.
Somit ist auch die Konditionierung unseres Sexualverhaltens
verständlich geworden.

5.   Normalitätsprinzip

Auch das Normalitätsprinzip ist nicht A-sexuell und leicht zu verstehen
wenn man es mit der alten Bauernregel „Was der Bauer nicht kennt
frisst er nicht" beschreibt. Schon aus der Kindheit ist jedem Menschen
(sehr subjektiv gesehen) etwas anderes als Normal bekannt. Das für
einen anderen Menschen hingegen keinerlei Bedeutung oder gar
Gefühlsstruktur haben muss. (so auch die verschiedenen Perversitäten
und Abarten).
Für mich ist eine lange blonde dürre Frau normal, was ich von einer
kleinen schwarzen dicken Frau nicht sagen kann. Das Muster ist in mir
von meiner damaligen Tante Mitzi geprägt im Hirn fixiert. Sie schenkte
mir Schokolade also wird und wurde jede blonde dünne Frau als positiv
(Schokolade assoziativ) besetzt und abgespeichert. Sie sehen nicht
nur die Kücheneinrichtung die Kleidung der Gruß wird als normal oder
Abnorm fixiert. Warum soll es dann bei den Liebesobjekten anders
sein Frag ich mich und Sie?

6.   Ich Wichtigkeit

Wie heißt die Sendung im Bayerischen Fernsehen „Jetzt red Ich". In
Österreich die Barbara Karlich Show. Das ist es. Jeder Mensch jedes
Kind muss mindestens einmal am Tag das Gefühl haben der Wichtigste
zu sein. Und so ist es kein Wunder das man auf die verschiedensten
Ich Wichtigkeiten je Lage und Möglichkeit zurück greift.

Die Hausfrau die ein Leben lang gekocht hat wird auch mit 8o kochen.

Der Mann der immer Sex für seine persönliche ICH Wichtigkeit
gehalten hat, (das muss ja für die Anderen Beobachter nicht stimmen)
wird auch im hohen Alter Sex als Waffe als Wichtigkeit ein setzten.
Fast alle Männer ab 7oa reden im Gasthaus darüber wie oft es noch
geht oder wen sie (wie sie Jung waren) alle im Dorf schon hatten.

Moderne Pop Sänger greifen sich symbolisch immer zwischen den

Schritt und die jungen Mädchen toben.

Klar ist das im Alter die Ich Wichtigkeiten von der normalen Ich Wichtigkeit kochen, lesen, Arbeiten, sublimieren usw. auf pathologische Ich Wichtigkeiten zurück gehen können.

7.　　Late-Life-Crisis und sonstige Dekompensationen

Sehr häufig ist die Entstehung einer pathologischen ICH Wichtigkeit kein organisches Geschehen sondern eine wie ich sie gerne nenne **Late Life Krise** (Eine Spätlebenskrise die als reine Anpassungskrise an die heutigen Wichtigkeiten zu sehen ist. Sie führt zu einem Entfremdungsgefühl und damit zu einer Gefühls- Dysregulation die zu Verhaltensauffälligkeiten führt. Dies ist auf Dauer ein Lebensqualitätsverlust und eine Ent-sinnlichung des Ich's.(siehe auch später)

8.　　Umkehrphänomen

Wer von uns kennt nicht das Problem: **Heimweh** und den daraus resultierenden Absturz ins Gefühl? Der Mensch baut sich auf Grund seiner Ich Wichtigkeit, ein biographisches Kartenhaus auf. Dem Kleinkind genügt es, zu schreien - und schon ist es wichtig!

Später ändert sich das Coping, man ist wenigstens „der oder die „Schönste".

Man lernt „Klavier" und ist dann sogar „Klavierlehrer".

Kommt man in eine Grenzsituation, bedient man sich eines unteren Copings – z.B.: schreit man wieder.

Die Pflege muss dann darin bestehen, die „höheren" Copings der Klienten zu suchen und neu wieder zu beleben (Re-aktivierung). Mit einem Wort, höhere Copings substituieren zu helfen.

Ich denke, dass der sogenannte normale Mensch auch von Zeit zu Zeit abstürzt (thymopsychisch agiert). Wir haben aber die Chance uns selbst wieder in die Noopsyche (in die Höhe) zu bringen. Hochbetagten muss dabei geholfen werden.

		Copingverlust durch einen
		Decompensationsgrund
20a	als Jugendlicher machte er sich	er kann nicht mehr lernen
	wichtig, indem er Klavierlehrer	
	wurde	
12a	als Kind machte er sich wichtig	er will Klavier spielen -
	weil er klavierspielend konnte	das Heim hat kein Klavier
6a	als Kind macht sie sich durch	sie will wieder schön sein -
	Schönsein wichtig	das Heim beachtet das nicht
1-2a	als Kind machten sie sich durch	sie werden wieder weinen und
	Schreien und Weinen wichtig	schreien

Menschen landen (zumindest teilweise!) wieder in ihrer eigenen Thymopsyche – und damit in ihrem eigenen Triebverhalten!

Zusammengefasst könnte man sagen:

Die Persönlichkeitsentwicklung beim Kind geht vom ES zum ICH zum DU und zum WIR Gefühl; Während das Kleinkind noch ausschließlich dem Lustprinzip unterworfen ist, werden mit zunehmender Entwicklung die ÜBER-ICH-Strukturen aufgebaut, in denen kulturelle Dimensionen eine wesentliche Rolle spielen. Umgekehrt verläuft die Persönlichkeitsentwicklung oft im hohen Alter. Verkürzt ließe sich sagen: Hier geht der Weg vom WIR zum DU zum ICH zum ES zurück. Das Lustprinzip tritt so (in einer Decompensation die man Instabilität nennen kann) offener zu Tage. Für die Umgebung erscheinen selbst die eigenen Verwandten (die Mutter, der Vater) mit ihren Handlungen „Persönlichkeitsfremde" zu sein bzw. zu werden.

Die ÜBER-ICH-BREMSE lockert sich und macht den Angehörigen Angst. Es macht Angst den immer fast sterilen Vater plötzlich nur mehr obszön sprechend an zu treffen. Es macht Angst die gebildete bürgerliche Mutter nur mehr „onanierend" im Bett vor zu finden.

Der Mensch fällt von der rationalen kognitiven Welt in seine Gefühlswelt zurück.

Man landet im Alter wieder im eigenen Da-heim-Gefühl.
Man landet bei seinem Ausgangspunkt.

Man landet bei seinen Ritualen. (Tagesstrukturen aus der Kindheit)
Man landet bei seinen Intuitionen.
Man landet bei seinen infantilen Prägungen.

Daher zeigt gerade die „Demenz Behandlung" kulturelle Grenzen. Da es den Rahmen dieses Beitrages sprengen würde auf letztere näher einzugehen, sei hier nochmals die Differenzierung zwischen Kindheitsentwicklung und Altersentwicklung unterstrichen. Verkürzt ließe sich sagen: In der Kindheit geben Rituale Sicherheit, die sich anhand von Redewendungen wie „bei uns in der Familie war das immer so..., man hat bei uns..., das hat es zu Hause immer gegeben..." deutlich machen lassen. Im Alter bewegt man sich dann in die Thymopsyche zurück. Man braucht wieder seine früheren Rituale, seine Rituale vom ersten Da-heim. Findet man diese nicht vor, gibt es keine Sicherheit mehr und Reaktionen von früher werden ausgelöst, also beispielsweise Angstsymptome wie Schreien etc. Denn:

Dem alten Menschen wird zwar das Können genommen,
aber nicht die Wünsche und das Wollen...

Die Volksseuche das Tabu-Thema Nummer 1:
Sexualität

Warum so fragt man sich wird das „Anti-sexuellen Verhalten der westlichen Menschheit als
Volksseuche bezeichnet?
Diese Frage kann eigentlich nur ein historischer, politischer, soziologischer Exkurs beantworten. Die Hintergründe liegen oft im Kollektiv geprägtem Material der westlichen Hemisphäre.
Die Volkskrankheit so sagt man ist zwar **normal** aber nicht **gesund**. So das ich nun die Entwicklung dieser Volksseuche nicht nur kollektiv sondern auch als Kampf zwischen der Hirn- und Gefühlsleistung, beschreiben möchte.

Lassen sie mich diese Erklärung heute des 1.Themas mit einem Witz aus dem Thema Nr. 1 beginnen:

Zwei alte Herren gehen in ein Freudenhaus um Freude zu erleben. Die Puffmutter weiß nicht was sie mit den zwei multimorbiden machen soll und ordnet den Mitarbeiterinnen an, „Legt den Herrn je eine

Gummipuppe ins Zimmer und aus".

Nach dem freudigen Ereignis treffen sich die Herren wieder im Gasthaus und der eine sagt, „Du, ich glaube das waren lauter Verbrecher, meine Frau ist da gelegen wie tot, die hat sich kein bisschen bewegt". Da sagt der zweite, „Du hast Recht, das waren wirklich Gauner; denn ich glaube, meine Partnerin war eine Hexe. Wie ich sie in meiner Geilheit in den Hals gebissen habe, ist sie mir mit meinen Zähnen davon geflogen".

Was so werden sie ich Fragen hat dieser Witz mit der Kollektivseele zu tun? Ganz einfach das was Kollektiv verboten ist oder von der Öffentlichkeit nicht akzeptiert ist, wird mit einer Abwehrreaktion(lachen über Sex) beantwortet.

Der Witz über das Thema 1 ist eine von der Öffentlichkeit und somit auch vom Nachbar akzeptierte Form der Abreaktion. Der Witz (und andere Mechanismen) sind akzeptierte Mechanismen von Copings zur Abreaktion einer Gefühlsstauung. Und somit ist es kein Wunder, wenn als Ersatzhandlung zur Abreaktion beim Volk das A-sexuelle geprägt wurde das 1Thema In ist.

Natürlich fragt man sich oft nach der Entstehungsgeschichte dieser Muster (Seuche).

Ich finde, dass man dies am besten in einer Art Differenzialdiagnose zwischen einigen primitiven Völkern und deren Umgang mit der Libido und den sogenannten kultivierten Völkern machen könnte. Dabei wurde (auch mir) bewusst, dass man diese Differenzialdiagnose am besten über die unterste Stufe also der Ethnologischen Forschung machen müsste.

Ethnologisch und kollektiv gesehen hat sich diese Ablehnende Haltung vorwiegend durch die Missionarisierung auf alle zivilisierten Länder ausgebreitet. Freud selbst sagte bei einer Tagung zum Thema Sexualverdrängung und Sexualneurose:

„Ich habe die ganze Menschheit zum Patienten".

Dies sagte immerhin auch schon ein Wilhelm Reich und nicht nur Siegmund Freud in seinem Buch „Das Unbehagen in der Kultur" oder „Totem und Tabu", Sex könnte man sozusagen mit der Diagnose

„die größte emotionale Massenhysterie" oder
„der Einbruch der sexuellen Zwangsmoral" bezeichnen.

Nun, wenn es schon ethnologisch gesehen eine Zwangsmoralisierung gab, dann ist es doch kein Wunder, dass diese Zwangsmoral als Tabu-Thema (und oder die verschiedensten Ersatzhandlungen) vom Volksverständniss abreagiert werden muss.

Dass Sex eine gesellschaftliche Schranke darstellt, merkt man, da ja selbst die Pflegeforschung diesem Thema in weitem Bogen ausweicht.

Nun ist diese Sex Verdrängung nicht nur eine Frage der Missionarisierung sondern auch die wichtigste Voraussetzung für eine kulturelle Entwicklung der Menschheit. Somit ist Kultur (auch) nichts anderes als verdrängte, sublimierte Sexualität.
Die Sexualverdrängung selbst kommt nach Freud als Handlungsmechanismus aus dem Volk für das Volk.

Nun muss man fragen, welche Interessen hat die Gesellschaft an der Verdrängung und an den Sexualneurosen schlechthin?

Interessant ist dabei, dass die Kommunisten - vorneweg Engels und Marx - eine Antwort gaben. Engels und Marx sagten (und schrieben), „die Politik und die Kirche hatten in der sich industrialisierenden Welt ein großes Interesse daran, die einfachen Arbeiter und Bauern vom Bett an die Arbeitsstätte zu bringen."

Das heißt, in der Erziehung war der Triebtausch politisch, philosophisch vorgesehen, es wurde das Arbeitercoping die Sublimation zur Arbeit (Pereklutschenie),
bei den Bürgerlichen die Sublimation zum Studium.

Das bedeutet doch schließlich und endlich, dass selbst Klasseninteressen und der „Klassenkampf" Auswirkungen auf das Sexualleben genommen haben.

Die Menschen, die nicht voll sublimieren wollten oder konnten, verlagerten ihren Sexualkomplex auf andere Abwehrmechanismen wobei wir nun wieder beim Witz gelandet sind. Da Libido der einzige Trieb ist den man auch tauschen kann, kann der Sexualtrieb (statt auf

Ersatzhandlungen) auch auf andere Triebe wie

Arbeitstrieb
Machttrieb
Geltungstrieb
Altruismus
Aggressionstrieb
Destruktionstrieb usw.
verlagert werden.

Dieses können im täglichen Leben auch sehr komische Copings werden.

Das beweist am schönsten der Kurzwitz eines Ehepaars, wo eben Sex nicht mehr so gut geht, da sagt

Sie: „ich kaufe",
Er: „ich saufe".

Voraussetzungen der „Normalitäts-Erkrankung" aus meiner Philosophie:

Man sollte zwar, erst wenn man tot ist, über das Leben philosophieren aber sie gestatten mir das auch jetzt schon als 70 jähriger.

Ich möchte gerne die Idee der Volkseuche mit meinen Gedankengängen ergänzen. Wir Menschen sind zwar (in einem bestimmten Kulturkreis), so sagt man zumindest, NORMAL aber nicht GESUND. Wir Menschen liegen mit den Sex-Tabus, mit dem sexuellen Ablehnungsschema, den „Ersatzhandlungen" der Lügen nur im Normalen des alltäglichen Lebens aber wir „kränkeln".

Das heißt wenn ich den Satz übersetzen darf:
 Es ist normal über das Sex Thema zu lügen oder nichts zu sagen. Man will, weil alle nichts sagen, auch nicht sagen. Man will zu dem Volk der „Lügner und Verleugner" gehören Dann ist man einer von Ihnen einer der zu dem Gesamtkonzept „Was nicht sein darf gibt es auch nicht" passt. Man will kein Aussätziger kein „Anderer nicht Dazugehöriger" sein.

Der Mensch denkt und assoziiert wie die anderen Menschen auch. Er verwendet beim Denken sozusagen auch altes kollektives Material. Ich meine damit Folgendes: Da unsere Gedanken fertige Gedankenbilder (in der Mischung zu unserer Biographie) darstellen, sind unsere Gedanken nur Assoziationen von etwas, was wir schon kennen. Dieses „schon kennen" ist aber sehr oft nicht nur aus dem Neugedächtnis sondern viel mehr noch aus den Gefühlen des Tertiärgedächtnisses und, noch ärger, des Kollektivgedächtnisses eines Volks.

Das ist ad hoc gesehen der logische Spruch.

Das Herz ist stärker als das Hirn.

Die Gefühle haben somit eine große Macht über uns Menschen- sie treten auf ohne Zensur der Über-Ich-Normen, sie treten auf mit einen nur geringen Anteil an kognitiven Denken so zu sagen ohne unser eigenes Zutun. Sie können sich nicht einreden „so jetzt bin ich verliebt oder jetzt wird ich halt zornig. Nein plötzlich ist ein Gefühl, ein Affekt da, das ist halt so.

Sind diese Gefühle aber erst einmal da, ist es sehr schwierig sie wieder los zu bekommen.

> Wir können ein beliebiges Thema denken.
> Wir können aber kein beliebiges Gefühl willkürlich fühlen.

Man könnte sagen, dass aus diesem Grund so genannte normale Erkrankungen der Seele entstehen. Die Gefühlsseele, (Thymopsyche) anders ausgedrückt, mischt sich immer in unser Denken ein und gewinnt. Vieles, was wir fühlen, sind sozusagen Vergangenheitselement aus dem kollektiven Fühl und Denkspeicher (Intuition).
Da ist es doch kein Wunder, wieso Kinder weniger Neurosen haben als wir Erwachsene. Kinder sind noch nicht in der Lage alle Hirnareale zu mischen sie haben das Glück noch zu Leben.
So gesehen ist die seelische Normalität oder besser gesagt Normal-Erkrankung eine kollektive Bewusstseinserkrankung der verschiedenen Kulturen und Völker.
Da sie aber ein ganzes Volk betrifft (kollektiv), nicht einmal diagnostiziert

werden kann. Wie heißt es so schön:

Das, was alle haben, oder machen ist eben normal.

In einem Volk, in dem jeder Mensch nur ein Bein hat, wird dies normal sein und nur ein Mensch der zwei Beine hat, wird pathologisch auffallen.

In einem Volk, in dem die Sexualität verschwiegen, verdrängt, verlogen ist, wird es keinem auffallen, dass alle in diesem Volk eben „normal krank" sind. Es ist sozusagen eine historische Erkrankung. Diese primäre Volkserkrankung wird dann durch Erziehung bei den eigenen Kindern weiter verbreitet.

Jeder von uns, alle in unserer Kultur lebenden Menschen haben beim Thema Sex auch kollektive Gefühle, die unser Tun und Reden beherrschen.

Wenn man die Todsünde nämlich „Unkeuschheit" begeht, dann erwartet man kollektiv gesehen:

Gefühle die an
- die frühere Hexenverbrennung erinnern
- den Sündennachlass mittels Geld
- das Braten in der Hölle, als Strafe Gottes.
- das Adam-Eva-Syndrom als Vertreibung aus dem Paradies.
- das Kain-Abel-Syndrom wo einer den anderen erschlägt.

Alles, was die Eltern sagen, ist somit per Über Ich Normen ein Gesetz. Übertretungen werden mit einem schlechten Gewissen beantwortet und können in der Demenz bis zur Paranoia im Senium aus wachsen.
Sünde ist die Entfernung vom lieben Gott.
Mit Sex-Themen, wie sie sehen, können auch Ängste aus gelöst werden. Kein Wunder das man das Thema nicht in den Mund nimmt.
Da man keine Angst will, betreibt man Normalität mit dem Satz „Ich mach das nicht"; man lügt, ohne es zu wissen, auf zwei Ebenen als sozusagen Ersatzhandlung.

Die Differenzialdiagnose:

**Die Erkrankung ist kollektiv und daher „normal"
aber NICHT GESUND**

Normalität	Die Erkrankung als Normalität
Die Alltagsnormalität ergibt sich aus einer Mischung von	Die Folgen der kollektiven Volkserkrankung ist ANGST und Schuldgefühle und die daraus resultierenden Ersatzhandlungen
HIRNLEISTUNG Neuzeitgedächtnisleistung Altgedächtnis	Witz
und EMOTION Tertiär-Gedächtnis	Lüge Als Selbstbelügung und Fremdbelügung bewusst und unbewusst
Kollektiv-Gedächtnis	Verrat
Vom Kollektiven steigen GEFÜHLE auf und gewinnen	Projektion
Angst vor dem lieben Gott	Oder der Triebtausch auf
Hexenverbrennung	Aggressions-Macht
Todsünde und Paranoia	Neid
Moralvorstellungen	MACHT Selbstsucht
Penisneid	ICH ist gebend EGO ist nehmend Jeder will nehmen, haben
Was Mama sagt „gilt"	
usw.	Streit
	Krieg-Destruktion

Diese Abwehrerkrankung kann im Alter so weit gehen, das alte Damen nicht mehr auf das WC gehen, das WC Training ablehnen. Da es oft üblich war, am Klo obszöne Zeichnungen oder Inschriften zu sehen, machten die Mädchen das für sie Richtige, sie schlossen die Augen. Wenn nun ein Mädchen diese Unkeuschheit dem Herrn Pfarrer beichtete, wurde die Abwehrhaltung verstärkt. Es ist nun keine Wunder, wenn diese Dame wieder Angst vor dem Klo hat. Diese Neurosen wurden dem „niederen" Volk weitestgehend erspart.

Abwehrmechanismus - die Selbstbelügung

WARUM haben Sie eigentlich Sex?

Nun kann man die Ersatzhandlungen zum Thema Sex auch total umgekehrt sehen. Das heißt, vieles, das wie Sex aussieht oder als Sex praktiziert wird, ist an sich schon eine Ersatzhandlung.

Warum sie Sex machen, obwohl sie mit dem Sex gar nichts zu tun haben wollen- ist somit eine gestellte Frage. Die Frage ist, ob sie „wirklich wollen" oder ob sie ein Seelennahrungsmangel aus der Kindheit unbewusst dazu zwingt. Das zu erkennen, ob es wirklich aus einem libidinösen Verlangen oder einer Ersatzhandlung heraus erfolgt, ist über das limbische System zu verstehen.

Die Sprache der Sexualität ist rein limbisch

Die Sprache der Liebe ist limbisch. Sex ist der schönste und mächtigste Weg Gefühle aus zu drücken.

Der Beischlaf ist wie eine Sprache,(eine non-verbale Kommunikation) in der heikle Themen angesprochen werden. Die Frage ist, ob diese Fragen der Partner versteht oder nicht?
Der Mensch drückt im Sexualverhalten seine Bedürfnisse, Defizite und was er phantasiert oder (und) fühlt, aus.

Warum hast du heute Sex? Könnte genauso gut heißen:

„Brauchst du mich"?
„Lass' uns ficken", heißt eigentlich NUR „beachte mich".
„Bin ich nur ein Schlüsselreiz"?
„Eine sexuelle Faszination"?
„Ist zwischen uns alles o. k."?

Seelennahrungsmängel und Mechanismen als unbewusste Möglichkeiten für Sex

Ich fühle mich einsam und daher will ich jetzt...
Hintergrund:

Liebesbetteln Don-Juan-Syndrom

Ich fühle mich verletzt und will jetzt...
Hintergrund:
Kindlicher Seelennahrungsmangel

Ich habe Angst dich zu verlieren und will daher jetzt...
Hintergrund:
Besitz ist Wichtiger als Liebe

Ich muss was leisten und daher will ich jetzt...
Hintergrund:
Viele Frauen haben in ihrer Prägung das Muster" ich muss etwas leisten im Bett" damit ich geliebt werde

Ich habe zu wenig Selbstbewusstsein und daher muss ich jetzt...
Hintergrund:
Ich-Wichtigkeit beim Sex durch Technik und Anzahl

Ich hatte einen Mangel an Liebe in der Kindheit
Hintergrund:
Liebesbetteln im Bett, Ursprung von One-Night-Stand

Ich wurde als Kind zur Belohnung bestraft = Neg Zuwendung
Hintergrund:
Bestrafungssex **Ich belohne Dich, ich bestrafe Dich**

Ich hatte als Kind das Gefühl „nichts kontrollieren zu können"
Jetzt möchte ich das nicht mehr
Hintergrund:
Daher kontrolliere ich mich und betreibe Sex im Sinne einer Verweigerung (bestrafen) oder Belohnung des Partners

Ich war immer schon Harmoniebedürftig
Heute sag ich „Na gut, wenn es sein muss..."
Hintergrund:
Sie geben dadurch dem Partner das Gefühl „es ist alles in Ordnung" zwischen uns

Ich wollte immer weg von zu Hause
Sie machen Sex mit einem Partner den sie nicht wollen
Hintergrund:
Weil sie von zu Hause flüchten wollen, wegheiraten wollen

Sie machen Sex weil sie sexuell fasziniert sind
Hintergrund:
Sie glauben ein Mensch mit einer anderen Volkskultur macht es besser

Ich hatte immer Freude an den Schuhen der Mama
Heute machen sie Sex weil sie Fetischist sind
Hintergrund:
Es gefällt ihnen nicht die Dame , aber ihre Schuhe, weil sie eigentlich ein Schuhfetischist sind

Ich war unter meinen Brüdern immer der „dümmere" Partner
Hintergrund:
Heute suchen sie einen Partner der dümmer ist als sie
Weil der Partner unter ihrem Niveau ist und sie damit ihre Ich-Wichtigkeit erhöhen

Auf die „tiefenpsychologische Sprache" werden wir später eingehen.

Differenzialdiagnose zwischen den primitiven Völker und den Kulturvölker oder
Die sexuell bejahende und die sexuell verneinende Gemeinschaft

Diese Frage ist äußerst interessant, da man sie einigen Autoren nach nicht tiefenpsychologisch sondern historisch-geschichtlich klären könnte. Dabei gewinnt die ethnologische Literatur an besonderer Bedeutung. Wie konnte der primäre bioenergetische Trieb (Lebensenergie) das Triebverlangen auf die Sublimation verlagert werden?

Differenzialdiagnose
Wenn man eine Differenzialdiagnose zwischen den primitiven Völker und den so genannten Kulturvölker macht, stellt sich sehr bald heraus, primitive Völker leben „sexuell bejahend, während Kulturvölker sexuell

verneinend ihr Dasein fristen.

Wenn man tiefenpsychologische Mechanismen mit historischen Tatsachen mischt, stellt man sehr rasch fest, dass kultivierte Völker nicht in der Lage sind, ihren Entwicklungszielpunkt, nämlich die „Genitalität", im Sex zu erreichen.

Normal sollte doch die Entwicklung der sexuellen Gefühle und Copings (ohne Über-Ich-Bremse) von der oralen Phase zum Hautkontakt über die anale Phase usw. bis zur Genitalphase passieren.(alte Ansicht).

Was passiert aber durch die Erziehung wirklich? Jeder Mensch, ob er nun will oder nicht, bleibt auf irgendeiner Interaktionsstufe mehr oder weniger fest hängen und betreibt sozusagen als Erwachsener auch schon „infantilen regressiven Sex". Obwohl er dies natürlich mit seinen Über-Ich-Normen und seinen noopsychischen Ersatzhandlungen überspielen kann. Dies geht so lange, bis eines Tages seine Sublimierungsfähigkeit zu Ende geht und er manifest für die Umgebung, sichtbar, seine Grundstruktur ohne Charakterverbiegung auslebt und natürlich dann von seiner Umgebung als sexuell enthemmt, zerrüttet eingestuft wird.

Diese Entwicklungsstörung konnten schon W. Reich 1930, sowie Malinowski 1930 mit dem Buch „Das Sexualleben der Wilden", auf das sich Reich und später auch Fromm und Freud bezieht, nachweisen.

Ich persönlich möchte diese Forschungsarbeiten mit der Tiefenpsychologie und historischen Situation verbinden und komme auf folgendes Schema:

Bei der normalen Sex-Entwicklung sollte der genitale Sex sowie die sexuelle Bejahung einen Teil des Erwachsenen-ICH ausmachen.

Nach modernen Ansichten ist die Freud'sche These überholt. Heute sagt man, dass es völlig egal ist, in welcher Form ein Orgasmus erreicht wird, Hauptsache es gibt ihn von Zeit zu Zeit überhaupt.

Genitaler Sex

Genitaler Sex Mädchen müssten nach Freud, klitoralen Sex zu vaginalem machen können	konditionierter SEX
Latenz-Phase 6-25 a	Fast kein Mensch hat, „biographisch" gesehen, die volle Reife des NUR „genitalen" Sex erreicht Über-Ich-Triebe werden weniger, Identifikation mit gleich-geschlechtlichem Elternteil
Phallischer	Penis und Klitoris wird zur erogenen Zone, Onaniephase, ICH-Entwicklung, Rivalität zum gleichgeschlechtlichen Elternteil, Ödipus
Urethraler	Kinder glauben, dass Kinder vom Urinieren kommen, Wasserlassen macht Freude, „Bettnässen wie Onanie", Allmachtgefühl-Feuer
Zweite anale Phase 3 a	Zurückhalten als Gewinn, Besitz, Sammeltrieb, Geiz, Pedanterie, Geldgier
Erste anale Phase 2-3 a	Entleerungsfreude
Hauterotik	???
Oraler Sex 1 a	Saugkontakt Mund und Lippen, Besitzstreben, Neid, Aggression

Laut der Entwicklungspsychologie müssten alle Stadien der Sex -Entwicklung „gesund" durchlebt werden können, um eine halbwegs gesunde Sexualentwicklung mit dem Endziel, „genital, oder auch modern gesehen anders" befriedigungsfähig zu sein, erleben zu können.

Wenn dies durch erziehungsmäßige Behinderungen nicht erfolgt, bleibt der Mensch in irgendeiner Stufe seiner Entwicklung stecken und betreibt sozusagen auch als Erwachsener (zumindest fragmentarischen) infantilen Sex. Dieser wird aber durch Ersatzhandlungen verdeckt. Erst bei einer cerebralen Dekompensation kommt das wahre Gesicht unter der Bettwäsche hervor. Regressiver Sex wird erst durch eine nicht mehr „Anpassungsfähigkeit" der Personen sichtbar.

Die Primitiven haben gegenüber uns eine volle genitale Erlebnisfähigkeit. Die „Zivilisierten" können zu keiner Genitalbefriedigung kommen, weil ihre Sexualstruktur durch die Erziehung von erworbenen Hemmungen neurotisch zersetzt wurde.

Hemmungsmuster in der Kultur-Gesellschaft

Fast kein Mensch hat, „biographisch" gesehen, die volle Reife des NUR „genitalen" Sexes erreicht und daher sprach man früher von einer Volkseuche.

Die Umgebung, Kultur, Religion und Erziehung verhindert eine normale Sex-Entwicklung unserer Kinder. Man spricht von den „Schranken der Gesellschaft."

Als Beispiel von Schrankencopings würde ich gerne alle Kinder aber besonders die „deutschen Kinder" erwähnen. Deutsche Kinder (natürlich auch andere) werden zu schnell zum „Reinsein" und zum schnellen „Sauberwerden" erzogen.

Da diese Kinder zu früh zur Sauberkeit erzogen werden konnten sie oder können sie ihre anale Phase nicht ausleben die Folge ist das sie ein Lebenslanges Nachholbedürfnis nach der Analen Phase haben werden. Da sie ein Leben lang dann mit „analen Produkten spielen wollen (Nachholbedürfnis) dies aber nicht dürfen, entwickeln sie ein analen Charakter Eine Ersatzhandlung bei der alles ins Gegenteil verkehrt wird. Sie werden besonders rein, putzen den ganzen Tag, legen ihre Bleistifte in Linie und sind besonders pedantisch.

Weitere Beispiele.

Vielen Kindern aus der westlichen Welt ist es mit Strafandrohung verboten, mit dem Hintern oder dessen Ergebnissen zu spielen.

Oder

Die Eltern, vorwiegend die Mutter, verbietet uns beim Spielen mit anderen Kindern, das Geschlecht der „anderen" sehen oder gar berühren zu dürfen.

Die Mutter verbietet uns in der Onaniephase, das onanieren sie droht sogar mit einen Gehirnschwund und sonstigen Krankheiten, wenn wir das eigene Ding berühren. So wurde und wird die Keuschheits-Erziehung zur Sex-Behinderung. Und es entstand die Idee, man müsse als Jungfrau in die Ehe gehen.

Das Proletariat konnte ferner in der Latenz-Phase Sex nicht einmal üben, da es ja nicht einmal die Wohnsituation zugelassen hat. Die Angst vor einem „unehelichen Kind" oder Krankheiten zu groß wurde.

Viele Frauen mussten ihren Charakter verbiegen, als „unglückliche Partner" bei einem Mann (oder einer Frau) bleiben, um ihre finanzielle Absicherung zu sichern. Sie haben nun im Alter eine helle Freude, wenn der Gatte einen M. Alzheimer bestätigt bekommt, jetzt können sie ihn absägen und mit einen für sie zugeschnittenen Eigenleben ihrer Wahl beginnt.

Bei all diesen Beispielen müssen sie zugeben, dass damit die sexuell verneinende Gesellschaft geboren war.

Bei all diesen Behinderungen und Grunderkrankungen war es wohl noch der leichteste Weg wenigstens in eine NEUROSE zu verfallen.

Ganz umgekehrt lief dies und läuft dies bei den primitiven Völkern ab. So stellte Malinowski fest, dass primitive Völker keinerlei sexuelle Abnormitäten oder gar Neurosen haben. Wie gibt es das?

Nun bei den primitiven Völkern herrscht in allen Clans eine sexuell bejahende und nicht sexuell verneinende Erziehung vor.

Zunächst einmal hören und sehen die Kinder vieles vom Geschlechtsleben der Älteren und der Eltern. Sie können ihren Eltern beim Geschlechtsverkehr zusehen und feststellen, dass es nichts Verwerfliches ist.

Kleine Kinder dürfen anal spielen, sie verwenden selbst beim „blinde Kuh" Spielen sexuelle Handhabungen. In ihrem Spielen und Zeitvertreib befriedigen sie ihre Neugier nach Aussehen und Funktion der Geschlechtsorgane. Wenn Kinder mit ihren oder anderen Genitalen spielen, wird das von den Eltern belächelt oder sogar gefördert. Und wenn die Kinder in die Pubertät kommen, stellt ihnen der Häuptling einen Kosewinkel, ein Haus in dem sie sich liebkosen können, zur Verfügung. So, dass sie nicht wie unsere Jugendlichen im Auto, in einer Hausecke, verstohlen versteckt küssen müssen. Diese Befürsorgung in der Lokalfrage ist der trefflichste Ausdruck für eine gesellschaftliche Sexualbejahung.
Primitive Völker hatten so einen Wegfall der Genitalangst sowie der Schuldgefühle (die bei uns ja einen großen Teil der paranoiden Zustände im Senium ausmachen). Durch die angstfreie Erziehung ist es auch zum Ausbleiben von diversen Sentimentalitäten und ihren Folgen gekommen (Eifersucht Neid, Hass).

Auch in unserer Kultur wurde versucht, Normalität zumindest wenigstens „zeitweise" ein zu führen. Unsere Vorfahren versuchten es mit Maskenbälle, Redouten, das Fensterln der Bauernburschen und dem Karneval. Das Resultat ist aber immer ein schlechtes Gewissen und eine Art Katzenjammer.

Wie ist es nun zu dieser Kompliziertheit der „Einfachsten Sache der Welt" -Sex- gekommen?

Die sexualmoralische Erziehung ist in erster Linie durch das Interesse am wirtschaftlichen Gewinn in die Geschichte der Menschheit eingedrungen. Sozusagen ist die Quelle der Macht und der Ich-Wichtigkeit der Besitz geworden.

Der zentrale Punkt war eines Tages:

Der Übergang von Mutterecht zum Vaterrecht

Da nun der Vater „Geld" und Macht hatte, hatte er kein Interesse mehr

daran, einem „fremden
Kind" seinen Besitz zu vererben. Es entwickelte sich die Idee, das
Ritual der Heirat.

Ehe, die mit der Idee eines Heiratsgutes verbunden war.
Das Heiratsgut (das man an den Mann) auszahlen musste,
war die Vorstufe der Ware und der Produktion. Sozusagen
die Vorstufe des einfachen Mannes auf Geld Besitz und
Ich- Wichtigkeit.

Mit der Ehe begegnen wir zum ersten Mal den moralischen
Forderungen und Erscheinungen ebenso wie den typischen
Folgen der Ehezwangsmoral. Die Bindung fester Treue (um
das Geld nicht mehr zu verlieren) wurde gefordert.
Untreue wird und wurde bestraft.
Durch die Heirat und der Gründung einer Familie wurde auch
das gemeinsame Essen zum Ritual erhoben.

Um die Monogamie aufrecht zu halten wurde die sogenannte
„vorweggenommene Bestrafung", Beschneidung der Frau
und des Knaben, später die „Sünde" und Bestrafungsangst
durch den lieben Gott eingeführt. Es wurde schriftlich
festgehalten, dass auch die „Wilden" seit der
Missionarisierung ihre Normalität verloren haben!!!

Um nicht alle Wertgegenstände in der Familie behalten zu können,
entstand die Idee des Inzestverbotes.

Es wurde sozusagen das ICH, der Besitz, die Habgier, ein
besonderes Akkumulationsbedürfnis. Und somit die
Sublimierung der einfachen Arbeiterklasse. Wie konnte das
Entstehen, dass man lieber arbeitet als „liebt"? Nun das ist
recht einfach zu erklären. KEIN TRIEB, außer dem
Sexualtrieb, ist tauschbar. Wir können den Nahrungstrieb,
um etwas zu sagen, nie mit einen anderen Trieb „tauschen", Hunger
ist Hunger. Wir können den Aggressionstrieb mit keinen anderen
tauschen usw. Allerdings können wir den Sextrieb in vieles, so wie
auch in Ersatzhandlungen, umwandeln tauschen und dabei die
gleiche Befriedigung erleben wie beim durchgeführten Sex.

Zur Aufrechterhaltung dieser sich entwickelten Zwangsmoral genügt aber nicht nur eine einmalige Forderung oder Gesetzgebung. Um den sozialen Zweck zu erfüllen, muss die sexuelle Ablehnung, die Angst, tiefer geprägt werden. So ist es kein Wunder, dass wir, alleine schon durch die Religion, oder anderen Über-Ich-Normen die tief in uns verwurzelt sind (Kollektivgedächtnis) gespeichert haben und diese fast für das tägliche Leben fast unkorrigierbar wurden.

Zumindest diese wenigen soziologischen Hintergründe sollte man in der Altenpflege wissen, damit man seine eigene Sexualität verstehen lernt, und somit erste Einblicke in die Seele von unseren Klienten und Bewohnern erlangen könnte. Somit ist es kein Wunder, dass es durch die Angst vor Strafen (sei es durch den lieben Gott oder der Gesellschaft) zu der heutigen Situation der sozusagen A-sexuellen Altersheimsituation kommen musste.

Wir werden noch viel Arbeit haben und Ablehnungen erfahren müssen, bis der Laie begreift, dass auch im Heim oder im hohen Alter der Sex nicht aus ist, sondern nur anders als im normalen Leben ans Tageslicht kommt. Vielleicht werden unsere Alten, weil sie die Über Ich Normen verlieren (ich wünsch es ihnen), eines Tages wie „Primitive" ohne Sexualneurosen leben können.

Liebe, Arbeit und Wissen
sind die Quellen unseres Lebens,
sie sollten ES auch beherrschen.

Erst wenn es uns gelingt die Angehörigen, das Personal selbst, vielleicht einmal die breite Öffentlichkeit von der Volkseuche zu befreien, wird es möglich sein, auch Sex (in welcher Form auch immer) im Altersheim zulassen zu können.

Um diese Bitte geht es in diesem Buch.

Lebenslügen und Terminologie

1. Einstieg in die Thematik Sexualität, Eros, Libido, Intimität, Todestrieb und Lebenstrieb

Ich fragte mich eigentlich sehr lange, warum gerade ich so ein heikles Buch wie dieses über Sex im Daheim und im Altersheim schreiben will? Nun nach dem es fertig ist, weiß ich es, es ist, wie man so sagt, ein reines Entlastungsschreiben, ein sich etwas von der Seele schreiben geworden.

Jeder Autor schreibt sich sozusagen seine eigenen Probleme von der Seele. Meine Probleme waren immer, dass ich nie Laie auf dem Gebiet des Lebens sein wollte. Ich wollte (übrigens diesen Minderwertigkeitskomplex haben alle Pflegepersonen) gescheiter sein als die sogenannten prim. Akademiker. Das geht nur so, musste ich feststellen, wenn man autodidaktisch in der Praxis und Theorie Tag und Nacht (strebert) sublimiert.

Das heißt, dass ich alle meine in der Praxis erlebten „Geschichterln" mit Fachbuchinhalte subsumieren wollte. Ich habe sozusagen 50 Jahre lang (und wenn sie mich fragen noch heute) ein Leben lang gelesen wie ein Wilder, geschrieben wie ein Wilder und so nicht nur sublimiert, sondern auch noch meine Erfahrungen mit wissenschaftlicher Literatur „subsumiert".

Einer der Hintergründe, ein Leben lang zu lernen, so wie ich es getan habe, wurde mir erst später beim Schreiben dieses Buches bewusst. Ich hatte ein Leben lang Angst, einer „fremden Frau", die ich nicht liebe, ein Kind zu machen. Heute weiß ich, dass ich mit meinen Büchern meinen eigenen Sexualtrieb auf einen höheren Trieb verlagert habe.

Erst bei der Arbeit zu diesem Buch habe ich gelesen, dass selbst Freud, wenn man so will, dieselbe Erkrankung hatte wie ich, „Frauenangst" oder besser gesagt Kinderangst.

Studieren ersetzt also, wenn es nach Freud geht und mit „Freude" gemacht wird, viele viele unsinnige Orgasmen.

Da ich selbst aber ein junger Mann war (den sein Testosteron nicht auslässt), sagte ich zu mir, na aber „Hallo", wäre es nicht besser, den Geschlechtstrieb nicht zu sublimieren sondern zu maximieren?

Dies hätte aber, und so dachte ich, nur Sinn mit Fachleuten/Fachfrauen, sozusagen die aus der Praxis heraus wissen, was Sex ist und was Sex nicht ist, und nicht mit Wissenschaftlerinnen. Ich müsste also (so dachte ich weiter) ins Puff gehen, in Spelunken gehen, in die Realität der Sexualität gehen.

Aber das weiß ich auch nicht, ob das meine Frau so will. Warum, werden sie sich fragen, muss man ins Milieu gehen, um zu erfahren, was Leben ist? Na ja, weil man sonst nichts von den andern und von sich selbst weiß. Weil man ja ansonsten immer nur seine Meinung vertritt (die ja auch biographisch begründet ist) und auf andere Menschen projiziert. Ich müsste es, so sagte ich eines Tages zu mir, so machen, wie der von mir so hoch geachtete Prof. Dr. Gürtler, der die Hurenszene in Wien studierte und auch bei seinen Vorlesungen darüber an der Uni diese Prostituierten-Terminologie verwendete.

Dann viel mir aber ein, dass ich das alles gar nicht brauche. Ich brauch ja nur alles, was ich an der Psychiatrie sah und hörte, zu sammeln, nieder zu schreiben und mit wissenschaftlicher Literatur zu untermauern.

Mein Wunsch war es, und ich hoffe, dies ist mir gelungen, ein aus meiner Psychiatrie-Erfahrung heraus praxisrelevantes Buch zu schreiben. Welches in sich wissenschaftliche Abhandlungen birgt, aber vor allem in einer sehr volksnahen Sprache geschrieben wurde.

Warum schreib ich über das Thema Sex?

Wenn man über Sex im Alter schreiben will, muss man vorerst einmal über sein eigenes Sexualleben nachdenken.

Ich dachte viel darüber nach, wie ich selbst Sex erlebte. Denken sie einmal so kurz darüber nach, was ihnen noch zu dem Thema einfallen würde.

Denken sie selbst an Ihre erste Liebe. War das eine Enttäuschung oder pure Lust?

Denken sie noch manchmal an „unser Lied"? Wobei man sagen muss, jede Generation hat so Schmalzlieder gehabt und fast alle Paare hatten das gleiche Lied, wie Millionen anderer Paare auch.

Wie war eigentlich so ihr erster Sexversuch?

Wie Ihre Reaktion beim Betrachten des ersten Pornoheftes?

Welches Gefühl hatten sie, als sie Papa und Mama das erste Mal beim Sex erwischten? (Ist das nicht grauslich, so alte Leute, Eltern, noch dazu ihre eigenen, kugeln im Bett um?)

Oder mussten sie, durften sie durch einen Blick durchs Schlüsselloch erfahren, dass es die Eltern noch miteinander treiben?

Ich weiß nicht, ob sie nun alle Fragen, Anregungen wirklich ehrlich für sich selbst beantwortet haben, fest steht nur, wir Menschen belügen uns gerade bei diesem Thema gerne.

Über Sex im Alter zu reden, ist ident, wie über Leben und Tod, also über den Lebenstrieb und Todestrieb zu reden.

Welche Gefühle rücken beim Thema Sex oder Tod in den Vordergrund? Was macht Angst? Was wird verdrängt?

Nun ist aber Libido, also Lebenstrieb, das Kontraprodukt vom Todestrieb. Wenn wir keinen Eros mehr besitzen, sind wir leblos. Wenn wir keine Libido besitzen, werden wir zum psychischen Exitus.

Grob gesagt, **Sexualität ist Leben.**

Wenn ihnen, gnädige Frau, der Gatte nicht wenigstens so ab und zu an Hintern klopft, lebt er (oder sie) nicht mehr.

Wenn ein 80-jähriger nicht mehr onaniert, dann ist er tot.

1. Ich glaube aber auch, dieses Buch zu schreiben, ergab sich aus einem Aphorismus, den ich als Kind erlernte, er heißt: „Wenn es einem Esel zu gut geht, geht er aufs Eis tanzen".

2. Wie ich in der Einleitung schon sagte, war ich immer schon Revoluzzer, es ist nun an der Zeit, dieses Lebensmotto wieder in Angriff zu nehmen.

3. Vor allem aber bin ich selbst alt und wer bitte soll über Alterssex reden, wenn nicht ich als Alter?

Ich schrieb dieses Buch aber auch aus der Tatsache heraus,(ich erwähnte dies schon kurz am Beginn dieses Buches) da ja Altenpflege an sich, ob man nun will oder nicht reiner Sex ist. Nur, und das ist das Lustige, das Personal weiß es noch nicht. Schon der Geruch beim Betreten eines Altersheims ist Sex. Es ist der Geruch des Alters, der nach Stuhl, Harn und Schweiß riecht. Schon in der Früh bei Dienstbeginn beginnt Sex faktisch und praktisch handgreiflich zu werden. Die Schwestern (und ausländischen Pfleger) baden die alten Leute, egal welches Geschlecht sie streicheln, sie fahren ihnen mit Seife durch die Haare, schmieren die Knie und den Hintern mit Salben ein. Na wenn das kein „Eros" ist, dann weiß ich auch nicht. Manche Pflegepersonen sind so sexuell aktiv, dass sie ihren Klienten sogar etwas wegnehmen, also kleptomanisch veranlagt sind. Manche Pflegepersonen sind so hypersexuell aktiv, dass sie auch noch mit den Klienten Snouselen oder basale Stimulation durchführen. Manche sind so im infantilen Sex stecken geblieben, dass sie sogar mit analem Material, also Plastilin oder Ton (anale Phase), therapieren oder soll man besser sagen koitieren.

Die, die weniger sexual aktiv auffallen wollen, betreiben Behandlungspflege und therapieren anal Fissuren, Hämorrhoiden, Krampfadern oder gar Phimosen oder vaginale Entzündungen.

Keiner fragt sich je, was sich den eigentlich mit den sexuellen Gefühlen der Alten abspielt, ob sie erregt werden oder Angst bekommen, wenn sie ein russischer Pfleger badet (sie selbst aber von einem Russen vergewaltigt wurden).

Nun, wie sie sehen, ist das alles mit der Sprache und deren „wirklichen Inhalten" schwer. Noch schwerer ist, Sex auf Deutsch oder Österreichisch und in der Folge transkulturell gesehen.

Beweisführung:
Eines Tages besuchte ich ein Heim in Deutschland, die Kolleginnen sind alle schon beim Kaffee gesessen und teilten mir mit, dass sie nun um 11 Uhr schon alle Klienten durch-gepampert hätten. Nun

musste ich schallend lachen und bewunderte ihre Aufopferungsbereit-schaft zu Gunsten ihrer Klienten. Aus dem einfachen Grund, in Öster-reichisch ist das Wort „Pampern" mit den Worten Vögeln, Bumsen, Coitus gleich zu setzen. Für die, die es nicht wissen sollten, hab ich mich schlau gemacht, Pampern kommt aus dem Englischen und heißt nichts anderes als „verzärteln".

Es scheint nun egal zu sein, ob sie den Hintern einer 80-jährigen oder die eigene Geliebte „verzärteln", oder?

4. Ich war immerhin 45 Dienstjahre in der Psychiatrie tätig, da kann man schon sagen „nichts Menschliches ist mir fremd".

Ich schrieb in der Einleitung, dass Pflegepersonal keine Ahnung hat über das Leben, keine Ahnung hat über andere Menschen und ihre Triebbefriedigungsarten.

1960 wurde ich psychiatrischer Pfleger an einer Aufnahmestation. Meine Aufgabe bestand unter anderem darunter, den damaligen Chefarzt bei seinen forensischen Explorationen zu unterstützen, das heißt, dabei zu stehen und teilweise mit zu schreiben, was denn da so gesagt wurde.

Gleich bei meiner ersten Exploration, es handelte sich dabei um einen Sodomisten, der in einer Sprache gesprochen hat, die ich nicht ver-standen habe. Es war, wie man so sagt, die typische Häfensprache, die Sprache der Verbrecher, die aus Wörtern bestand, die ich noch nie gehört habe. Es war die obszöne Sprachlogik der Huren und Zuhälter, die Vulgärsprache.

Ich musste also umlernen, wie kommunizieren die Häfenbrüder mit einander? Für mich war das ein Schock, in eine Welt zu kommen, nein in eine Welt hinein gestoßen zu werden, in der ich mich nicht auskann-te, keine Ahnung hatte, um was es da eigentlich geht.

Erst so drüber gestreut, erzählte der Klient während der Untersu-chung seine Triebbefriedigungsform. Er selbst war Gendarm am Land und hatte die Eigenart, nur eine Ziege befriedigen zu können, wenn er selbst dabei Gummistiefel an hatte.

Können sie sich vorstellen, wie es mir gegangen ist? Ich war gerade 25 Jahre alt, hatte selbst Probleme mit meiner eigenen Sexualität und da höre ich, dass ein gestandener Mann und Uniformträger Ziegen als Liebesobjekt wählte. Ich war fertig, ich wusste nicht mehr, bin ich Mandl oder Weiberl oder bin ich gar in einem Fellini-Film.

Übrigens gab es viele Jahre später in Tirol einen Paradefall vor Gericht, in dem ein Knecht Ziegen sexuell belästigte. Der Mann war Oligophren und als die Ziege ein Kitz bekam, hatte ihn der Bauer zur Aliment-Zahlung verdonnert (nur so nebenbei, er zahlte auch wirklich). Na, Sachen gibt's, können sie sich das vorstellen?

Dieser Einstieg, diese Geschichte war es. die mich dazu veranlasste, mehr (als in der Schule gelehrt wird) wissen zu müssen.

Ich kaufte mir diverse Bücher und ging tatsächlich mit meinem Freund ebenfalls 25 alt in die Szene. Dabei, und das muss ich schon zugeben, ist es uns psychisch gesehen sehr schlecht gegangen. Aber ich lernte sozusagen die Vulgärsprache am Wiener Gürtel und im Prater kennen.

Ich wusste damals noch nicht, dass viele dieser Menschen, die wir heimlich beobachteten und belauschten, eines Tages meine Patienten werden sollten. Dass ich sozusagen alle diese Typen wieder treffen werde. Und dass es mir damals schon geholfen hat, „pathologische" Menschen in ihrer freien Wildbahn kennen gelernt zu haben.

5. Wie einige Leser dieses Buches wissen, rehabilitiere ich seit 50 Jahren so genannte „Demenzpatienten" auf den Grundlagen ihrer eigenen thymopsychischen Biographe. (Psychobiographisches Pflegemodell nach Böhm, Maudrich Verlag). Beim Schreiben dieses Buches fiel mir auf, das Sex, Eros und Libido ja überhaupt nichts anderes sind als die reinste thymopsychische Biographie.

Immerhin ist

- Sex in der Literatur reine Sozialgeschichte
- Obszöne Wörter haben sich von anal auf vaginal verlagert
- Erotische Literatur besagt, sie behandle die Wirklichkeit der Liebe
- Pornographie erfüllt hingegen Wunschträume, aber - frag ich sie - wer träumt nicht?
- Sex ist oft das Sittenbild einer ganzen Nationen
- Sex ist aber auch Sittenbild des Regionalcharakters (deutscher anal Charakter)
- Sex ist in jeder Literatur ein Sozialdokument über Leben und Sterben, EROS und Thanatos
- Tabus bestimmten bis Freud den Zeitgeist zum Thema Liebe

2. Meine ersten Gehversuche an einer Schulstation am 02.05.1960

Nach der Einleitung den Sprung ins kalte Wasser, auf der Forensischen Station begann das eigentliche Martyrium:

An einer wie es damals hieß „Schulstation", einer Abteilung, in der 80 Idioten (so hieß damals die Diagnose) untergebracht waren. Jeden Mittwoch war „Sciplaentfernung", laut Oberwärter, am Programm. Scipalaentfernung hieß, die Kotsteine digital aus dem Anus der Klienten aus zu räumen. Man muss dazu sagen, dass durch die andauernde Bettruhe (aber teilweise auch durch nervliche Erkrankungen) der Stuhl aus dem Enddarm durch den Patienten selbst nicht abgesetzt werden konnte. So dickte sich der Stuhl ein und es entstanden Kotsteine. Man konnte manchmal Stuhlsteine bis zu 1 kg Gewicht erleben.

Interessant fand ich:

| Einige Patienten schrien und tobten | Einige hatten an der Scipala entfernung sogar Freude |

Ich hatte keine Ahnung, um WAS es hier geht? Ich war gerade 25 Jahre alt, selbst mit der Sexualität heillos überfordert.

Ich begriff erst nach meiner Ausbildung, dass der eine Freude hatte, weil er in der analen Phase stecken geblieben ist und der andere schrie, weil er sich vergewaltigt vorgekommen ist. Es waren diese Klienten, die früher vom Ziehvater und später aber auch noch durch Wärter anal vergewaltigt wurden.

Ich wusste damals noch nicht, dass es einen Siegmund Freud gab und das dieser die anale Phase in der Entwicklung des Menschen oder besser gesagt seiner Sexualität beschrieben hatte.

Da kommt man schon an die Grenze des Verstehens, des Begreifens. Aber auch die Praxis an der folgenden Akutstation brachte mich oft an die Grenze meines „Seins".

Erwin, der Retter der Frauen

Eines Nachts, ich hatte eben gerade Nachtdienst, wurde durch die Polizei und Rettung ein sehr junges, sehr hübsches Freudenmädchen aufgenommen, da sie im Wiener Prater Männern die Geldbörse entwendet hatte und anschließend, als die Polizei gekommen ist, einen „Narren" spielte. Ich hatte Zeit, setzte mich zu Ihr und wollte sie, wie wir Männer halt so sind, von diesem Beruf abbringen. Ich redete und redete und fragte dabei natürlich auch, wie man denn das schaffen könne, alle fremden und oft unhygienischen Männer in sich zu lassen. Und sie sagte zu mir plötzlich, du bist ja lieb, aber so ein Depp: Diese Männer erreichen eigentlich nie meine Vaginalschleimhaut. Immer wenn ich meinen Dienst antrete, führe ich mir den Gehörgang eines Schweines in meine Muschi ein und klebe das Ohr mit Sol.mastix (ein Klebstoff von früher) an meine Schamhaare. Das heißt, alle Freier vögeln eigentlich einen Gehörgang.
Glauben sie nicht, so wie ich, dass man da als junger Mann blöd schaut, entsetzt ist, wenn man jemanden retten will und der rettet sich viel besser alleine durch sich selbst. Das war ein Coping das ich noch nie erlebte. Da kommt man schon an die Grenze des Verstehens, oder?

Was ist da schon das Problem, wenn mir oft Altenhelferinnen sagen, dass sie ihr Bewohner verbal belästigt?

Durch die Psychiatriereform, also die Humanisierung der Psychiatrien, wurde die Lage (für das Personal) allerdings in der Praxis auch nicht viel besser. Plötzlich durften keine Freiheitsentziehungen mehr durchgeführt werden. Plötzlich gab es kaum mehr „Ordnung an der Station". So ist es schon vorgekommen, dass ein Alkoholiker eine Manikerin vor allen Augen auf der Station coitiert hat. Und wir Pfleger eigentlich nichts machen konnten, als zu bitten aufzuhören. Auch da kommt man als Pfleger an den Rand des Verstehens.

Aber ich persönlich war in der Frage der Sexualität nicht immer nur passiver Zuseher oder Zuhörer, manchmal brachte ich mich auch persönlich ein.

Ich kann mich sehr gut erinnern, als ich damals, wie die Sexualität zwischen den Patienten zugenommen hatte, bei einer Teamsitzung den Vorschlag machte, ein eigenes „Liebeszimmer" auf der Abteilung zu installieren. Die Klienten sollten dafür einen kleinen Betrag zahlen und hätten eine sturmfreie Bude. Diese tolle Idee von mir führte nur dazu, dass mich meine damalige Oberärztin (die selbst erhebliche Probleme mit Männern hatte) psychiatrisieren lassen wollte.

Mit meinem zweiten praktischen Beispiel gelang mir mehr.
Ich war Pflegechef an einer Station an der ein ca. 1,90 Meter großer grenzdebiler Mann lebte. Seine Mutter, eine wirklich brave Mutter, hatte ihren Sohn jedes Wochenende mit nach Hause genommen, so dass er beurlaubt das Wochenende zu Hause verbringen konnte. Eines Tages kommt Frau XY zu mir in die Kanzlei und sagte mir, dass sie ihren Sohn nicht mehr mitnehmen könne. Ihr Sohn beobachte sie beim Baden, greife ihr auf die Brust und sagt zu ihr, dass ihn da unten so komisch jucke. Frau XY redete mit mir lange Zeit, was das denn sein könne, und ich, in meiner jugendlichen Überschwänglichkeit und verbalen Inkontinenz, sagte, na ja der will halt „bumsen". Da sagte diese Dame, und das wundert mich heute noch, sie sagte: O. K. wie machen wir das und was kostet das? Ich versprach ihr, einen Pfleger zu suchen, der diese Übungsstunden mit einem Freudenmädchen für den Buben durchführen würde. Das war ein sehr schwieriges Unterfangen, weil eigentlich keiner wollte (oder sich traute). Aber ein älterer Mann, man müsste Wärter sagen, sagte mir sofort zu, wenn diese Durchführung in der Dienstzeit wäre und er nichts zahlen müsste. Nachdem wir eine sehr liebe „Kuscheltherapeutin" aufgetrieben hatten, die den Buben heran genommen hat, konnten alle Psychopharmaka abgesetzt werden und der Bub

wieder die Wochenenden zu Hause verbringen. Der einzige Nachteil war, dass dieses neue Psychopharmakon nicht von der Krankenkasse bezahlt wurde und vom Vater beglichen werden musste.

Stellen sie sich nun vor, wie es uns ergangen ist, wenn ich diese Story einem so genannten Laien erzählt habe. Ich war dann sofort der „Aussätzige", der Mensch in der Grenzsituation zwischen dem normalen Leben und der normalen Lüge.

3. Warum lügen die Menschen bei dem Thema Sex so sehr?

Einige gescheite Männer sagen aus, dass Menschen über zwei Sachen im Leben nie ehrlich reden werden und können. Die eine Sache ist Geld, die andere Sexualität.

Nun gibt es viele Erklärungen, warum man andere und sich selbst belügt. Eine Erklärung ist, dass jeder Mensch zu der "Menschheit" gehören will. Das kein Mensch in einer Grenzsituation sein will. Jeder kultivierte Mensch vögelt aber nicht herum sondern sublimiert. Also sublimieren zumindest theoretisch alle. Und weil fast alle Menschen sexuelle Eigenarten haben, werden diese auch nicht verraten.

Sie kennen das alles vom Fernsehen, wenn ein Kinderschänder entdeckt wird, ein Statuenficker erkannt wird, ein Homosexueller oder gar eine Lesbe in unserer Nähe ist und erkannt wird (oder heute, wie man sagt, sich outet) sagt man doch: „Das hätte ich mir von der Frau, dem Mann ja nie erwartet. Denen sah man das überhaupt nicht an". Das heißt, jeder Mensch will dazugehören. Er will kein Ausgestoßener, (Zuagraster-Zugezogner), vor allem aber in den Augen der anderen kein Sünder sein. Er will nicht als abnorm, nicht als abartig erkannt werden.

Man ist sozusagen gezwungen, sich sozial „anzupassen".

Der Angepasste macht die Stellung Nr. 1 nach den Regeln der ehelichen Pflicht jede Woche 1 Mal und fertig ist die Geschichte Sex. Dazwischen onaniert er täglich, womöglich, betreibt also Sex mit sich sozusagen „autodidaktisch". Natürlich, das müssen sie mir doch zugeben, weiß man für sich alleine am besten, wo es lang geht. Oder sollte man gar seine eigenen G-Punkte nicht kennen? Das wäre ja noch schlechter.

In einer Frauenzeitschrift hab ich zu diesen Thema folgendes gelesen: Meine Frau hat an einem Sex -Seminar (der Name der Autorin tut nichts zur Sache) teilgenommen. Unter anderem wurde das Thema „Legen Sie Hand an" durchgenommen. Alle Variationen der Onanie wurden durchgekaut. Heute muss ich sagen (und immerhin das schrieb ein Mann), sagte der Ehemann, „onaniert mich meine Frau besser, als ich das für mich selbst besorgen könnte."

Zurück zum Thema: Der Mensch, der nicht grenzwertig oder gar Out sein will, übernimmt zu seiner Sexualität die „öffentliche Meinung".

Das ist, wie wir wissen, die in jeder Region vorherrschende kollektive historische Biographie einer Region. Das heißt, man bumst regional angepasst, und aus. Der Sex wird sozusagen dem jeweiligen Kulturkreis entsprechenden Moralvorstellung mündlich verkauft.

Diese Normen verankern sich schon als kleines Kind (als Bayer, als Wiener, als irgendetwas) in unserer Über-Ich-Norm und erzeugen bei einem Vergehen oder bei einer Übertretung ein schlechtes Gewissen, das bis zur Paranoia im Senium führen kann.

> Eine Dame hatte ich einmal in der Übergangspflege: Sie hatte eine ausgiebige Paranoia im Senium, sie bildete sich ein, dass sie ihre Nachbarin (übrigens eine Russin) verfolge. Interessant war, dass sie 5 Stück des Buches „Schuld und Sühne" von Dostojewski in ihrem Regal stehen hatte. In einem der Bücher fand ich handschriftlich geschrieben „für meinen Liebling aus Deutschland". Nun war alles klar, der Liebhaber, ein Russe, war verheiratet. Die Verfolgerin, das Paranoidogen, war ihre Nachbarin, eine Russin.

Jeder lebt somit mindestens zwei Leben, eines im ICH und eines im Über-Ich (im und aus seinem Gewissen heraus). Ist es da noch ein Wunder, dass wir alle bewusst oder auch unbewusst lügen?

Im stillen Kämmerlein, in seinem ICH hat jeder für sich seine eigene thymopsychisch geprägte Sexualvorstellung von

Triebzielen
Triebobjekten
und
Perversionen

sowie die Hoffnung, diese seine Triebziele auch ausleben zu können. Aber zugeben würde das wohl keiner.

Wir geben ja unsere Sexwunschvorstellungen ja nicht einmal in einer Ehe zu. Wer, frag ich sie, redet schon darüber? Wir lügen, weil wir lügen oft schon im Beichtstuhl erlernt haben. Man sagt halt Hochwürden ein bisschen was, den Rest sagt man durch den Schlusssatz „und außerdem hab ich gelogen". (Jeder meint natürlich bei der Beichte.)

Wir schmettern ein bisschen, weil jede Biographie wie schon Goethe sagte „Dichtung und Wahrheit" ist. Oder kennen sie einen Mann, der im Gasthaus nach dem 10. Glas Bier zu allen anderen sagen würde, ich bin im Bett eine Niete? Meine Frau hatte noch nie einen Orgasmus. Ich will ja fast nie, aber wenn ich will, bin ich zu schnell fertig; die Mama ist dabei noch nicht einmal ausgezogen.

Oder kennen sie eine Frau, die, ich möchte sagen, weil das versteht man, „huriös" hergerichtet ist - also hohe Absätze trägt, Lippen aufgespritzt hat, der Busen gehoben wurde -, wirklich gut im Bett ist? Nie und niemals, sie geht als Reklame, als Lüge spazieren für etwas, das es bei ihr sicher nicht gibt, „tollen Sex".

Jeder lügt sich sozusagen selbst etwas vor, weil man mit Lebenslügen (zur Verbesserung der ICH-Wichtigkeit) besser durch das Leben kommt. Und das klingt jetzt dumm, aber das ist gut so. Viele Lebenslügen kommen von Frauen und sind „sozial orientiert", das kommt immer am besten an.

Ich habe zu Hause ein ganzes Buch über „Große Frauen", fast alle haben sich sozial engagiert, aber fragen sie nicht nach deren sexuellen Vorlieben oder Biographien.

Die erste Kaiserin von Byzanz war selbst, bevor sie Kaiserin wurde,

Prostituierte. Natürlich war sie sofort sozial engagiert und machte aus allen Huren „Pflegerinnen".

Maria Theresia, deren Mann immer fremdgegangen ist, führte (auch aus diesem Grunde) in Wien die Sittenpolizei ein. Usw., usw.

Man könnte sagen, wir Menschen egal ob Frau oder Mann alle haben wir einen Januskopf. Die Männer gehen ins Bordell, die Damen engagieren sich „aufopfernd" (was ja auch ein Machtrieb sein kann).

Die größte bewusste Lüge - Lebensratschlägebücher

Heutzutage gibt es schon Lehrbücher, wie man am besten zu einem Mann kommt oder besser gesagt, „lügen" lernt. So lernt man im Buch

oder Kurs: „ Liebe Frau, lerne das Spiel, du bist nur schwer zu bekommen" oder „lass die Männer zappeln, die wollen ja alle nur dem Jagdtrieb frönen". „Kaschiere deine Schwachstellen, damit man sie erst in der Hochzeitsnacht entdeckt".

Da gibt es Bücher wie „Was Männer wirklich wollen", „Die perfekte Liebhaberin", „Der perfekte Liebhaber".

Nun, alle sind lieb, haben aber den Nachteil, dass sie nur noopsychisch verstanden und gelebt werden können. Sex, Eros und Libido, ja, sogar die Intimität ist aber reines „Gefühl", Affekt, Stimmung und sitzt somit in einem ganz anderen Teil des Gehirns.

Nun, ist es schon wahr, dass es reine Techniker/ und -innen gibt. Die sind im Bett ein Traum. Oder sollte man besser sagen Profi? Sie betreiben allerdings technischen Sex, weil sie meistens eine Liebesbindungsstörung haben. Oder anders ausgedrückt, zu „wahren Gefühlen" nicht fähig sind. Da sie als Kind wahre Gefühle nie erlernten oder nie erfahren haben.

Da haben es die „Alten" gut. Aber auch nicht.
Altern ist sozusagen Gewinn und Verlust.

Verlust?
„Es tut weh nicht mehr da-zu zu gehören".

Alten geht es wie Emigranten, sie gehören nicht mehr dazu.

Sozusagen zu der verlogenen Gesellschaft, „die nicht vögelt, aber heimlich alle vögelt, die ein Kleid anhaben".

Und es wäre doch so ein wichtiges Gefühl, im eigenen Land, im eigenen Bett dazu zu gehören. Es wurde uns sozusagen das KÖNNEN aber nicht das WOLLEN genommen. Das heißt, wir lügen nicht mehr, aber „wir bumsen auch nicht mehr", ich meine, so normal, so zwei Mal am Tag oder so. Das tut weh. Da muss man im Gasthaus schon wieder lügen um da-zu zu gehören. Da muss man schon wenigstens im Gasthaus, bei den auch schon alten Kollegen und Freunden sagen, „wie lange er ist" und wie oft es noch geht. Vor allem aber, dass man selbst im Pflegeheim alles niederlegen würde, was ein Kleid anhat.

Was wird später besser?

Verhaltenseigenarten, (früher) dement sein, heißt demnach Marsch-Erleichterung des Lebens. Man braucht (und kann nicht mehr) an das Eltern-ICH oder Erwachsenen-ICH angepasst sein (scheiß drauf - es geht ja um nichts).

Sie dürfen, obwohl sie als Un-Normal diagnostiziert werden, endlich „kindlich infantil" oder, sollte man besser sagen, „intim" normal sein. Sie dürfen so sein, wie sie ein Leben lang sein wollten. Sie onanieren Tag und Nacht, weil Zeit genug da ist. Sie freuen sich, über den Stuhl reden zu können, weil Stuhl absetzen im Alter „infantiler Sex" wird. Aber, und das ist der kleine Nachteil, sie werden, weil sie normal sind, „ausgestoßen", sie gehören nun nicht mehr zur Allgemeinheit (da steckt das Wort Gemeinheit dahinter) dazu.

Auf Grund der Biographie aber auch der Sex-Biographie ist der Mensch das konfliktreichste Lebewesen der Welt.

Wir lügen, weil Sex reinste Biographie ist

Auf alle in dieser Einleitung kurz beschriebenen Inhalte werden wir im Lauf des Buches noch weiter eingehen, hier sollen nur ein paar Worte über die Lüge fallen.

Biographie, wie sie wissen, ist Dichtung und Wahrheit, jeder Mensch lügt sich das vor, was er sich vorstellt. So ist das Leben für einen eine

Komödie (der Sex auch), für den anderen wieder eine Tragödie (der Sex übrigens auch). Bei manchen Menschen endet das ganze Leben in Arbeit (der Sex übrigens auch).

Jede Liebesbiographie ist erlernt, abgeschaut von unseren Eltern. Wir als Kinder schauten sie sozusagen weitestgehend ab. Wir identifizierten uns als Sohn mit dem Vater (oder eben auch nicht), als Tochter mit der Mutter (oder auch nicht).

Viele ganz normale Gefühlsstörungen aus der Kindheit und Jugend sind somit vorgeprägt.

Es ist natürlich auch positiv, dass wir „unbewusst" lügen.

Die Frau-Mann-Lüge

Die biographische Lüge besteht darin, dass Mann und Frau anders geprägt werden und keiner keinen versteht. Wie heißt es so schön in einer Operette, „Ja das Studium der Weiber ist schwer..."

Übrigens hat sich „Liebe", seit es Menschen gibt, noch nie geändert. Das, was sich geändert hat, sind die Verhaltensweisen beim Eros, die Verhaltensweisen durch den Zeitgeist.

Alle behaupten, dass die frühere Prägung etwa so ausgesehen hat:

Frauen werden geprägt		**Männer werden geprägt**
Monogamie		Polygamie
Treue		na ja
starke Intimität		schwache Intimität
Romantik		nur in der Werbung
starkes	**Bindungsverhalten**	**schwaches**

Heute sind die Damen emanzipiert, oft liebesbindungsunfähiger als die Männer. Sie sind gewöhnt, Chefin zu sein und das auch im Bett. Chefinnen bevorzugen die Stellung, „sie sind oben".

Dies und noch viel mehr bedeutet das Coping im Sex und das hat sich verändert.

Vergleichen sie nur die Bücher von Honore de Balzac „Die Frau von 30 Jahren" und das Buch von Lou Paget „Die perfekte Liebhaberin". Das sind ja Welten.

Ist es da noch ein Wunder, wenn sich Männer nicht mehr wohl fühlen auf Grund ihrer Buben Prägung, nicht mehr Buben sein sollen, wollen oder wie auch immer?

Das kann ja nicht gut gehen, wenn einer immer Nähe will und der andere Nähe kaum aushalten kann; wir werden das noch später unter dem Begriff „Stachelscheinsyndrom" beschreiben.

Frauen lügen, um „erotisch" zu wirken.

Sie verkleiden sich, verstellen sich, holen sozusagen das Beste aus sich heraus (oft auch das, was gar nicht drin war), um einen bestimmten Schlüsselreiz für bestimmte Männertypen abzugeben. Verführerische Kleidung, verführerische Stöckelschuhe (sie wissen schon, und das, obwohl sie gar nicht emotional so toll „liebesrabiat" sind). Aber heiratet sie schon wer ohne Sex, frag ich sie?

Die Enttäuschungslügen

Wird nicht so arg sein, denn jeder von uns Menschen kennt aus der Biographie selbst eigene Enttäuschungen und Beziehungs-Traumata verschiedenster Art. Die alleine schon zerstörten oft unser Selbstvertrauen und führen a la long zu Sexproblemen. Sex ist somit auch Selbstverwirklichung, ICH-Wichtigkeit. Wer bin ich, wie fühl ich mich, bin ich eigentlich ein „Mandl oder Weiberl", wer weiß das schon in der heutigen Zeit, frag ich sie?

Die Lüge aus der Angst verlassen zu werden.

Das passiert ja nicht erst mit der ersten Liebe, sondern schon als Kleinkind bei der Mama. Man wollte als Kleinkind kuscheln und plötzlich war die Mama weg, verschwunden (nein einkaufen, aber wer bekommt das schon mit). Der Schmerz, dass mich die Mama verlassen hat (nie mehr wieder kommt), wird übertragen auf die „Geliebte": Wo gehst Du hin, wann kommst Du wieder? Und alle diese Fragen werden den anderen, der das nicht erlebt hat, zur Verzweiflung bringen.

Die Lüge der ICH-Wichtigkeit -
aber auch die Angst sein eigenes ICH zu verlieren.

Sexualität oder besser gesagt Eros ist doch auch eine Frage des ICHs, der Ich-Wichtigkeit. Wir alle kennen das, dass sich z. B. Südländer gerne an den Hosenschlitz greifen (auch Michael Jackson machte dies bei jedem seiner Auftritte 100-te Mal).

Es ist ein Ich-Wichtigkeitssymbol, mit dem Phallus zu drohen (und lustig, die Mädchen schreien voller Begeisterung). Wer will nicht schön sein, erotisch sein, angesprochen? Wer will nicht begehrenswert sein? - den müssen sie mir vorstellen. Warum sollte ein Mädchen einen Mini anziehen, wenn keiner hinschaut? Das wäre ja grenzdebil. Jeder alte Mann im Wirtshaus erzählt, wie oft es noch geht. Da stimmt gar nichts, aber wenn er es selbst für sich glaubt, geht's wenigstens dem Erzähler gut.

Stellen sie sich aber nun ein Mädchen vor, und ich berichte hier von einer wahren Begebenheit aus meiner Jugend, dass hässlich ist, und, ich kann mich noch gut erinnern, ein Feuermal genau auf der linken Wange hat. Genau dieses Mädchen war bis zu dem Zeitpunkt, als sie einer meiner Freunde weggeheiratet hatte (der war natürlich psychisch auch nicht ganz gesund) in sich gekehrt, sehr heilig, introvertiert und traurig. Kaum hatte sie geheiratet, legte sie alle Männer in ihrem Dunstkreis um. Sie lernte sozusagen für ihre ICH-Wichtigkeit und ihr Selbstbewusstsein Techniken des Sexes zu verwenden, die sie zur „Größten" auch mit einer Behinderung machten. Ihr persönlich hat diese Ich-Wichtigkeit, zwar nicht schön aber die beste Liebhaberin aller Zeiten zu sein, gut getan. Meinem Freund, sie können sich das

vorstellen, der dieses Mädchen aus Mitleid geheiratet hat, allerdings nicht. So jagt eine Lebenslüge die nächste. Gerade bei diesem Mädchen habe ich mich an den Satz meines Vaters immer wieder gerne erinnert, der da sagte, „heirate eine schöne Frau, die frisst das gleiche wie die hässliche".

Die Verstellungslügen

Manche Frauen oder Männer haben so viel Angst vor ihrem eigenen

Triebe, dass sie sich in sich selbst zurückziehen. Sie haben Angst, dass sie so „trieblich, affektvoll" sein könnten,

dass es keiner, keine mit Ihnen aushalten könnte. Dass sie sich verlieren und nicht wieder finden oder das sie gar einem/einer Partner/-in hörig werden könnten.

So spielen sie z. B. die Rolle des „Kontrollierten" - sie zeigen kein Gefühl, erscheinen ernst, unnahbar, kühl im Umgang mit anderen Menschen. Fragt man so eine Frau, warum sie so böse, ernst, dreinschaut wird sie sagen, dass „sie sich nicht von jedem Mann ansprechen lassen möchte" und „wenn ich so dreinschaue, traut sich keiner an mich heran".

Natürlich haben dann alle „feminin" geprägten Männer Angst vor dieser „Emanze" oder besser Amazone und machen einen weiten Bogen um diese Dame. Aber alles nur Spiel, meine Herrn.

Ich verstelle mich als „Geliebte"

- bin aber in Wirklichkeit Männerverachterin. Verachtung ist ein bipolares Gefühl, auf der einen Seite ist es Zorn, Bitterkeit, Hass, und auf der anderen Seite auch der Wunsch nach Zuwendung. Einige Frauen haben dieses Verhalten, weil sie sich statt mit der Mutter mit dem Vater identifiziert haben. Dieser Dualismus kommt sehr stark dann vor, wenn es sich in der Prägungsphase um eine Mischsituation handelt. Einerseits möchte man sich mit der Mutter identifizieren, das geht aber nicht, weil die Mutter erscheint „ein wenig unansprechlich", anderseits kann man sich auch nicht ganz an den Vater anlehnen, der ein schwacher und sprunghafter Mann ist. Was soll da anders werden als eine Männerverachterin.

Männerverachterinnen sind oft Dirnen oder eben Frauen, die alle Männer durch Sex demütigen, umbringen oder wenigstens verunsichern wollen. Abhängig machen und dann fallen lassen, ist der Spaß des Lebens. Sie freuen sich, wenn sie ihn klein (da mein ich den Penis auch) kriegen.

Die Liebe an sich ist oft Lüge
Ich glaube, dass über das Wort Liebe das meiste geschrieben wurde und dies von allen, von der Weltliteratur bis zum psychiatrischen

Fachbuch. Alleine wenn man das Wort Liebe hernimmt, weiß doch keiner so wirklich, was den das so alles sein soll. Ist es Eigenliebe, Fremdenliebe, Mutterliebe, Vaterliebe, Bruderliebe, Nächstenliebe, Tierliebe usw. oder meint man einen Geliebten, eine Geliebte?

Was bedeutet, um es kurz zu sagen, nun das Wort „Liebe" biographisch? Jeder Mensch sollte in seinen ersten Lebensjahren „Liebe" kennen gelernt und richtige Copings dazu erlernt haben. Er lernt es (oder auch nicht) im Sinne des Meister-Lehrlingsverhaltens. Wie verhält sich der Papa zur Mama? - (das mach ich, auch Sohn, auch) Voraussetzung, dass der Sohn den Papa gerne hat. Dito zwischen Mutter und Tochter. Haben diese Kinder tolle Vorbilder: „sich liebende Eltern", wird die Gefühlsausbildung toll sein. Haben die Eltern ein Manko, fehlt schon was. Das, was fehlt, erhofft man sich dann als ERWARTUNGSHAL TUNG später bei einem Liebhaber oder in der Ehe zu bekommen. Liebe ist also nicht nur ein aufrichtiges realistisches Ziel (Vernuftehe - noopsychisches Ziel), sondern und vor allem ein primitives (thymopsychisches) verwurzeltes Bedürfnis.

Wurden wir als Kind oft alleine gelassen, waren wir in der Gefahr, dass uns Mutter oder Vater verlässt, brauchen wir einen Partner, der uns (Tag und Nacht) zeigt, dass er immer da bleibt und ist. Man könnte sagen, oft hat man nur selbst das Gefühl, unvollständig oder die Angst alleine zu sein. Und schon braucht man einen Partner zur Ergänzung seiner negativen Gefühle. Dieser Mensch liebt aber den anderen dann, wie man so sagt, nicht „aktiv" sondern nur passiv. Es ist also nicht aktive Liebe für eine andere Person sondern nur für sich selbst. Es ist wenn man so will Narzissmus, die eigene Sorge um sich selbst. Denken sie an die ganzen Tierliebhaber (ich denke dabei an eine übertriebene Form und nicht einen Hund oder so). Tierliebhabern geht es bei der Geschichte, „wer liebt mich wegen mir", ganz gut, denn der Hund kann nicht sagen, „du liebst mich ja nicht wirklich".

Als Kind in der Entwicklung sollte man das Gefühl erlernen, sich selbst trösten zu können. Sich einmal selbst zu genügen.

Wenn die Mama schon weg geht, die wird schon wieder kommen. Wenn man sich nicht selbst trösten kann, braucht man einen „Seelentröster", also wieder einen Partner als passive Liebe.

Oft ist die Suche nach einem Partner aber auch nur eine gestörte

Wertschätzung, ein zu geringes Gefühl des SELBSTWERTES (sich selbst Wert zu schätzen). Dann braucht man wieder einen anderen, der dies tut. Man muss sozusagen durch andere Menschen und um jeden Preis Tag und Nacht das Gefühl bekommen, alle Menschen schätzen meine „Liebenswürdigkeit". Sie brauchen ständig jemanden, der ihnen sagt, wie schön sie sind, wie toll sie sind.

Vieles in der Liebe ist dann schließlich und endlich nur eine enttäuschte Erwartungshaltung. Mit den Erwartungen erhoffen wir Menschen, dass fremde Menschen (Partner) uns für all das entschädigen, was uns zurzeit fehlt oder als Seelennahrungsmangel aus der Kindheit fehlte.

Man erträumt sich Sex

„Man erträumt sich was, aber die Wirklichkeit schaut anders aus".

Jeder von uns kennt das. Der Mensch malt sich z. B. beim ersten Treffen eine bestimmte Situation aus. Ich werde Kerzen aufstellen, ich werde sie zärtlich verwöhnen. Sie wird mich oral befriedigen, aber auch Lust auf analen Sex haben. Und was ist in der Realität nach dem Abendessen? - fährt sie nach Hause, na super.

Bevor wir uns in diesem Buch auf Inhalte einlassen, sollte man noch ein paar Worte über die Worte verlieren:

Ich möchte diese Zeilen

„Verwirrt nicht die Verwirrten" oder

4. Begriffe begreifen
        nennen.

• **Liebe ist ein Kommunikationsmittel**

Libido, Eros und Liebesbindungsfähigkeit, die man amerikanisch „Sexualität" nennt, ist keine Sünde und nichts Verwerfliches, sondern ein Kommunikationsmittel (in verschiedenen Interaktionshöhen). Sex im Alter ist nicht schlechter und nicht besser als in jedem anderen Lebensabschnitt, sie ändert sich nur im Sinne einer „Sex-Regression". Sie ist nicht ohne Risiko. Stets kann sie auch zu Frustrationen, Spannungen und Eifersucht bis zum Neid oder zur Paranoia führen.

Warum sollten ältere Menschen ein sexuelles Leben haben?

Dazu muss man wissen: Die Sexualität des Menschen überlebt bei beiden Geschlechtern viele andere Funktionen (Eros und Thanatos). Der alte Mythos der Asexualität im Alter soll nicht durch den Mythos von der Pflicht zu immerwährender Sexualität ersetzt werden. Das heißt, Sexualität im Alter ist von mir aus gesehen keine Forderung, sondern eine Möglichkeit seelisch weiter leben zu können. Denn wie heißt es in meinen plakativen Aufhängern so schön: „So lange man lebt sei man lebendig". Den Kritikern und Zensoren meines Buches möchte ich etwas ins Stammbuch schreiben: „Wer rastet rostet", und das gilt auch für den Sex, Eros, Libido und die Liebesbindungsfähigkeit.

Man könnte ja sagen, dass die ganzen medizinischen Begriffe relativ einfach zu überschauen sind. Sie stammen fast alle aus dem Lateinischen oder Griechischen. Viel schwerer ist es heraus zu finden, was denn die einzelnen Begriffe beim Thema „Sex" sind. Eines weiß ich nun auch, ich werde in diesem Buch häufig das triviale Wort Sexualität verwenden, obwohl ich manchmal Eros oder gar Libido sagen müsste. Das Wort Sexualität ist in unserem Sprachraum so eingedrungen wie der Gruß „Hello" statt „Grüß Gott" oder Guten Morgen. Aber was heißt nun Sexualität wirklich?

Da, wie ich schon sage, die Amerikaner (die sind ja heute noch prüder als die bürgerliche Gesellschaft zur Zeit Freud's in Wien) den Siegmund Freud nicht sehr mochten, haben sie auch seine wissenschaftlichen Wörter wie Libido, Eros, Liebensbindungsfähigkeit usw. verschwinden lassen. Sie schritten in ihrer Entwicklung nicht tiefenpsychologisch weiter, sondern kommerziell; kein Wunder, dass sie die Liebe vermarkteten und vermarken.

Sie vermarkteten sozusagen das Wort „Liebe" unter dem Begriff „Sex". Das neoamerikanische Wort signalisierte plötzlich durch die Werbung, das SEX nicht Sex sei, sondern ein Lebensgefühl (Eros), das von hohem wirtschaftlichem Interesse ist. Man erkannte, dass man Sex vermarkten, ja verkaufen kann. Jede Werbung im TV ist reiner Eros. Haarshampoo, Gesichtsstraffung, Hautcreme, schön sein, verführerisch sein ist IN.

Freud würde sagen:

Wo ES war,
ist heute **Sex-Business,** statt dem Gefühl Liebe,
Sextourismus.

Was bedeuten diese Wörter, nicht amerikanisch sondern tiefenpsychologisch?

- **SEXUALITÄT:**

Bedeutet die rein körperlich triebhafte Fortpflanzung.
Das ES (Trieb) im Sinne des Lust-Prinzips.
Trotzdem gibt es bei der Fortpflanzung schon Einschränkungen:

1. Heterosexuelle Beziehungen sind in vielen Handlungen nicht
der reinen Fortpflanzung gemäß, z. B. der „Kuss"

2. Sex beginnt nicht mit der Pubertät

3. Für den Sex wurde die Ehe erfunden statt Inzucht, Sippe

4. Auch die reine Fortpflanzung wird durch Über-Ich-Normen regu-
liert.

- **EROTIK:**

Unter Erotik versteht man sozusagen den kultivierten Sex.
Der Mensch erlernte, nicht nur Kinder zu machen, sondern auch
Schlüsselreize aus der Kindheit und Jugend mit einfließen zu lassen.
Wir kümmern uns um die erlernten oder durch die Kosmetik aufge-
zwungenen erotischen Schlüsselreize der „erotischen Ausstrahlung":
Augen, Stimme, Haare, Flirtverhalten usw.

- **LIEBE:**

Ist erlernte Liebesbindungsfähigkeit.
Es ist eine Mischung zwischen Ich-Wert und Fremd-Wert-Gefühl.

- **LIBIDO:**

Die affektive Energie, die ein Trieb auslöst, wurde Libido getauft. Das

ES ist nichts anders als Libido. Das lateinische Wort Libido bedeutet nichts anderes als Leidenschaft, Verlangen, Lust, Laune und ist somit eine Art Lebensenergie ein Lebens-an-trieb der gegen den Todestrieb ausgerichtet ist. Wahrscheinlich wurde über kaum ein anderes Wort mehr gestritten als über das Wort Libido. Da auch die Franzosen die Freud-Idee des Lebenstriebs im Kontext zum Destruktionstrieb ablehnten, haben die Franzosen den Lebens-an-trieb in seiner Gesamtheit Elan vital getauft.

- **INTIMITÄT:**

Lange Zeit konnte man das Wort Intimität nicht genau definieren. Nach den Ideen der Transaktionsanalyse geht dies seit neuestem. Wie wir schon beschrieben haben, besteht unsere Seele nach der Transaktionsanalyse aus dem Kindheits-ICH, dem Eltern-ICH und dem Erwachsenen-ICH. Sozusagen redet uns immer wer drein, einmal das Erwachsenen-Ich (Noopsyche), einmal das Elter-Ich; das tut man nicht, das macht man nicht, das sieht man nicht. So gesehen ist Intimität ein reines Kindheits-Ich. Man begibt sich affektiv gesehen, wenn es sich um einen „homogenen Sex handeln sollte, in das Kindheits-Ich. Dabei stört dann nichts das Gefühl, keine Eltern (Anordnungen oder Ratschläge) und kein „Hirn" (keine Rationalität). Beide Kinder, die so Liebe betreiben, sind im Stadium der Kindheit, sie sind noch wie Kinder eben sorglos vertraut auf den anderen (noch) und erwarten noch keine Gegenleistung, (noch) nichts.

- **Sex ist das höchste Gefühl ein Gefühl zu haben.**

Das, was das Leben so schön aber auch so kompliziert macht, ist, dass wir Menschen mehr fühlen als denken können. Das wir immer, wenn wir in einer komischen Situation sind und mit dem Hirn nicht mehr weiter kommen, intuitiv per Gefühl agieren.

Trotzdem ist es besser zu fühlen und eventuell sogar zu leiden, als das Gefühl der „Gefühllosigkeit", der Gefühlskälte zu haben. Fühlen heißt Leben, ob nun positiv oder negativ. Fühlen heißt am Leben sein, am Leben sein heißt, Urlaub vom Tod zu haben.

POSITIVE GEFÜHLE	NEGATIVE GEFÜHLE
Freude	Angst
Verliebt sein	Trauer
Liebe und Lust	Enttäuschung
Neugier	Hass

Somit ist Sexualität Leben, und somit auch
ein Er-leben
ein Er-fühlen
(und nur am Rande auch ein Er-denken)

5. Entwicklung der Thymopsyche:
Entwicklung des Empfindens und Verhaltens

Gefühle werden durch sogenannte Schlüsselreize erweckt. Man sieht etwas, hört etwas, riecht etwas und plötzlich ist ein Gefühl da. Damit werden Gefühle zur Wurzel menschlichen Lebens. Sie sind Erlebniszustände, die aus der Wurzel der Biographie heraus wachsen oder auch nicht.

Die Menschenseele ist zerrissen, verwirrt oder, banal gesagt, mehrschichtig. Jeder kämpft in sich mit sich (und natürlich auch gegen andere) mit den verschiedensten Hirnanteilen.

1. NOOPSYCHE

2. THYMOPSYCHE

3. ES, ICH, ÜBERICH

4, Erwachsenen-Ich, Kinder-Ich, Eltern-Ich

•   **Noopsyche**

Eine wunderschöne Erklärung der Seele als Neurophysiologische Grundlage, finde ich, ist das Uni Skript von A. Friedmann und K. Thau und der Uni Wien mit Prof. Berner, in dem eben die obig erwähnte

Noopsyche als kortikale Seele erklärt wird. Diese liegt anatomisch gesehen sozusagen in unserem Cortex, also das was wir Laien als graue Zellen im Hirn kennen. Die Noopsyche speichert sozusagen alles Rationale, Kognitive. Die Gedächtnisleistung, Intelligenzleistung. Und kann bis ans Lebensende sozusagen gefüllt, gespeichert werden.

- **Thymopsyche**

Viel interessanter für unser Thema ist hingegen die Entwicklung und Funktion der Thymopsyche, jener Teil unserer Seele der die Befindlichkeit, die Triebe, das vegetative Nervensystem und Antriebssysteme steuert.

Thymopsyche und Entwicklung

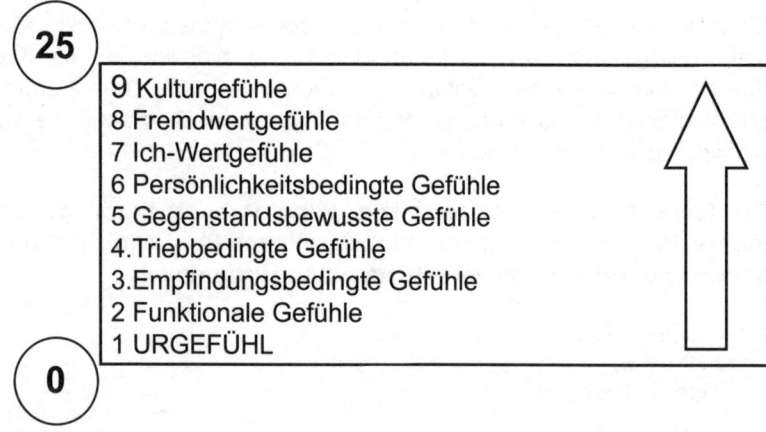

Jeder Mensch entwickelt je thymopsychischer Biographie seine Gefühle, Triebe, Affekte und Reaktionen, die wir ab sofort Copings nennen wollen.

Copings sind Lebensbewältigungsstrukturen und somit auch sexuelle Bewältigungsstrukturen.

Was, wer in welcher Situation macht, ist somit biographisch konditioniert.

**Jede Begegnung, die unsere Seele
berührt, hinterlässt eine Spur,
die nie ganz verweht und sich im
Coping zeigt.**

(Erwin Böhm)

Man lernt sozusagen richtige aber auch Fehlverhaltensweisen ab dem Geburtstrauma (in unserer Tafel als 0 bezeichnet) bis zum Ende der Pubertät. Nach deren Ende (Entwicklungspsychologie vorwiegend Bühler) sollte man ja zumindest Lehrbuch mäßig fertig sein.

Da wir Menschen bis zur Vollendung unserer Pubertät viele unterschiedliche Gefühle erleben und Mechanismen daraus beherrschen sollten, ist das Zusammenleben der Menschen so kompliziert. Wagen sie nur einen kurzen Blick auf die verschiedenen ICH Bezirke oder Gefühlsarten, die dann Tag und Nacht unser Leben positiv oder negativ oder ambivalent beeinflussen.

6. ICH BEZIRKE in der Entwicklung der Gefühlswelt von 0 - 25 nach Böhm

9 Kulturgefühle

ästhetische Werte
Lernen macht Lust
Wertungen, Pflichtgefühle
Verantwortungsgefühl

8 Fremdwertgefühle

Zuneigung, Abneigung, Liebe
Wertschätzung der anderen
emotionale Echtheit
Beziehungsfähigkeit,
Interesse für andere

7 Ich-Wertgefühle

Eigenmachtgefühle,
Selbstbewusstsein
Über-Ich
Schuld, Reue, Tatreue,
Tatfolgereue usw.

6 Persönlichkeitsbedingte

Ehrfurcht, Taktgefühl,

neurotische Störungen
Seelengefüge, Charakter
Charakterstörungen
Narzissmus, Pessimisten

5 Gegenstandsbewusste Gefühle Zustandsgefühle - Auslöser	angenehm: Freude, Ruhe, Zuversicht unangenehm: Traurigkeit, Sorge, Furcht, Unbehagen
4 Triebbedingte Gefühle	Neid, Hass, Machttrieb Geltungstrieb, Süchte
3 Empfindungsbedingte Gefühle	Schmerz, Kälte, Wärme, Magenweh, Leibgefühle Heimweh, Einsamkeit,
2 Funktionale Gefühle	Bewegung macht Spaß Psychomotorik
1 URGEFÜHL	Urvertrauen, Urmisstrauen, Vertrautheit, Lust und Unlust

7. Sexualität und der Dualismus zwischen Lust und Unlust

Bei so vielen Gefühlen ist es schon klar, dass sich selbst die Gefühlsseele nicht immer einig ist. Das heißt, oft streitet in unserer Seele
schon ein Gefühl gegen das andere. Oft ergibt sich da schon ein
Kampf zwischen dem Gefühl Lust und Unlust.

Man könnte sagen, fast jeder Mensch ist schizophren.
Schon das kleine Kind will die Mutter um jeden Preis.
Aber wenn die Mutter etwas verbietet, wünscht sie dieselbe,
„Zunge zeigen hinter dem Rücken der Mama", Mutter in die Hölle.

Menschen leben vom Lebenstrieb also von
LUST kontra UNLUST
(Im Alter nimmt die UNLUST zu)

LUST	UNLUST
Lebens-an-trieb	Todestrieb
konstruktiv	destruktiv
Lebenswille	Gewalttätigkeit
	(wobei zum Sex immer Agression notwenig ist)

Birkmayer sagte, dass es eben im Leben eine
Regelkreisfunktion gäbe

Ohne Gott	keinen	Teufel
Ohne Böses	kein	Gutes
Ohne Glück	kein	Unglück
Ohne Freud	kein	Leid

Somit sind Gefühle ein Kontrasterlebnis zwischen

Plus und Minus

Der Mensch kann nur Ungleiches, Gegensätzliches wahrnehmen und dies nicht nur bei den Gefühlen sondern auch bei den Trieben. So stehen sich auch beim Menschen der reine Aggressionstrieb und der Bindungstrieb gegenüber.

Aggressionstrieb	Bindungstrieb
Der Aggressionstrieb ist die soziale Abstoßung von anderen Menschen, er führt zum Hass	Der Bindungstrieb hingegen ist der Wunsch nach Geselligkeit, nach Zuneigung, nach Liebe

Sehr häufig entsteht im Alter eine

UMKEHR der GEFÜHLE und AFFEKTE

Aber dann so nach und nach im Alter wenn das Umkehrphänomen eintritt, kann es schon passieren, dass der ursprüngliche Charakter wieder zu Tage kommt und das

Aus einem ordentlichen Menschen ein	zwanghafter wird
Aus einen großzügigen ein	verschwenderischer
Aus einen zurückhaltenden ein	verschlossener Mensch
Aus einen kontaktfreudigen ein	läppisch aufdringlicher
Aus einem sparsamen ein	geiziger
Aus einen Selbstbewussten ein	aggressiver Kerl
Aus einen fröhlichen Menschen ein	euphorischer
Aus einen unbesorgten ein	leichtsinniger
Aus einen kritischen ein	misstrauischer

Wenn ein Mensch dieses Kontrasterlebnis nicht hat, weil es ihm immer gut geht, macht sich seine Seele den Kontrast selbst:

Es entsteht eine grundlose schlechte Laune

Nach 7 fetten Jahren braucht man 7 magere.
Es ist nichts schwerer zu ertragen als eine Reihe von guten Tagen.

Eine grundlose „gute Laune".
Eine Stimmung die uns verwundert, denn Vormittag ist der Papa lustig, Nachmittag aber böse.
Kompensation - Dekompensation

Wenn es der Seele zu gut geht oder ging sucht sie sich selbst „Sorgen",

„man Wacht dann eben in der Früh (ohne offensichtlichen Grund) schlecht gelaunt auf.

Der Volksmund sagt, „er sei eben mit dem linken Fuß aufgestanden".

„Man macht dann aus einer Mücke einen Elefanten".
„Bildet sich Krankheiten ein".
„Sucht Streit und Ärgernisse".
„Geht aufs Eis tanzen".
„Was mich nicht umbringt, macht mich hart."
„Deine Sorgen möchte ich haben".
„Oder er bettelt schon wieder um eine Watsch'n".

Böhm sagt:
Wenn das „es ist nichts los Syndrom" aufkommt,
kommt es zur tödlichen Langeweile.

Fazit:

Lust und Unlust bedingen sich gegenseitig.
Jeder Mensch kann nur so viel Lust erleben als er Unlust erlebte. Es ist kein Wunder, dass es den heute Alten besser geht als den Jungen.

Die Alten haben genug Leid erlebt,
um das Alter lustig zu sehen.

Sie haben, man möchte fast sagen,
Gott sei Dank so hie und da Schmerzen.
Ist das nicht super, wenn die
am nächsten Tag in der Früh besser sind?

Immerhin, und das ist ja fast ein Trost, sagt die Literatur, dass man
Lust auch ansparen kann. Warten sie ein bisschen, vielleicht kommt
sie noch heute bei Ihnen vorbei.

• **Ein weiterer Streitpunkt in uns Menschen ist die eigene
  Persönlichkeit die sich in ES, ICH und ÜBER-ICH unter
  teilt.**

Nach Freud gibt es ein Es ein Über-Ich und ein Ich, er nannte das ganze Zeug Persönlichkeits-Schichtlehre. Das ES entspricht dem Trieb.

Wenn ein Säugling auf die Welt kommt, dann hat er eben vorwiegend Lebens-an-triebe. Libido genannt. Oder wie die Franzosen eher
sagen Elan vital. Unter dem Strich ist es nichts anderes als alle Lebenstriebe zusammengenommen,
Sexualtrieb, Machtrieb, Aggressionstrieb, Bruttrieb usw.
Nun darf man ja das Kleinkind nicht trieblich aufwachsen lassen, man
muss es „erziehen". Das kommt ja von gezogen werden, man zieht es
in die jeweilige vorherrschende Kultur, man prägt ihm ein Gewissen,
ein Norm ein. Das Über-Ich nach Freud. Nun hat man es, das schlechte Gewissen, wenn man etwas „anstellt", anders denkt als man denken darf. Sich etwas vorstellt, „optische Unkeuschheit". Man lernt
also nichts sehen, nichts hören, nichts riechen, nichts machen, nichts
wollen. Dann ist man brav erzogen, die Möglichkeit, ein schlechtes
Gewissen zu bekommen oder gar im Alter eine Paranoia, ist gering.
Irgendwann, so sagt man zu mindest, nach dem 25 Lebensjahr (nach
Bühler) oder besser gesagt nach der Pubertät ist man angeblich Erwachsen und könte sich selbst zwischen Wollen, Willen und machen
und somit dem ICH entscheiden.

Da die Amis den Freud nicht so sehr wollten (der sagte ja, um was
es geht), erfanden sie sozusagen auf seinen Grundlagen aufbau-

end oder ergänzend die Theorie der Transaktionsanalyse. Bei dieser Theorie wird das ES, ICH und ÜBER-ICH umgewandelt und heißt plötzlich Kindheits-Ich, Erwachsenen-Ich und Eltern-Ich. Unterm Strich kommt dasselbe raus, man meint, dass das Eltern-Ich immer und immer vorherrschend ist.

Somit ist es ja kein Wunder, dass man lügt. Wenn man so Sex hätte, wie man wollte, erinnert uns das Eltern-Ich: Das darfst Du nicht sehen, hören, riechen, machen. Aus reiner Angst, nicht vor dem lieben Gott (denn könnte es ja auch noch geben), verzichtet man auf das, was man will und „lügt".

• **Persönlichkeitslehre**

„Abholung wo der Klienten steht"

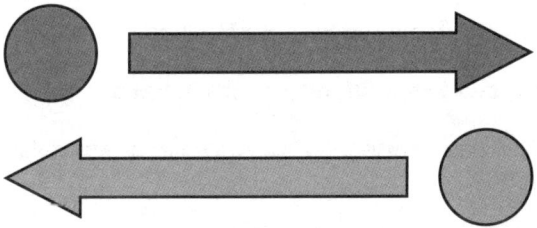

An Hand der Zeichnung kann man sich -das hoffe ich wenigstens -vorstellen was ich mit meinen Interaktionsparameter, oder anders gesagt mit den Emotionalen Erreichbarkeitsstufen, meine. Es steht ja ohne Zweifel fest das sich der Angehörige oder die Pflegeperson bei jedem Gespräch bei jeder Handlung im überkompensierenden ICH befindet. Der Klient aber auf Grund seines Umkehrphänomens sich dort gerade nicht befindet weil er, sagen wir einmal, schon im ES ist.

Nun frage ich Sie, wie oder wo sollen sich die Beiden begegnen, wie sollen sich diese zwei begreiflich verstehen oder kommunizieren??

Lustig find ich die Story eines Sohnes der sagte.
Ich habe von meinen Vater in seiner Demenz so viel gelernt.

Ich bin müde zu ihm auf Besuch gekommen und sagte weil man

das halt sagt: Ich bin fertig ich bin so müde hab so viel zu tun. Und er sagte ich bin auch ganz fertig ich hab mein Gedächtnis verloren.
Sind die Beiden nicht, jeder für sich woanders?
Derselbe Sohn sagte eines Tages zu seinem Vater:
Erkennst du mich nicht Papa ich bin es dein Sohn und er sagte lachend „na ist das so wichtig?

Der Klient ist per Persönlichkeitsschichtlehre Unten, der Betreuer Oben.
Klar ist Sie können durch ihre Gespräche und Maßnahmen den Klienten nicht nach oben bringen also ist es auch klar, sie müssen nach unten gehen.
Mit Ihrer Noopsyche, mit Ihrem Hirn versuchen den Klienten dort abzuholen wo er steht.
Dies gilt nicht nur für das tägliche Leben sondern auch für Eure Sexualsituation.

8. Die Transaktionsanalytische Sichtweise

Entwicklung des Empfindens und Verhaltens

Man lügt, weil das vorwiegend die Amerikaner so wollen „Transaktionsanalytisch".

Nach Freud gibt es ein Es ein Über-Ich und ein Ich, er nannte das ganze Zeug Persönlichkeits-Schichtlehre. Das ES entspricht dem Trieb.

Wenn ein Säugling auf die Welt kommt, dann hat er eben vorwiegend Lebens-an-triebe. Libido genannt. Oder wie die Franzosen eher sagen Elan vital. Unter dem Strich ist es nichts anderes als alle Lebenstriebe zusammengenommen,
Sexualtrieb, Machtrieb, Aggressionstrieb, Bruttrieb usw.
Nun darf man ja das Kleinkind nicht trieblich aufwachsen lassen, man muss es „erziehen". Das kommt ja von gezogen werden, man zieht es in die Kultur, man prägt ihm ein Gewissen, ein Norm ein. Das Über-Ich nach Freud. Nun hat man es, das schlechte Gewissen, wenn man etwas „anstellt", anders denkt als man denken darf. Sich etwas vorstellt, „optische Unkeuschheit". Man lernt also nichts sehen, nichts hören, nichts riechen, nichts machen, nichts wollen. Dann ist man brav erzogen, die Möglichkeit, ein schlechtes Gewissen zu bekommen oder gar

im Alter eine Paranoia, ist gering.

Irgendwann, so sagt man zumindest, nach dem 25 Lebensjahr (nach Bühler) oder besser gesagt nach der Pubertät ist man angeblich Erwachsen und könnte sich selbst zwischen Wollen, Willen und machen und somit dem ICH entscheiden.

Da die Amis den Freud nicht so sehr wollten (der sagte ja, um was es geht), erfanden sie sozusagen auf seinen Grundlagen die Theorie der Transaktionsanalyse. Bei dieser Theorie wird das ES, ICH und ÜBER-ICH umgewandelt und heißt plötzlich
Kindheits-Ich, Erwachsenen-Ich und Eltern-Ich.
Unterm Strich kommt dasselbe raus, man meint, dass das Eltern-Ich immer und immer vorherrschend ist.

Somit ist es ja kein Wunder, dass man lügt. Wenn man so Sex hätte, wie man wollte, erinnert uns das Eltern-Ich: Das darfst Du nicht sehen, hören, riechen, machen. Aus reiner Angst, nicht vor dem lieben Gott (denn könnte es ja auch noch geben), verzichtet man auf das, was man will und „lügt".
Wie sie lesen konnten ist es sehr schwer eine

Ohne Terminologie ist es schwer eine Pflegediagnose zu formulieren
Noch schwieriger wird die Frage wenn man sich frägt Wer denn eigentlich ein Problem hat?

9. WER HAT EIN PROBLEM?

Das PROBLEM in der Erotik und Liebe ist das Gefühl,

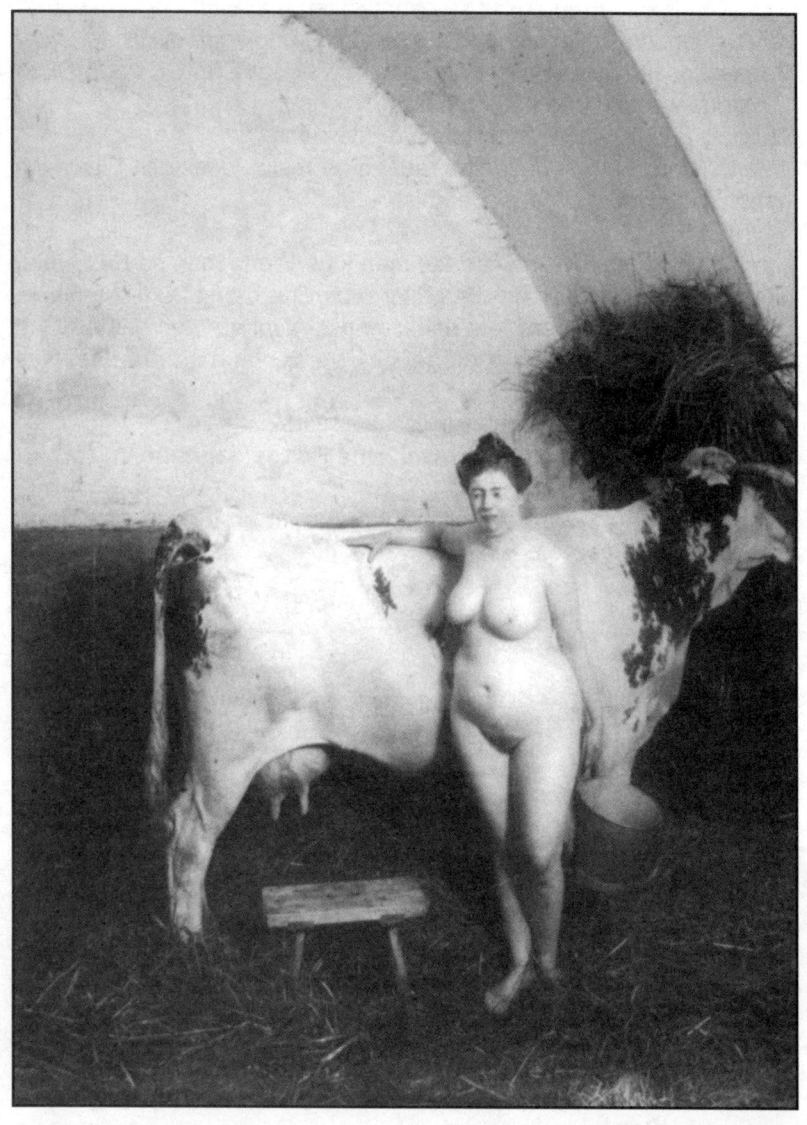

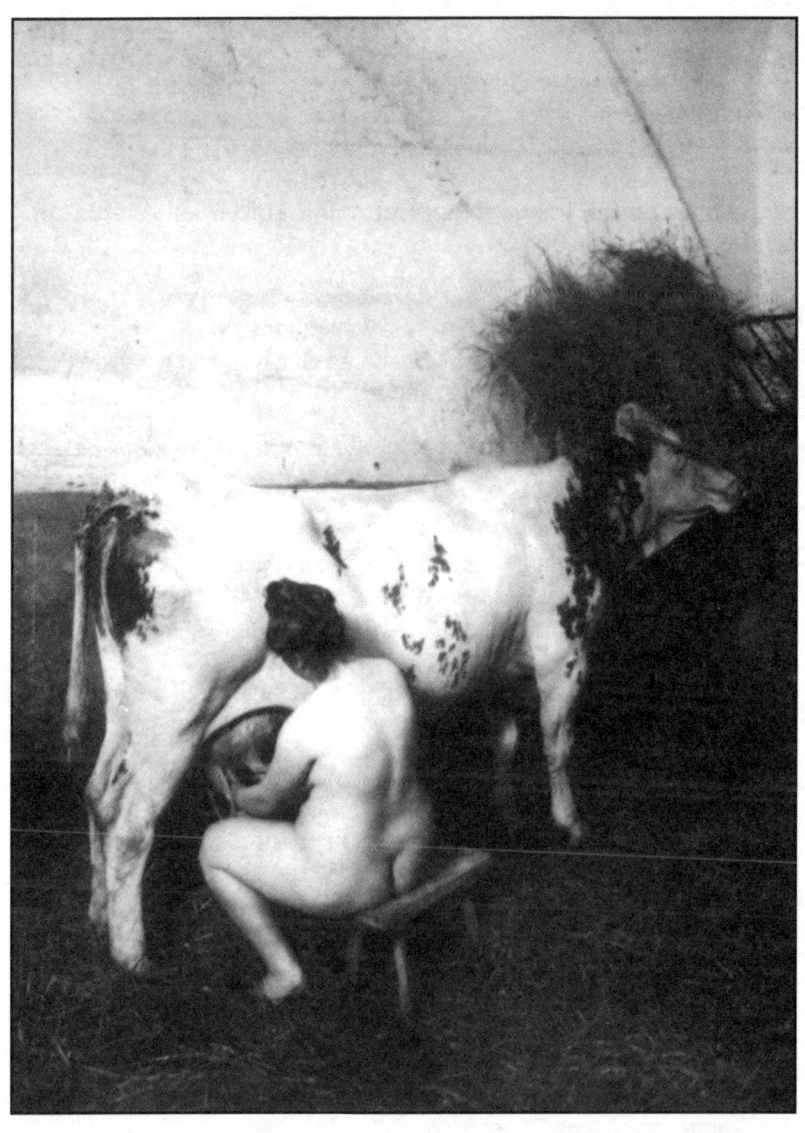

das Sexempfinden
und das sich daraus ergebende VERHALTEN (Coping)
Darf ich Sie fragen, was machen emotional gesehen diese Bilder

mit Ihren Gefühlen?

- Finden sie die abstoßend?
- Lehnen sie solche Darstellungen ab?
- Haben sie Angst, emotional resorbiert zu werden?

Wie reagieren SIE jetzt auf den Autor, mit Zorn oder Verachtung oder Ekel oder Hass?

Oder vielleicht - das wäre mir das liebste - indem sie lachen?
Das wäre gut, denn dann „leben" sie wenigstens noch,
dann wurde IHNEN sozusagen über einen Schlüsselreiz (nackte Frau)
ein Gefühl erzeugt, auf das sie reagieren.

Dass fast alle mehr oder weniger große Probleme mit dem Sex haben, sonst würde es niemals so viele 1-er Witze geben, wissen wir ja schon!

Gerade in der Altenpflege, ob sie nun ihren eigenen Verwandten betreuen oder ob sie professionelle Betreuerin sind, ergibt sich daraus die Frage: WER denn eigentlich mit der Sexualität, sagen wir mal (auch im Alter), Probleme hat?
Ist es der Klient, der Arzt, die Gattin, der Gatte oder gar die Profi-Altenpflegerin??

Somit ist eigentlich das Problem Sexualität eine biographisch bipolare Erkrankung: Ein bisschen was hat der Klient, ein bisschen was der Betreuer. Somit ist es wieder überhaupt kein Wunder, das gerade über den Sex im Alter und Altersheim so viel Wirbel gemacht wird.

Sex alleine oder zu zweit.
Sex ist wohl was Blödes, weil man es ohne Wissen macht.

Aber wenn Sex schon für jeden einzelnen so große
Probleme macht, können sie sich vorstellen, wie komplikationsreich
es wird, wenn man da einen ZWEITEN dazu legt!!!

Wie sagte schon Kurt Tucholsky:
Der Mensch hat neben dem Trieb der Fortpflanzung und
dem Essen und Trinken zwei Leidenschaften,
Krach zu machen und nicht zuzuhören.
Wie soll das nun gehen mit Leuten, die selbst psychische Eigenschwierigkeiten mit dem Sex haben, über Sexualität im Alter zu reden?

III. Lebenstrieb und Destruktionstrieb aus unterschiedlichen Richtungen betrachtet

Die konstruktiv-destruktive Natur des Menschen

1. Terminologie

Destruktionstrieb

Zerstörungstrieb, der gegen Menschen und oder Gegenstände der Umgebung gerichtet ist, in der Trieblehre Freuds dem Todestrieb benachbart und damit zu den Grundtrieben gehörend. Der Destruktionstrieb stellt den nach außen gewendeten Todestrieb dar, der in klarer Weise die Richtung auf ein Objekt erkennen lässt, dessen Zerstörung das Triebziel ist und Befriedigung verschafft. In diesem speziellen Sinne spricht Freud auch von Aggressionstrieb. Richtet sich der Trieb gegen die eigene Person, spricht Freud von Selbstdestruktion.

Todestrieb

Nach Freud, Tendenz zur Selbstzerstörung und Rückkehr zum anorganischen Zustand. Der Begriff wurde von Freud erst 1920 aufgestellt und dem Lebenstrieb gegenübergestellt. Diese dualistische Triebtheorie zerfällt in Lebenstrieb, EROS, und Todestrieb, THANATOS. Die beiden Triebe befinden sich normalerweise in einem Zustand der Fusion.

Und nun ab ins tägliche Leben.

Im Jahre 1983 wurde eine Untersuchung in einem Tagesheim und einem Pensionistenheim in einer bestimmten Stadt in Österreich fraktioniert durchgeführt. Obwohl der Stadt angeblich das Geld ausgegangen ist, konnten folgende Punkte eruiert werden:

Feststellen konnte man:

1. Der Großteil der scheinbaren Alterserkrankungen ist psycho-somatisch und verschwindet von selbst, wenn alte Leute noch Sex haben (oder dürfen) oder einen befriedigenden Partner finden.

2.   In Altersheimen, die jeden Geschlechtsverkehr zwischen den Insassen verbieten, liegt das Todesdatum um rund sieben Jahre früher als in denjenigen, die freien Zugang zu den Schlafräumen erlauben. Gibt es einen schöneren Beweis, dass der Lebenstrieb den Todestrieb behindert, frag ich sie?

3.   Die Kosten der Medikation bei Menschen, die keinen Sex im Altersheim haben, sind um 30 % höher als in Heimen mit Sex- und Onanier-Erlaubnis.

Nun was haben wir gelernt:

Sexualität ist eine selbstregenerierende Tätigkeit.

Das heißt: sie erzeugt umso mehr Lebenskraft, je intensiver sie benutzt wird. Menschen die sich früh verlieben, früh im Leben lernen sich einem anderen Menschen hin zu geben, werden das auch noch im hohen Alter können.

Sexualität hält jung.
Sie gibt dem anderen Kraft und Lebensmut
und erzeugt dabei aber auch beim Gebenden
dieselben Energien (Elan vital).

Und nun von der Praxis in die Theorie:

Als furchtbares Referat erlebte ich immer das von Erwin Ringel. Ringel sagte immer wieder auf der Bühne, dass Österreich das Land der Selbstmörder sei. Er sprach darüber, wie schön in Österreich Destruktionstrieb kontra Lebenstrieb erkennbar ist. Er erklärte dies mit folgenden Worten: „Die uns in der Jugend eingeimpfte Unfähigkeit, jemals einen anderen Menschen selbstlos, zärtlich und ohne Besitzanspruch lieben zu können, führt viele von uns am Ende zum Suizid.

Warum, so frag ich mich, sind unsere „Jugendlichen" liebes-bindungsunfähig? Na ja, das ist einfach erklärt, weil die Eltern selbst durch ihre eigene Erziehung Liebesbindungs-unfähig sind. Wieso, frag ich mich, hätten sich unsere Eltern (unsere Vorbilder) lieben können, wenn man ihnen beigebracht hatte, dass Sex etwas Schmutziges ist?

Wie sollten sie ihren Sex ausleben, ihre Wünsche verstehen?

Unsere Eltern sind Menschen gewesen, die nur - und das ein Leben lang - mit schlechtem Gewissen „koitiert" haben. Immerhin hat man, wenn schon Geschlechtsverkehr hinter verschlossenen Türen, zugezogenen Vorhängen und abgeschaltetem Licht, auf die schnelle Art, Stellung Nr. 1, seinen Trieb „erledigt".

Der kleine Tod und das Leben.

Vom Orgasmus des Mannes sagt man, dass er der „kleine Tod" sei. Nun hat aber jeder Tod und jeder Orgasmus eine „Geschichte". Die Geschichte eines Begehrens und einer Erregung. Der Orgasmus oder Tod an sich ist das Ende einer Kette von Empfindungen, Bildern, Träumen, Sehnsüchten, Ängsten, (lauter Situationen die sich außerhalb des Betts abspielen). Eine Kette von Eindrücken, Erwartungen, Enttäuschungen, Überraschungen, Berührungen.
So ist der Orgasmus der kleine Tod wie der Tod selbst an und für sich die Geschichte der Lust. Orgasmus und Exitus sind trieblich. Das heißt, sie drängen nach Erfüllung.

Da der Todestrieb nach Freud noch immer umstritten ist und ich mich bei Gott nicht in Fachdiskussionen einlassen kann und möchte, beginne ich lieber dieses Kapitel mit einigen interessanten Auslegungen aus der Praxis.

Das schönste Beispiel zwischen Lebenstrieb (Sex) und Todestrieb lernte ich bei einem differenzialdiagnostischen Ausgang in der Wohnung eines Klienten kennen. Beim Betreten der Wohnung fiel auf, dass das Wohnzimmer mit einem über das ganze Zimmer reichenden Vorhang unterteilt ist. Hinter diesem Vorhang stand auf einem Tisch ein Sarg. Der Klient erklärte mir, dass er darin schlafe aber auch onaniere.
Er meint, dass er für Sex, Eigensex sozusagen, sehr viel übrig hätte. Er aber nie Kinder wollte. Und so onaniere er im Sarg, denn, so sagte er, „aus Asche ist er und zu Asche soll er werden" und so auch seine Spermien. Da der Mann mit seinem Sarg in der Wohnung ja eigentlich keinen Nachbarn oder so störte, haben wir ihn in diese Wohnung entlassen, nachdem er uns erlaubte, ein paar Luftlöcher in den Sarg zu bohren.

Ein sehr schönes Beispiel ist ja auch der Masochismus an sich. Es ist doch ein schönes Beispiel für den Dualismus des Menschen zwischen dem Lebenstrieb als Erregung aber auch der Destruktionsidee durch die vollkommene Hingabe und Selbstaufgabe eines Menschen.

Einige Autoren schreiben auch dem Masochismus die Ähnlichkeit des Destruktionstriebes zu. Der Masochismus ist vollkommene Hingabe, die völlige Aufgabe der eigenen Persönlichkeit, das Schwelgen in Hilflosigkeit und Selbsterniedrigung, das vernichtet werden durch den anderen, und zwar noch durch den, der die Erregung bewirkt.

Ein ganz anderes Beispiel, das schwer zu verstehen ist, ist wohl die Auslegung eines Psychiaters der sagt, dass es eine Verbindung zwischen der Onanie und den Todeswünschen gegen die strafenden Personen (wenn er/sie tot wären, sagt sich der Klient, könnte ich ungestraft onanieren) gibt. Blöd ist, dass sich diese Todeswünsche auch gegen sich selbst umkehren können. Das heißt, wenn man der Mutter den Tod wünscht, weil sie uns beim Onanieren erwischte und diese erkrankt oder stirbt tatsächlich (aus ganz anderen Gründen), gibt man sich selbst die Schuld an dem Tod, mit der man dann leben muss.

Diese Schuldgefühle beschreibt ein Psychiater sehr gut. Er hatte einmal eine Klientin, die Angst hatte. Sie hatte Angst, dass ihre Genitale verfaulen und abfallen würde. Bei genauerer Diagnose ergab sich das obig beschriebene Bild.

Ich habe in meinem Dienst einmal Folgendes erlebt: Eine Frau besucht ihren todkranken Ehemann und fordert ihn zu einem Würfelspiel auf. Was für einen Unsinn werden Sie sagen, in diesem Zustand würfeln? Ist das das Würfelspiel mit dem Tod? Bald habe ich die Absicht erkannt. Der Tod soll keine Chance haben. Nun, ich kenne dieses Paar persönlich, ein Leben lang haben die zwei – übertrieben gesagt – nichts anderes gemacht als gewürfelt. Natürlich kann man beobachten, dass beim Zusammenzählen der Punkte die Gattin zu Gunsten ihres Ehemannes schwindelt. Sie lässt ihn (wahrscheinlich das erste Mal in ihrem Leben) gewinnen. Er siegt über den Tod. Der Lebenstrieb, der Elan vital ist gerettet.

Es ist eine alte Lebensweisheit, ob man nun an S. Freud glaubt oder nicht:

„Die Förderung der Lebenstriebe behindert den Todestrieb",

oder wenn man will, die Gleichung zwischen

Leben gebend und Leben nehmend
himmelhoch jauchzend - zu Tode betrübt.

Nun sind aber alle diese Leben spendenden An-triebe primär gesehen lauter böse Sachen, wie der

Sexualtrieb
Machtrieb
Geltungstrieb
Fresstrieb
Aggressionstrieb
Spieltrieb

Aber immerhin entstehen daraus

unsere Ersatzhandlungen
Abreaktionen
unsere Neigungen
Bedürfnisse und

hoffentlich ein Leben lang die Neugier auf das Leben.

Auf Grund dieser sehr böse anmutenden Energiespendern entsteht sozusagen die

TAT-ENERGIE die à la longue zum

WILLEN und zum WOLLEN führt.

Wenn der Lebenstrieb weniger wird, kommt es, ob man nun will oder nicht, zur einer „Enttrieblichung"

Der Lebens-Antrieb wird zum Todes-Antrieb.

Hier nur eine kurze Darstellung wie das Umkehrphänomen vom Leben zum Tod zunehmen kann.

1. Normales Verhalten
2. Höhere Reize nötig, Geltungstrieb vermehrt - vermindert, Neid, Hass
3. Ordinär reden, Schuldgefühle, paranoide Ideen, Aggressivität oder Regression, tauscht Triebe
4. Ordnung, Reinlichkeit, Aufrichtigkeit
5. Freundlichkeit, Fleiß, Gehorsam schwinden
6. Unterwürfig, zynisch, aufopfernd, REGRESSION
7. Selbstverleugnend, Freiheitsdrang, Esstrieb vermehrt -vermindert, Machttrieb vermehrt - vermindert, Mutter- und Bruttrieb vermehrt - vermindert

8. Spielt mit Genitalien, schreit, fühlt sich allmächtig, Fluchttendenzen, kritiklos, ungehemmt, Sextrieb vermehrt - vermindert
9. Selbstzerstörend (isst nicht) Therapie ablehnend, uneinsichtig, Schuldgefühle,

Destruktionstrieb

Beispiele aus meinem Berufsleben:

Re-aktivierende Lebensimpulse

Wenn ein Mensch nicht mehr am Leben teilnehmen will, flüchtet er von der Nostalgie in die Regression und von der Regression in die Destruktion.

Nostalgie-Regressionsbeispiel

Wenn ein Mensch nicht mehr leben will, wenn er in eine Regression kommt, wird er schön langsam das „Essen" einstellen. Warum sollte

er Essen, wenn er sterben will???
Wenn wir aber diesem Menschen Lebenswillen zurückgeben, ist er wieder da und isst. Überlegen dabei muss man sich, WAS hat WER zu einer bestimmten Zeit gegessen, weil es normal war (und wieder ist). Herr Franz war weit weg von uns, er wollte nicht mehr die Abteilung, war zu modern, das Essen aufs Tablett serviert und vom Inhalt her falsch. Wer will da schon leben?

Er hat in seiner Kindheit gelernt, das „was auf den Tisch kommt, wird gegessen". Er hat mit Vorliebe (und natürlich auch geprägt) gerne „Aufgewärmtes" vom Vortag gegessen. Ab dem Zeitpunkt, ab dem er „Aufgewärmtes bekommen hat", lebte er auf.

Es geht auch umgekehrt

Herr Max isst alles gierig in sich hinein. Tag für Tag hatten wir Angst, dass uns Max an einem Bolustod stirbt. Was ist das nur, dass der so gierig ist? Na ja, das sagt ja schon der Name, es ist „Gier".

Früher als junger Mann war er sehr schlank und „sexgierig".
Die Frau, die bei eins, zwei, drei nicht am Baum war, hatte er.
Heute hat er seinen Trieb auf den Fresstrieb getauscht.
Da Herr Max in Mathematik maturierte, schaffte es Pfleger X ihn wieder zur Sublimation zu bringen. Die Gier schwächte sich ab und er lebte.

Ganz anders Todesangst und Fresssucht

Frau Maria ging beim Mittagessen von Bett zu Bett und stahl von anderen Klienten die Nahrungsmittel. Diese verzehrte sie nur gehend. Erst als wir auf die Idee gekommen waren, dass sie Angst hatte, ihr damaliger Bruder oder sonst wer würde ihr die kleinen Rationen wegstehlen und sie daher laufen muss, hatten wir die Idee, Frau Maria gehend auszuspeisen.

Nun geht ja nicht nur den Klienten so ab und zu die Lebensenergie aus sondern auch den Pflegepersonen.

Ein paar Tipps wie Sie wieder auf Vordermann kommen.

Leben Sie: damit Sie Leben an ihre Klienten abgeben können.

WENN SIE leben wollen, frönen Sie dem
- Fresstrieb
- Machttrieb
- Aggressionstrieb
- Sexualtrieb (übrigens ist Erotik die umweltfreundlichste Energie)
- Muttertrieb (Bruttrieb)
- der Neugier aufs Leben
- Abenteuerinstinkt

Seien Sie gierig (Gier regiert die Welt, sagte schon Wallenstein)
Also
„Je oller, je doller", heißt die Devise
Sehr oft geht der Lebenstrieb in den Todestrieb über, indem es zum so genannten sozialen Tod kommt.

Behindern Sie, verhindern Sie diesen:

- Versuchen Sie nicht immer gleich zu sterben
- Vergessen Sie nicht, am wenigsten alter man, wenn man Gründe hat, am Leben zu bleiben
- Geben Sie Zuneigungen, Zorn und Hass kund
- Freuen Sie sich, wenn sie in der Früh aufwachen (dürfen)
- Wecken Sie sich auf, um wach zu werden - Vigilanzsteigerung
- Bewegung ist ein Lustprinzip
- Erfüllen Sie sich ihren Machttrieb
- Erfüllen Sie sich ihren Aggressionstrieb
- Erfüllen Sie sich ihren Geltungstrieb
- Beteiligen Sie sich an der Initiative „Rent a Rentner"
- Machen Sie sich wichtig
- Vereinbarungen sind ein MOTIV
- Machen Sie sich fertig, damit sie am Abend wenigstens müde sind
- Kümmern Sie sich um Kontrast-Erlebnisse

Immerhin ist die Seele unser Lebensantrieb.

Die Seele (griechisch: Psyche, lateinisch: Anima) ist ursprünglich ein religiöser Begriff, worunter man das Heilige im Lebendigen versteht, die sich beim Tode vom sterblichen Körper trennt. Die Seele wurde zum Inbegriff aller Vorgänge des Vorstellens, Fühlens (Empfindens) und Wollens. Die Folge war, dass man Seele und Geist begrifflich miteinander vermengte, sozusagen in einen Topf warf. Diese Ansicht ist auch heute noch allgemein verbreitet, die Begriffe Seele und Geist werden gleichbedeutend verwendet.

Wir finden sie in dem Ausspruch: „Er (oder sie) ist eine treue Seele". Ferner bei den „armen Seelen". Die Anschauungen über die Seele und ihr Wesen sind sehr verschieden und letztlich von der philosophischen bzw. religiösen Grundeinstellung des Beurteilers abhängig.

Nach der heutigen anatomischen, physiologischen Ansicht einiger Autoren wie Prof. Dr. Berner, Wolfgang Rost und Gerhard Roth kann man die Seele wie einen Computer sehen, der in unserem Hirn verankert ist. Dabei unterscheide ich aus Einfachheitsgründen (wir wollen ja nicht studieren) vier Festplatten, die zu bestimmten Entwicklungszeiten verschiedene Programme erhalten haben.

1. Festplatte: unser Es, unser Trieb- und Reflexhirn

2. Festplatte: unsere Thymopsyche – unser Stimmungshirn

3. Festplatte: die dazu gehörenden Über-Ich-Normen (unser abrufbares „schlechtes Gewissen")

4. Festplatte: unser eigentliches Denkhirn, das angeblich nur Verstandesmenschen häufig benutzen.

Wenn wir unser Gehirn, unsere Seele, mit einem Computer ver-gleichen, dann ist wohl die erste Festplatte, welche beim Menschen installiert wurde, der Lebenstrieb. Diese erste Festplatte ist jene, die uns förmlich zum Leben zwingt (uns wenigstens nach dem Geburtstrauma das erste Mal aufschreien lässt). Es ist unser Elan vital, es sind unsere Lebensantriebe. So wie der Dieselmotor Diesel benötigt, die Straßenbahn Strom, so benötigt der Mensch als Energie Antriebe, mit einem Wort Seelennahrung.

Alle Organismen erfahren ihre Umwelt in einem Widerstandserlebnis, das heißt, sie müssen einen Daseinskampf führen (der Stärkere frisst den Schwächeren).

Existentielle An- Triebe

- Nahrungstrieb
- Geschlechtstrieb
- Revierbehauptungstrieb
- Besitzerlangungstrieb und der
- Rangordnungstrieb, der Geltungsdrang (Ich-Wichtigkeit) und
- der Wille zur Macht.

Sobald ein Schlüsselreiz erfolgt und der Trieb unbefriedigt bleibt, erzeugen diese Triebe und Antriebe Spannungen, die Unlust hervorrufen.

Wenn Sie etwa Leberkässemmeln mögen und Ihnen begegnet auf der Straße ein Mensch, der gerade eine Leberkässemmel isst (Schlüsselreiz), bekommen Sie sofort den Wunsch, auch eine zu haben. Und solange Sie sich keine kaufen, werden sie unlustig sein. Erst der Kauf und die orale Befriedigung bringt eine nachfolgende Befriedigung, bringt Entspannung. Auf diese Weise haben sich im menschlichen Hirn die Lust- und Unlustareale von Anbeginn unseres Lebens gleich stark entwickelt. Trieb und Triebbefriedigung halten sich die Waage. Leid, Schmerz, Unlust sind Voraussetzungen, ohne die wir Freude, Glück und Lust nicht erleben könnten.

„Nichts ist schwerer zu ertragen, als eine Reihe von guten Tagen", sagt der Volksmund. Auch die Sprüche: „Wenn es dem Esel gut geht, geht er auf das Eis tanzen" und „Hat der Mensch keine Sorgen, macht er sich welche", werden Sie kennen. Sie sehen, die Volksseele hat schon immer gewusst, was die Psychoanalytiker später erst erforscht und mit Fachausdrücken belegt haben.

Somit sind alle Lustgefühle gleichsam als Grundnahrungsmittel der Seele gegen den zerstörenden Anteil in unserer Seele, die so genannte Hemmungsenergie (Destruktion, Regression) gerichtet.

Liegt mehr auf der Schale der Lust (sowie Erwartung und Hoffnung), schlägt diese aus, liegt mehr in der Waagschale der Unlust (Zweifel an seinem Leben und Verzweiflung), eben diese. Übrigens können aus diesem Grund depressive Menschen keinen guten Ratschlag befolgen („Gehen Sie doch spazieren, das Wetter ist so schön". „Gehen Sie doch fernsehen, heute spielen sie einen so guten Film".) Sie können nicht, Ihre Hemmungsenergie ist zu stark. Also, lassen Sie solche Ratschläge sein.

Wie sie in der Einleitung erlesen konnten, gibt es in der Menschenseele immer ein Hoch und ein Tief. Ein bejahendes ICH und ein verneinendes ICH.

Im Alter und oft auch in Heimen wird (absichtlich oder unabsichtlich) das „Es ist nichts los" Syndrom gefördert
und dadurch oft der Mensch in den psychogenen Tod getrieben.

Im normalen Leben sollte doch, wenn es geht, die „Lust", der Lebenstrieb überwiegen. Oder es wenigstens zu einen Gefühlsstatus 1:1 kommen. Das heißt, dass auch negative Gefühle „lebenserhaltend" sein können.

Am schlechtesten für das Erleben ist, das NICHTS, das ambivalente Gefühl, oder besser gesagt Nicht-Gefühl, die Ambivalenz. Dieses Gefühl, ich weiß nicht wie es mir geht, es ist mir alles egal, entsteht meistens auf der Grundlage der „Langeweile".

2. In der täglichen emotionalen Lebensgleichung sollte es jeden Tag am Abend 1:1 stehen.

Ein 1:1 zwischen den Gefühlen der Lust und Unlust:

zwischen dem Destruktionstrieb und Lebenstrieb

1	:	1
LUST	**Ambivalenz**	**UNLUST**
JUGEND	„Langeweile"	ALTER
EROS		THANATOS

Ich würde ganz gerne die Entstehung des oft auch im Alter vorkommenden Todes des so genannten „Psychogenen Todes" in folgendem progressiven Verlauf sehen:

Auf der Grundlage von ...

1. „Es ist nichts los" Syndrom
2. falschen symbolischen Stimuli
3. Übertragungen
4. Nostalgie Exitus
5. Hoffnungslosigkeitssyndrom
6. sich aufgeben als Exitus Syndrom
   Verlust des Lebenswillens

... entsteht eine Gefühls-Dysregulation.

Der Mensch versucht diese Miss-Stimmung durch eine Regression „ein Zurückgehen auf kindliche Copings" in den Griff zu bekommen. Natürlich ist diese Regression ein „Lebensqualitäts-Verlust".

Die Folge ist der Gefühlswechsel vom Lebens-an-Trieb, Sexualität (Eros), zum Destruktionstrieb.

Wenn der Mensch in diesem Stadium nicht „reaktiviert" wird, bleibt der

„psychische Exitus" nicht lange aus.

3.   „Es ist nichts los" Syndrom

Im Heimalltag kommt es oft zu diesem Drama, denn sehr oft herrscht im Alltag der Heime ein „Es ist nichts los" Syndrom vor.
Dabei meine ich nicht nur sexuell, sondern auch im Sinne der Alltagsnormalitäten, im Sinne der Zeitgeistphänomene.
Im Alter gehen uns die seelischen Lebensenergien zunehmend aus. Es wird eben alles langweilig, KONTRASTLOSER, es ist immer gleichbleibend, obwohl das Buffet einem vier Sterne Weltreiseschiff entspricht. Die Alten werden sagen, das alles „war schon einmal da".

Am besten ist diese Mischung, Gefühle positiv oder negativ oder gar Ambivalent (also Langeweile) in der Gegenüberstellung von Lebenstrieb und dem „Wille zum Leiden", dem Strafbedürfnis und dem Destruktionstrieb:

unbewusst

Seelische Erschütterung macht verrückt ⟶

bewusstlos

Jede Heimaufnahme oder „Hoffnungslosigkeit" ist eine seelische Erschütterung, die die Passivität bejahen kann.
Oft sagen Heimbewohner, „hier ist es sehr schön, Ich möchte nichts anderes", von woher kann das kommen?

Sehr häufig erkennt das Unbewusste „da ist nichts mehr zu machen, ich bin erledigt, da komm ich nicht mehr raus". So könnte man nicht leben, also vollführt die Seele einen Umkehrschub.

Die negative Passivität des Lebens ...

...wird zur Lust an der Passivität, zur Lust die Unlust zu bejahen, einfach nur zu ertragen.

„Sie wird zur Verteidigung egoistischer Interessen"
„Zur Sicherung einer möglichst ungefährdeten Ruhe"

„Die Selbstzerstörung wird mit dem Gefühl der Lust verbunden"(masochistische Unterwerfung)

Woher kommt diese paradoxe Lust?

Es ist die phantastische Identifizierung mit dem Zerstörer
(des Stärkeren, der Tochter, des Sohns, der Pflegepersonen).

Das sich „tot stellen" wird eine Lust im Sinne der Selbstaufopferung, man nennt dies in der Psychologie „altruistische Lust".

Unter „altruistischer Lust" versteht die Tiefenpsychologie
eine erweiterte „Anpassungslust". Egal ist dabei, wer und was die „egoistischen nazistischen Tendenzen" eines Menschen zerstört haben.

Dieser Vorgang ist in der Altenpflege oft ident mit dem Bewohner (Gleich und Gleich gesellt sich gerne).
Da sehr oft auch die Betreuer diese „erweiterte Anpassungslust" z. B an den Träger haben, ist eine Gesundheitsreform kaum möglich.

Die Pflegerin und die Klienten sagen sich:
„Wenn ich nicht gewinnen kann, werde ich wenigstens ein guter Verlierer, sozusagen mit Wollust zum Opfer".

Es ist eine Art Lust an der Selbstzerstörung.

Fragt man das Pflegepersonal oder die Bewohner, „Wie geht es ihnen?", heißt es dann richtig „den Umständen angepasst".

Das ergibt für mich die Fragestellung nach einer Differenzialdiagnose zwischen „hat der/die schon eine Lust zur Selbstzerstörung, Selbstaufgabe oder lebt er/sie noch"?

Die primäre Frage dabei ist doch:
Wenn es einem Klienten oder dessen Betreuer
„subjektiv gut geht ",
kann es ihm dann trotzdem
„objektiv schlecht gehen"??

SUBJEKTIVER BEFUND	OBJEKTIVER BEFUND
Klient sagt, er fühle sich den Umständen entsprechend wohl	redet nichts will absolute Ruhe braucht Verdunkeltes Zimmer steht auf PEG Sonde
Er liegt aber im Bett, starrt am Plafond. Und aus.	„Lebt nicht" psychomotorisch emotional trieblich

Plakativ könnte man sagen

Sex-**los**

Eros-**los**

Bindungs-**los**

WIRD IN DER FOLGE

heimat-**los**
humor**los**
witz**los**
schwunglos
gefühls**los**
interesse**los**
initiativ**los**
antriebslos
energie**los**
appetit**los**
schlaf**los**
stuhl**los**
hoffnungs**los**
kraft**los**
leb-**los** .

4. Falsche „symbolische Stimuli" die zum psychischen Tod führen

Wer kennt nicht den Ausdruck: „Der Schreck ist mir in die Glieder gefahren". Was ist das? Es ist die „Reaktion eines symbolischen Stimulus".

Es gibt dazu eine schöne Begebenheit, die diesen Vorgang illustriert. Eine Dame, die in der ganzen Ortschaft als gute Köchin bekannt war, lud immer wieder Bekannte auf ein Essen ein. Alle Gäste speisten und speisten, nach dem Dinner sagte die Köchin, dass das Fleisch eine Schlange gewesen sei. Sofort, auf diesen Reiz, begannen alle Teilnehmer zu erbrechen.

Schon der Gedanke an ein bestimmtes Essen kann noch jahrelang später durch „Konditionierung" Erbrechen auslösen.
Schließlich kennen wir alle den Placeboeffekt. Oder auch das genaue Gegenteil, das ein Medikament nicht anspricht, weil eine unbewusste Ablehnung zu diesem Medikament besteht.

So kann man sich auch vorstellen, dass alleine symbolische Stimuli zum Exitus führen können. Aus der forensischen Medizin ist folgender Fall bekannt. Ein Mann der auf Grund seiner Religion kein „wildes Huhn" essen durfte, wurde von seinem Freund zum Essen eingeladen. Natürlich versicherte der Freund, dass es kein „wildes Huhn" sei, was sie essen. Viele Jahre später erzählte der damalige Gastgeber seinem Freund, „Siehst du, du hast damals ein wildes Huhn gegessen und bist nicht daran gestorben". Der Schreck fuhr dem Mann in die Glieder und innerhalb von zwei Stunden war er tot.
Viele Beispiele gibt es in der Psychiatrie zum Thema „Symbolische Stimuli": Die Unfruchtbarkeit, die hysterische Paralyse oder gar die neurotische Blindheit seien hier erwähnt.

Früher galt der Priester am Krankenbett als der „Todesengel" und man versuchte die letzte Ölung möglichst spät spenden zu lassen. Die priesterliche Durchführung dieses „letzten Sakramentes" konnte an sich tödlich sein. Heute ist daraus Gott sei Dank die „Krankensalbung" geworden.

Ich kenne dies aus der Praxis auch genau umgekehrt.
Ein alter Mann an unserer Station, der angeblich im Sterben lag, wurde der „letzten Ölung" unterzogen. Als der Mann den Priester erblickte schrie er, „der soll sich schleichen, ich bin ja nicht hin!" Der Mann stand noch am gleichen Tag auf und ging in den Tagraum um zu rauchen. Er lebte noch sieben Jahre.

Schließlich und endlich wem geht es schon psychisch gut, wenn rund herum die Leute wegsterben, frag Ich Sie? Da sind schon Softpornobilder an der Spitalszimmerdecke lebensbejahender.

5. Übertragungen

Wer hat noch nie die Geschichte einer alten Frau oder eines alten Manns erlebt, in der zuerst einer der beiden Partner stirbt und der zweite innerhalb kurzer Zeit nachgekommen ist.
Es ist wie wenn zu Lebzeiten der psychogen gestorbene Mensch seine eigene Lebenskraft so fest mit seinem Partner verbunden hat, dass er den anderen mitnimmt. Die Psychologen sprechen bei diesem Phänomen von „projektiver Identifizierung".

Projiziert eine Person ihr Lebensinteresse ausschließlich auf den Partner, wird beim Tod des Partners das eigene Lebensinteresse mit begraben.

In der Praxis kann man das auch beim Tod eines Bezugstieres feststellen. Wie oft stirbt ein Vogerl oder Hunderl und ein paar Tage danach das Frauerl.

6. Nostalgie Exitus

Nostalgie, Heimweh, unter diesem Namen wurde im Jahre 1678 durch Hofer das erste Mal der Exitus durch das Heimweh beschrieben. Das Heimweh war als tödliche Krankheit gefürchtet. Es kam im 18. Jahrhundert noch vor, dass ein anerkannter Arzt seinen Lehrstuhl im Ausland aufgab, aus Angst selbst ein tödliches Opfer dieser physiologischen Heimatsucht zu werden. (Zwingmann 1961)

Die ausgebildete Nostalgie hat, wenn die Sehnsucht unbefriedigt bleibt, in der Regel einen tödlichen Ausgang. Bisweilen kann der

Tod sehr schnell wie asphyktisch erfolgen. Man hat im Krieg erlebt, dass Soldaten, denen der Heimaturlaub verweigert wurde, noch am gleichen Tag gestorben sind.
(Busch et al)

Aus diesem Grund habe ich die re-aktivierende Pflege und die Milieugestaltung erforscht. Es geht in dieser Pflege darum, eine symbolische Rückkehr zu einem Gratifikationshochpunkt des vergangenen Erlebnisraums zu erlangen. Es wird durch die Milieugestaltung ein Nestgefühl aus der Kindheit hervorgeholt.

- Moderne Methoden der Aktivhaltung
- Anruf der Familie mit Handy
- Lieblingsserie im Fernsehen ansehen
- Mit Landsleuten im Internet „chatten"
- Besuch des Lieblingskettenrestaurants

Das Heimweh zu Hause
Eine neue Form des Heimwehs beschreibt Gary Bruno Schmid.
Er schreibt, wenn man nach einer längeren Abwesenheit in sein „Daheim" zurückkehrt und sein Milieu verfremdet vorfindet,(z.B. Zuzug von Ausländern) spürt man deutlich was es heißt Heimweh zu haben.
Man erkennt dieses Symptom aber nicht und reagiert z.B. mit „Fremdenhass". Dieser soll die ihm unbewusste Lebensbedrohung seiner verkannten Heimwehreaktion abwehren.
Das Heimweh nach der geliebten Person, das sehnsüchtige Verlangen nach einer geliebten Person bezeichnet Gary Bruno Schmid als Sonderform des Heimwehs. So kann man auch den „Tod am gebrochen Herzen" zu verstehen wissen.

7.   Hoffnungslosigkeitssyndrom (Trauer)

Trauertod

Ein Psychiater beschrieb den Tod durch Trauer bei einem Geschwister-paar. Zwei Schwestern liebten sich inständig. Als eine durch eine Tbc starb, folgte ihr die zweite innerhalb kurzer Zeit nach. Es gab bei der Obduktion keinerlei Zeichen eines pathologischen Bildes.

In Bezug auf den Tod durch Trauer bei Tieren ist bekannt, dass manche Tiere nach Verlust ihres Gefährten an einer Anorexie sterben (Jonas und Jonas 1977).

„Hoffnungslos"

Wenn man aus einer Hoffnung auf eine Änderung der Situation (einen Zustandes, der jetzt vorherrscht), nicht raus kommt, „stirbt man lieber". Die Hoffnungslosigkeit ist am größten bei dem so genannten

„Käfigsyndrom"

Stumpfe 1973 schrieb:
Der Mensch befindet sich in einer Käfigsituation mit keinerlei Ausweichmöglichkeit bei einer zeitlich unbegrenzten äußerlichen Bedrängnis materieller oder psychischer Art.

Das Gefühl der Ausweglosigkeit. (Beschrieben auf den Vorseiten) Kann man sich gut in einem Heim vorstellen. Wenn keine Übergangspflege angeboten wird, ist die Situation aussichtslos, hoffnungslos und der Exitus, wenn die „erhöhte Anpassung" dekompensiert, vorprogrammiert. Viele ältere Herrschaften, wie sie selbst wissen, sterben in den ersten zwei Wochen Status post Heimaufnahme.

Aus dem Gefühl der Hoffnungslosigkeit ergibt sich ja oft auch ein „Mord aus Liebe."

Tötungen von Kindern durch ihre Mütter oder Väter sind oft Ausdruck des „nicht mehr weiter Wissens". Oft entsteht durch das Syndrom der Hoffnungslosigkeit der erweiterte oder kombinierte Selbstmord.

Es ist eben das Gefühl,
Nicht mehr leben zu können,
Die Familie nicht mehr durchbringen zu können
Sowie ein Unzulänglichkeitsgefühl, das,
wie ich es schon schrieb,
„Losigkeitssyndrom"

Therapie

Re-aktivierende Pflege und Übergangspflege:
Sie bietet eine Art „Gegenmagie", eine Gegenhandlungsmöglichkeit
und damit Zuversicht auf „Änderung" für den Bewohner.

Selbst der psychoanalytisch ausgerichtete Forensiker, Gary Bruno
Schmid bestätigt doch meine Therapie. Er schreibt:
Um die Ausweglosigkeit umzukehren, schau zurück in die
Vergangenheit. Ich würde gerne ergänzen - oder auf Copings,
die Du in Deinem Leben schon kanntest und sozusagen damit
überlebtest.

8. Sich aufgeben als Exitus Syndrom
Verlust des Lebenswillens

Allzu oft verlieren Gefangene und Heimbewohner (durch das
Käfigsyndrom) sogar ihren Willen zum Leben. Sie kriechen in eine
Ecke, lehnen jegliche Nahrung ab und sterben ohne jegliche akute
Krankheiten (Mayer 1956).

Menschen melden sich durch ihr Verhalten, wenn sie im Begriff sind,
sich aufzugeben. Sie reden von:

„sich aufgeben"
„das ist alles zu viel"
„Ich bin Verzweifelt"
„Es ist alles aussichtslos, sinnlos"
„Ich bin so hilflos"

Wie schon beschrieben:
Die negative Passivität des Lebens, das „es ist nichts Los Syndrom"
wird zur Lust an der Passivität zur Unlust, Bejahung zur Lust am
Ertragen. Sie wird zur Verteidigung egoistischer Interessen
„Die Sicherung einer möglichst ungefährdeten Ruhe"
„Die Selbstzerstörung wird mit dem Gefühl der Lust verbun-
den"(masochistische Unterwerfung)

9. Lebenstrieb –Todestrieb TIEFENPSYCHOLOGISCH

Terminologie

Beginnen wir mit meiner Lieblingsformel zum Thema Verhalten eines Klienten (oder unseres eigenen). Meine Lieblingsformel heißt:

SCH	- P	- G	- C
Schlüsselreiz aus	Prägung/Zeitgeist	ergibt Gefühl	Reaktion/Verhalten

Aus einem Schlüsselreiz entsteht ein Gefühl (ob der Mensch nun will oder nicht). Dieser Schlüsselreiz ist fast immer prägungsphänomenal und Zeitgeist phänomenal. Auf Grund eines Gefühls erfolgt eine Reaktion, ein Verhalten, ein Coping.

Schlüsselreiz

Dies ist ein äußerer oder innerer Reiz, der den Menschen positiv oder negativ emotional erregt.

Prägung

Der Schlüsselreiz ist prägungsphänomenal konditioniert.
Das heißt, dass selbst zum Thema Sex für, sagen wir mal, um die 1920 Geborenen ein ganz anderer Reiz zur „Erregung" führt als bei 1940 Geborenen. Dies bedeutet, dass man die Sozialgeschichte der Regionen erlernen muss, um positive **SCH** setzen zu können.

Gefühl

Jeder Reiz (von innen oder von außen) führt zu einer Anspannung, körperlichen Erregung, die eine Triebspannung, ein „unangenehmes Gefühl" erzeugt und auf eine Ab-reaktion drängt. Hunger ist „Anspannung" bis zum nächsten Laden, man kauft sich eine Wurstsemmel und „befriedigt" sich oral, Triebabfuhr.

Coping

Wäre demnach die Frage, wie treibe ich die Wurstsemmel auf? Und sie wissen, wir Alten, wir Nachkriegskinder sind sehr Coping stark. Wir haben noch gelernt, wie man was auf treibt und sei es eine

Wurstsemmel. Das Coping war gut, wenn eine Triebabfuhr, Triebbefriedigung erreicht wurde.

Die Copings beim Sexualtrieb sind allerdings ein bisschen schwierig,
weil es beim Gefühl noch den Unterschied zwischen Triebobjekt und
Triebziel gibt.

Das Triebobjekt (Totem und Tabu)...
Ist die Frage, wodurch, durch WAS, der Trieb zu befriedigen ist oder
wäre?

Durch die Fixierung an ein Triebobjekt wird die ICH-Libido (die
Eigenliebe) zu einer OBJEKT- also DU-Libido (und womöglich
irgendwann eine WIR-Libido) im Sinne des Lustprinzips.
(Erst dann würden wir Ausländer lustvoll akzeptieren).
Das DU, das Triebobjekt, kann gewechselt werden.
Innige Bindungen nennt man Triebfixierung.

Die Fixierung „schön zu sein"
Wer kennt nicht die Frauen, die Tag und Nacht vor dem Spiegel
stehen, sich schminken und immer gesalbt werden wollen -
Narzistische Fixierung.

Triebziel
Die Triebe können verschiedene Wege einschlagen, um zum Ziel zu
kommen. Triebe wollen zurück zum Ausgangspunkt.

Status post Erregung
Keinen Hunger mehr
Keinen Sex-Reiz mehr
Erde zu Erde und

Triebschicksal
Ist die Verkehrung ins Gegenteil (Liebe wird Hass)
Die Wendung gegen die eigene Person (Aggression gegen sich)
Verdrängungs-Neurose
Sublimation

Destruktionstrieb
Unter Destruktionstrieb verstand S. Freud und Ferenczi die

„Zerstörung".
So ist das Essen der Wurstsemmel eigentlich eine Zerstörung des Objektes mit dem Endziel der Einverleibung.

Sex eine Aggression mit der Absicht der innigsten Vereinigung.

Von der Erotik kann man sagen, dass sie die Zustimmung zum Leben aber auch zur Aggression ist.

Wenn der Liebende das geliebte Wesen nicht besitzt, kann er manchmal daran denken, es zu töten.

Destruktion ist aber auch der Aggressionstrieb, der nach innen oder nach außen gerichtet sein kann (lieber selbst töten als verlieren).

Zu jeder normalen Sex-Beziehung gehört ein bisschen Aggressionstrieb. Wie sagen im Volksmund Männer?

„Die hau ich nieder"
„Die leg' ich um"

Die Aggression beginnt ja mit dem Anreden eines Mädchens (heute auch Herrn durch das Mädchen). Jeder Mensch hat sozusagen ein persönliches emotionales Schutzfeld. Ich möchte fremde Leute nicht näher als bis auf 1,5 Meter an mich herankommen lassen. Das ist ungefähr wie bei Raubtrieben (der Arm des Dompteurs mit seinem Stecken ist genau 1,5 Meter). Der Dompteur sowie der/die „Eroberer/in" muss nun versuchen diese 1,5 Meter Schutzzone einzubrechen sozusagen seinem Triebziel näher kommen (erobern). Dazu glaube ich, ist ein bisschen „Aggression" erforderlich, man muss das Triebziel an-sprechen, an-hauen, an-lächeln, an-machen. Wenn diese 1,5 Meter geschafft sind, geht immer „ein bisschen was."

Heute haben auch Mädchen einen erhöhten Aggressionstrieb beim Thema „Triebobjekt und Triebziel".

Wobei sicher die ersten maskulinen Frauen die „brustlosen Amazonen" waren. Sie schnitten sich die Brust ab, um den Bogen besser führen zu können. Es entstand sozusagen „prägungsphänomenal" der Frauentyp der Walküre oder Brunhilde. Der Wunsch dem Manne in

jeder Beziehung auch kriegerisch gleich zu sein. Für Männer ist oft eine kämpferische (oft auch neurotische Frau) interessanter als eine feminine.
Es erregt den männlichen Jagdtrieb so eine Amazone „um zu legen".

Diese Objektwahl ist oft eine Frage der in der Kindheit entstandenen Identifikation. Sehr grob gesagt, sollte sich ein Mädchen mit ihrer Mutter identifizieren, so werden wollen wie die Mama. Der Sohn sollte, um ein Mann zu werden, den Papa „imitieren". Klappt das Zeug, so haben wir eine weibliche Frau und einen männlichen Mann zu erwarten. Kommt es aber zu einer Fehlidentifikation, haben wir dann unter Umständen einen femininen Mann oder eine maskuline Frau. Natürlich ist das ganze nicht so ganz banal wie hier beschrieben, aber wir wollen ja nicht Mini-Freuds werden, sondern eine Übersicht über das Thema Sex erhalten.

Destruktionstrieb und Sadismus

Die Vermehrung des Aggressionstriebes wird am deutlichsten im Sadismus und seinem Gegenpart dem Masochismus. Ist der Aggressionstrieb größer als normal, kann aus einem Liebhaber ein Lustmörder werden; ist der Aggressionstrieb zu klein (ein femininer Mann) scheu und impotent. Damit sind auch Pflegehandlungen oft sex-aggressiv zu sehen. Durch Baden, durch Pampern ohne zu fragen, ob der Klient uns zu sich lässt oder nicht, entsteht ein Einschlagen der 1.5 m persönlichen Schutzmauer, was eigentlich eine Frechheit ist.

Sex und Eros kultiviert

Nun ist aber die Libido biologisch nur zur Erhaltung der Arten gedacht. Immerhin sichert der Sexualtrieb die Fortpflanzung.

Jetzt würde aber nach dem ersten, zweiten Kind kein Mensch mehr einen Sextrieb brauchen und so erfand der Mensch „Schlüsselreize". Der Mensch hat sozusagen Sexualität zu einer echten erotischen Aktivität gemacht.

10.   Eros und Thanatos in der Folklore und im Volksmund

Folklore: engl. Wissen des Volkes, bezeichnet zunächst die mündliche

Überlieferung.

Jede Nation hat eine besondere Reihe von Verhaltensweisen und man trifft auf einige bestimmte Qualitäten bei einem Volk häufiger als bei seinem Nachbarn (David Hume).

Ich habe immer wieder den Eindruck, dass der Volksmund weit vor den Wissenschaftlern erkannte und erkennt, worum es geht. Somit möchte ich es nicht versäumen, mit dem Wissen des Volks zu beginnen.

Ein Volksausspruch lautet:

»Wenn ich heut` so deppert schau,
dann ist das bestimmt ein Samenstau!«

Dieser Satz drückt gut aus, wie eine seelische Leistung, ein leiblicher Trieb (in diesem Fall unbefriedigt) zu einer psychomotorischen für alle Anwesenden sichtbaren Reaktion führt. Für alle ist erkennbar, dass es dem Menschen aus unserem Beispiel schlecht geht.

Der Volksmund und mein Patient XY
Herr XY fragte: (ich war ein 20 a Bursche) „ und wie viele Mädchen hast Du schon gevögelt?" Ich antwortete ihm darauf, na nur eine, ich bin ja mit dieser verlobt. Er gab mir zur Antwort, dass ich ein Trottel sein und ob ich nicht den Lebensspruch kennen würde, der so hieß:

„Das Vögeln musst du auf Erden regeln,
denn im Himmel gibt's kein Vögeln.
Wenn Dir im Grab der Penis steht,
dann ist es meistens schon zu spät".

Der Volksmund, das Leben, der Todestrieb und die Ausscheidung.

„Das Leben ist kurz und beschissen".

„Das Leben ist wie eine Brille - Man macht viel durch".
(erleiden, ertragen)

In der deutschen Folklore findet man immer wieder die Gegen-überstellung zwischen Tod und Leben sowie der Nahrungsaufnahme und Ausscheidung als „vergleichbare Situation".

Der berühmte C. G Jung berichtete über einen Tagtraum. Dieser legt die anale Natur der Aggression nahe: Er sagte:
Ich merkte, dass meine Gedanken zu der schönen Kathedrale zurückkehrten, die ich so liebte, und Gott auf dem Thron saß - dann verflogen meine Gedanken wieder, als ob sie einen starken Elektroschock bekommen hätten.
„Jung ist nicht in der Lage, den Gedanken zu Ende zu führen oder seiner Mutter zu erzählen, was ihn quält. In der dritten Nacht schließlich ....wachte ich aus dem rastlosen Schlaf auf, gerade noch rechtzeitig, mich dabei zu erwischen, dass ich wieder an die Kathedrale und Gott gedacht hatte.
Fast hatte ich den Gedanken weitergeführt! Ich merkte, wie mein Widerstand schwächer wurde. Voller Angstschweiß setzte ich mich im Bett auf und schüttle den Schlaf ab. Jetzt kommt es, jetzt wird es ernst!
Ich muss nachdenken.... Ich fasste all meinen Mut zusammen, als ob ich daran war, ins Höllenfeuer zu springen, und ließ den Gedanken kommen.
Vor mir sehe ich die Kathedrale, den blauen Himmel. Hoch über der Welt sitzt Gott auf seinem goldenen Thron - unter dem Thron kommt ein riesiger Haufen Kot hervor und fällt auf das glänzende neue Dach, durchbricht es und bricht die Mauern der Kathedrale auseinander. Das war es also! Ich fühle eine riesige, eine unbeschreibliche Erleichterung."
(Jung 1973: 36 - 40)

Die Folge oder die Folklore beweist in ihren Aussprüchen den Traum von Jung, nämlich:

„Der Anus wird zur Zerstörung eingesetzt".

Viele Postkarten aus dem Kriege zeigen immer wieder das anale Wesen des Todestriebes in der Assoziation zur Aggression.

Der Gebrauch von Fäkalien als Waffe. Der Mensch wird als ganzes als militärisches Gerät gesehen, der Phallus als Gewehr und der Anus als Kanone.
Diese symbolische Gleichstellung von Defäkation und Tod kommt

auch in anderen Kulturen (nicht nur in der deutschsprachigen vor). In dieser Standard-Analogie ist die Einnahme von Nahrung mit dem Leben assoziiert, wohingegen das Endresultat, die Fäkalien, mit einer Leiche verglichen werden.

Schopenhauer artikulierte sie in „Die Welt als Wille und Vorstellung" mit folgenden Worten:

Ständige Ernährung und Erneuerung unterscheiden sich von der Erzeugung nur in geringem Maße, und nur in geringem Maße unterscheidet sich ständiges Ausscheiden vom Tod. Schopenhauer geht so weit zu behaupten, dass der Prozess der Ergänzung und das Auffüllen Teil des Lebens ist, und das man nicht über die abgeworfene Materie trauern sollte.

Bei seinem Versuch, den Freud'schen Analcharakter neu zu definieren, bestätigt sogar Erich Fromm mit seinem Begriff der Nekrophilie im Wesentlichen die Gleichsetzung von Fäkalien und Tod.

Widerstandskämper Aphorismus
Nichts ist ewig,
Nichts ist groß!
Auch das Braune
Wird man los!

Sie werden sagen, wenn Sie die Zeilen gelesen haben, das fängt ja lustig (arg) an! Aber es ist eben so, dass der Mensch über zwei Dinge im Leben nicht redet (sie verdrängt, ablehnt): den Tod und den Sex, obwohl gerade diese die zwei lebenswichtigsten Sachen sind. Sex und Tod (Eros und Thanatos) gehören somit zu den drängendsten und zugleich verdrängtesten menschlichen Erfahrungen.

Immer und überall wurden Sex und Tod verschwiegen; nur hinter vorgehaltener Hand wurde darüber gesprochen. ((Das stimmt meines Erachtens nicht, in anderen Kulturen wird sehr offen mit beiden Themen umgegangen.))

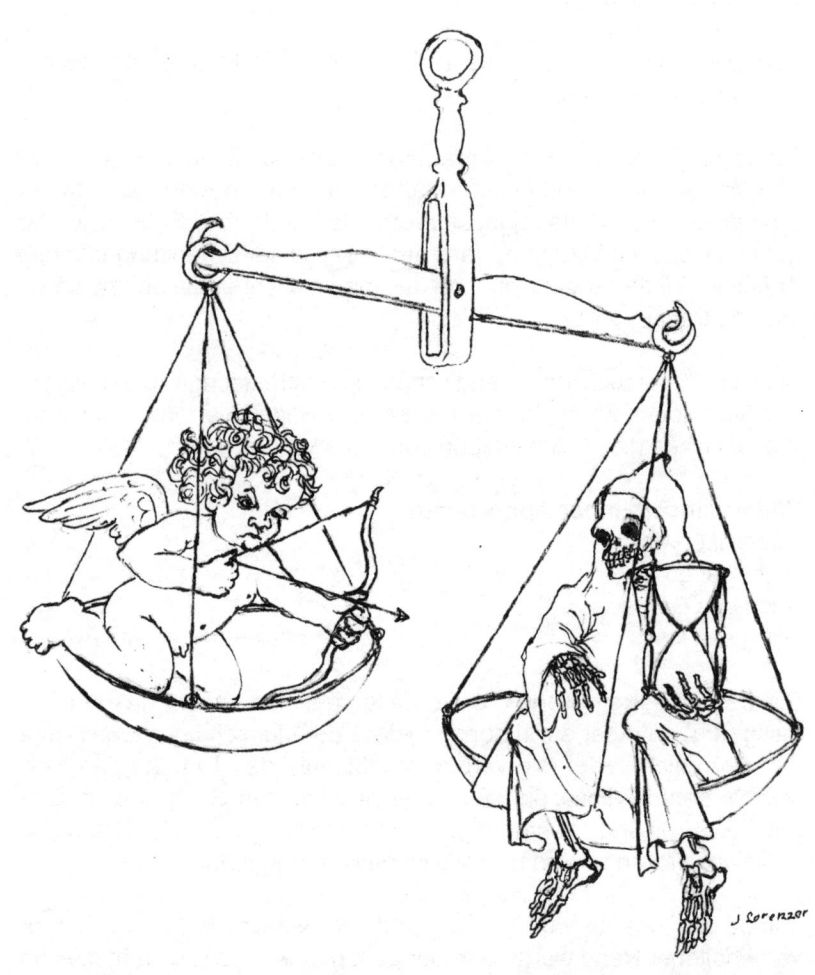

11. Leben und Tod sind wie eine Waage

Ist der Lebenstrieb – der Sex – hochstehend, leben wir, geht uns dieser (aber auch andere Lebensantriebe) aus, sterben wir.

Lebenstrieb -Todestrieb

Gestatten Sie mir einen kurzen Exkurs zur Wissenschaft:

Wer kennt ihn nicht: Sigmund Freud, den Schöpfer der Psychoanalyse. Was damals ein großer Schock für die Menschheit war, steht heute in den Lehrbüchern unsere Kinder. Der Mensch wird von seinen Trieben beeinflusst, sein Empfinden und Verhalten wird nur von seiner verborgenen Persönlichkeit beeinflusst und nur dadurch. Freud erfand in seinen Theorien „Engel" und „Teufel" die gegeneinander kämpfen und den Menschen darin beeinflussen, entweder das Gute, moralisch Angesehene zu tun oder eben dem ungezogenen Verlangen seines Selbst nachzugeben.

Je nachdem wie der Mensch geprägt ist, wird ein dritter Faktor neben Engel und Teufel, die Person selbst, darüber entscheiden, was getan und was gelassen wird. Hierbei erwähnt Freud, dass auch diese Entscheidung eine starke oder eine schwache Persönlichkeit voraussetzt.

Aggressionstrieb einmal anders:
Anderseits offenbart er sich auch gemäß der Wechselverhältnisse zwischen dem sadistischen oder masochistischen Moment bei der Frau.

Wie sagte Goethe in „Hermann und Dorothea",
„Dienen lerne bei Zeiten das Weib nach ihrer Bestimmung, denn durch das Dienen allein gelangt sie endlich zum Herrschen, zu der verdienten Gewalt, die doch ihr im Hause gehört

---

Sie wird versuchen, aus ihrem Mann einen „Pantoffelheld" zu machen oder eben in häuslichen Dingen die Herrschaft ausüben, ihn von ihr abhängig machen.
Nun ist, wie Sie wissen, S. Freuds Idee des Destruktionstriebes nicht sehr beliebt. Wie auch immer irgendetwas stimmt daran, denn

selbst Forensische Mediziner schreiben, dass es einen sozusagen „gewollten" Tod befürworteten Mechanismus gibt.
In der Forensik heißt dies allerdings nicht mehr Todestrieb sondern **Einladungstod:**

Das Drama des psychogenen Todes durch die Wirkung einer im Körperinneren bewussten Aktivität.

Das Entscheidende ist dabei die positive Haltung des Individuums gegenüber dem Exitus. Dabei stellte man fest:

1. Jeder ahnt seinen Tod bei der Einweisung (in ein Heim oder Spital).

2. Die Personen erachten ihr Leben als vollendet.

3. Jeder akzeptiert den Tod als wünschenswert.

4. Jeder ist zwar alleine, aber erhofft sich durch den Tod wichtige Beziehungen aufrecht erhalten zu können.

5. Jeder erwartet durch den Tod Probleme zu lösen (Konfliktreduktion).

6. Viele Menschen sprachen dabei in einem Angst freien, gelöstem Ton, ohne Depression.

12.   LUSTPHYSIOLOGIE

Ist Lebenstrieb kontra Destruktionstrieb. Sozusagen eine Bio-psycho-soziale-Situation.

Mann und Frau brauchen einander. Anderseits sind Angst und Hader unausweichlich und beide Geschlechter bekämpfen sich unentwegt. Dieser ambivalente Rahmen ist der Hintergrund für Störungen der Sexualität (auch im Alter). (Psychosomatik der Frau Dr. Hertz)

Gerade im Alter, wenn der Rückzug beginnt, reagieren die Menschen besonders heftig. Ich möchte hier versuchen, mit ein paar Worten über das Lustprinzip der Parasympathikotonen (Minussymptomatik) und Sympathikotonen (Plussymptomatik) Typen zu schreiben.

Ideen zur re-aktivierenden Pflege bei sexuellem Rückzug

Ob wir nun wollen oder nicht, jeder Mensch hat ein Leben lang sein/ihr eigenes maximales Aktivierungspotential.

Man kann, wenn man Menschen mit einem fließenden Gewässer vergleicht, aus einem „Bacherl" keinen Strom machen. Wenn man schwarz-weiß die Welt sehen will, gibt es eben, wie ich sie nenne, sympathikotone und parasympathikotone Typen.

Der **Sympathikotone** lebt ein Leben lang mit all seinen Trieben oder Sublimationen schnell und risikoreich. Und dies natürlich auch im Alter oder Altersheim. Er hat ein sehr hohes „Aktivierungspotential".

Der **Parasympathikotone** Mensch hingegen ist von Haus aus eher risikoarm sozusagen ein Sicherheitsneurotiker und hat im Allgemeinen ein sehr niederes Aktivierungspotential.

Das heißt, dass es sehr schwer ist in der Pflege, den Lebens-antrieb über die Sexualität zu steigern, wenn man die thymopsychische Biographie dieser Menschen nicht kennt.

Mit der Zunahme des Alters bzw. nach einer Dekompensation erkennt man bei diesen zwei Menschentypen (wenn ich heute schwarz - weiß reden darf) ihre Copings besonders stark. Und zwar im normalen Leben aber auch in der Sexualität schlechthin.

Man muss zugeben, dass uns in der Pflege die MINUS Patienten nie stören, störend sind nur die Bewohner „die psychisch gesehen noch leben" sozusagen die Sympatikotonen.

Diese meine hier getätigte Satzaussage kann man auch mit den Ergebnissen einer SCAG Personal-Belastungsstatistik belegen.

SCAG BELASTUNGINTERVIEW
für das Personal

Der „beliebte" Bewohner (Minussymptomatik)	Der „unbeliebte" Bewohner (Plussymptomatik)
hat	**hat**
Gedächtnisstörungen	**Affektive Störungen**
Somatische, Pflegebedürftigkeit und	psych. Pflegebedürftigkeit
Ist für das Personal nicht belastend	Ist für das Personal belastend
er zeigt ein	er zeigt ein
ruhiges Verhalten	schwieriges Verhalten
in Regression	aufdringlich
gleichgültig	aggressiv
depressiv verstimmt	manisch
destruktiv	path. Sozialverhalten
er ist eher	er ist eher
Sex-los, Leb-los	**Sex-aktiv, (verbal) Infantiler-, analer Sex**

Die Folgen für die FORTBILDUNGSHIERARCHIE in der Altenpflege sind daraus klar ableitbar. Beim „beliebten Bewohner" reichen banale Pflegetechniken aus. Wobei man bei den Durchführungen von Pflegetechniken KEINE Ahnung über die Hintergründe seines tun haben muss.

Beim „unbeliebten" Bewohner der eine Assoziationskette des Verstehens von Nöten ist, ist eine (ENPP Fortbildung) und somit ein Hintergrundwissen (Psychobiographische Pflegediagnose nach Böhm) WARUM IST WAS von Nöten.
In diesem Buch versuche ich zumindest ein fragmentarisches Hintergrundwissen vor den (im Anhang) befindlichen Denkmöglichkeiten und Rezepten zu stellen.
Wobei mir ein Fachverlag mitteilte das er mein Buch nicht Veröffentlichen kann weil seine Leser nur Rezepte wollen und sie die Ursachen nicht interessieren?

Der nicht Pflege-störende Parasympathikotone	Der Pflege-störende Sympathikotone
Syndrome der Angepasstheit Regression	Syndrome der Unangepasstheit
Der Regressive	Der Störende
Der Apathische	Der Unangepasste
Der Destruktive	Der sich Wehrende
Der Depressive	Der Flüchtende
Der Hoffnungslose	Der Agitierte
Nun gibt es aber in manchen Fällen auch das Umkehrphänomen bei parasympathikotonen Menschen. Das heißt das der immer ruhige angepasste Klient plötzlich Dekompensieren und mit einer Zornmanie agieren. Es sind oft Menschen die ein Leben lang kein Durchsetzungsvermögen oder einen Selbstbehauptungswillen hatten Und durch die Dekompensation ihre Aggression so zu sagen bilanzierend nach holen möchten	So wie es beim „angenehmen" Klienten ein Umkehrphänomen gibt, gibt es dies auch beim Sympaticotonen Zeitgenossen Umkehrphänomen: Sexualphobien, Scham, Ekel, Aversion Leute die plötzlich keinen Sex mehr wollen verwenden als Coping: Das späte ins Bett gehen in der Hoffnung der Partner schläft schon. Sie eröffnen einen Streit um nicht „Sex tätig" werden zu müssen. Psychomotorisch gesehen Zusammenkneifen der Beine
Altersstress Amenorrhoe	Altersstress Amenorrhoe

AHEDONIE- Abwehr zum Sex Abwehrverhalten gegen Sex generell. Die Welt wird nur a-sexuell wahrgenommen	Nicht abgeführte Sexualerregung führt oft Spannung und damit zur Aggression, Zornmanie, Er/Sie schreit die ganze Nacht Zeigen Aggressionen gegen sich oder anderen
ALIBIDINE fehlen von Sex-Verlangen, Verlust des körperlich empfundenen Verlangens	**EROTOMANIE** ständiges Reden über Sex Sexualisierung der Sprache Prahlereien Vaginismus
Lavierte Depression Körperliches Verlangen welches nicht gestillt werden kann, führt zu schmerzhaften Sensationen Juckreiz Hypersekretion Entzündungen	
Anorgasmie	Oft erscheint das Syndrom einer Nymphomanie. Nymphomanie ist oft das betteln um Zuwendung. Klienten Menschen wollen wo dazu gehören Manchmal ist es aber auch eine andere Grundkrankheit wie die oder endogene Manie, oder Schizophrenie
Fehlen der Sex- Erlebnisfähigkeit	In der Selbstverwirklichung enttäuschte Menschen neigen im Alter zu Ärger, Hass, Verachtung, Rebellion gegen das andere Geschlecht

Selbst-Reaktivierung der Klienten

Viele Menschen reaktivieren sich selbst. Die Konfrontation mit dem eigenen Älterwerden führt zu einer reaktiven Wiederbelebung von

Tendenzen, welche am Leben festhalten wollen. Diese reaktiv-psychische Stimulierung kann so stürmisch werden, dass man mitunter von den „gefährlichen Jahren" oder von der „zweiten Pubertät" spricht. Die älter werdenden Menschen (eben auch im Sexleben) müssen eine neue Anpassung bewältigen. Schaffen sie das nicht, spreche ich von Late-life-Krise (Anpassungsunfähigkeit mit cerebraler Dekompensation).

Wenn die Anpassung nicht gelingt, dann beginnt das Losigkeits-symptom auszubrechen und in seiner schlimmsten Form das Bild der Hoffnungslosigkeit zu ergeben.

Was heißt das für die Pflege?

Merksatz:

Unsere Klienten sollten akzeptieren lernen, dass es einen bio-sozialen Rückzug gibt, aber dabei das Leben nicht aus den Augen verlieren. Sozusagen „sie sollten NUR auf das Unmögliche verzichten", dabei darf der Lebens-an-trieb der ja auch aus Sexualität besteht (durch die Pflege oder durch die Angehörigen) nicht behindert werden.

> **„Wenn Sie ihren Klienten das Lustprinzip nehmen, bringen Sie ihn psychisch um".**

IV. Lebenstrieb, Triebverlagerung und pathologische Triebcopings

Liebe und Tod in der antiken Literatur
„Nicht weit vom Tod entfernt ist die Liebe"
(SAPPHO)

„Unerschütterlich fest ruht der Bau des
sittlichen Kulturstaates auf zwei
massiven Grundpfeilern:
Polizei und Prostitution"
(Eduard Thöny)

1. Das Problem kein Problem haben zu wollen

Ganz interessant finde ich, dass man außer im Gasthaus und das auch nur zur späteren Stunde etwas über das Sexualverhalten erfahren kann. Wenn die Nacht länger wird kann man wenigstens Sex-Witze zum Thema 1 eruieren. So kann ich ihnen ohne weiteres, da ich ja viel reise, einige Witze aus Wien, aus Berlin oder aus Zürich erzählen.

Kaum erfährt man aber, ob es Sexprobleme im Altersheim gibt. Es scheint eher so zu sein, dass alle sexuellen Probleme in den Heimen mittels der sogenannten „Bedarfsmedikation" in den Griff zu bekommen sind. (Die Pfleger bekommen den Alkohol die Klienten das Psychopharmaka).

Im Grunde schreibe ich hier über ein Thema, das es eigentlich nicht gibt. Denn nichts an Problemen erscheint in der Pflegedokumentation auf den Stationen. Nur bei sehr gut bekannten Kolleginnen und Kollegen (so wie damals in der DDR oder Hitlerzeit auch üblich) kann man hinter vorgehaltener Hand einiges über den Pflegetag, die Pflegenacht in Erfahrung bringen.

Da reden auf einmal die Kollegen/innen, dass sie sich für ihre Patienten genieren. Dass ihnen graust, was die „Alten" da oft aufführen. Da es anscheinend keine Probleme zum Thema Sex gibt, kann man wohl annehmen, dass diese alle unter der Bettdecke vergraben sind und bleiben.

Nichts hören, nichts sehen, nichts sagen, ist IN.

Von den „intimeren" Kollegen/innen hört man dann schon, dass auf ihrer Abteilung Frauen oder Männer das andere Geschlecht in fremden Zimmern oder Betten aufsuchen (besuchen), aber man weiß nicht, wie man sich in solchen Situation zu verhalten hätte (also schweigt man eben).

Da hört man auch, dass einige Klienten die ganze Nacht (bis sie wund sind) durchonanieren und man dann wenigstens eine Salbe aufs Genitale schmieren muss.

Warum sagt das keiner im nüchternen Zustand?
Warum gibt es offiziell kein Problem?
Na ja, weil sich reden nicht mit handeln deckt.

Natürlich ist es einfacher, „über nichts zu reden" oder gar zu schreiben. Da steht auf jeder Dokumentation (auch bei Klienten welche die ganze Nacht durchonanieren) nur „ruhiger Nachtverlauf" bei Frau XY.

Allerdings kann man ja, wenn einem das „Onanieren" stark auf den Wecker geht, beim Arzt eine erhöhte „Bedarfsmedikation" unter dem Fachbegriff „unruhig, schlaflos" einfordern.

Es ist anscheinend mit der Sexualität, sowie in der Pflege üblich, einfacher, Psychopharmaka auszuteilen als die Probleme ohne Psychopharmaka, aber mittels der jeweiligen thymopsychischen Biographie der Klienten (und der, der Pflegepersonen) in Angriff zu nehmen.

Nie weiß man, ob die Probleme der Klient oder gar die Pflegeperson hat. Es kann doch sein, dass einige Pflegepersonen sozusagen eine Trieb-Objekt-Verlagerung haben. Das heißt, das Liebesobjekt für die Pflegeperson ist dann nicht wie üblich der eigene Gatte oder die eigene Gattin, sondern der Altruismus und damit der Klient ad persona. Natürlich ist es dann furchtbar, wenn das Liebesobjekt „Bewohner" durchonaniert oder gar in ein fremdes Zimmer zu einer fremden Frau geht, „Obwohl ich ihn ja so lieb habe".
Manche Pflegepersonen (das sind ja auch nur Menschen) haben oft Angst vor ihren eigenen Gefühlen. Sie haben Angst, dass, wenn sie ihren Gefühlen freien Lauf lassen würden, sie ungeheure Sexgiganten wären. Da ist schon Zurückhaltung angesagt, Angst angesagt. Da darf

nichts in der näheren Umgebung dieser Personen etwas mit Sex zu tun haben oder gar darüber gesprochen werden. Da sperrt man sich und die Patienten (in unserem Fall) ein. Da muss man schon diese unkeuschen Menschen, diese Todsünde einstellen. Oder was meinen Sie?

Sehr oft entsteht das Problem, kein Problem haben zu wollen auch aus „Eigenliebe."

Oft ist dieses Nichtswissen über die Sexverfehlungen der Mutter oder des Vaters ein Liebesbetteln bei den Angehörigen, um als Schwester/ Pfleger bei den Angehörigen „liebenswert" zu erscheinen. Da sagt man eben NICHTS über das Verhalten der Klienten in der Nacht. Da ist man ja wirklich nicht liebenswert, wenn man der Tochter sagen würde, „Hören Sie, ihre Mutter greift Herrn Müller immer an den Schwanz". Es ist schon besser, liebenswert zu sein, um seinen eigenen Narzissmus zu befriedigen, das sehe ich ein. Nun, warum komme ich zu dieser Pflegediagnose?

Jeder Mensch (nicht nur Pflegepersonen) hat das Bedürfnis, sich selbst zu lieben, und zwar sich selbst mehr zu lieben als den anderen. Damit er/sie geliebt wird, muss der Mensch als „liebenswert" erscheinen.

Jeder fragt sich so dahin, WAS er denn machen sollte, damit er geliebt wird (Liebesbettler), wie er oder sie „liebenswert" erscheint?

Nun will man oft, vorwiegend Menschen die in der Pflege tätig sind, ein „Liebesobjekt" für den Klienten sein. Dazu ist es erforderlich, „liebenswert" zu erscheinen.

Das geht am besten (auch im täglichen Leben) mit

Angenehmen Manieren
Als Interessante Unterhalter
Besonderer Hilfsbereitschaft
Besonderer Bescheidenheit
Besonders aufopfernd

Gutmütigkeit

und mit Ausnahme in der Pflege auch mittels

Sex-Appeal

So wird die Nächstenliebe zum Patienten, Bewohner eine Art
mütterliche Liebe,
Selbstliebe,
zum Altruismus und damit zum Behinderer von
Fremdsex und Eigensex.

Gerade beim Thema Sexualität potenziert sich die Situation
zwischen den Pflegenden (auch Angehörigen) und den Klienten.
Man darf ja dabei nicht vergessen, dass die Pflegenden altersmäßig
in der Entwicklung gerade im Zeitalter ihrer eigenen „kultivierten
Überkompensation" leben. Die Klienten hingegen meistens ihre Über-
Ich-Normen verlieren und damit so sein können, wie der Mensch eben
ist: „trieblich"!
Fazit aus der Pflegepraxis und aus dem täglichen Leben ist, dass sich
reden nicht mit handeln deckt – und demnach normal ist.

**2.   Reden deckt sich nicht mit Handeln oder
„von Wasser reden und Wein trinken"**

Kennen Sie das „Caliban-Syndrom"? Nein, nun das ist ein, man könnte
sagen, durch die Psychiatrie von Shakespeare abgeschriebenes
Syndrom. Es handelt sich dabei um das Verhalten des Sklaven
Caliban in dem Stück „Der Sturm".
„Dabei weigert sich der Sklave, sich selbst in den Spiegel zu sehen."
Die Psychologie weiß nun, dass nicht nur der Sklave das macht,
sondern alle Menschen. Wir reflektieren nicht unser Handeln, und das
schon gar nicht beim Thema Sex oder Eros. Der Mensch, vorneweg
der Sklave Caliban, möchte sozusagen seinen eigenen Blinden Fleck
(modern Black box) der Seele nicht sehen.

Der Mensch will sich selbst nicht sehen oder gar kennenlernen,
WARUM er WAS macht oder auch nicht.

Wer fragt sich schon aus seinem tiefsten Inneren heraus, warum er zu
einem Menschen, den er nicht leiden kann, besonders freundlich ist

und das eigentlich gar nicht sein wollte?

Keiner fragt sich innerlich, ob die Wiener wirklich beim Heurigen „gemütlicher, lustiger" sind als die Deutschen.

Wie sehr lieben (emotional gesehen) wir wirklich unseren Geschlechtspartner beim Sex? Was findet hinter der Fassade des ehelichen Glücks statt?

Obwohl das alles nicht so ist, wie wir es spielen, „zwingt uns die kulturelle Anpassung zu solchen Differenzen".

Sie merken schon auf was ich hinaus will, „reden deckt sich nicht mit Reden und schon gar nicht mit Handeln".

Alle Menschen, Eltern wie Krankenpflegepersonen reden davon, wie frei sie mit dem Thema Sex umgehen können. Und nun einige

Beispiele aus der Praxis:

Eine Frauenzeitschrift veröffentlichte durchaus kompetent und in keiner Weise anstößig eine Informationsserie für Mütter, um bei der Aufklärung ihrer Kinder helfen zu können.

Die Leserbriefe, die an die Redaktion zurückgekommen sind, waren ernüchternd. Sie zeigten auf, dass der Mensch, selbst Mütter in Ausbildung, ihren blinden Fleck gar nicht sehen wollen. Wenn man ihnen aber einen Spiegel hinhält dekompensieren sie.

Leserbrief
Werte Redaktion,
Kinder kennen kein Schamgefühl mehr, und wenn es so weiter geht, werden sie auch bald keinen Respekt mehr haben.
Gibt es nicht genug Schweinerein im TV und in den Zeitschriften? Ich finde diese Serie in einem Frauenblatt unerhört und gemein.
Ich habe Ihre Aufklärungsserie aufmerksam verfolgt und habe mich sehr gewundert, dass darin kein einziges Mal von Disziplin, Beherrschung, von höheren Werten die Rede war.

Die Sexualmoral funktioniert nach dem Modell:

„Was ich nicht haben kann, soll auch niemand anderer haben".
Wer in der Kindheit nicht aufgeklärt wurde, hält Aufklärung der Kinder für schädlich.
Wer über Sex nicht selbst reden kann, sagt, die „Leute reden zu viel vom Sex".
Wer gegen „oben ohne" am meisten wettert, ist der, der keine Figur hat, dies auch zu tun.

Man könnte sagen, der enorme Hass der „Normalen" ist der Hass auf die „Gesunden". Sie können sich ja sicher noch an die ersten Seiten dieses Buches erinnern.

Sexualität ist also wie die Biographie selbst immer Dichtung und Wahrheit (wobei sich der einzelne Mensch auch noch selbst belügt und seine Biographie verschönert).

Alles was unsere Eltern, Lehrer oder gar die Klienten zum Thema Sex erzählen ist sozusagen „Dichtung und Wahrheit".

Warum ist das so, frage ich mich? Na, sie wissen es ja schon, es ist das Caliban Syndrom: „Nichts sehen, nichts hören. nichts reden!"
Wir alle, die wir heute älter sind, haben immer wieder die gleiche Unterlassungssünde gemacht. Wir haben unsere Kinder (und die Krankenpflegeschüler) immer wieder nur darüber unterrichtet, WAS man im SEX NICHT darf.

Wir haben unsere Kinder kaum darüber unterrichtet,
WAS SEX SEIN SOLL.

Man muss natürlich auch zugeben, dass man ja oft selbst nicht mehr weiß, was richtig, was falsch oder was gar eine Fabel ist. Es treffen sich in unseren Gefühlen so viele Speicherareale, das es schwer ist, zu sagen, aus welchem Speicher man nun seine eigne Meinung schöpft. Es geht doch um eine Mischung aus
- Hirnleistung
- Gefühlsleistung
- Abwehrreaktionen (blinde Fleck der Seele)
- Bewusstes

- Unbewusstes (Verdrängtes)
- Deckerinnerungen
- Schönfärberein
- Wunschvorstellungen
- Vorstellungen, wie wir es gerne gehabt hätten
- kollektivem Material (bis zur Erbsünde oder Hexenverbrennung)

Sehr oft verklärt man seine Biographie und erzählt nur Positives, Deckerinnerungen über seine Familie oder deren Sexualverhalten. Dabei sollte man nicht übersehen, dass echtes „verdrängtes" Material auch für Klienten mit einer echten organischen Demenz auch für den Klienten unerreichbar bleibt. Was aber in der Senilität „ehrlicher" wird (zunimmt), ist die thymopsychische Leistung aus dem Umkehrphänomen.

Das bedeutet, dass die „verhaltenseigenartigen Alten" ohne „Über-Ich-Normen" sozusagen ungebremst (wie die Betrunkenen) aus ihrem Sexleben erzählen. Diese kindliche Ehrlichkeit führt zu Ängsten bei den sogenannten Normalen. Diesen Normalen wird ja durch den Klient ein Spiegel vor das Gesicht gehalten, den der normale Caliban ja nicht aushalten kann und sich mit einer Diagnose gegen den Klienten zur Wehr setzt.

Grob gesagt könnte man sagen, dass das, was der Mensch sagt, sich fast nie mit dem deckt, was er macht. Dass die Hintergründe, der „blinde Fleck", was anderes meinen, als der Mensch sagt. Dies bedeutet, gerade beim Thema Sex sollte die Pflegeperson mehr Fachwissen haben als die „Sex ablehnende" Mutter aus dem beschriebenen Zeitungsartikel.

Das führt mich zu dem banalen Lehrsatz:

Problemerhebung
„Man sieht nur das was man weiß".

Natürlich sollte eine Pflegeperson wissen, dass es auch in ihrer Seele „verdrängtes Material" gibt.

Natürlich sollten Pflegepersonen wissen, dass uns die Klienten (Vater, Mutter usw.) bewusst oder unbewusst (auch) anlügen, weil sie sich ja selbst nicht kennen.

Auch sollte man wissen, was ein „infantiles Sex-Coping" ist und ab wann es auftreten kann. Trotzdem bleibt es dabei, dass man nicht bei den Klienten im sogenannten „verdrängten Material„ herumwühlen darf. Es ist nicht unsere Aufgabe, gerade bei heiklen Themen die der Klient nicht freiwillig hergibt, herum zu stöbern.

Ich habe zu Beginn meiner Forschungen immer wieder erlebt, wie gerne Lehrschwestern mit Bewohnerinnen über Vergewaltigungen z. B. durch die Russen gesprochen haben. Die Folge war oft eine Dekompensation im Sinne einer Traumareaktivierung, die dann ohne Psychiater nicht mehr in den Griff zu bekommen waren.

Es geht bei der Sex-Biographie-Erhebung (siehe auch Kapitel Therapie) nur darum, Material zu verwenden, das der Klient auch wirklich freiwillig und aus Eigengrund hergeben will (Entlastungsgespräch des Klienten).

Und das nur dieses Material, so wie „er es sehen will und kann", interpretiert wird.

Wir interpretieren NICHT wie es sein könnte oder gar Pseudopsycho-analytisch:

Es geht also mehr
um zudeckende als um
aufdeckende Gesprächsführung.
Was er/sie nicht hergibt, belastet ihn nicht (oder ist neurotisch verdrängt).

Reden deckt sich auch nicht mit Handeln im Altersheim.

Im Jahre 1983 wurde eine Untersuchung in einem Tagesheimen und einem Pensionistenheim in einer bestimmten Stadt in Österreich, man muss dazu sagen, begonnen (denn auf einmal ging der bezahlenden Stadtverwaltung das Geld aus). (Oder so ähnlich). Trotzdem sind die Ergebnisse hoch interessant:

Es wurde festgestellt, dass Menschen in der Tagesklinik mehr Interesse am Sex hatten als die Menschen im Pensionistenheim. Es wurde aber auch festgestellt, dass sich Reden nicht mit Handeln deckt. Der Autor spricht davon, dass die Klienten in der Gruppe nichts zu dem Thema hinzufügten. Sie schwiegen. Die Reaktionen an unseren Forscher erfolgten allerdings „schriftlich ohne Namensangabe der Klienten oder per Telefon".

Daraus erfolgte folgender Schluss:

Alte Leute lügen nicht nur andere sondern auch sich selbst an. Sie glauben, Sexualität sei unmoralisch und verstoße gegen die Gebote der Kirche sowie das Heimrecht.

Diesen Ansichten stehen aber hohe sexuelle Bedürfnisse und Wünsche gegenüber. Viele ältere Leute haben hohe Antriebe nach Liebe und Zärtlichkeit. Je älter, hässlicher und korpulenter man wird desto größer der Wunsch, noch einmal einen Liebhaber zu finden. (Nachholbedürfnisse?)

Telefonisch und per Brief gab es folgende Fragen:

Männer wollten wissen, wie man die Potenz wiederherstellen könne. (Männer wurden immer zum Pflichtbewusstsein erzogen auch noch in der Nazizeit). Kein Wunder, dass sie es als Pflicht ansehen, ihre Frau zu befriedigen (ob die nun will oder nicht).

Witwen wollten vorwiegend wissen, ob es nach einer längeren Enthaltsamkeit nochmals ginge?

3.   Eros und Thanatos in der Tiefenpsychologie

Reitheere beeindrucken die einen,
die anderen halten Fußvolk oder ein Heer von Schiffen
für das schönste auf Erden.
Ich aber das, was man lieb hat.
(SAPPHO, griechische Lyrikerin 600 v. Chr.)

Voller Begierde, die die Glieder löst,
dahinschmelzend, mehr als im Schlaf
oder im TOD, blickt sie mich an.

(ALKMAN)

Weder Kavallerie,
noch Infanterie,
noch die Marine hat mich vernichtet,
nein es war eine andere Streitmacht,
die mich niedergestreckt
alleine mit den Augen.
(Autor unbekannt)

Nun, ob die Autoren der Weltliteratur oder gar die Psychiater der
französischen Schule Recht haben oder nicht, ist hier weder meine
Aufgabe noch mein Können. Fest steht, dass der Ausgangspunkt für
alle Fragen, die sich zwischen Leben und Tod ergeben, von Freud
(und einigen antiken Lyriker/innen) ausgegangen ist.

Ausgangspunkt der Freudschen Thesen:

> Vorbemerkung
> Dass es einen Todestrieb gibt, ist umstritten, aber egal wie wir
> das nennen, es gibt die Differenz zwischen Lebenstrieb und
> Aggressionstrieb, der sich gegen sich selbst oder gegen andere
> richtet.

Wie sie wissen, bin ich ein Fan der thymopsychischen Biographie.
Nach der Biographie von Freud ist es kein Wunder, dass er selbst
eines Tages die Idee hatte, über den Lebenstrieb bzw. den Todestrieb
zu forschen.

Freud stand schon 1920 selbst unter großen seelischen Krisen, wie
der Erste Weltkrieg, der Tod seiner Tochter und der Ausbruch seines
Zungenkrebses.

Literatur
Freud beobachtete einen Wiederholungszwang im Triebleben.
Sozusagen die Rückkehr zu immer wieder erlebten Situationen und
Handlungsimpulsen auch dann, wenn das Lustprinzip offenkundig
damit verletzt erscheint. Er fragte sich natürlich, wie hängt das
Triebhafte mit dem Zwang der Wiederholung zusammen? Somit
könnte man sagen, hat er den Charakter, die Eigenart von den Trieben

entdeckt.

Freud, ich zitiere:
Ein Trieb wäre also ein dem belebten Organismus innewohnender Drang zur Wiederherstellung eines früheren Zustandes.

Triebe, so meint Freud, haben also einen beharrenden, konservativen, ja an sich regressiven Charakter.

„Das Ziel alles Lebens ist der Tod".

Folglich wäre der Todestrieb, das organische Leben in einen leblosen Zustand zurückzuführen. Während der Eros das Ziel verfolgt, das Leben durch immer weitergreifende Zusammenfassungen zu erhalten.

Philosophisch könnte man sagen: Die Entstehung des Lebens wäre also die Ursache des Weiterlebens und gleichzeitig auch des Sterbens.

Vieles in der menschlichen Psyche ist demnach zweigeteilt:

Eros und Thanatos,
Liebe und Hass,
Sexualität und Aggression.

Leben ist so wie eine Küchenwaage, es kommt darauf an, was darauf liegt!

Liegt mehr Elan vital auf der Waage, lebt man auf.
Liegt mehr Destruktion auf der Waage, stirbt man ab.

Sie wissen doch, dass sie ein Kleinkind, das viel zu viel Elan vital hat, kaum niederlegen können. Kaum liegt der Kerl, ist er voll lauter Neugier schon wieder auf. Er kümmert sich sofort, was denn in der Küche los ist, wer da mit wem spricht. Er lebt.
Irgendwann in unserem Leben kippt aber dieser Elan vital, der Mensch will nicht mehr teilnehmen. Es interessiert ihn sozusagen nicht mehr, was in der Küche oder in der Welt los ist. Er hat genug von der ihm fremd gewordenen Welt, von der modernen Sprache, den modernen Bauten, der jugendlichen Musik. Er hat genug vom Sex, der immer schwieriger wird und wo auch keine Verjüngungskur echte Abhilfe

schafft. Er findet keine Gleichgesinnten mehr und so überwiegen eines Tages die „lebensfeindlichen Gefühle" des Lebensbejahenden.

4. Lebensbejahende und lebensverneinende Gefühle
Das Triebleben ist ein Schlüssel zum Un-Verständnis menschlichen Verhaltens

Viele biographische Köche verderben den Brei

Moral und Sexualethik sind immer
Streitigkeiten um das Glück
Fast immer meint man mit Glück das Liebesglück
Streithanseln der Biographie

Sex ist
ein Wirtschaftssystem
(K. MARX)

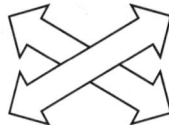

Sex ist
psychoanalytisch
(S. FREUD)

Herkömmliche
Sittengesetze
Sexualität juristisch

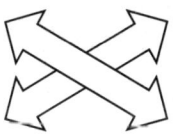

Sex als Kulturgut
Lebensformen
Wobei sich Kulturen NICHT
auf andere „übertragen"
lassen

Soziologen meinen,
Sex ist Familienpolitik

Anthropologie sieht
im Sex reine
Instinkthandlungen

Befürworter strenger
Moral sagen, jeder
politische Verfall ist
ein Moralverfall

Ihre Gegner sagen,
ohne strenge Moral
sind alle „glücklich"

Wie sich der einzelne Mensch mit der Sexualmoral, mit der Sexual-ethik auseinandersetzt, ist eine Streitfrage vieler den Menschen beeinflussenden Faktoren und Sichtweisen.

Aber nicht nur Menschen an sich streiten sich, wer Recht hat.
Auch die fünf Sinne sind sich uneinig. Das beweist ein Gedicht aus
dem Jahr 1729 von Le Pansif

Die Sinne hatten einen Streit
von nicht geringer Wichtigkeit.
Denn sie wollen gerne wissen,
wen die Venus könnte missen.

Das Sehen trat zuerst herfür
und sprach: der Rang gehöre mir!
Wer mich nicht hat, siehet nimmer
engelschöne Frauenzimmer.

Das Schmecken sprach: was hilft das Sehn,
wenn gar kein Küsschen darf geschehen?
Ohne mich wird niemand wissen,
wie so süße schmeckt das Küssen.

Das Riechen sagte darauf gleich:
Ich setze mich noch über euch!
Wenn man will zum Mädchen kriechen,
muss man sie zuvor beriechen.

Das Hören sagte: das ist Tand!
Wer riecht's, ob's Mädchen angebrannt?
Was hilft schmecken, was hilft sehen,
wenn sie taub bei unserem Flehen?

Das Fühlen lacht überlaut
und sagt: was nützt eine Braut,
mit der wir im Bette spielen,
wenn wir nicht den Kitzel fühlen?

Wen, frag ich sie, wundert es da, dass die Menschen (vorwiegend die
Jugendlichen) in der Pubertät und im Senium mit ihren Gefühlen in
Widerstreit sind? Besonders Jugendliche befinden und befanden sich
immer schon im Widerstreit zwischen den sittlichen Anforderungen
und den biologischen, naturgegebenen Triebforderungen.

Einige Menschen sehen den Sexualtrieb rein politisch so, wie ihn Karl Marx sehen wollte. Er meint ja, dass der Sexualtrieb durch die Unternehmer und durch die Kirche zur Sublimation, „Arbeiten" statt Lieben aus gegangen sei. Erst (so sagte Marx) durch die Sublimation zum Arbeitstrieb wurde die „Ausnützung" der Arbeiter möglich.

Andere behaupten hingegen, dass eine strenge Moral jeden politischen Verfall eines Staates verhindern würde. (Sittenverfall führt zum Verfall des Staates). Die Gegner dieser These meinen hingegen, umso mehr verhindert, gebremst wird, umso ausschweifender werden die Menschen. Alles was verboten ist, macht es erst interessant.

Ganz anders sah es S. Freud (und seine Schüler). Er rückte die Liebe mehr in die Diskussionsrichtung Familie, Vatermord und Neurose. Wobei es auch noch einen Streit zwischen den einzelnen psychoanalytischen und tiefenpsychologischen Schulen gibt.

Der Anthropologe W. Schlegel sieht in der Sexualität eine reine Instinkthandlung.

Was gilt mehr, der Selbsterhaltungstrieb oder der Sexualtrieb?? Heißt das Zeug Elan vital oder Sexualität?

Schneider sagt: „Triebe sind auf etwas Bestimmtes gerichtete Antriebserlebnisse."

Nach der Theorie von Moll wird der Geschlechtstrieb in zwei Teiltriebe unterteilt: Einer davon ist der reine Orgasmus, der andere ist das Sehnen nach körperlicher und geistiger Vereinigung mit dem Partner. Der Philosoph Platon hat behauptet, dass Mann und Weib ursprünglich Eins waren. Die Franzosen sprechen überhaupt lieber statt von Trieben vom Elan vital - von Strebungen.

MASSENSEELE UND LIBIDO

In der analytischen Soziologie ist die Libidoforschung (wo geht die Energie hin) auf den historischen Materialismus und dessen Erforschung ausgerichtet, Bewusstsein der Gesellschaft und ihres SEINS. Es ist für die Gesellschaft nicht interessant, dass es tiefenpsychologische Muster gibt, sondern: was ist die Auswirkung

oder auch Lebenslüge?

Analytischer Grund	Soziologie	Folklore Grund	Coping
Arbeit	ökonomisches	Arbeit macht frei	auf Arbeit stolz sein
Narzissmus	Subjekt Motiv		
Anerkennung			
Besitzwunsch			

Zwischen diesen moralischen staatlichen Philosophien drängte sich die Kirche mit ihren jeweiligen Verboten, Geboten, Erbsünden (je Religion und Kulturkreis).

Gar keine Frage ist, dass zwischendurch auch das Gericht, die Gesetze sich einmischen, um die bösen über das Ziel schießenden Menschen in den Griff zu bekommen. Dazwischen gibt es noch diverse kulturelle Prägungen, Völker von Südseeinseln, Afrikaner usw. usw. Wobei man sagen muss, dass Prägungen von einer Kultur auf eine andere nicht übertragen werden können (Döbler).

Ganz egal wie man Sexualität (auf Grund seiner Prägungen) sehen kann, immer geht es um den Begriff „Glück". Und unter dem Begriff Glück versteht der Mensch fast immer nur das sexuelle Glück, die sexuelle Erfüllung seiner Träume und Vorstellungen sowie Phantasien.

Wie sie sehen können, ist demnach Sexualität eine Frage der jeweiligen singulären Sichtweise. Ob Sexualität für den Menschen positiv oder negativ gesehen werden kann, ist eine Frage der Prägungen und eine Frage, was ist für wen „Glück"? Es ist eine Frage der geprägten Lust oder Unlust. Eine Frage der lebensbejahenden oder lebensverneinenden Energie.

Lust und Unlust aus der Antike
„Jeder der liebt, führt Krieg"
(OVID)

Ach ich hasse und liebe
Du fragst, warum ich das tue,
Weiß nicht.
Ich fühle nur
Es geschieht und tut weh.
Es ringt mein wankelmütiges Herz

Hierhin die Liebe und dorthin der Hass.
Doch ich schätze,
Die Liebe wird siegen.
(OVID)

Krank vor Liebe

Liebe negativ und Coping aus dem antiken Ägypten:
Ich will zu Hause mich hinlegen
Und so tun, als sei ich krank,
Dann kommen meine Nachbarn,
Um nach mir zu sehen.
Sie wird mit ihnen kommen
Und alle Ärzte beschämen.
Denn sie wird verstehen,
Dass ich an Liebe leide.
(HARRIS PAPYRUS)

Von Sehnsucht zerstört

Schieß mir Eros, nicht immer den Pfeil

Ins Herz und in die Leber.

Musst schon schießen auf mich

Triff doch ein anders Glied.

(MACEDONIUS)

Kehre zurück in meine Brust

Oh mein Herz.

(MELEAGER)

Es schweigt das Meer,

Es schweigen die Lüfte,

Aber die Qual in meinem Herzen schweigt nie.

(ANAKREON)

Eifersucht

Ich werde zerrissen

Brennend vor Wut

(VERGH)

Fast alle Menschen meinen unter dem Wort Glück natürlich das Liebesglück, den/die vollkommene/n Partner/in.

Viele Menschen sind aber laut Fromm gar nicht in der Lage, „glücklich werden zu können". Weil sie nur sich selbst lieben und keine Liebesbindungsfähigkeit entwickelt haben.

Normal sollte sich der Geschlechtstrieb in gleicher Weise entwickeln wie die Liebesbindungsfähigkeit (einen anderen gerne haben können). In der heutigen Zeit entwickelt sich aber der Trieb schneller als das Gefühl und die Folge, das ist gar keine Frage, ist die daraus resultierende schnelle Scheidung.
Liebe wird so zum Schlüssel von Un-Verständnis zwischen den Menschen durch ihr Verhalten. Liebe und Glück können im Leben erzeugt aber auch behindert werden, Frustration oder Glück im Leben bedeuten.

Frustration der Lust:
Durch einen Schock kann einem die Lust vergehen. Das nicht nur bei einer Heimaufnahme sondern auch im täglichen Leben.

Herrn X verging die Potenz

Ein Patient klagte, dass seine Frau, obwohl er krank im Bette lag, die Erfüllung der ehelichen Pflichten verlangt habe. Sie hat angedroht, wenn er nicht will oder kann, sich bei anderen Männern schadlos zu halten.

Seit dieser Zeit ist Herr X impotent gegenüber seiner Frau, wobei es bei anderen Damen geht.

Aus sexueller Lust wurde sexuelle Anti-Lust. Man erkennt sehr deutlich den Dualismus des Menschen zwischen Lust und Unlust.

Das umgekehrte Beispiel, aus Unlust wird Lust:
Liefert uns der berühmte Komponist Robert Stolz. Robert Stolz war ein Leben lang kein Kostverächter der Damenwelt, er war immer charmant, hatte mehrere, wie man so sagt, offizielle Gattinnen. Eines Tages stürzte er mit 83 Lebensjahren die Treppe hinunter und blieb bewusstlos vor einer Tür liegen. Durch den Lärm öffnete eine junge Ungarin die Tür.

Stolz schlug die Augen auf und sagte „Küss die Hand gnädige Frau"

Aus Unlust wird Lust:
Viele unserer Klienten lagen nur im Bett, starrten auf die weiße Zimmerdecke; da muss man, ob man will oder nicht, psychisch tot werden. Eines Tages dachte ich mir, ich projiziere ein paar Bilder an die Decke. Ich erzeugte, aus eigenen Zeitungen abfotografiert, schöne nur leicht bekleidete Mädchen und projizierte sie an die Decke. Sie werden es nicht glauben, wie die Damen und Herren (für Damen gab es natürlich Männer) auflebten: von liegend zu sitzend, von sitzend zu gehend, von gehend zu lebend.
Nur so nebenbei aus diesen Versuchen, Klienten von liegend zu sitzend, von sitzend zu stehend, von stehend zu gehend, von gehend zu psychisch lebend, entstand unser ENPP-Logo als Symbol der Reaktivierung.

Unlust, ein Ende des Willens und Wollens erzeugt eben eine Hemmungsenergie, die zur Freude am „nicht Leben" wird. Es kann aber nicht Aufgabe eines Heims sein, psychisch Tote zu erzeugen.

Lust	Unlust
Triebenergie	Hemmungsenergie
Wille und Wollen	Wille und Wollen
zum Leben	zum Exitus
Liebe	Hass
Lust	Ekel

Sie kennen sicher noch den Aphorismus, „Es ist nichts schwerer zu ertragen als eine Reihe von guten Tagen". Dies sagte Prof. Birkmayer bei einem Vortrag und meinte damit, dass nur ein Wechselbad zwischen Negativem und Positivem, Leben ergibt. Und, dass es ohne

Unlust keine Lust gibt, weil man sie ohne Gegenpol nicht empfinden kann.

Also das Wechselbad der Gefühle ergibt „Leben".

OHNE:

UNLUST	keine LUST
FREUDE	kein LEID
UNGLÜCK	kein GLÜCK
SCHMERZ	keine ZUFRIEDENHEIT
ANGST	kein WOHLSEIN
EROTIK, SEX	kein GLÜCK
LIEBESLEID	keine LIEBESFREUD
SCHULD	keine SCHAM (Fromm)
GUT	kein BÖS'

Diesen Dualismus zwischen Gutem und Bösem brachten Adam und Eva zum Ausdruck.Gut und Böse, sagte Fromm, gibt es nur, wenn die Freiheit zum Ungehorsam besteht, nachdem sie sozusagen vermenschlicht wurde.

Freud ging bei der Beschreibung der normalen Seele von einer guten Mischung dieser Universaltriebe aus. Nach Freud wäre eine falsche einseitige Mischung als pathologisch anzusehen.

Selbst das Liebesleid ist eine geprägte Sache, so gesehen ist es kein Wunder, dass das Liebesleid der alten Menschen sehr oft dem Liebesleid der Pubertierenden sehr ähnlich ist.

Differenzialdiagnose: Liebesleiden jung - Liebesleiden alt

Man möchte ja nicht glauben, wie viele Ähnlichkeiten im Verhalten der Pubertierenden und scheinbar wieder „Pubertierenden im zweiten Sommer des Lebens" existent sind.
Sie werden es nicht glauben, aber selbst über den zweiten Sommer gibt es ein Buch mit dem Titel „Johannistriebe" von Ignaz Eichinger aus dem Jahre 1929.
Ein Gedicht daraus:
Johannistriebe - späte Zweige

Treibt der Baum an Sommers Neige,
Kunstlos sie sich da entfalten,
An dem Holze, an dem alten.
Doch der Baum liebt sie nicht minder,
Wie alte Leute Enkelkinder,
Und geht ihm auch der Saft zu Neige,
Er nährt sie doch, die grünen Zweige.
Sind früherer Kraft in letztes Bäumen.
D'rum weil ich diese Liedergabe,
Im Lebensherbst begonnen habe.
Mit wenig Kunst, doch vieler Liebe,
Nenn ich sie auch Johannestriebe.

Beide Lebenszeiten erinnern in ihrem Verhalten an die „Sturm und Drang" Zeiten von Schiller oder an DAS Revolutionsgedicht von Goethe, „die Glocke".

Worum ging es eigentlich in der Sturm und Drang Zeit? Um eine Art Revolution gegen die herrschende Gesellschaft. Man wollte und will seinen Gefühlen „freien Raum geben", sozusagen mehr thymopsychisch als noopsychisch leben. Alle pubertierenden Generationen haben und hatten dieses Bestreben „individueller zu sein".

1868 war es Schiller,
1968 die Blumenkinder,
dann kamen die Banker usw. usw.
(Die heutigen Kids sind mit dem Leben überfordert und „stürmen" nur mehr am Wochenende.)

Zweck der Sturm und Drang Zeit:
Alle wollten und (wollen) Veränderung.
Wollen Anerkennung.
Wollen individuell sein innovativ sein.
Wollen eine Veränderung der Gesellschaftsstruktur (ihrem Zeitgeist entsprechend).
Nun, warum ist das so, gerade um das 25. Lebensjahr und dann mit 70 oder 80?
Das Hirn, so kann man sagen, ist bis zu seinem 25. Lebensjahr immer eine Baustelle (ab dem 70. wieder). Bis zum 25. Lebensjahr,

so bestätigen heutige Hirnphysiologen, überwiegt bei den täglichen Handlungen das limbische System, man könnte sagen mehr Gefühl statt Vernunft.

Durch die Geschlechtsreife erfolgt eine Änderung des Lebens. Wissenschaftler haben festgestellt, dass man vor 2 Mill. Jahren noch keine Pubertät hatte, immerhin war man ja da schon mit 6. Lebensjahr „geschlechtsreif".

Auch heute werden wir irgendwann „geschlechtsreif sein".
Wir sollten „Erziehungsberechtigte/r" werden und unsere Gefühlsleistungen auf Hirnleistungen verlagern. Dies geschieht, indem sich neue Synapsenbildungen in unserer Baustelle „Hirn" entwickeln müssen. Die Entwicklung der neuen Synapsenbildung erfolgt bis zur Vollendung der Pubertät. Man muss, oder, sollte eines Tages, ob man will oder nicht, Noopsychisch werden.

Emotionale Umänderungsphasen

Pubertierende	Senioren
Mehr Gefühl als Vernunft	Mehr Gefühl als Vernunft
Instabile Gefühlslage Man überschätzt sich Man unterschätzt sich Subjektive Aussichtlosigkeit Psychische Probleme bis Suizid Liebeskummer (Werther-Effekt)	Instabile Gefühlslage Man überschätzt sich Man unterschätzt sich Subjektive Aussichtlosigkeit Psychische Probleme bis Suizid Liebeskummer
Man braucht mehr Reize Das Realitätsprinzip funktioniert nicht Himmelhoch jauchzend, zu Tode betrübt Hyperaktiv	Man braucht mehr Reize Das Realitätsprinzip funktioniert nicht Manisch-depressive Einengungen Hyperaktiv
Es bilden sich NEUE Synapsen bis zum 25. Lebensjahr	Man verliert an Synapsen-Leistung

Man muss Noopsychisch werden	Man wird wieder Thymopsychisch
Entbindung von den Eltern	Entbindung von den Kindern

Jeder von uns kennt das Liebesleid der „Jugendlichen". Es ist die traurigste Liebesgeschichte dieses Advents mit dem denkbar schlimmsten Ende. So schreibt die Zeitung und weiter: Weil Kevin die Avancen einer 14-jährigen nicht erhörte, ließ sich das Mädchen von einem Zug überrollen. Und als Kelvin davon erfuhr, betrank er sich völlig und war plötzlich aus der Bar verschwunden. Wenige Minuten später wurde auch seine Leiche auf den Schienen gefunden.

Eine Tragödie wie Romeo und Julia und Abertausende nicht so berühmter Liebespaare oder Liebestragödien. Die sich aber, ob man nun will oder nicht, auch im Senium abspielen.
Nun sind sich Alte und Junge derselben Kultur, wie wir erlesen haben, ziemlich ähnlich. Ganz anders ist die Situation zwischen den Kulturen.

NUN aber wieder zurück zum Lebens- bzw. Destruktionstrieb.

Für den reinen Todestrieb dachte sich Freud das „Nirwanaprinzip" aus.

Das Nirwanaprinzip drückt die Tendenz des Todestriebes aus, das Lustprinzip vertritt den Anspruch der Libido und dessen Modifikation, das Realitätsprinzip, den Einfluss der Außenwelt.

Dr. Liesmann sagt dazu Folgendes: Dass der Mensch sich nach einer ewigen Ruhe sehnt, mag ein akzeptabler Topos unserer Kultur sein. So wie ja auch eigentlich der Begriff des Nirwana positiv und eher mit Frieden assoziiert werden kann.

Da der Mensch vor diesen Themen des Lebens, nämlich dem Lebens-Antrieb (Elan vital) oder nicht mehr Leben (Todestrieb) eine Art Urangst hat, hat er gelernt, nicht darüber nachzudenken, Triebe zu verleugnen, gar nicht aufzukommen lassen oder gar an andere weiterzugeben, zu projizieren.

Oft und oft konnte ich in der Praxis erleben, dass ältere Menschen projizieren. Sie sagen immer wieder, so eine heute 85-jährige, „wissen sie Herr Pfleger, heute kommt meine Mama auf Besuch." Was heißt das? Sie hat sich ihren eigenen Exitus ausgerechnet. Sie rechnet damit, dass ihre Mama (zumindest rein theoretisch) vor ihr sterben müsste.

Wenn nun die Mama noch zu Besuch kommt, dann ist sie nicht die nächste, die sterben muss.

Die paradoxe Idee fürs Pflegeheim

Durch das Riskieren des Lebens kommt Leben in die Bude!

Wie oft glauben sie, werde ich als Bergsteiger gefragt, ob das nicht Todessehnsucht ist, ob das nicht Selbstmord ist, wenn man so mit dem Seil in einer steilen Wand hängt? Nein, es ist purer Lebensgenuss. Viele meiner Klienten, die wir erneuten Belastungen oder Trieben aussetzen, erscheinen wie wiederbelebt (re-aktiviert) zu sein. Es ist der wieder aufgenommene Lebenskampf, der uns am Leben hält. Und nicht das Wellenessprogramm, das uns umbringt. Nun dieses Phänomen stellten auch schon die Psychoanalytiker fest, nämlich bei der Beobachtung von Soldaten im Krieg. Durch das Risiko - des Todes - so schreiben sie - kommt wieder Bewegung ins Leben. Auch Freud hat in „Zeitgemäßes" über Krieg und Tod geschrieben und konstatiert, dass die Todesnähe anscheinend so etwas wie eine Steigerung des Lebensgefühls bewirke, ein Hochgefühl, das die Gefahrennähe mit sich bringe,

„Nichts bereite dem Menschen mehr Lust als die Nähe des Todes."

Aus der Praxis heraus kann ich sagen, dass ich einige Hospiz-Kolleginnen erlebte, die förmlich aufblühten, wenn sie einen Menschen in den Tod begleiteten. Natürlich - wenn der da dran ist, bin ich noch nicht dran - dann geht es mir ja (trotz meiner eigenen Multimorbidität) noch besser.

5. Lebenstrieb und Todestrieb im Alter

Wir stellten schon fest, dass alte Menschen genauso wie junge den Geschlechtstrieb als Lebens-Antrieb brauchen. Nun, warum sprechen sich dann doch einige Alte oft dagegen aus?

Wenn Menschen ein Leben lang ein befriedigendes Sexualleben und

Erleben hatten, fragen sie auch gar nicht darüber nach, ob das auch noch im Alter normal sei oder nicht. Es ist eben aus ihrer Sicht heraus gesehen normal und fertig. Das heißt, Sexualleben ist nicht in Alt und Jung zu unterteilen, sondern als ein Gesamtkonzept des Lebens (Aufleben oder Aufheben im Altersheim - frag ich oft) zu sehen.

Es gibt sogar eine Facharbeit, die bestätigt, dass es einen Zusammenhang zwischen der Zufriedenheit im Leben und einer Zufriedenheit mit der Sexualität ergibt.

Wer sozusagen die Fähigkeit hat, sich im Leben zurechtzufinden, findet sich auch mit der Altersexualität zurecht.
Nach dieser Theorie müsste man ja fast ein **R**ealitäts- **O**rientierungs-**T**raining für Sex im Altersheim einführen.

Umgekehrt, wer sich ein Leben lang in allen Lebenslagen unsicher und inkompetent fühlt, findet sich auch nicht mit dem Sex und mit diesem schon gar nicht mehr im Alter zurecht.

Viele Menschen, die sich aus moralischen Gründen der Sexualität verweigern (oder gegen den Sex toben), haben meistens (zumindest organisch gesehen) keine sexuelle Störung sondern eine Liebesbindungsunfähigkeit. Sie waren sozusagen ein Leben lang unfähig, sich den Wünschen eines anderen Menschen anpassen zu können. Wer sich gegen den Partner angeblich moralisch weigert, hat in Wirklichkeit nur eine kleine Störung, die man „Egoismus" nennen kann. In vielen Fällen gibt sich sozusagen die „eigene Frustration" als Moral aus.

Wer (sich selbst) und seinen Partner nicht befriedigen kann, kann sich nur als Gegner der körperlichen Liebe am Leben halten. Er wettert dann gegen den Sex. Sucht in seiner ganzen Wohnumgebung sozusagen sexuelle Schweine (die es angeblich treiben). Wer orgasmusunfähig ist, wird den Orgasmus immer als „Schweinerei" bezeichnen. Was soll er denn sonst machen, frag ich Sie?

Alterssexualität ist also nichts Neues: Es gibt nichts, was im Alter da-zu-kommt oder gar weg-genommen wird oder gar plötzlich verloren geht.

Dazu gibt es einen schönen Spruch aus der Fliegersprache, er heißt, „FILO" vom Englischen: „First in, last out", „Wer zuerst einsteigt, steigt zuletzt aus".

Je früher der Geschlechtsverkehr beginnt, desto später endet er. (Furchtbar, denn ich habe als junger Bursche gelernt, man hätte nur 1000 Schuss, dann ist Schluss - da spart man doch, oder doch nicht??)

Im Grunde genommen gilt anscheinend der alte Volksaphorismus:

„Wer rastet, der rostet".

Je regelmäßiger und zufriedenstellender Frauen oder Männer in der Jugend und in der Midlife Krise koitiert haben, desto größer ist ihre organische Potenz auch im Alter.

Bei einem zufriedenstellenden Sex müssen allerdings die Geschlechtsteile als Organe und die Emotionen zu den Organen passen. Liebe ist sicher die größte Emotion die es gibt. Wenn die DU Kommunikation stimmen sollte, „dann denkt der Liebende zuerst an den anderen (an den Partner)". Liebe erzieht sozusagen zur „Großzügigkeit", aber das nicht nur in Liebenshandlungen, sondern auch im ganzen Leben (außersexuelle Großzügigkeit). Menschen die zu einer DU Kommunikation nicht fähig sind, wirken ärmlich, verstimmt und sind oft neidisch (auch im Abgeben ihres Stuhls - Obstipation).

Liebe ist also ein gesundheitserhaltender, lebensverlängernder Prozess. Enthaltsamkeit hingegen krankheitserzeugend und lebensverkürzend.

6. Elan Vital Triebe in der Terminologie

Da die Trieblehre nach S. Freud durch seinen Aufhänger der Sexualität oft abgelehnt wurde, möchte ich heute eine andere Unterteilung der Trieblehre vorstellen – nämlich, die nach K. Schneider und Moll.

Schneider sagt:
„Triebe sind auf etwas Bestimmtes ausgerichtete Antriebserlebnisse".

Er unterscheidet:

1. Eine allgemeine Triebhaftigkeit allen Erlebens.
2. Leibliche Triebe wie: Nahrungs- und Geschlechtstrieb, die Triebe sich auszuruhen, zu bewegen, zu schlafen, zu gähnen, sich zu kratzen, sich zu entleeren, u. a.
3. Er schreibt über seelische Triebe (Triebe des Herzens), Streben nach Macht, Geltung, Einfluss, Ehre, Reichtum, Erfolg, Schönheit, Pflichterfüllung, Demut, Reinheit, Heiligkeit.

Nach der Theorie von Moll
wird der Geschlechtstrieb in zwei Teiltriebe unterteilt:

Der erste Teiltrieb ist lokalisierbar und beschränkt sich auf einen bestimmten Ort des menschlichen Körpers und führt zum Orgasmus.

Der zweite Teiltrieb ist von allgemeiner Natur und äußert sich in einem Sehnen nach körperlicher und geistiger Vereinigung mit dem Partner. Der griechische Philosoph Platon hat behauptet, dass Mann und Weib ursprünglich Eins waren, das die Götter in ihrem Zorn beide getrennt hätten und sie ewig zur Wiedervereinigung streben. Man wird sich wohl bei den Worten von Platon an den Sündenfall aus der Bibel erinnern. Wir mögen es heute wohl Liebe nennen. Es ist das, was die Gelehrten als Vereinigungs- oder Kontrektationstrieb benennen.

Will man der Darstellung von Moll glauben, haben wir es wieder, wie bei Freud, mit der Spannung und Entspannung zu tun. Wir haben es aber auch wieder mit der Grundidee Libido also Geschlechtstrieb und Eros zu tun.
Die Franzosen sprechen lieber vom
Elan Vital -Triebe in der Terminologie:
Alle Triebe kommen in abnormer Weise gesteigert, herabgesetzt oder qualitativ verändert vor. Wegen des mit dem Wort „Trieb" verbundenen negativen Werturteils wird oft der Trieb in Bezug auf den Menschen statt als Trieb als „STREBUNG" syn. Verwandt.

Ganz egal welchen Wissenschaften wir mehr Glauben schenken möchten, immer wieder erscheint EROS, also die Kultivierung der Gefühle im Vordergrund zu sein. Dies ist ja eigentlich gar nicht verwunderlich, braucht man doch eine Vorbereitung zum eigentlichen Geschlechtsakt. Wobei man schon zugeben muss, dass uns in diesen Techniken der Orient, Indien oder gar Arabien weit überlegen sind. Sollte ich das erleben, werde ich in meinem in Vorbereitung befindlichen Buch „Die Transkulturelle – Interfusionelle Pflege" auch Techniken der Verführung in den anderen Ländern und Kulturen niederschreiben.

SEX, LIBIDO, EROS

Grundtriebe Hunger und Liebe
Was Hunger für die ganze Gesellschaft ist
Das ist die Liebe für das einzelne Lebewesen

7. ERSATZHANDLUNGEN und öffentlich geduldete Abreaktionen der Libido

Bevor wir uns auf die Ersatzhandlungen und Triebabreaktionen einlassen, muss noch gesagt werden, dass der Sexualtrieb, das Sex-Bedürfnis, „aufschiebbar" ist. Die elementaren Bedürfnisse Hunger und Sex sind aber für jeden einzelnen Menschen und Charakter unterschiedlich lang einbremsbar. Somit kann die jeweilige Sitte oder soziale Norm eingehalten werden.
Der Sex, Triebbefriedigung, ist aber nie (außer im Krankheitsfall) ein völliger Triebverzicht. Daher ist es auch so, erst wenn wir unser Bedürfnis nicht mehr aufschieben können, betreiben wir SEX oder Ersatzhandlungen oder Abwehrreaktionen.

Da wir Menschen im EU-Raum daran gewöhnt sind, mehr zu verdrängen, abzulehnen, mit Hemmungen und Heucheleien durch die Welt zu gehen, als wirklich zu leben, beginne ich mit dem in der EU am häufigsten durchgeführten Geschlechtsverkehr, der Ersatzhandlung!

Wie das Wort schon sagt, ist eine Ersatzhandlung eine Handlung, die eine andere Handlung (die wir gerne machen würden aber uns nicht trauen) mit einer von der Öffentlichkeit akzeptierten Handlung tauscht.

Eine der schönsten Ersatzhandlugen lieferte der hl. Paulus in der Interpretation eines Arztes.

Bertrand Russell schrieb: „Ich erinnere mich, dass mir einmal der Arzt den Rat gab, das Rauchen aufzugeben, und dass er sagte, es würde mir leichter fallen, wenn ich ein Bonbon lutschte, sobald mich das Verlangen nach einer Zigarette überkäme. Das ist die Einstellung, aus der heraus Paulus die Ehe empfiehlt. Er will sagen, dass sie zwar nicht so lustvoll sei wie die Unzucht, denkt aber, sie könne den schwächeren Brüdern die Kraft geben, der Versuchung zu widerstehen."

Viele Menschen haben auch bedingt durch die Erziehung erhebliche Probleme mit ihrer Sexualität und somit offen damit umgehen zu können. Einige bedienen sich dabei so genannter ERSATZHANDLUNGEN. Ersatzhandlungen können nach Vailant als normal oder als pathologisch unterteilt werden. Andere wiederum können sich mit Ersatzhandlungen nicht abfinden und bewegen sich auf die Bewältigung ihrer Triebe, auf die Neurose und Perversion zu. Dies sind häufig verdrängte also tiefenpsychologische Probleme.

Oft sind es sexuelle Fehlprägungen, die mit einer Ersatzhandlung oder einer Perversion beantwortet werden.

Einige Männer sind, wie sie wissen, auf Frauen wirklich böse.
Einige Frauen sind auf die Männer, wie sie auch wissen, wirklich böse.
Oder sollte man besser „frustriert" sagen?

Einige davon wurden in der Kindheit, einige in ihrer infantilen Prägungsphase bitter enttäuscht. Oder es wurden ihre Erwartungen nicht erfüllt. Einige konnten die im Buben-Lehrbuch aufgezeichneten Standards der Pornoheftchen nicht erfüllen.

8. Pathologische Ersatzhandlungen

„Wie oft hörte ein pubertierender Bub, dass er ein Schlappschwanz sei."
„Das man durch das Onanieren eine Hirnschrumpfung bekommen kann."

Nur darf man dabei nicht vergessen, dass gerade die Onanie immer schon als optimaler Sex gepriesen wurde. Beispiele aus der Literatur:

Ein Sonette von Friedrich Schlegel 1880

Du meine Hand bist mehr als alle Weiber,
Du bist stets da, wie keine Frau erprobt,
Du hast noch nie in Eifersucht getobt,
Und bist auch nie zu weit, du enger Reiber.

So zieh ich aus Erfahrung die Bilanz,
Die Zweiheit freut mich nur im Wollusttraume,
Sonst paart sich meine Faust mit meinem Schwanz.

Wie oft hörte man als Bub:
„Das er zu klein gebaut sei"
„Das er einen vorzeitigen Samenerguss hätte und damit für die
Damenwelt nicht brauchbar sei"
(erweitern sie die Prügelsätze mit jenen die sie selbst erlebt haben!)

Wie oft hörte ein pubertierendes Mädchen:
„Das sie frigide sei"
„Das sie zu blöd für die Liebe sei"
„Das sie es nicht einmal mit dem Munde könne"

Wie oft hörten Sie:
„Das sie ja mit keinem fremden Mann mitgehen sollten"
„Kein Kind vor der Ehe machen"

Übrigens, weil wir bei der Prägung sind, kennen sie den Satz, der in
den Nachkriegsjahren zu einer Bevölkerungszunahme führte? Nein?
Er lautete, vom Mann aus gesprochen,
„ich pass' schon auf".

Interessant für die Pflegenden und Verwandten dabei ist, dass die
verschiedensten sexuellen Bewältigungsstrategien (die ein Leben
lang funktioniert haben) im Alter verschoben, gewandelt werden
können. Das Manifest werden einiger infantiler, verdrängter,
verschwiegener sexueller Praktiken überrascht den Klienten selbst
und seine Betreuer. Wir glaubten doch, einen Menschen zu kennen,
aber eigentlich erscheint er uns bei einer Verhaltensauffälligkeit im
Alter wie ein anderer (persönlichkeitsfremd).

Beispiele von Ersatzhandlungen

Viele durch die Erziehung verbotene oder behinderte Triebe werden durch Ersatzhandlungen ersetzt. Wobei manche Leute ihre eigenen Triebe sogar auf andere Menschen „projizieren".

Eine wunderschöne Projektion kann man an der Geschichte des Grafen Dracula erkennen. Dieser Vampir hat das, was wir Menschen nicht haben. Er hat Sex und ist tot, na super! Interessant dabei ist, dass es, immer wenn es Lustseuchen gab, auch eine Art Wiederbelebung der Dracula-Geschichten gab. Heute im Zeitalter von AIDS ist es kein Wunder, dass man mit dem Musical »Tanz der Vampire« Geld machen kann. So nebenbei bemerkt, je älter man wird, umso mehr projiziert man (auch auf die Vampir-Geschichte), weil man selbst dem Tod näher kommt. So kann es doch kein Zufall sein, dass man vorwiegend mit Knoblauch Vampire vertreiben kann. Und somit sind auch mit zunehmendem Alter die Knoblauchpillen eine wunderschöne Projektion, der Gefahr (Tod oder Sex) zu trotzen.

Ersatzhandlungen der Frauen

1.   Intrigantentum der Frau

1930, sie wissen schon, schrieb in dem Buch der Gräfin Eszterházy Frau Dr. Lola Plesz, dass der beste Abwehrmechanismus der Frau das Intrigantentum sei.
Das Intrigantentum der Frau widerspiegelt eine Abwehrform gegen die Männer und ihre Doppelmoral, aber auch die treibende Kraft die hinter der Eifersucht und dem Sexualneid verborgen ist, eine wunderschöne Ersatzhandlung.

Es geht darum, ohne Brachialgewalt den erotisch schwachen Mann zu unterwerfen und ihn für ihre egoistischen Zwecke gefügig zu machen.

Wie viele Männer haben irgendjemand auf Grund der „Frauencopings" umgebracht usw. Viele Beispiele dazu sind in der historischen und jetzigen Forensik nachzulesen.

Für viele Männer wirkt diese Unterwerfung sogar lustbetont. Die Damen schaffen es, Männer zum Diebstahl, zum Meineid und zur

Urkundenfälschung zu veranlassen.

2. Der Sexualneid

Rücksichtslos und hemmungslos im Kampf um den Mann, erscheint dem Weib jedes andere Weib als Rivalin, das unschädlich gemacht werden muss. Eine Frau, die etwas Tüchtiges leistet, wird von den Geschlechtsgenossinnen oft nur deswegen schief angesehen. Dabei ist der Sexualneid der Krankenschwestern in den Krankenhäusern besonders bekannt. (Haben sie bemerkt, das alles, was sie gelesen haben, schrieb eine Frau um 1930 über Frauen!) Noch auffallender ist das Verhältnis in den Nonnenklöstern. Wurde eine schöne Nonne vom Geistlichen (etwa bei der Beichte irgendwie, zum Beispiel durch ein Lächeln) bevorzugt, so konnte sie auf die ärgsten Behandlungsweisen durch die Priorin gefasst sein.

3. Schlägereien

Auch Schlägereien kommen bei den Prostituierten nur deshalb vor, weil die eine mehr Erfolg bei den Männern hatte als die andere. (Brotneid)

4. Vitriollage

Noch um 1930 war die „Vitriollage" (man lauerte der Rivalin auf und schüttete ihr Vitriol zur Verätzung des Gesichtes in das Gesicht) um die Schönheit der Rivalin zu entstellen „IN".

5. Klatschsucht als Abwehrmechanismus

Eine typische weibliche Art der Abreaktion (so schreiben Psychiater) von Eifersucht und Neid ist die Klatschsucht. Zur Effektivität des Klatsches gehören: Naivität, Phantasie, Verlogenheit, Übertreibung und Mangel an Objektivität.

Auf der Schulbank der Mädchenschule beginnen sie zu üben und schleppen nun ihr Coping in die Kaffeekränzchen. Sinn ist es, der Rivalin zu schaden oder sich an einem Mann zu rächen. Die Erfindung der Schrift, später des Telefons hat die Klatschsucht perfektioniert. Es bleibt dabei der Schleier der Anonymität erhalten. Der Inhalt der Briefe oder Anrufe verspritzt Tag und Nacht „Seelengift".

Es ist bekannt, dass sich oft Prostituierte oder Frauen die keinen Erfolg bei Männern haben, „selbst Briefe" schreiben, um sich wichtig zu machen. Diese Briefe werden dann den Freundinnen gezeigt, „wie beliebt sie sind".

Ich selbst erlebte in der Zeit, als ich Lehrer war, eine wunderschöne „Paranoia Erotika". Eine meiner Schülerinnen (weit älter als ich) bestellte sogar das „Aufgebot", da ich ihr angeblich die Hochzeit versprochen hätte. Sie stand eines Tages vor der Kirche und wartete auf mich. Da ich natürlich nicht erschien, beschwerte sie sich am nächsten Tag bei unserem Klinikchef, weil ich sie betrogen hätte.

Zum Glück war mein Klinikchef ein „guter Psychiater" und musste leider zu Ungunsten der Schülerin eine Paranoia Erotika diagnostizieren.

6. **Triebtausch zur Sublimierung oder zu höheren Antrieben**

Über die Sublimierung (als Ersatzhandlung) oder über das Wort alleine schon zu schreiben, ist sehr schwierig, da Freud, der das Wort wohl geprägt hat, ganz etwas anders darunter verstanden hat als z. B. die französischen Tiefenpsychologen. Trotzdem werde ich versuchen im Sinne einer Mischung das Wesentliche heraus zu klauben.

Fest steht, die Libido, die psychische Energie speist einerseits unsere niederen (Sexualtrieb) wie auch unsere höheren Antriebe. Diese psychische Energie speist aber nicht nur unser tägliches Verhalten im Sinne der Copings, sondern auch noch unsere Konflikte, Träume und Neurosen. Die niederen Antriebe können sozusagen auf höhere Antriebe, auf kulturelle Antriebe, auf die Freundschaft, väterliche, mütterliche, geschwisterliche Kameradschaft, Arbeits- und Spieltrieb und so weiter verlagert werden. Sozusagen wird der ursprüngliche Sexualtrieb auf andere Triebziele (Kunst, Religion, Studium, Religion, soldatischen Mut) ausgerichtet, verwandelt werden.
Oft und oft erleben wir im täglichen Leben, das Mädchen ihren Sexualtrieb zum Fresstrieb und damit zum „Kochen" transferieren. Kochen ist statt „Lieben" von der Allgemeinheit akzeptiert. Die Frauen verweigern sozusagen den Sextrieb, kochen und kochen

ein Leben lang als Ersatzhandlung. Wenn aber im Alter durch das Umkehrphänomen die Über-ICH-Normen schwinden, kann es schon sein, dass gerade diese Frauen besonders Sex (zumindest verbal) nachholen wollen.

Ebenso oft hörte ich in der Praxis die Frustrationen der Kinder heraus, die zu mir in die Sprechstunde gekommen sind und sagten: „Ich verstehe meine Mutter nicht mehr, diese Frau war eine Dame, dieser Frau ist nie ein obszönes Wort über die Lippen gekommen. Was hat Mama nur?"

7.　Sozialkollektive Sublimation

Der Sozialpsychologe Erich Fromm schrieb über die Sublimierung im Sinne einer analytischen Massenseele. Er schrieb darüber, dass die Libido-Energie auf die Arbeit übertragen werden kann. Arbeit wird Lustobjekt, geprägt durch Familie.

Erziehungsideale Klassenkampf

Bürgerlich	Prolet
Vater Sohn	Vater Sohn
Lustobjekt Hirn	**Lustobjekt Arbeit**
kapitalistisch	ökologisch
vaterrechtlich	Marx und Engels
Gesellschaft	Geldmachen macht Lust
	Erwerbstrieb, Narzissmus
Hirn ist Anerkennung	**Geld ist Anerkennung**
Kind zu Vater	Kind Vater
Bewunderung, Angst	moralische Prinzipien
Glaube an Kraft	Arme müssen leiden
gute Absichten des	Untertan sein
Vaters	Gesetzte zum Schutz
Solidaritätsgefühl durch	der Besitzenden
Unter- und Überordnung	
sowie staatlich Justiz, Polizei	

Viele pathologische Antriebe sind unbewusste Sublimationen.
Viele Pflegepersonen sind in ihrem Innersten unbewusst, aggressiv
oder altenfeindlich eingestellt. Erheben aber ihre Neurose zur
Sublimation und zum Altruismus.
Viele Chirurgen sublimieren ihre Tätigkeit, die unbewusst
Aggressivität sein kann.
Ist jemand unbegabt oder zu nichts – im Sinne der Sublimation –
fähig, bleiben die reinen sadistischen Verhaltensmuster aufrecht.

8. Projektion

Viele durch die Erziehung verbotene oder behinderte Triebe werden
durch Ersatzhandlungen ersetzt. Wobei manche Leute ihre eigenen
Triebe sogar auf andere Menschen „projizieren".

9. Triebtausch

Sehr schön widerspiegelt den Triebtausch die Geschichte der
Puritaner. Man sagte, dass die Puritaner durch ihren Vorsatz, den
Freuden des Geschlechtslebens aus dem Wege zu gehen, die
Tafelfreuden genossen. So heißt ein Aphorismus, „Willst du dich
freuen an tollen Nächten und Banketten, musst du mit Frommen
tafeln und dich mit Sündern betten." Es scheint, so schreibt die
Chronik weiter: Daher, dass es den Puritanern gelungen ist, den rein
körperlichen Teil unseres Wesens zu unterdrücken, weil sie, was sie
auf der einen Seite von der Sexualität abgezogen, auf der anderen
Seite durch Nahrungsaufnahme wieder zufügten. Schlemmerei wird
zwar von der kath. Kirche auch als Erbsünde bezeichnet. Aber was ist
schon viel und was wenig, somit ist der Paragraph (und damit auch
ein schlechtes Gewissen) zur Sünde somit fließend.

Übrigens, und das soll man nicht vergessen, wird das Verlangen durch
ein Verbot enorm angeregt.
Interessant finde ich den Zusammenhang des Triebtausches mit einer
Verurteilung der Amerikaner über ihre Viel-Esserei und das schon
1932.

Man schrieb in der USA-Zeitung:
Das Übel der Überfütterung und der dicken Leute ist in unserem Land

sehr ausgeprägt - dies rührt daher, da wir in unserem Land viele Moralisten haben, die aber Lüstlinge im Schlemmen sind.

Das ist eine wunderschöne Einstimmung, wie der Mensch den Sexantrieb auf einen anderen Trieb oder auf eine Ersatzhandlung transferieren kann.

So tauschen wir Menschen:
- Statt Sex „Saufen" (eher Männer)
- Statt Sex „Kaufen" (eher Frauen)
- Lieben gegen Studieren (Sublimation)
- Machttrieb gegen Geltungsstreben
- Aggression gegen die Selbstvorwürfe des Verlangens
- Und, so über Nacht, tauschten wir eines Tages auch den Lebenstrieb gegen den Todestrieb.

Sie werden mir sicher Recht geben, dass gerade bösartige, aggressive (oft auch nur so erscheinende) Leute hundert Jahre alt werden, sehr oft aber die liebe Mutti vorzeitig stirbt. Natürlich, die aggressiv erscheinende böse Alte richtet ihren Lebenstrieb, ihren Aggressionstrieb gegen andere, nicht gegen sich selbst. Die liebe Mutti, der liebe Papa hingegen frisst alles hinunter. Er/sie frisst sich selber auf, stirbt im Sinne einer Eigenaggression (Ausnahmen bestätigen die Regel).

10. Verleugnung

Viele alte Damen erklären den anderen Damen (meistens im Vorzimmer eines Arztes), wie froh sie nun sind, weil der Gatte gestorben sei. Ich habe das nie gebraucht, aber was tut man nicht alles für einen Mann der einen brav erhalten hat. Diese andauernde Beschmutzung war ja schon lächerlich. Sie suchen aber diese Beschmutzung nun im Krankheitsgewinn beim Arzt auf der Suche nach einer für sie wichtigen Diagnose.

11. Triebabwehr

Einige Menschen haben Angst, dass ihr eigener Trieb ausbrechen könnte (dass sie Schweine wären), wenn sie ihren Trieb zulassen würden. Diese wollen natürlich über das Wort Trieb gar nichts hören, mit keinem Schlüsselreiz in Verbindung gebracht werden. Nichts sehen, nichts hören, nichts riechen!

12. Triebabwehr und ordinäre Worte

Viele Frauen von vorgestern haben ein schlechtes Gewissen, wenn sie beim Sex Spaß haben. Sie schimpfen darüber: „Der Mann will immer, kann scheinbar nichts anders!"
Oder projizieren auf Andere:
Triebwünsche werden auf andere verlagert, „Die da drüben", „Die ganze Nacht ist keine Ruhe", und können in weiterer Folge zur Paranoia (die wir später besprechen) werden.

13. Alterseifersucht

Eifersucht ist eine Kraft, die mit Eifer sucht, was Leiden schafft! (Schleiermacher). Sie entsteht aus dem Wahn, ein Mensch könne dem anderen gehören.

14. Männer werden im Alter immer eifersüchtiger

Die Eifersucht des Mannes liegt im schwinden seiner Potenz, seiner Liebenswürdigkeit.
Ferner im Schwinden der Achtung vor anderen Männern (Projektion)

15. Frauen-Eifersucht

Da die Liebeswürdigkeit, Ich-Wichtigkeit schwindet, hat sie auch eher Angst, ihren Gatten und damit ihre Versorgung zu verlieren.

16. Sexuelle Abwehrreaktionen

(Vielleicht auch die Zukunftssymptome der nächsten Heimbewohner) Wir wissen ja schon, dass der Kaufhausdiebstahl aber auch die Brandlegung eine Abwehrreaktion sein kann.

Interessant ist, dass auch der

17. Geschwindigkeitsrausch

als Ersatzbefriedigung herhalten muss.
Wer kennt nicht den Folklorespruch:
„Früher hatte er einen forschen Pimmel,
Heute nur mehr einen Porschefimmel".

So wurde unter anderem (nur ein Beispiel) eine Frau untersucht, die mit 200 km/h in die Verkehrskontrolle geraten war. Die durch ihre Erziehung eigentlich sicherheitsneurotische, vorsichtige Frau spürte ein Gefühl der Freiheit und Überlegenheit, wenn sie schnell Auto fuhr. Sie wurde sozusagen „geschwindigkeitssüchtig". Sandra H. sexualisierte das Erleben der verbotenen und gefährlichen Höchstgeschwindigkeit. Ein paar Mal habe sie daran gedacht, sich während des Dahinrasens selbst zu befriedigen.

Auch Geisterfahrer tragen oft eine „Sexualisierung" des Geschwindigkeitserlebnisses in sich, sagen die Gerichtsmediziner.

Sie werden es vermutlich nicht glauben:
Das Phänomen des Geschwindigkeitsrausches als sexuelle Abreaktion gibt es auch im Heim. Herr XY fährt wie ein Verrückter mit seinem Rollstuhl - wenn man ihn beim Onanieren erwischt - durch das Haus. Es stört ihn nicht, wenn er dabei seine Mitpatienten überfährt, umstößt oder sonst in irgendeiner Form verletzt. Er ist eben besessen, sich abzureagieren.

---

18. Telefonsex einmal anders

Die Erotophonie, wie man sie nennt, ist eine besondere Art der Abreaktion, es ist nicht Telefonsex, bei dem der Zuhörer „onaniert". Nein, es ist fast umgekehrt. Hier spielt die Macht des Anonymen, das Prickelnde der potenziellen Entdeckung und die Reaktion des Anrufpartners eine Rolle.

Ohne sich von Angesicht zu Angesicht zu sehen, kann man durch Anrufe Angst und Furcht erzeugen (Telefonterrorismus). Tatsächlich ist doch die Macht des anonymen Anrufes sehr groß. Oft sagt der Anrufer gar nichts, er gibt keinen Laut von sich und wartet mit zunehmender Erregung, wie die Person am anderen Ende reagiert.

Immer hat Erotophonie mit Kontaktproblemen, Minderwertigkeitsgefühlen und abgewehrten Aggressionen zu tun.

19. Auch das anonyme Briefeschreiben

gehört in diese Kategorie, man nennt sie auch Anonymographie. Meistens schreiben Menschen die an Ärger, Versagensängsten und erheblichen Durchsetzungsproblemen leiden. Mit dem anonymen Schreiben verschaffen sie sich Luft.

20. Interessant ist die Abreaktion „Wild auf Wild!"

Wildern und Wilddiebstahl ist mit dem Gefühl Abenteuerlust vergleichbar. Nun, wenn man aber in sexueller Hinsicht „Abenteuer" will, aber es per Über-Ich-Norm nicht schafft, dann greift man halt - statt nach einer Frau nach dem Wildbrett. Viele Wilderer fühlten sich als Kind minderwertig, alle belächelten sie, keiner hat sie ernst genommen. Aber jetzt sind sie im Dorf die Größten, die größten Wilderer die wir haben.

Felix X sagte einmal, „eine Gans ist mir lieber als ein Mädchen". Beim Wildern kann man zeigen, dass man ein ganzer Mann ist. Wildern ist oft ein Ausdruck einer „Außenseiterposition" (Reinhard Haller) oder Wunsch nach Rache an die ihn ablehnende Gesellschaft.

21. Gedankeninzucht und Gedankennymphomanie

Wenn durch die Erziehung das erotische Verlangen unterdrückt wurde (so wie das oft bei den Frauen der Fall war) kann sich die Frau in eine Gedankeninzucht flüchten.

Ein Beispiel aus der Psychoanalyse:
Eine junge Frau, die sich in der Durchführung des Cunnilingus mit ihrem Mann gefunden hat und mit ihm eine glückliche Ehe führte, bis er durch einen Unfall ums Leben gekommen ist, erzählt, dass sie jede Nacht mit dem Gefühl erwache, an einem riesengroßen Penis zu ersticken, der ihr in den Mund gedrückt wird. Die Angst vor dem Ersticken sei vermischt mit einem intensiven Lustgefühl.

---

9. Pathologische Biographie

Vorbemerkung

Ich fühle mich weder fachlich noch inhaltlich berufen, über die sexuelle Pathologie ein Buch zu schreiben. Da mir aber bewusst ist, dass viele Pflegepersonen nicht einmal die „Überschriften" der sexuellen Möglichkeiten der pathologischen Copings kennen, erlaube ich mir hier, einen kurzen Abriss der „menschlichen" Möglichkeiten im Sinne eines **Abstraktes** und einer Nomenklatur wiederzugeben.

Mir ist bewusst, dass ich in diesem Kapitel nicht mehr erreichen kann, als grundsätzliche Fragen des Lebens zu berühren.

Liebesobjekt - Ziel - Tausch

1.   Fetischismus

Es ist höchst bemerkenswert, dass sämtliche Formen geschlechtlicher Anomalien und Perversionen auf Grund religiöser Prägungen auftreten können. Es gibt eine religiös begründete Sodomie, einen religiös begründeten Flagellantismus, eine religiös begründete Homosexualität, einen religiös begründeten Sadismus sowie einen religiös begründeten. Exhibitionismus.

Der religiöse Fetischismus

„Feitico" (Zauber) nannten im 17. Jh. die Portugiesen die Fetische. Später bezeichnete man alle von den Religionen angebeteten Gegenstände als „Fetisch".

Die Fetische wurden wie die Götter selbst angebetet und wie Heiligtümer behütet, man schrieb ihnen eine übersinnliche Macht zu, ihr Anblick genügte, um Entzückung und Ekstase hervorzurufen.

Binet hat als erster den Fetischismus beschrieben und unterscheidet dabei einen kleinen und einen großen Fetischismus. Der kleine besteht dann, wenn einzelne charakteristische Körpermerkmale des Liebespartners wie: Augen, Haare, Hände, Haut usw. eine besondere Anziehungskraft bilden. Beim großen Fetischismus wird ein Gebrauchsgegenstand oder ein Kleidungsstück oder eine bestimmte Eigenschaft einer Person von dieser isoliert betrachtet.

Schon im Kindesalter entstehen fetischistische Neigungen. Frauen haben einen besonders ausgebildeteten Hang zum „Geruchs-fetischismus" (Krafft-Ebing). Daher haben einige Menschen ein Taschentuch mit ihrem Schweiß getränkt und damit gar manche Liebhaberin / Liebhaber erobert oder - sollte man sagen - auf den Geruch fixiert.

Aus der Psychiatrie kennen wir den Handfetischismus (der vermehrt bei Frauen anzutreffen ist).

> Eine Patientin berichtete, wie sie ihren Mann durch den Kleiderschrank desselbigen „lieb" gewonnen hatte. Sie putzte in der Wohnung eines alten Mannes, beim Öffnen des Kleiderschrankes roch sie die Ausdünstung seiner Kleidung und das versetzte sie in einen erregten Zustand.
> Der Geruch erinnerte sie an den von ihr heiß geliebten Vater, den sie auf den alten Mann, der ihr ja eigentlich sexuell egal war, übertrug.

> Eine Frau saß mit ihrem Mann im Kino, neben ihr ein Fremder. Sie war aber von der Hand des Nachbarn so begeistert, dass sie im Beisein ihres Mannes auf die Hand des Fremden griff.

Bei Damen ist auch der Pustelfetischismus bekannt.

Frauen suchen mit Begeisterung in den Gesichtern ihrer Umgebung nach Pusteln ab. Es erregt sie, diese Pustel auszudrücken. Man nennt sie in der Fachsprache „Mitesser-Fetischistinnen".

Spermafetischistinnen

Oft setzten Damen ihre Familiensituation aufs Spiel, nur um zu Spermien zu kommen - der Mann ist ihnen dabei völlig gleichgültig. Sie trachten danach, das Sperma zu trinken oder streichen es über ihren ganzen Körper.

Stimmfetischisten

Sind ebenfalls - zumindest der Literatur nach - bei Damen mehr anzutreffen als bei Männern. Wer kennt nicht die Vorliebe der Damen zu den Tenören?

2. Exhibitionismus

So sagt man, sei eine reine männliche Spielform des Sextriebes. Das rührt wohl daher, da beim Mann das Herzeigen seiner „Herrlichkeit" roh und krass und auf ein Organ fixiert ist. Die Frau Gräfin meint aber, dass der Drang sich zu zeigen, bei den Frauen öfter vorkommt als beim Mann, jedoch auf den ganzen Körper bezogen ist und daher nicht anrüchig wirkt. Der weibliche Exhibitionismus hat sozusagen andere Spielformen, diese Spielformen bestimmen die Mode. Königin Luise war ein Sinnbild der keuschen, deutschen Frau. Sie zeigte sich aber oft mit nacktem Busen, dagegen würde es für sie eine Zumutung bedeuten, kniefreie Kleider zu tragen. Der Schmuck und die Kleidung sind (so sagen immerhin Frauen über Frauen) nicht nur sexuelle Attraktionsmittel (wir würden Schlüsselreize sagen), sondern auch Instrumente des Exhibitionismus.

Schlegel (Anthropologe) spricht beim Exhibitionismus von einer reinen Instinkthandlung unter Ausschaltung vernünftiger und sittlicher Willensentscheidung. Dies meint er deshalb, da ja der Exhibitionismus eine reine Sinnentfremdung darstellt.

Lasègue beschreibt den Exhibitionismus der Frau auch mit seiner Überzeugung, dass sich die Frauen daher so gerne im „Freien" hingeben.

Verkürzte Krankengeschichte:
Junger Mann, normale Sexualentwicklung, normales Eheleben, ca. 3x Coitus wöchentlich mit Gattin. Während ihrer Schwangerschaft war Gattin gereizt. Coitus wurde eingestellt.
Patient kehrt nicht in die Onaniephase zurück (was in dieser Situation normaler gewesen wäre), sondern stellte sich nackt vor das Fester in seiner Erdgeschosswohnung und zeigte sich, wenn junge Mädchen vorbei gegangen sind.
Der Ablauf ist ihm nicht bewusst geworden.
Um sich selbst zu schützen, hat er nach der Therapie sogar die Wohnung umgestellt.

Viele Damen zeigen sich mit nacktem Oberkörper vor ihrem Fenster, um die Herren vis-a-vis zu erreichen.

Die Literatur beschreibt einen Wortexhibitionismus:
Das ist die Neigung zu unzüchtigen Gesprächen. Laszive Gespräche sind auch an der Tagesordnung in Mädchenpensionaten bzw. in Altersheimen oft mit und zu jungen Pflegern oder Zivildienern.

3. Bisexualität

Nach Freud wächst jeder Mensch im Sinne einer Bisexualität auf, bis er darauf kommt, dass es anatomisch physiologisch gesehen doch einen Unterschied zwischen den Geschlechtern gibt.

Freud meinte (zumindest in der damaligen Zeit), dass nur die Erziehung und Kultur Menschen dazu zwingt, ihr Liebesobjekt auf einen gegengeschlechtlichen Partner zu fixieren. So wird auch angenommen, dass die häufig vorkommenden Männervereine auf einer zumindest wenn nicht homosexuellen Basis auf einer Basis der Bisexualität beruhen.

4. Sexueller Missbrauch

Der sexuelle Missbrauch war und ist noch immer ein großes Tabuthema überhaupt dann wenn man bedenkt dass noch immer zirka 300.000 Buben und Mädchen pro Jahr missbraucht werden.

Menschen die als Kinder missbraucht wurden und heute in den Heimen liegen
Kämpfen teilweise noch mit ihren Sextrauma. Dies ist vorwiegend das Gefühl keinen Menschen mehr vertrauen zu können. Und führt fast immer zu einer Feindseligkeit gegenüber anderen Menschen.

Oft stehen aber auch ein Hilfs und Machtlosigkeitsgefühl im Vordergrund der Symptomatik. Man hatte und hat das Gefühl das man das das man erlebte ja keinem erzählen kann. Erst dann wenn die Überich- Norm sinkt die Kognitivität nachlässt kann es passieren das man sein Geheimnis preis gibt. Dieses Erleben von Hilflosigkeit und Machtverlust kann aber auch zu bestimmten Techniken führen, um Macht und Kontrolle gegen Andere doch noch ausüben zu können. Man nennt dies dann eine **Sado-masochistische Beziehungen.**

Eine ganz furchtbare Geschichte aus der Praxis:
Ein netter aber einfacher Mann kam immer wieder zur Aufnahme mit Verbrennungen an der Eichel.
Er sagte dazu nichts.
Aber feststand, diese Verbrennungen rührten von abgedämpften Zigaretten auf seinem Penis.
Zu Besuch kam eine „Traumfrau", wir Pfleger waren alle begeistert. Aber nur so lange bis wir in Erfahrung brachten, dass diese Frau - eine Lehrerin - ihm diese Brandwunden zugeführt hatte. Eine Therapie wurde unmöglich, weil beide Menschen Freude an diesem Vorgang hatten.

Auch ein gewisser Ekel vor Sex kann als Symptom übrig bleiben
Die Klienten Fühlen sich dreckig, schlecht, schuldig
Dabei ist es wohl so dass viele Missbrauchte Kinder selbst zu Missbraucher als Erwachsene werden (Normalitätsprinzip).

5.   Die Pathologie der Liebesbindungsunfähigkeit

Wenn man die Liebesbindungsfähigkeit in einen Schnellkursus unterrichten würde, würde der Dozent folgendes sagen. Menschen die nie gelernt haben gefühlt haben andere Menschen gerne zu halten, aus zu halten, wechseln sehr rasch ihr Liebesobjekt von Menschen zu Tieren .Sollte dieses Kind nun das Pech haben das ihn die Lieblingstiere ein paar Mal gebissen haben greift er auf das Liebesobjekt sammeln zurück.
Statt Menschen zu lieben liebte er Tiere statt Tiere zu lieben „Gegenstände". Auch wertlose Sachen werden seine Lieblinge, Es erscheint uns die Situation wie das so typische Messisyndrom vor zu kommen.
Bei einigen wird diese Neurotische Abart noch ärger die steigern sich im sammeln und sammeln statt Gegenstände ihren eigenen Kot. (siehe Fäkaliengleichung)

Bei einem differential Diagnostischen Ausgang lernte ich die Wohnung einer Frau kennen in der 1000 Gurkengläser voll mit Stuhl waren. Die Gläser selbst so wie die ganze Wohnung waren allerdings - man könnte sagen „steril.

Also eine Klientin im analer Charakter"

Therapie:

Wenn nun Freud recht hat das Sex, mit Liebe, mit Tieren, mit Stuhl, mit Geld tauschbar sind, muss man tauschen, wenn es stört. Ich kaufte der Klientin ihre Stuhlgläser um 50 Groschen je Glas ab, sodass sie nun eine Liebesbindungsfähigkeit zu Geld entwickeln konnte. Sie hatte nun etwas, das die Nachbarn nicht stört, nämlich einen Haufen Geld!"

6. Prostitution

Einige Betagte die wir in unseren Heimen finden hatten den Beruf einer Prostituierten. Viele Menschen fragen sich, wer denn diese Frauen sind welche psychischen Probleme solche Frauen hätten. Nun in der Literatur finden sie kiloweise
Beschreibungen was denn was sein kann. Wieder nur in Abstraktform so zu sagen als Denkanstoß gesehen möchte ich sagen.

Schon das Wort Prostitution ist und wurde negativ besetzt, da nur arme Frauen und arme Männer für Geld (Fäkaliengleichung) Liebe gegeben haben..

Wenn man die vorher gegangene Liebesbindungsunfähigkeit als Beispiel her nimmt, dann ist der Beruf der Hure eine reine Geschäftssache und erinnert doch an die ebenfalls schon beschriebene Fäkaliengleichung in der beschrieben wurde das Geld und Liebe ident betrachtet werden könnten.

Das Stachelschweinsyndrom verbietet so zu sagen Prostituierte zu küssen.

Da diesen armen Frauen fast nichts bezahlt bekommen haben, erscheint den Laien der Beruf als Erniedrigung.

Aber so bald „Mann" bezahlt ist es legitim

Ich kann mich gut erinnern, dass selbst mein eigener Bruder so zu sagen bei seiner Gattin bezahlen musste. Er musste immer Blumen mitbringen,(wenn er wollte) so dass man im ganzen Haus wusste, heute läuft wieder was!

Manchmal genügt es wenn man als Gatte den Lichtschalter repariert.

Ebenfalls selten ist eine Prostituierte eine Tatsächliche **Nymphomanin** (siehe später) – die an Sexsucht erkrankt ist.
Ganz selten sind Prostituierte Menschen die gar nichts mehr spüren kein Gefühl zu nichts haben, diesen Zustand nennt man auch **Moral insenety**

7.   Sodomie

Unter Sodomie versteht man allgemein Geschlechtsverkehr mit Tieren, wofür in der Praxis vor allem Heim- und landwirtschaftliche Nutztiere missbraucht werden. Da der Begriff sowohl historisch als auch heutzutage noch in vielen Kulturen für eine Vielzahl von Arten der Sexualität (insbesondere für Pädophilie, Inzest oder Homosexualität) verwendet wird, ist die Bezeichnung Zoophilie (Tierliebe) für Geschlechtsverkehr mit Tieren jedoch korrekter. Ist es für den Täter erregend, Tieren Schmerzen zuzufügen oder sie zu töten, spricht man außerdem von Zoosadismus (gewalttätige Sodomie).
Über das tatsächliche Ausmaß des gesellschaftlich weitgehend tabuisierten Themas lässt sich nur spekulieren. Aufgrund hoher vermuteter Dunkelziffern sind entsprechende Praktiken aber wohl weit verbreiteter als gemeinhin angenommen. Amerikanischen Studien zufolge sollen rund 8 Prozent der Männer und über 3 Prozent der Frauen zumindest schon einmal geschlechtlichen Umgang mit Tieren gehabt haben, wobei sich die Zahl in ländlichen Gegenden auf 17 Prozent erhöht und der Hund in entsprechender „Beliebtheit" steht.

Zoophilie scheint selbst unter den Tieren nicht unüblich zu sein. Robert Müller schrieb in seiner „Sexualbiologie" über die verschiedensten Paarungen unter den verschiedensten Tieren:
So sah er einen jungen Hund, der immer wieder Hühner vergewaltigte. Ferner einen Rassehund, der mit einer Henne ein regelrechtes Verhältnis hatte. Von Seiten der Tiere besteht augenscheinlich keine Hemmung zu einer Paarung mit rassefremdem Individuum.

In der Literatur ist die sexuelle Neigung zu Tieren nicht immer gleich. Gernier bezeichnete sie als Abart der Onanie. In manchen Fällen könnte man die Beziehung zu Tieren eher eine Humanisierung nennen, eine Projektion aller auf den nicht vorhandenen menschlichen Partner bezügliche Wünsche auf das Tier.

> Eine ältere sehr zurückgezogene Dame war nie ohne ihren Hund zu sehen. Sie behandelte ihn wie ihren nicht vorhandenen Gatten. Sie sagte, „wir gehen jetzt spazieren" oder „wir sind jetzt müde und gehen schlafen".
>
> Eine Frau am Lande hatte eine Kaninchenzucht. Sie hatte immer schon ein Lustgefühl, wenn sie als kleines Kind die Hasen streicheln durfte. In der Onaniephase verwendete sie die Hasen als Streichelvariante. Dabei hatte sie eines Tages so einen heftigen Orgasmus, dass sie den Hasen so stark drückte, bis er gestorben ist. Das veranlasste sie, eine Hasenzuchtstation zu eröffnen.

8. Nymphomanie – die Sexsucht

Nymphomanie wird im Alltagsverständnis mit ungezügelter sexueller Begierde gleichgesetzt. Frauen mit exzessivem Sexualtrieb werden gemeinhin als Nymphomaninnen bezeichnet. Bei Männern spricht man in diesem Zusammenhang von einem Don-Juan-Komplex oder Satyriasis.

Der Wortteil **-manie** weist allerdings darauf hin, dass die Betroffenen einem zwanghaften Verhalten unterworfen sind. Wobei Manie medizinisch als eine schwere Form der Psychose definiert wird. Die wenigen zugänglichen Zahlen lassen auf folgende Verteilung bei den Betroffenen schließen: 70 bis 80 Prozent Männer bzw. 20 bis 30 Prozent Frauen.

Als prominentes Beispiel für einen sexsüchtigen Mann wird häufig Michael Douglas genannt, der erfolgreich eine Therapie hinter sich gebracht hat.

Frauen, auf welche die Definition der Nymphomanie zutrifft, sind ständig auf der Suche nach sexueller Befriedigung. Gleichzeitig sind sie aber meist nicht in der Lage, einen Höhepunkt zu erleben. Sie können häufig keine innere Bindung zu dem jeweiligen Partner aufbauen. Sie stehen unter dem Zwang, immer neue Männer suchen zu müssen, getrieben von der Hoffnung nach sexueller Erfüllung.

9. Sadismus und Masochismus

Unser damaliger Freund Herr S. liebte ein Leben lang nur unglückliche Frauen (Witwentröster nannten wir ihn)
Erst wenn einer von uns Burschen ein Mädchen stehen gelassen hat, stürzte sich unser Freund mit Begeisterung auf die Unglückliche.
In diesem Mitleiden und gleichzeitig Leid genießen, steckte ein Leben lang eine Spur von Sadismus und Masochismus.
Natürlich ging unser Freund als Pfleger in die Hospitzbewegung da konnte er seine Eigenarten ausleben.

Diese Methode funktioniert auch oft bei „sich aufopfernden Frauen".
Durch ihre Verwöhnstrategie drängen sie ihren Gatten in die Rolle eines verwöhnten, quengelnden Kindes hinein - und machen ihn zusätzlich immer mehr von sich abhängig.

Nach dem österreichischen Schriftsteller Sacher-Masoch (1835-1895)

Sadistische Biographie

Da gab es einen Mann, der in höheren Lebensjahren zu seiner Gattin immer sadistischer wurde. Seine normalen Bremsmechanismen fehlten (Über-Ich-Bremsen wurden kaputt).
In seiner Biographie konnte man erfragen, ob er immer schon, also schon als kleines Kind, eher sadistisch veranlagt war. Das Töten von kleinen Tieren, das Flügelausreißen bei Fliegen erfreuten sein Herz.
Diese sadistischen Prägungen wurden mit folgender Biographie fixiert:

1. Vorerst einmal gehorchte er als Bub lustvoll den Eltern.
2. Er hatte eine anerzogene Mutlosigkeit.
3. Da ging er als Kind eines Tages in den Zirkus. Er war in einem Zirkus, in dem ein Manegenschauspiel durchgeführt wurde.
Es gab Wagenkämpfe, Gladiatorenkämpfe, aber vor allem eine Unzahl leicht bekleideter Mädchen, die in diesem Zug mitgegangen sind. Sie wurden mit Peitschen angetrieben und peitschten von sich aus wieder die Pferde.

Dies war Prägung, Leitmotiv seiner Sexualvorstellungen in Reinkultur. Er versorgte sich lange nur mehr mit Onanie und dachte an die Kämpferinnen, wollte mitkämpfen und natürlich andere auspeitschen. Seine werdende Frau hatte ebenfalls einen leichten Einschlag, allerdings zum Masochismus, so dass die Ehe bis zu seiner, man müsste sagen, dementiellen Entgleisung gut gelaufen ist.

> Frau XY sagte bei einer Exploration. „ich habe mir als kleines Mädchen immer vorgestellt und gewünscht, ein Pferdchen zu sein. Die anderen wollten immer die Kutscher oder Bereiter spielen, ich war immer das Pferdchen.
> Diese positive Erinnerung ist wieder aufgekommen, als sie ein älterer Herr im Altersheim „reiten" wollte. Eine positive Erinnerung als Schlüsselreiz führte zu einer befriedigenden Lösung. Mit Ausnahme der Altenpflegrinnen waren alle zufrieden.

10. Pädophilie, erotisch-sexuelle Neigung zu Kindern

Die Pädophilie kann eine lebenslange Neigung sein oder erst in höherem Alter hervorbrechen. In beiden Formen beruht sie auf der SCHEU vor einem erwachsenen, reifen, selbstständigen Partner.

Zugleich erinnert das spielerische Verhalten an das Fixiert-sein oder -bleiben aus der eigenen Infantilität. Diese Pädophilie zeigte sich vor dem Ersten Weltkrieg als Angst vor der Herrschaft der Prüderie. Es gab in jeder Großstadt ein Kinderbordell.
Früher hat es viel mehr hässliche, durch Krankheiten u.s.w. verunstaltete Menschen gegeben.
Aber bei den Männern ist die Pädophilie tatkräftiger als bei Frauen.

Junge Männer, die verunstaltet waren oder durch den Sex mit Frauen in ihrer Jugend frustriert wurden, wagen sich sozusagen nur mehr an kleine Mädchen heran. Sie haben dabei weniger die Befürchtung ausgelacht oder verspottet zu werden.

Herr Forecik ist in der Stadt als Kindernarr bekannt. Er hat immer Süßigkeiten in der Tasche, mit denen er die Kleinen beschenkt. Er hat nie mit Frauen verkehrt, er fürchtete sich vor der Blamage, verabscheute aber auch Dirnen und wagte sich, weil er meinte, er sei zu klein gebaut, an keine Frau heran.

Seit seiner Jugend ist es sein Traum, mit einem Mädchenkind zu verkehren. Da er selbst, wie er meint, einen kleinen Penis hat, kann das der Kleinen ja nicht schaden.

Nachdem er ein Mädchen in die Wohnung mitgenommen hatte, griff er ihr aufs Genitale.

Gleich nach dieser Tat schämte er sich über sich und brachte das Mädchen um.

Sehr oft paart sich eben die Pädophilie mit sadistischen Neigungen gegen sich selbst oder gegen andere.

11. Homosexualität

Wie sie bei den alten Griechen üblich war, bildet sie ein Beispiel für die Verwandlung der „Liebe durch das Alter". Männer, so sagt man, werden mit zunehmenden Jahren immer mehr Männer. Und wenn man davon ausgeht, dass die homosexuellen Tendenzen zwischen den Burschen und Männern immer schon höher (Männervereine, Männerclubs, Männersportvereine, usw.) eingeschätzt wurde als bei den Frauen, ist es kein Wunder, wenn man im Alter wieder Interesse an jungen Burschen zeigt.

12. Perversion

Heute gilt alles, was auch der Partner akzeptiert, psychiatrisch gesehen nicht mehr als Perversion. Trotzdem gibt es einige Dinge auch heute noch, ich weiß nicht wie lange noch, pathologisch. Z. B. wenn der Sexualtrieb in der Überwindung von Widerstand, Scham, Ekel, Grauen, Schmerz einhergeht.

Es ist schon etwas pathologisch, wenn man einen Orgasmus bekommt, wenn man Kot aufleckt oder Leichen missbraucht.

Fest steht, dass auch diese Menschen Noopsychisch normal funktionieren.

Ich lernte in meiner Abteilung einen Mann kennen, der eine hohe Funktion ausfüllte, jedoch abends im Stadtpark die Statue von Johann Strauß befleckte.
Er berichtete mir oft im Nachtdienst, dass er zwar homosexuell sei, aber von Männern und Frauen große Angst hätte. Sie könnten seinem Image schaden, sein ICH einschränken. Er liebt aber den ruhigen, nichts sagenden Strauß.

13. Kleptomanie

Sie kennen das, alle Patienten gehen von Zimmer zu Zimmer und nehmen alles mit, was nicht angenagelt ist. Nun kann das schon rein biographisch sein - sammeln -, weil Kriegszeit ist und man braucht, wenn die Russen kommen (oder sonst wer), ein Vorratslager.

Es kann aber genauso gut sein, dass dem Patienten „was fehlt". Die Kleptomanie, so sagt man in der Tiefenpsychologie, ist so eine Art Fetisch. Diebstahl. Es ist eine Art sexuelle Besitzergreifung und wird als sexuelle Erregung erlebt. Kann es nicht sein, das ihr Klient zu wenig an Sex oder Zuwendung - (bitte per Interaktionsstufen abklären) – bekommt?

14. Koprophilie - Liebe zum Kot

In der Einleitung sagte ich schon, dass der Beginn meiner Dienstzeit an einer „Idiotenstation" war. Dabei, kann ich sagen, haben alle diese Kinder ihren eigenen Stuhl gefressen.
Übrigens für die deutsche Kollegenschaft mit ihrem Reinlichkeits-fimmel: „keiner dieser Klienten ist KRANK geworden" (also ich wundere mich auch heute noch darüber).
Aber vielleicht war das sogar gesund - so wie das Baden im Ganges - sozusagen eine Impfung.

Nun, wie auch immer die Koprophilie ist die Liebe zum Kot, (Kot-Wolllust in der alten Terminologie). Es ist die Freude, sich selbst oder anderen (z. B. der Mutter) ein Geschenk darzubringen. Übrigens gibt's dies auch für den Harn - da heißt das „Urolagnie". In einer sadistischen Lust kann man mit Kot den Partner beschmieren. In der masochistischen Form ist das „Anmachen, Anlullen" vom Partner erwünscht. Um 1910 ist es oft vorgekommen, dass ein kultivierter Mann den Stuhl seiner Partnerin gegessen hat. Heute ist dies nur mehr bei Geisteskranken zu erleben.

V. Biographie

„Die Wollust bleibet,
doch der Zucker dieser Zeit ,
Was kann uns mehr denn sie
den Lebenslauf versüßen?"
(Hofmann von Hofmannswaldau)

> **Es gibt in Wirklichkeit keine Biographie des Menschen.**
> **Es gibt nur eine Seelenlehre/Biographie des Einzelindividuums.**

Das Wort „Biographie" versteht angeblich jeder Mensch, nur
das jeder etwas anderes darunter versteht. Selbst Forscher,
Sozialwissenschaftler, die biographische Forschung betreiben,
streiten sich untereinander. Ist Biographie, die Lebensführung, die
Lebenserfahrung, oder eher die von Menschen erzählte Geschichte,
die „life history" oder aber eine reine sozio-biographische Methode?

Was ist Biographie?

1. Die biographische Entwicklung als Lebensleiter

Die biographische Weiterentwicklung der Menschen wurde in früheren
Zeiten als eine Art Lebensleiter gesehen. Man stellte sich vor, dass
man sich ab der Geburt von Sprosse zu Sprosse empor handeln
müsste. Man handelte dann so lange, bis man auf der anderen Seite
wieder runter fehlt. sich so zu sagen zu Tote entwickelt.

Diese Sprossen stellte man sich in der Antike und auch noch später als
die einzelnen Lebensphasen vor. Man hatte mit so und so vielen Jahren
gefälligst Zähne zu haben, Man musste ab einen bestimmten Punkt
gehen zu können, reden können, und wenigstens die Volksschule und
die Hauptschule schaffen.

Schaffte man dies nicht, war man ein „Zurückgebliebener". Zum Ende
der Pubertät (die man mit dem 25. Lebensjahr festsetzte) heiratete
man, erzeugte Kinder und fiel von so zu sagen weiter von einer Krise
in die nächste..

Da man das Leben als Leiter gesehen hatte, ersann man den

Aphorismus:

„Das Leben ist wie eine Hühnerleiter,
kurz uns beschießen."

Die älteste Leitervorstellung ist wohl die, die unsere westliche Kultur am meisten beeinflusst hat, nämlich die griechische Einteilung. Die alten **Griechen** unterteilten den Lebenslauf in 10 Phasen, wobei jede Phase 7 Jahre betrug. Man sagt ja noch heute im Volksmund, dass sich der Mensch alle sieben Jahre ändern würde. Oder man spricht, das kennen sie alle, „vom verflixten siebenten Ehejahr". Nun ist aber diese „Sieben" nichts anderes als eine magische aus der Antike überlieferte Zahl.

Die Römer waren nicht so fleißig und unterteilten das Leben nicht in sieben sondern nur in 5 verschiedene Lebensphasen.
Wijngaarden, ein modernerer Mann, unterscheidet überhaupt nur mehr 3 Lebensphasen.

Freud und dessen Anhänger sahen und sehen die Lebensphasen der Entwicklung nicht mehr als Leiter sondern als biologische Trieblehre und beenden die Entwicklung der Seele mit dem 6. Lebensjahr (erste Trotzphase) sowie dem 14. (Ende der Schulzeit) und dem 25. Lebensjahr als das Ende der Pubertät und somit der Entwicklung der Triebe und dessen Copings.

Charlotte Bühler, die wohl bekannteste Autorin zum Thema „Biographie", erweiterte die Sicht von S. Freud mit den Worten, auch die „Mentalität und Vitalität" sei als Entwicklung des biographischen Lebensverlaufs zu verstehen.

Nach Bühler sollte die Biographie auch als Funktion einer Dreiheit zwischen Körper, Psyche und Geist gesehen werden.

In neuerster Zeit wurde der psychische Lebenslauf zu einem Motivationsverlauf des Lebens erweitert.

Auch **Rudolf Steiner** übernahm die Weltanschauung von (Guradinie, Goethe und Bühler) und sieht den Menschen ebenfalls als Körper-, Geist- und Seele-Einheit.

Alle drei Anteile haben (und hätten)sich sozusagen im gleichen Tempo und Inhalt zu entwickeln.

Allegorie:
Der überlieferte Lebensbogen als Grundmuster des Lebensentwurfs ist nach dem Bild einer Bergbesteigung konzipiert. Nach der Kindheit bereitet man sich in der Jugend auf den Aufstieg vor und rüstet sich aus. Im jungen Erwachsenenalter beginnt die Besteigung, die im mittleren oder reifen Erwachsenenalter auf dem Höhepunkt zugleich auch schon wieder endet. Danach kommt der wenig kraftvolle, eher zögernde Abstieg, die Rückkehr ins Tal der Lebensaktivität.

Heute:
Wird mit dem Begriff „Entwicklung" eine Folge zielgerichteter Veränderungen innerhalb einer gewissen Zeitspanne gesehen.
Ein Römer um 20 vor Chr. hatte wohl eine andere Einstellung und Haltung zum Leben als ein Römer oder Grieche 20 n. Chr.
Ein Schweizer Bergbauer um 1930 eine andere Weltanschauung und Sicht der Dinge als ein Schweizer ebenfalls um 1930 in Zürich.

Ein Jude um 1938 hatte eine ganz andere Biographie (Konflikt-biographie) als ein SS Offizier. So ist es kein Wunder, dass Biographien auch immer wieder mit Frustrationen und, wie ich es nennen möchte, Seelennahrungsmangelzustände einhergehen. Also im Großen und Ganzen oft Konflikt-Lösungsprozesse sind.

Auf der Grundlage der Biographie entsteht die jeweilige Sichtweise der „Welt". Der sozialistisch geprägte Mensch sieht wohl die Welt anders als der CDU geprägte. Die Frau wohl anders als der Mann. Die Christen wohl anders als die Muslime.

In der psychiatrischen Systematik hat sich die Unterteilung der „Gesamtleistung" und damit auch der Biographie in die Funktion der Noopsyche und der Thymopsyche als brauchbares Modell erwiesen.

1. Die noopsychische Leistung ist der „Verstand" cortical.
2. Die thymopsychische Leistung hingegen sind die Triebe und Emotionen.

2. Biographie - Noopsychisch

Im Gehirn am Kortex gelegen sind die:

Intelligenzleistungen
Abstrahieren
kausales Denken
Kritik
Vorausdenken
planendes Handeln

Gedächtnisleistung

Werkzeugleistungen
Integrieren die Elementarleistungen wie
Gnosie
Praxie und
Sprache

Elementarleistungen
Motorische und sensible Leistungen
sowie der optische und akustische Kortex

Alle diese Leistungen sind für die Verhaltenseigenarten kaum von Interesse und werden daher hier nicht behandelt. Natürlich gibt es auch Menschen, die beim Geschlechtsverkehr nur denken und das Gefühl kaum mitspielt. Aber wie viele sind das schon? Biographisch gesehen ist diese noopsychische Biographie hirnlastig, das heißt vorwiegend eine

Dative Biographie.

Ein Lebenslauf ohne bewusste Emotionen oder Affekte.
Es ist eine Aufzählung von anscheinenden Fakten:
Geboren am ...., verheiratet seid ...., Religion ...., 2 Kinder.

Diese Dative Biographie ist für die Erhebung von Altersproblemen natürlich auch jener zum Thema Sexualität vollkommen uninteressant.

Zu der noopsychischen Biographie gehört laut Sozialwissenschaft auch die ärztliche oder pflegerische Anamnese. Wobei auch diese, meistens im Sinne einer „Befragungsaktion" durchgeführte Erhebung, in unserem Fall sinnlos ist.

Auch der so genannte Lebenslauf oder die behördlich erhobene Biographie, als Akte benannt, erfüllt keinerlei Sinn.

3.   THYMOPSYCHISCHE BIOGRAPHIE

Wir wollen uns sofort zum wesentlicheren Teil Mensch zu sein, nämlich der Gefühls-, Emotions-, Stimmungs-, Affektseele und Biographie der THYMOPSYCHE zuwenden.

Die Thymopsyche
sitzt nicht am Kortex (also auf der Hirnrinde) sondern im inneren unseres Gehirns. Man fasst sie anatomisch und funktionell als Retikular System, als limbisches System sowie einige subcorticale Kerne zusammen.

Sie beinhaltet:

Antriebssysteme
Elan vital als Energiequelle

Befindlichkeitssysteme
Grundlage der Stimmung
Vitalgefühl (Un-)Behagen
Lust- und Unlustgefühle des Erlebens
Emotionen (langdauernd z. B. Liebe, Glück)
Affekte (kurzes Aufwallen, Ekstase, Panik)

Triebsysteme
„leibliche Triebe" wie Sexualität,
Hunger, Durst,
Biorhythmen,
Schlaf

Vegetatives System
z. B. Peristaltik
Drüsenfunktionen, RR

Herzfrequenz, Temperatur

Arousal System
seine Reizung bewirkt
die Weckreaktion

Die Emotionale Biographie
Sie sehen, dass für unser Thema der thymopsychische Anteil unseres Gehirns das Nonplusultra ist. Thymopsychisch biographisch gesehen, handelt es sich also nicht um die Erhebung von Dativen, sondern um ein rein emotionales Material.

Dieses besteht vorwiegend aus Geschichterln und nicht aus der (historischen) Geschichte. Geschichterln sind Storys aus der historischen, regionalen oder singulären Biographie. Geschichterln, Storys sind das, was man sich am Abend, wenn man von der Arbeit nach Hause kommt, innerhalb der Familie erzählt. Was hat man heute erlebt, wie fühlte man sich dabei?
Storys erzählt man sich im Gasthaus, wobei die Geschichterln nach dem 10 Bier oder den letzten 1/4 Wein besonders interessant werden und sind. Sie wissen ja, wenn der Alkohol eine gewisse Menge erreicht hat, sinkt die noopsychische Schranke und man erzählt rein emotional ohne nachzudenken, worum es im Leben geht oder ging.

Geschichterln gibt man auch gerne beim Ehemaligentreffen oder bei der Familienweihnachtsfeier wieder.

Es sind eben Storys.
Es ist die Alltagsform der Erzählung.
Es ist der Schwank des Lebens und von individuellem Stil, singulär biographisch geprägt.
Manchmal sind die Geschichterln auch so genannte Rechtfertigung des Lebens. Und kommen therapeutisch bei der kath. Beichte bzw. pathologisch bei der Paranoia im Senium zu tragen.

Es sind oft die Auszüge aus Tagebüchern.
Oder gar Briefe und Liebesbriefe.
Sehr häufig verwendet das Volk Storys als Lebenserfahrungsberichte in Sprichwörtern oder Redensarten.

Es ist alles in allem die singulär „erlebte" Normalbiographie (je sozialer Schicht) oder pathologische Biographie (je Familienstörung).

Es sind Geschichten, die mehr aus den eigenen Lebenslügen als aus der Realität und von Fakten bestimmt sind.

4. Die Sexual-Biographie in der Senilität

Wenn unsere Klienten (oder ihr Vater, ihre Mutter) schon etwas senil sind, dann erzählen sie uns „Geschichterln", die wesentlich ehrlicher sind als noch vor ein paar Jahren, als sie selbst noch per Über-Ich gebremst wurden. Sie werden sich wundern, dass dieselbe Geschichte, die sie schon sooft hörten, immer anders klingt. Na ja, im Alter (vorwiegend bei einer wirklichen hirnorganischen Schädigung wie beim M. Alzheimer) gehen natürlich Teile der noopsychischen Leistung zu Grunde und das reine Gefühl ohne Bremsfunktion der Über-Ich-Normen kommt zu Tage. Dann wird der Mensch so, wie er eigentlich immer (ohne noopsychische Verstellung) war.

Gestern - Heute - Morgen
Wenn ältere Leute Storys erzählen, stehen sich dabei
das Hier und Jetzt,
die Vergangenheit und die Zukunft
gegenüber.

Zur Zeit des Unglücklichseins,
Impotenz,
Paranoia Erotika,
Heimaufnahme usw.
sollen sie über die Zeit
des Glücklichseins,
der Jugend und Potenz,
des Wohnens in der eigenen Wohnung
reden.

Jetzt als Alte/r, „wo nichts mehr geht, nur die Sehnsucht übrig bleibt" sollen sie berichten, „wie oft und wie toll sie es als Junge/r getrieben haben".

Das ist ja, man könnte sagen, fast paradox und führt zu einem Gefühlsdilemma, einer, wie ich es nennen will, Gefühlsdysfunktion mit dem Symptom der Gefühlsschwankungen

zwischen

gestern	heute	morgen
gesund	krank	????
potent	impotent	Sterbensangst

So gesehen muss man eben zur Kenntnis nehmen, dass es eine klare, realistische Wiedergabe des Lebens nicht gibt. Somit wird uns der Mensch immer wieder eine Mischung zwischen Realität (wie er sie sehen will) und der selbst erfundenen Lebenslüge (unbewusst) wiedergeben. Er wird sich sozusagen zur Selbstbefriedigung seine Biographie so erzählen, wie er sie sehen will (sehen kann). Indem die fachlich ausgebildete Pflegeperson dies weiß, wird sie auch nur die Biographie so INTERPRETIEREN, wie der Klient sie sehen will. Und nicht wie sie realistisch (oder gar tiefenpsychologisch gesehen) werden könnte.

Aber schon alleine diese (ihm nicht bewussten) Erzählungen aus dem gelebten Leben und der erhofften Zukunft kann therapeutische Momente zur Selbsterkennung und Selbstbewusstmachung in sich tragen und damit Symptom verbessernd sein. (Übrigens gilt dies auch für das Personal, das mit Klienten Sexprobleme hat).

In diesem Zusammenhang werden der Bewohner und der Pfleger Kooperationspartner. Therapeutisch emotional gesehen werden bei der Selbsterkenntnis folgende Fragen eruiert:
1. Warum wurde mein Leben so, wie es ist und nicht anders?
2. Warum hat er denselben Typ Frau dreimal geheiratet?
3. Warum ist er immer wieder auf eine bestimmte Sexfaszination hereingefallen?
4. Warum wurde ich nie liebesbindungsfähig und sammle daher Zeug und manchmal auch Stuhl?
5. Warum gibt es immer dieselben emotionalen Bilder in meinem Kopf?

5. Lebenskrisen sind oft in ihrer Gesamtheit - Krisenbiographien

Sie sehen, im Leben schlittert man von einer Krise in die andere.
Der Mensch eine Krisenbewältigungsmaschine

> Wenn der Mensch mit seiner Rationalität, mit seinem Hirn nicht mehr weiterkommt, entscheidet er fast immer THYMOPSYCHISCH per Gefühl oder per Intuition.
>
> Natürlich gibt es (leider) keine reine thymopsychische Biographie, so wie es keine isolierten nur organisch-libidinösen Triebhandlungen gibt.
> Man sollte schon auch die Sexualität als Ausdrucksform eines ganzen Menschen betrachten. Wenn also eine sexuelle Störung vorliegt, so bedeutet dies schon auch, dass die Störung den ganzen Menschen betrifft.

Wenn man wie ich die singuläre Biographie jedes einzelnen Menschen als Gefühlsbiographie sehen will, ist das ganze Leben an und für sich schon eine reine Krise. Und demnach der gesunde Mensch eigentlich ein **Krisenmanager.**

Zum Verständnis eine kleine thymopsychische Krankheitsgeschichte - es ist dabei sehr schön zu erkennen, wie es immer um Gefühle geht. Und das sich reden nicht mit handeln deckt.

Es handelt sich um eine Dame, die schon 12 Jahre verheiratet war und seit 12 Jahren dem Gatten den ehelichen Verkehr verweigerte. Als es nach der Eheschließung zum ersten Verkehr kommen sollte, reagierte sie mit heftiger Angst und wies jeden Annäherungsversuch zurück.

Die Hoffnung des Mannes, dass es sich um eine anfängliche Scheu handeln könnte, erfüllte sich nicht.

Sie begründete ihr Handeln (Deckerinnerung) als panische Furcht davor, schwanger zu werden. Von Kindheit an hat sie gehört, dass die Geburt ein lebensgefährlicher Vorgang sein kann. Ihre Cousine, so weiß sie, ist ja auch während der Geburt verstorben.

Je mehr der Gatte fordernd wurde, umso ablehnender und ängstlicher wurde sie. Bei der Befragung gab die Klientin an, dass ihre Ehe sehr gut sei, sie harmoniere mit dem Gatten hervorragend.

Bei der Psychotherapie kamen nach und nach die ins Unbewusste verdrängten Aggressionen gegen den Mann ins Bewusstsein. Es fing damit an, dass eigentlich die Eltern den Mann für sie aussuchten. Der Mann enttäuschte sie von Anfang an sowohl optisch als auch als Mensch. Durch die Situation, dass sie eigentlich eine gute Tochter sein wollte, heiratete sie diesen Mann, den sie eigentlich nie mochte.

Durch diese Situation wiederum geriet die Patientin in einen Konflikt zwischen ihrem Gewissen (sie wollte eine gute Tochter sein, anderseits wollte sie den Mann nicht). Sie entwickelte eine aggressive Triebtendenz, die sich gegen die Mutter und den Mann, den sie nehmen sollte, richtete. Sie versuchte diesen Konflikt durch Verdrängung und durch die Vorstellung, dass „ihr Mann lieb sei", zu kompensieren. Dies führte emotional zu einer inneren Zwiespältigkeit (Ambivalenz) die sie mittels Deckerinnerungen (alles sei in ihrer Ehe in Ordnung, nur die Angst vor der Schwangerschaft störe) kompensierte.

Diese Situation zeigt so schön, wie ein normaler Mensch auf Grund seines Krisenmanagements (Coping) in der Lage gewesen wäre, diese Krise anders zu lösen als durch die Flucht in die Neurose. Der Laie würde sagen, „um das Leben überleben zu können, muss man mit allen Wassern gewaschen sein". Der Krisenmanager lebt sein Leben durch seine ihm zur Verfügung stehenden Daseinsbewältigungsstrukturen (in der Folge Coping) genannten.

Der Frau aus unserem Beispiel standen sozusagen normale Krisen-copings nicht zur Verfügung und sie musste auf pathologische Copings, die der Neurose, zurückgreifen.

Das heißt, wir Menschen schlittern von einer Krise (von einem Problem) in die nächste, können diese meistern oder eben nicht. Man schlittert doch von der Geburtskrise direkt in die erste Trotzphase, von dieser in die zweite, von dieser in den Pensionsschock, wenn man diesen auch noch gut kompensieren kann, hat man die Möglichkeit in der Latelife Krise zu de-kompensieren. Haben wir aber auch diese heil überlebt, geht's uns an den Kragen, denn dann kommt schon die Krise mit dem eigenen Exitus.

Unabhängig der obig bezeichneten Krisen, „Entwicklungskrisen", erleben wir Menschen auch noch täglich, stündlich eine Unmenge von sexuellen, erotischen Krisen. Dabei müssen sie doch zugeben, dass auch diese nicht leicht (gesund) zu überleben sind.

Wir gehen von der
oralen Krise
direkt in die
anale Krise
von dieser in die
urethrale Krise über.

Wir haben die „Krise"
in der ersten Flirtphase
beim ersten Kuss
beim ersten Onanieversuch
beim Verlust unserer Jungfrauen-, -männerschaft

Wir erleben
Liebesenttäuschungskrisen
gar manche Ehekrisen
Partnerschaftskrisen
usw., usw.

Wir verkraften diese Krisen heute am besten mit Gleichgesinnten. Früher waren es auch noch Priester oder der Glaube an und für sich.

Wir sind also Tag und Nacht auf der Suche nach „Gleichgesinnten". Gleichgesinnte machen uns das Leben leichter, weil wir von ihnen Tag und Nacht hören, dass es ihnen auch nicht besser geht. Wir wollen mit diesen Gleichgesinnten Erfahrungen austauschen und erfahren, wie es außerhalb unserer eigenen Haut aussieht.

6. Seelenverwandtschaft

Man sagt ja, auch der oder die ist mir SEELENVERWANDT.
(Man könnte zu diesen Gleichgesinnten oft auch verliebte Partner sagen). Wenn man von Gleichgesinnten, von Seelenverwandten spricht, meint man doch „Zeitgenossen, Gleichgesinnte". Menschen

die ein kleines Stück des Lebens mit uns gegangen sind.
Sie haben denselben Zeitgeist, das Gleiche erlebt. Ja selbst den gleichen Dialekt, den gleichen Witz und Humor. Oft haben sie sogar ähnliche seelische Wunden, dieselben Ängste sowie dieselben sexuellen Vorstellungen und Phantasien. So ist es auch kein Wunder, dass bei der Partnersuche oft zwei Menschen mit der gleichen Neurose zusammenfinden und man das dann sogar Liebe nennt.

Leben braucht somit „gleiche "Lebensmittel!

Diese Lebensmittel sind die Energie (Elan vital und oder deren Ersatzhandlungen) aus der wir leben! Der Treibstoff für diese Energie aber ist wieder unsere eigene innere Biographie!

So gesehen gibt es Lebensmitteln aus der inneren, äußeren und globalen Biographie.

Fragen sie sich selbst, was sie früher (als Kind) freudig erregte; was für sie der Treibstoff des Lebens war und demnach heute wieder ist.
Welche/n Typ sie im Bett bevorzugen,
welche Liebesposition sie mögen,
ob ihnen klitoraler Sex lieber ist als vaginaler
usw.

Fragen sie sich, was den verschiedenen Menschen, die heute in den Pflegeheimen liegen, Sex Spaß machte und macht?

Welche sexuellen Prägungen und daher Neigungen einem
Österreichischem Kind
Türkischem Kind
Ex-Jugoslawischem Kind
Islamischem Kind
Spaß machte und daher macht?

In der Pflege muss es darum gehen, die verschiedensten Seelennahrungsmängel aber auch sexuellen Neigungen wenigstens verstehen zu lernen. Es genügt nicht nur die Leibspeise zum Essen zu kochen. Man muss auch über die Leibspeise zum Thema Sex Bescheid wissen.

7. BIOGRAPHIE GESTERN UND HEUTE

Die Biographie, eine Entscheidungsfindung
Im Mittelalter wurde man in einen Stand hineingeboren: das war man, das blieb man. Die Geburt entschied über den Lebensverlauf.
Auch unsere Vorältersten hatten es noch leicht, da war die Biographie vorgezeichnet. Da waren der Mann der Mann und die Frau die Frau. Jeder kannte seine Verhaltensmuster, selbst im Bett. Mama brauchte sich nicht zu rühren (konnte auf die Wohnzimmerdecke starren, ob neu ausgeputzt werden muss), Papa enthüllte seinen Aggressionstrieb, „ich bin der Mann". Es waren sogenannte biographische Normen vorgegeben, die sich auf altersangemessenes Verhalten bezogen:

Wann geht man in die Schule.
Wann und wie liebt man,
wann heiratet man und
wann geht man in Pension.

Erster ab dem Zeitalter der Industrialisierung entstand ein Modernisierungsschub,
Da konnten schon eine Reihe von Entscheidungen selbst gefällt werden:

Ob und wann man heiratet.
Ob man Lesbe oder Homo wird.
Man konnte schon selbst entscheiden Wen man heiratete,
Man durfte sogar eine eigene politische und
religiöse Meinungsfreiheit aufbauen.

Zweiter Modernisierungsschub, letzten 20 Jahre
Erst ab den zweiten Modernisierungsschub ist es zur
Destabilisierung des Lebenslaufs gekommen
Die Biographie wurde zur Wahlbiographie,
-    Das Leben wurden zu einem Bausatz vieler biographischer und sexueller Kombinationsmöglichkeiten
-    Die Abfolge der Lebensereignisse wurde nicht mehr strikt normiert, somit wurden die Neurosen nicht weniger aber dafür „andere"
-    Die Rollendominanz Frau-Mann zu sein wurde nicht mehr kulturell vorgeschrieben

- Auch in der Mittelschicht heißt heute arbeiten gehen „Job" und nicht Arbeit
- Bei den Jungen gehen Tradition verloren, auch die der Religionen, man nimmt sich aus jeder Religion nur mehr das, was man braucht, z. B. Terrorismus
- Friedhofskultur wird hochgehalten, Lebenskultur und Kommunikation schwindet
- So das man gesamt von einer Rollenbildveränderungen sprechen kann

Selbst der normale Mensch, nicht nur die alten Leute im Heim, müssen fast täglich ein Realisations-Training für sich selbst durch machen, sozusagen die Orientierung in der heutigen Globalisierungssituation suchen und neu erlernen:

- Tägliche Übungen
- Wer bin ich, Mann oder Frau oder Zwitter?
- Was will ich?
- Warum bin ich der der ich bin?
- Wie sehe ich für mich aus?
- Wer bin ich in der Gruppe?
- Wer privat?

Damit ist Lebenslauf von der Leiter zur Entscheidungsfindung für jeden von uns selbst geworden

- Richtige Entscheidung, gute Intuition und Wissen

- Fehlentscheidungen, Irrtum oder Selbsttäuschung
- Nichtentscheidung - Die Verwissenschaftlichung führt zum Mangel an Intuition

- Pseudo-Entscheidung - Man entscheidet, hält aber seinen Weg nicht ein

Heute handelt es sich um eine gestückelte Normalbiographie. Das heißt, dass jeder ab sofort auch im Alter damit rechnen muss, ganz neu von vorne beginnen zu müssen. Nichts ist mehr für immer:

- Tägliches Umlernen (was oft Pflegende vergessen)

- Umsiedeln
- Umheiraten
- Partnersuche mit 60
- Grenzgänger

Die tägliche Selbst-Neu-Findung wird zur enormen Belastung des alten ICHs. Und damit auch zum Problem im Bett.

8. Wer kennt schon WEN?

Da sich heut zu Tage kein Mensch mehr selbst kennt frag ich Sie wie soll er da einen anderen auch noch kennen?

Ich frage mich heutzutage oft, wenn schon der Nachbar den Nachbarn nicht kennt. Wenn wir schon nicht einmal die Deutschen von den Österreichern und Bayern unterscheiden können. Und dabei meine ich im täglichen Leben und noch nicht einmal im Sexualverhalten. Also frag ich mich berechtigt, wie sollen wir dann erst Schwarzafrikaner, Türken, Buddhisten, Hinduisten im täglichen Leben und in ihrem Sexverhalten begreifen, so dass sie sich auch selbst gesehen einmal im Heim unter „Gleichgesinnten" wohlfühlen könnten?

Noch dazu, wo sich doch die im innersten Kern der Biographie steckenden Triebe, Urgefühle, Affekte, Wünsche und Phantasien in den ersten Lebensjahren fixierten. Viele Autoren behaupten (auch heute noch), dass sich die meisten dieser Gefühle und Gefühlsäußerungen (Copings) bis zum maximal 25. Lebensjahr (also mit der Vollendung der Pubertätskrise) konditionieren. Kann es doch nur so sein, dass „keiner keinen kennt und somit versteht".

In meiner langjährigen Erfahrung musste ich immer wieder feststellen, dass die, die am wenigsten vom anderen kennen, die eigenen Familienmitglieder sind.

Nun ist das einfach zu erklären. Als sich bei mir meine Triebe, Gefühle, Wünsche, Ängste prägten waren ja meine Kinder noch nicht auf der Welt. Das heißt, die kennen mich ja eigentlich (thymopsychisch gesehen) gar nicht. Sie lernten mich erst kennen, als meine Über-Ich-Normen fertig waren und ich ein Mensch in der Noopsyche lebend wurde.

Sollte ich also eines Tages wieder in meine innere Biographie abgleiten, werde ich meinen Kindern als fremd, Fachleute sagen dazu „persönlichkeitsfremd", erscheinen.

Sie werden vielleicht noch wissen,
welches Lieblingshemd ich habe.

Aber keiner meiner Kinder kennt eigentlich meine spezifischen Triebwünsche und Ersatzhandlungen.

Keiner (ich auch nicht übrigens) kennt seine eigenen Lebenslügen; die Frage, WIE ich die Welt (meine Welt) sehen will und wollte.

Wie meine Onanie-Phase ausgesehen hat.
Wie meine anale Phase ausgesehen hat.
Was mich wirklich innerlich berührte und damit (im höheren Alter) wieder berührt,

Daher fragte ich mich zu Recht:

9.   Was ist denn mehr Biographie als die Sexual-Biographie?

Die sexuelle Biographie zerfällt in viele Fragen des Lebens:

Wie prägte man als Mensch seine sexuellen Vorlieben?
Wie prägte man seine erogene Ausstrahlung?
Wie stark war man und ist der einzelne Mensch Libido fixiert?
Wie stark prägend sind unsere pathologischen Biographie-Anteile?
Welcher Art und wie stark sind des Menschen`s Abwehrmechanismen?
Wie sind unsere singulären Ersatzhandlungen wie wurden sie zusammen gestellt?
Wie sehen unsere eigenen Sex-Neurosen aus?
Wie unsere psychopatischen Copings?
Usw.

Sex ist das Erlernen der Gefühlsbiographie im BETT (übrigens auch wo anders möglich)

Täglich müsste sich jeder Mensch fragen
Wie er seine Biographie erlebte?
Was er bei der Basalen Stimulation erlebt (Streicheleinheiten)?
Ob Sex nur Streit, oder auch Freude und Vergnügen breitet,
oder Eifersucht und Neid im Vordergrund die Ehe beherrschen?

Viele unserer heute älteren Menschen erlernten Sex NEGATIV:
Das macht man nicht.
Das ist Unkeuschheit.
Das führt zur Hirnschrumpfung.
Nur kein Kind nach Hause bringen usw.
Lues Angst

Aus der Literatur gibt es den Spruch von Limerick:

War einst ein Mädchen Dietlind
Das hielt sich rein wie Engel sind
Dachte an Jesus Christ
Wie schlimm ein Tripper ist
Und gar ein unerwünschtes Kind.

Die eigene Biographie per Buch erlernt

Natürlich kann man und konnte man auch Sex über diverse Bücher
erlernen. Das Kamasutra ist dabei eine Hilfe oder gar das „Buch der
Liebe" von Josef Weckerle, das 531 Positionen beschreibt. Aber wer
will das schon, kann das schon? Wir sind ja keine Vorturner eines
Sportvereins. Wem, frag ich sie, soll danach noch Sex Spaß machen
wenn er als Hochleistungssport deklariert wird?

Somit ist die Sexual-Biographie auch **eine Frage der Erziehung und
somit eine persönliche Frage, wie der Erzieher selbst Sex erleben kann und konnte**.

WIE wurde ich „aufgeklärt"
oder besser gesagt, „wie wird aufgeklärt"?
Der wesentlichste Satz in der Erziehung wäre doch:
„Es gibt keinen Grund, Sexualität als Vergnügen auszuschließen".
Und wie ist es wirklich?

WER klärt auf?
Es beginnt mit dem Streit der Eltern, „wer klärt unser Kind auf"?? Meistens endet dieses Erstgespräch mit den Sätzen:
„Du bist selbst dazu zu blöd, dein Kind aufzuklären."

Nun kann man aber Kinder über Sex gar nicht aufklären, denn Sex ist ein Gefühl und wer kann über Gefühle schon reden, wenn er sie selbst nie erlebte?
Die Folge ist, man erzählt den Kindern etwas von den Bienen oder, noch ärger, mit den schon am Anfang des Buches erwähnten wissenschaftlichen Ausdrücken ohne Gefühle zu erregen.

Viel besser geht es da den Straßenkindern, die lernen Sex auf der Straße, natürlich ohne Schminke, sie erzählen sich Sex wenigstens spannend, streitend bis nachdenklich und sind somit wenigstens im Gefühl.

Manche Erzieher sehen die Sex-Biographie als

1. Mittel zur Fortpflanzung?
2. Sexualität als Pflichtübung?
3. Sexualität als Ritual?
4. Sex als Mittel gegen Kopfweh?
5. Sex als Vergnügen?
6. Sex als Zeitvertreib?
7. Sex als Intimität und Zuneigung und Spaß?

Nun, was bedeutet dies in der Erziehung? In der Erziehung bleibt ein Leben lang das „Gespräch", das Schimpfen, die Prägung in unserem Vor-Bewusstsein.

So ist es kein Wunder, dass Sex oft nicht geht, da der Vater oder die Mutter oder der Herr Pfarrer sagt, das darf man nicht. Sehr oft bleibt auch der Erziehungsspruch „mach ja kein Kind" bei Frauen, „sei vorsichtig bei Frauen, die wollen alle nur dein Geld" bei Männer übrig.
Ist es da ein Wunder, dass so ein „Angstpenis" keine richtige Errektion mehr zu Stande bringt? Stellen sie sich ihr weiteres Sexualleben vor, wenn sie nun das Gesetz der Eltern durchbrochen haben und noch dazu bei dieser Unkeuschheit der der „falschen Frau" ein Kind „machten". Dann ja dann ist der Rest des Lebens auch nicht mehr lustig. Wie

heißt es so schön in der Folklore „5 Minuten Spaß 18 Jahre zahlen"
Reiner Sex, reine Intimität ist eigentlich nur dann möglich, wenn sich
zwei Sexualpartner ins Kindheits ICH (in einen Zustand wo es noch
keine Erziehung gab) fallen lassen können (Intimität)
Wenn beide Partner so zu sagen ihre Eltern „noch nicht hörten" Oder
wenn beide alle Moralregeln, Priestergespräche und Ähnliches dabei
vergessen. Wenn sie sich früh-kindlich wie Kinder, denen noch nie
etwas Böses passiert ist, rein im Gegenseitigen vetrauen „vertrauen".

Sex ist auch eine Familienbiographie
Sex hat aber auch einen, wie soll man sagen, biologischen Sinn, aus
Gründen der Sexualität bekommt man halt, ob man nun will oder nicht,
Kinder. Somit ist Sex meistens der Grund zur Familiengründung, zum
Hausbau. Sex ist aber auch für die Entwicklung des Bruttriebes von
Wichtigkeit. Für die Kultivierung der Vater- und Mutterliebe usw. Se-
xualität ist, wie ich schrieb, ob man will oder nicht anerzogen.

In der Zusammenfassung kann man sagen, dass auch die sexuellen
Verhaltensstörungen des heute alten Menschen oft KEIN M. Alzhei-
mer sind, sondern aus einer reaktiven, emotionalen Dysfunktion der
Seele heraus entstehen können.

Auch Schlüsselreize wurden Biographisch geprägt und sind somit
Zeitgeistphänomenal

Ich erinnere mich, dass ich vor vielen Jahren eine Vigilanzsteigerung für alte Männer durchführen wollte. Ich projizierte schöne junge
Mädchen über einen Diaprojektor an die Wanddecke und erhoffte
eine Vigilanzsteigerung bei diesen reizangefluteten Männern.
Die Reaktion der Herren war aber „gleich NULL". Nun warum, weil
ich selbst deren PRÄGUNGEN vergessen hatte. Ich projizierte
ja nur Bilder, die mir gefallen haben, die waren wohl prägungsphänomenal gesehen für die „Alten" uninteressant und unbekannt.
Erst als ich auf Dienstmädchen-fotos und Damenbeinchen (1920)
umstellte, funktionierte die geplante Reizanflutung. Wobei ich sagen
muss, dass diese Re-Vitalisierung bei Frauen (und Männerbilder)
besser funktioniert als bei den Männern.

Das heißt doch, dass die meisten Schlüsselreize und ihre folgenden

Reaktionen zeitgeistphänomenal und damit prägungsphänomenal zu sehen sind.

Ich selbst werde ganz erregt, wenn ich mit meinen 70 eine Dame in weißem Kleid mit roten Punkten sehe. Das war prägungsphänomenal eben meine Zeit. Ich weiß oft gar nicht, wie diese Frau eigentlich aussieht, aber das Kleid ist ein Hammer. Da muss doch um Gottes willen auch alles was da in diesem Kleidchen drinnen steckt super sein. (Warnung immer meine Herren stimmt das nicht!!)

Prägungsphänomenal war es eben so, dass alle „lieben Engelchen" aus den Heimatfilmen ein weißes Kleid mit roten Tupfen trugen. Und da auch ich geprägt bin, gefällt mir das auch heute noch. Wobei mich z. B. Militärstiefel, die die heutigen Mädchen tragen, sowie auch Arschgeweihe oder gar Arschfrei nicht aus der Fassung bringen.

10. SEX ist auch eine KOMMUNIKATIONSFORM

Eine entscheidende Handlung eines Menschen ist die Enteignung vor einem anderen durch das Ausziehen. Nacktheit wird zur Enteignung und somit zum DU, zur Du-Kommunikation.

Pfleger Bieder
Zuerst speiste er die Klienten aus und aß dann selbst aus dem gleichen Blechnapf. Und dann verführte er sie noch auf homosexuelle Weise.
Na, wenn das keine Patientenliebe ist, dann weiß ich auch nicht…

Viele kleine Kinder ziehen sich, wenn es ihnen gut geht, immer wieder aus um zu zeigen, dass sie kommunizieren, dass es ihnen gut geht.

Einige Alte wollen, dass es ihnen wieder gut geht und ziehen sich aus diesem Grund auch immer wieder aus.

Patient zieht sich aus, Schwester zieht ihn an usw. usw.
Bis er ins Bett macht. Er wollte kommunizieren, dass er etwas ohne Kleidung will.
Es kann nicht **nicht** kommuniziert werden! sagt Watzlawick.

Somit ist die Biographie kein zu unterschätzender Faktor in der Alters-

sexualität. Die heutigen Menschen bringen häufig einiges aus ihrem Leben mit
So unter anderem:

Die Historische Regression, so sagt zumindest der Sexologe Pauly.

Heute, seit der Literatur von Joachim Pauly (Sexologe), weiß ich es. Pauly beschreibt die so genannte **„historische Regression", die Sex-Nostalgie in folgender Form:**

Für viele ältere Menschen ist der Schlüsselreiz zur Sexualität aus einer früheren Zeit. Sie springen nur an, wenn der Schlüsselreiz „an damals erinnert".

SCHLÜSSELREIZE

So gibt es (auch heute noch)

* SCH aus der Antike, Die zu Phantasien aus der Antike führen
* SCH aus der Steinzeit
* SCH aus dem Mittelalter
* SCH aus dem 18. Jh.

Noch im 18. Jh. waren ein bekannter beliebter Schlüsselreiz für Frauen die „Eunuchen".

Eine kurze Erklärung dazu.
Auch im 18. Jh. durften Frauen noch nicht auf die Bühne, das heißt, alle hohen Frauenrollen und Gesänge wurden von kastrierten Männern aufgeführt. Man muss nebenbei dazu sagen, dass diese Sänger bei den damaligen Frauen weggingen wie warme Semmeln, bei den zuhörenden Damen wie die warmen Semmeln. Warum: Diese Eunuchen hatten den Vorteil, dass sie von ihnen nicht schwanger werden konnten.

Es gibt
* SCH aus dem „Dritten Reich"
* SCH aus 1940, 1950, 1960 usw.

Alle diese Wünsche und Phantasien können heute auch junge Leute ohne „Demenz" haben. Sie verkleiden sich zu Sexspielen als Adam und Eva, als SS Offiziere oder brauchen ganz normal Schlüsselreize aus dem Jahre 1940 usw. Diese Leute haben „Angst vor den Hier und Jetzt" und begeben sich daher in ihren Sex-Mechanismus, in das „kollektive Gedächtnis" O zurück. Sie regredieren beim Koitus.

Nun, obwohl Sex jeder Depp kann, ist er einer der schwierigsten und kaum in den Griff zu bekommenden Triebe und Copingmechanismen.

Sex ist die schwierigste Prägungssituation der Thymopsyche in den Entwicklungsjahren vom Geburtstrauma bis zur Beendigung der Pubertät (0 – 25 Jahre).

Alleine schon die Frage, wie viele Menschentypen sich in dieser Zeit entwickeln, ist eine eigene Forschung wert.

Es gibt eben
Sympatikotone Typen, die den Quickie auch schon 1920 liebten, Parasympatikotone Menschentypen, die nur zur Zeugung eines Kindes koitieren,

Radikale aggressive Typen die da sagen und meinen, die Zärtlichkeit tötet den Sex,
Oder die zärtlich geprägten, die sagen wiederum „Erotik ist die Poesie des Sexes".
„Lass dir Zeit, wenn du ein Mädchen küsst..."- ist doch ein schönes Lied, das dieser Typ besingt -

Ein amerikanischer Soziologe (Daniel Riesman) stellte fest, dass man biographisch gesehen drei Typen unterscheiden kann:

1.   Die Angepassten
2.   Die Anormalen
3.   Die Autonomen

Die **Angepassten** sind die so normalen (wir reden von früher, bitte nicht vergessen) Durchschnittsmenschen, die in allem so handeln, wie es die Gesellschaft von ihnen verlangt. Sie sind aber gleichzeitig über-angepasst, weil sie ihr eigens Ich und ihr eigens Wollen unterdrücken.

Die **Anormalen** wären dann die Perversen, jene Menschen, die zur Anpassung an die Gesellschaftsnormen unfähig sind und daher nicht anders als abwegig fühlen und handeln. Nun heißt aber pervers eigentlich „verkehrt", aber es handelt sich nicht um eine grundsätzliche Verkehrung des Natürlichen, sondern um die Abkehr des normal Üblichen.

Autonome Menschen sind jene, die sich zwar anpassen könnten, doch in gewissen Beziehungen und zu bestimmten Zeiten auf die Anpassung (ohne Reue) verzichten.

11.   Typisch männliche, typisch weibliche Prägungen

Typisch männlich, typisch weiblich ist so, wie die Wissenschaft sagt, ein stereotypes Verhalten der Menschheit. Man hat seine Weiblichkeit oder Männlichkeit zur Schau zu tragen. So wusste man (früher im Erscheinungsbild), wer ein Mann und wer eine Frau ist. Man war halt als Mann nicht nur ungepflegter und roch nach Schweiß, man war auch muskelmäßig gesehen stärker.

Die Damen uniformierten sich hingegen „damenhaft".

Jeder wird sich im Alter auch wieder als Frau oder Mann fühlen wollen, je nachdem wie sie oder er seine sekundäre Sozialisation erlernt hatten.

Wir werden Frauen erleben, die tatsächlich folgen, wenn ein Mann sagt, „wo es lang geht". Wir werden aber auch noch Männer erleben, die spuren, wenn eine Frau keppelt und dem Mann sagt, wo es lang zu gehen hat. Wir werden erleben, dass sich Männer und Frauen am Sonntag oder bei einem Anlass zu benehmen wissen, sich ihr Sonntagskleid anlegen und nicht „fressen" sondern speisen gehen.

Aber nicht mehr lange, denn die nächsten Heimbewohner haben andere Prägungen.

Typische Bewohner von Morgen:

Heute, wie sie auf der Straße erkennen können, ist auch die Uniformierung Mann / Frau sein OUT. Mädchen zeigen nicht mehr ihre schön geformten Beine, sondern gehen im Military-Look spazieren. Ich war immer froh, wenn ich die Soldatenstiefel ausziehen durfte.

Die jungen Mädchen ziehen diese aber heute freiwillig in ihrer Freizeit an Na ja, der Geschmack und Ohrfeigen sind verschieden. Auf alle Fälle erkennt man einigermaßen, typische Frauen wollen sie nicht mehr sein. Das ist so o. k., aber wie soll ein kleines Kind wissen, was es denn zum Kuckuck noch mal werden soll?

Heute diskutiert man bereits in der Soziologie darüber, ob dies für die Zukunft zweckmäßig sei, dass fordernde Frauen und verunsicherte Männer geprägt werden sollten. Der Mann verliert dabei sein Phallussyndrom und wird oft impotent. Die Hoffnung der Zukunft ist die Entwicklung einer neuen Identität, meint Tamás Kürthy.
Schon ab dem Jahre 1960 war die wesentlichste Frage, wie sich die Frau am besten angezogen hatte, um „ausgezogen zu werden".

Trotzdem, seit es keine Frauenbilder mehr gibt (geben soll), ist der Umsatz bei den Kosmetika seit 1966 unwahrscheinlich gestiegen. In Deutschland stieg der Umsatz mit Kosmetika auf drei Milliarden.

Heute haben die Männer große psychische Probleme, einerseits werden sie von Frauen also den Müttern zu MÄNNERN erzogen, andererseits werden sie von den Emanzen als böse Unterdrücker und Vergewaltiger beschimpft.
„Also was jetzt. Aber Hallo."
Nun ringen die Männer um ihre eigene ICH-Situation. Was heißt heute Mann sein?
Bei Potenzstörungen,
bei einer Arbeitslosigkeit ab dem 45. Lebensjahr,
bei den nun emanzipierten Frauen.
Männer erleben den Zusammenbruch ihrer vertrauten ICH-Strukturen mit Angst.

Alles WAS Mann ist zu Mann und alles was Frau ist zu Frau
Aus dem Bub soll ein MANN werden
Mannsein tiefenpsychologisch
Dr. Harry K. Wexler macht eine liebe Feststellung, was es heißt Mann zu sein:

"Junge Männer sehen in ihrem Schwanz die Lösung des Lebens. Wenn sie älter werden, wird ihr Schwanz das Problem des Lebens".

Bub sein Gestern:

Als Bub würde ich sagen, plötzlich stand ein fremder Mann in unserer Wohnung, die Mutter sagte dann meistens, siehst du, das ist dein Vater, du kennst ihn ja, er ist auch auf dem Bild dort an der Wand. Das heißt, dass es ein typisches Vater-Sohn Identifikationsmuster kaum gegeben hat. Die Männer, die die Buben zu Gesicht bekommen haben waren nur eine Art (Vaterersatz). Somit wären die Männer mit denen sich die Söhne identifizierten, nicht die leiblichen gestrengen Väter sondern so genannte „Lachonkeln oder Onkel-Väter". Die natürlich, oder sollte man sagen, manchmal auch Amerikaner, Franzosen, Russen oder sonstige Besatzungssoldaten sein konnten.

Das Männerbild war früher einfach definiert und hieß Patriarchat.
Ich bin der, der das Geld heimbringt, der anschafft, und ein bisschen vergewaltigt, wenn sie schon wieder „Kopfweh hat) Wobei ich nur nebenbei erwähnt hörte das man den Kopf der Frau beim Sex gar nicht benötigt. Männer waren gewohnt, dass Frauen sich ihrer annehmen, sich um sie kümmern. Jetzt wenn die Mädchen nicht mehr so ohne weiteres bereit sind, zu heiraten und Kinder auszutragen, wenden sie sich wieder ihrer Mutter zu. Ein Drittel der Männer zwischen 25 und 43 leben bei Mama.

„Ein Mann", so sagt man, „ist nichts anders als ein Mann".
Aber die Frage ist doch, wurde er je gefragt ob er einer sein wollte Da sollte man sich erinnern, dass unter gewissen kulturellen Bedingungen der Mann gar nicht daran denken darf, nicht ein Mann sein zu wollen. Es ist eine von den Müttern also **Frauen erzwungene Männlichkeitsdressur.**

Angst und Regression

Die Menschen haben die sexuelle Potenz (Phallus-Symbol) immer mit Macht gleichgesetzt und tun dies auch heute noch. Daher kann die geringste Andeutung eines Nachlassens der sexuellen Leistung einen Art Leistungsstress verursachen.

Viele Männer verlagern sich dann im Alter auf Extremsportarten.
Hat ein Mann ein Problem, bekommt er Angst und wird zum eigenen

Zuschauer (infantiler Sex) im Bett, er beobachtet sich selbst und seine Partnerin (wie der Sexualwissenschaftler Dr. William Masters das Phänomen beschreibt). Unter Beobachtung leistet ein Mann im Bett nicht das, was er von „sich" erwartet, (denken sie an die Prägungen durch das Pornoheft - die Frau kommt dreimal, kratzt, beißt). All das passiert ab einem bestimmten Alter oder bei Angst überhaupt nicht mehr und dann ist beim Mann der Ofen aus. Man verzichtet, man beginnt sich zu schämen, man zieht sich zurück (Regression). Männer die Scham haben umarmen keine Frau mehr, halten nicht einmal mehr das Händchenhalten aus. Und werden introvertiert. Da wäre doch basale Stimulation fast kontraindiziert oder?

Angst und Regression als Witwerimpotenz

Viele Männer halten die Selbstbeobachtung nur mehr bei der eigenen Ehegattin aus, stirbt diese weg, muss eine andere Ersatzhandlung her. Alterssport, Obmannstellen in diversen Vereinen, Spätstudium usw. sind die positiven Folgen.
Sie können aber auch zum Extremsaufen, Extremfressen, Extremrauchen negativ gesehen werden.

Männer denken nur an Sex

Hier möchte ich eine Family-Circle-Umfrage zitieren, die ich als Mann nicht ganz nachvollziehen kann. (Aber ich bin auch nur Mann). Nun, nach dieser Studie sind Männer den, ganzen Tag lang sich mit Sex Phantasien zu beschäftigen zu denken hilflos ausgeliefert. Die Hälfte der Mittelschichtmänner befasst sich gedanklich oder in der Praxis täglich zwischen zwölf bis vierundzwanzig Stunden mit Sexthemen und -phantasien. Bei den Freiberuflern nahmen auch andere Interessen oder Erfordernisse zumindest einen Teil ihrer Zeit in Anspruch. Ab dem 45. Lebensjahr nehmen diese sexuellen Phantasien jäh ab oder kommen im Sinne des Umkehrphänomens vorwiegend bei Akademikern (auch im Heim) akut zu Tage.

Plötzlich hat man Zeit alles nachzuholen. Viele Männer gaben zu, als Junger vor den Frauen Angst gehabt zu haben, jedoch jetzt im Alter ist alles wurscht, jetzt geht's erst richtig los.
Wir Männer haben es ja eigentlich noch schwerer, als die Frauen wir haben meistens oder oft keinen Penisneid, aber Neid auf die Nähr-

und Fortpflanzungsfähigkeiten der Frau. Solche Neidneurosen können Anlass dazu sein, dass auch Männer ihre Identität in der Altenpflege suchen.

Männermerkmale sind (angeblich)
Das wir eher liebesbindungsunfähig sind.
Das wir Zerstörerisch, gewalttätig und konkurrierend gegen uns selbst wirken.
Das wir in uns mit uns mit unserem jüngeren ICH konkurrieren.
„Wir sehen uns immer als noch Junger und erleben uns auch so im Alter". Es geht um die ewige Angst, die Erektion zu verlieren. Jedes Mal wenn man als Mann eine junge Frau vorbeigehen sieht, wird man an sein eigenes Problem erinnert.

Zusammenfassend nennt man das den Samson-Komplex

Wir Männer fühlen uns unverletzlich.
Sind emotional unerschütterlich.
Und wollen immer gleich stark sein.
Diese Anstrengung kann uns umbringen.
(Daher gehen wir auch zu keinem Arzt, wie wir wissen)

Tiefenpsychologische Männerängste
Die Opfer-Täter-Relation ist somit definiert.
Männer sind Täter, Frauen sind Opfer???
Tiefenpsychologisch orientierte Männernachteile.

Die Männerangst, geschluckt zu werden

Ich werde nie vergessen, wie uns unser Pathologe den Übergang der Keimblätter erklärte. Er sagte so ungefähr, „die Mundöffnung wie die Vaginalöffnung" sind ein Überbleibsel der Keimblättervereinigung. Sie wissen schon meine Damen und Herren, ein großer Mund ergibt.......
Seither hab auch ich Angst vor Frauen mit einer großen Mund- öff-nung. Ich kann mir nicht helfen, scheinbar geht es mir zumindest ein bisschen so, wie es S. Freud immer gegangen ist. Freud selbst hat unmissverständlich selbst große Angst vor der Frau. „Im Dunkel ihres Schoßes liegt auch der Ort unserer Herkunft" und tief in seiner Seele hatte er Angst, dort wieder hin zu müssen.
Es ist die Angst der Männer, „von der Vagina aufgesogen zu werden".

Diese an den Todestrieb erinnernde Frau wird als Verderben bringende, Verschlingende, als das ewig Weibliche dargestellt. Die Vagina als Metapher für das Leben und den Tod.
Auch der Volksmund sag doch: „Jeder Orgasmus ist ein kleiner Tod für den Mann".

Auch heute noch im 20. Jh. schreibt eine Sexualtherapeutin aus Deutschland das **„Jeder dritte Mann Angst vor dem Sex hat".**

Die Angst des Mannes vor der Muttersprache

Viele Jugendliche schämen sich ihrer Muttersprache, ihres Dialekts, weil natürlich die Frau sprachlich gesehen dem Manne weit überlegen ist.

Die Angst der Männer vor der Übermutter Frau
„Wenn du zu Frauen gehst, vergiss die Peitsche nicht".

Nun könnte man ja diesen Beitrag zu der Rubrik typisch Frau, typisch Mann schreiben, aber indem dieses Zitat von einem Mann ist, nämlich von keinem geringeren als Nietzsche, muss ich es wohl zu den Eigenarten der Männerwelt rechnen.
„Sie wissen ja, nichts ist Zufall."
Nichts ist strenge Wissenschaft.
Alles ist thymopsychische Biographie.

Nietzsche, ein typischer Frauenkenner, hat nicht nur den Satz „Wenn du zum Weibe gehst, vergiss die Peitsche nicht", sondern auch noch den Satz „Man muss nicht immer nur vögeln, um zu wissen, wer die Weiber sind."

Nun, von woher hat er alle diese Weisheiten?
Es reichte ihm, als Knabe in einem reinen Frauenhaushalt aufzuwachsen. Er lebte mit zwei altjungferlichen Tanten, der von ihnen regierten Mutter, der geltungssüchtigen kleinen Schwester und der über allen thronenden, verwitweten Schwiegermutter. Da weiß man doch genug über Frauen, um zeitlebens einen Bogen um sie zu machen. Intrigantinnen, boshafte Neider, üble Nachreden, kleine Eifersucht, Heucheleien, Bigotterie, Prüderie, Dummheit, Anmaßungen, Heimtücken, Hinterlist, Falschheiten, Verrat sind die

Charaktereigenschaften der Damen, die er erlebte. Ich glaube, mehr braucht man nicht zu sagen, um seine Sätze zu verstehen.

Auch andere Autoren wie Schopenhauer, Strindberg oder Weiniger waren mit solchen Müttern ausgestattet.

Selbst über Gandhi ist bekannt, dass er besondere Wutausbrüche (oft wegen Kleinigkeiten) gegen seine Gattin ausführte. Er liebte die Massen, aber nicht einzelne Personen, vor allem nicht Frauen.

Biographisch ist die Reaktion von Gandhi verständlich, (so schreibt Erik H. Erikson)

Immerhin wurde Gandhi schon mit dem dreizehnten Lebensjahr mit einem gleichaltrigen Mädchen, von seinen Vater zur Ehe gezwungen, Er selbst sagt dass ihn diese Heirat behindert hat sein eigenes Leben zu leben..

Sein Schicksal wurde ihm sozusagen von seinem Vater aufgezwungen. Dies hat er seinem Vater nie verziehen. Und daher eine lebenslange Ambivalenz gegenüber Frau und Kindern, ganz zu schweigen von der Sexualität überhaupt, entwickelt.

Realitätsprinzip und Gandhi und die Angehörigen
Man darf nicht vergessen, dass es so wie Gandhi vielen Menschen vor der Pille ergangen ist. Oft haben die Kinder das Eigenleben zerstört. Wer kennt nicht den Spruch, wenn ich keine Kinder gehabt hätte, wäre aus mir etwas geworden. Ich wäre -......

Was blieb mir, nur die Aufopferung. Und was ist mit denen heute?

Warum kommen sie nicht täglich, stündlich zu Besuch?

Na, warum nicht, weil sie als Kind schon spürten, na so ganz erwünscht waren wir nicht.

Sehen sie, wie schwierig Sex ist man könnte sagen eine fast traurige Geschichte.

Jeder braucht was anders, für eine andere Zeitdauer, mit einer andern Technik ODER Erotik.

DIE FRAU

Die Prägung Frau zu sein erzählen am besten Aphorismen:

Alte Kleider und schöne Frauen bleiben überall hängen.

Im Spiegel ist keine Frau hässlich.

Auf heiteren Himmel und lachende Frauen ist nicht zu bauen.

Der Witwer findet leicht eine Frau, aber die Waisen schwer eine Mutter.

Die Frauen sagen wohl die Wahrheit aber nie ganz.

Drei Frauen, drei Gänse und drei Frösche machen einen Jahrmarkt.

Eine Frau und ein Gewitter sind immer zu fürchten.

Eine launische Frau ist das Fegefeuer im Hause.

Frömmelnden Frauen ist nie zu trauen.

Nicht jede Frau, die das Feuer anbläst, will kochen.

Nichts als gute Mädchen, und überall böse Frauen.

Tanzt die Frau, so hüpft die Magd.

Wer eine Frau der Schönheit wegen nimmt, hat gute Nächte, aber schlimme Tage.

Wer nichts Besseres hat, muss mit seiner Frau vorliebnehmen.

Frau sein tiefenpsychologisch gesehen (verlagert)
Sehr viele im täglichen Leben uns normal erscheinende Verhaltensmuster sind tiefenpsychologisch beschrieben und erfahren ab und zu eine Neustrukturierung. Die Psychoanalyse entwarf ein fundamentales Konzept der Weiblichkeit, das sich um die phallische Minderwertigkeit

der Frau zentrierte; ihre Stärken hingegen als Überkompensation und ihre Schwächen als Neid und Minderwertigkeitskomplex behandelte.

Die „Penislosigkeit" der Frau wurde zum Angelpunkt des Weiblichkeitskonzeptes, das selbst ihren Kinderwunsch als Folge des Kastrationskomplexes erachtete. Von der Frau wird ein Kind so zu sagen ein Pensisersatzsyndrom S. Freud im „Untergang des Ödipuskomplexes". Nun war natürlich erstens Freud ein Kind seiner Zeit, aber zweitens, und das erscheint mir wichtiger, sah er alle seine Beschreibungen in einer PATHOLOGISCHEN Situationsbiographie. Es genügt nicht, dass ein kleines Mädchen beim Dr. spielen den Buben sieht und gleich darauf einen Penisneid bekommt.
„Die Anatomie ist das Schicksal der Frau", sagte man früher. Minderwertigkeitsgefühle, die den Kastrationskomplex bewirken.

Im Vergleich zu den besser ausgestatteten Knaben entsteht auch eine Art (nur pathologisch zu sehen) Selbstkränkung, so dass sich das Mädchen mehr von der Mutter ab- und dem Vater zuwendet. Für das Mädchen wird der Vater zum begehrten Liebesobjekt.

Die Frau ist tiefenpsychologisch gesehen die „große Mutter".
Sie hat einen Macht- und Aggressionstrieb, den sie nur anders, mit anderen Copings auslebt als der Mann. Wer hat nicht Angst vor der großen, starken, alles erdrückender Mutter?
Die große Urmutter kann Leben spenden und Leben nehmen.
Der Archetypus der „großen Mutter" vereinigt wieder einmal Lebenstrieb und Todestrieb als Leben spendendes oder Leben nehmendes (destruktives) Verhalten. Die Urbeziehung prägt den Säugling, welche Einstellung er später zur Welt, zu seinem Ich, aber auch zum Du oder zum Wir haben wird. Das Kleinkind projiziert alles Böse, Unangenehme nach außen auf die Umwelt, wobei die Mutter als Inbegriff des Guten erlebt wird.

Dieser Mutterarchetypus hat beide **Anteile**:

Positiv	**Negativ**
Gebären	böse, fressende
Schützen	verschlingende
Nähren	nicht loslassende

Diesen Urbegriff der allumfassenden Mutter beschreibt Goethe mit seinem Satz „Stirb und werde".
Es ist doch kein Wunder, immerhin kehrt der Mensch in den Schoß der Mutter ERDE zurück.

Auch in der Erzählung von „Medea" sind die Gegensätze der Frau zwischen Hysterieform brutal, bis zur mütterlichen Frau sicht- und erkennbar.

Das heißt, obwohl man dem Mann Aggressivität vorwirft, darf man nicht vergessen, dass auch die Frauen aus demselben Holz (Gefühlen und Trieben) geschnitzt sind.

Die Frau als Masochistin

Der Masochismus wird von Freud als „Schmerzenslust" beschrieben. Sogar Analytikerinnen äußerten diese Ansicht, dass Masochismus, Narzissmus und Passivität die Grundtendenzen des Seelen- und Sexualtriebes der Frau sind. Diese Annahmen stützten sich auf Befunde von Frauen, die sehr häufig vorgebrachte Vergewaltigungs- und Unterwerfungsphantasien hatten.

Mädchen müssen ja, um eine Frau zu werden, ihre aggressiven Neigungen unterdrücken und machen dadurch den ersten Schritt zum Masochismus. Sie projizieren die Aggressionen gegen sich selbst und verwandeln diese Aggression in den Wunsch vom Vater, im Akte der Penetration kastriert zu werden. Diese weibliche Rolle, Schmerz, Demütigung und oftmals Mangel an Befriedigung hinzunehmen, charakterisiert die Mutterschaft. Ob die aus der Geburt sich ergebende Brutpflege noch zu den masochistischen Tendenzen oder sogar schon zu den sadistischen Spielen gehört, darüber lässt sich streiten.

Interessant ist jedoch, dass ich in meiner beruflichen Laufbahn viele Sadisten als Pflegerinnen erlebt habe, die ihre Tätigkeit allerdings masochistisch verkauft haben.
Interessant ist ferner der Gedanke, dass ich seit neuestem oft gefragt werde, ob mir selbst schon aufgefallen ist, wie viele Lesben es in der Pflege gibt. Ich kann mich dazu nicht äußern, ich hab sie nicht gezählt. Aber wenn es so ist, dann ist der Pflegeberuf auf einem gesunden Weg.

Wenn man die masochistischen Tendenzen der Frau genauer ansieht, könnte man sagen, dass es dabei nur um eine Verschiebung oder ein Zerbrechen der ICH-Grenzen geht. Das Ziel, die Ich-Grenze zu verlieren, wäre wohl der reine neurotische Altruismus

12. ENTWICKLUNG, PRÄGUNGEN von 1930 - 1955

Heute interessiert uns wohl nicht mehr der Sex aus der Antike, aber die Entwicklung der im Heim liegenden Klienten.
Wir wollen hier die Sex-Geschichte aus dem Volke und nicht aus der Tiefenpsychologie kennen lernen.

WAS war ungefähr in den Jahren 1930 bis 1955 als normal anzusehen?

Sexualforschung des Kindes

Man kann nicht abstreiten, dass den niederen Trieb den der Sexualität jedes Kind schon ab den Kindesbeinen an jedes Kind neugierig erforschen will und wollte. Wer blickte nicht durch das Schlüsselloch des Schlafzimmers wenn gar zu viel Lärm aus diesem heraus gehört wurde? Ich glaube das dies nicht unbedingt der „Wissenstrieb", alleine war der uns dazu veranlasste. Es war banale Neugier Der Wissenstrieb tritt ja erst zwischen dem dritten und dem fünften Lebensjahr auf. Der Anlass ist oft die Geburt eines Geschwisterchens und die Furcht, nun an mütterlicher Liebe, Zuwendung und Geld zu verlieren.

Auch mein Enkel sagte, als der Bruder da war, „na, gebraucht haben wir ihn nicht". Der Wissenstrieb geht vor allem an die Frage heran: „Woher kommen diese Kinder?" Man bekommt die Kinder, indem man etwas „Besonderes" isst meinen viele.

Andere Kinder haben hingegen die Vorstellung, dass neue Kinder durch den Darm wie ein Stuhlgang geboren werden.

Das nächste Unternehmen muss sein, die Eltern zu ertappen, da muss es noch was geben. Wenn nun so ein Kind durch Zufall oder absichtlich den Eltern zusieht, hat das Kind den Verdacht der Misshandlung. (Solche Ideen können später zum Sadismus führen.)

Aufklärung „die Geschichte mit den Bienen"

Als vor kurzem meine Tochter zu Besuch kam, fragte ich sie: „Sag, Martina, wer hat eigentlich dich aufgeklärt?" Ich wusste es nicht mehr, und sie sagte voller Entrüstung, „Na Du, Papa!"

Da fragte ich nach, „Sag, wie hab ich das gemacht?", „Hab ich etwas von der Befruchtung der Bienen erzählt??" Und sie meinte darauf, „Du, Papa, du warst ja Immer schon psychiatrisch geschult. Ich habe meine Aufklärung von dir über viele kleine (aber harte Schritte) erfahren."

Nach dem Blick durch das Schlüsselloch kommen die

Doktor Spiele

Man hatte von den Erzählungen oder durch Zufälle gehört, dass es da so etwas wie Sex gibt. Man begann Vater-Mutter zu spielen. Versuchte dabei immer etwas Nacktes unter der Unterhose der Mädchen zu finden und umgekehrt. Und stellte fest, die Mädchen haben weniger als wir Burschen „na ja, allerhand". Ob sich daraus der Penisneid entwickelt oder nicht, weiß ich nicht, da müssen sie schon S. Freud fragen. Ich hatte zum Glück genug „Übungsmaterial" in meinen Heimatdorf, in dem ich aufgewachsen bin. Es gab in meiner Umgebung fast nur gleichaltrige Mädchen. Das hat mich anscheinend so fasziniert, (ich wurde ja verwöhnt), dass ich später in einen reinen „Frauenberuf", die Krankenpflege, gegangen bin.

Onanieübungen

Oft wird das beginnende Onanieren (wenn wir die Thesen von S. Freud im Moment außer Acht lassen) als „Unart" bezeichnet. Trotzdem muss man feststellen, dass Kinder in ihren frühen Lebenensjahren schon voll empfinden. In der Regel findet man für alle sexuellen Regungen irgendeine greifbare Ursache, welche auslösend wirkt. Es ist den Ärzten eine bekannte Tatsache, dass die sooft im Kindesalter vorkommenden kleinen Würmer des Darms, bei den Mädchen nicht selten von der Afteröffnung aus zur Scheide und in dieser fortbewegen und sich schließlich und endlich dort einnisten können. Der Kitzel, das Jucken welches diese kleinen Würmchen nun in der Scheide des kleinen Kindes verursachen, veranlassen es anfangs durch Kratzen diese unangenehme Empfindung zu beseitigen. Das Kind manipuliert also anfangs ganz unbewusst an seinem Geschlechtsteil herum, bis es eines schönen Tages bei der Manipulation irgendein angenehmes Gefühl entwickelt. Was sich dazu weiterentwickelt, dass das (so schrieb ein Gynäkologe) Mädchen schließlich und endlich jedwede Gelegenheit sucht, um an seinem Geschlechtsteil herumzuspielen, um dieses nun schon angenehme Gefühl künstlich hervorzurufen. Und so ganz „unbewusst" das „Onanieren" fixiert wird.

Dieses Kind ist nun neugierig genug um in Erfahrung zu bringen, ob es bei den anderen Altersgenossen auch so sei. Es will seine Neugier befriedigen und wird die erstbeste Gelegenheit nutzen, solche Spiele auch mit anderen Kindern zu probieren. Und so entwickelt sich nach Ansicht der Gynäkologen das beliebteste Spiel, (vorerst einmal zwischen Buben und Buben und Mädchen und Mädchen) das man Onanie nennt.

Ein unbestimmtes Gefühl sagt dem Kind, dass das alles bei Knaben anders sein müsste. Die Neugier treibt es langsam aber sicher dazu, jetzt schon beim anderen Geschlecht Erfahrungen in dieser Beziehung zu suchen und zu finden.

Der Gynäkologe Bernhard Bauer meint, dass es in der Folge bei den Mädchen nicht bei der „manuellen Manipulation" bleibt, sondern dass die Mädchen sehr rasch zu Hilfsmitteln beim Onanieren greifen. Psychiatrien und Frauenstationen stellten in ihren Befunden fest wie viele für den normalen Menschen fast ungewöhnliche Gegenstände, als Hilfsmittel verwendet wurden.

Dabei muss festgehalten werden, dass es sich bei dieser Mädchenonanie (um das Hymen zu schützen) fast immer nur um eine Stimulierung der Schamlippen (bzw. den urethralen Sex) handelt. Laut den Kliniken findet man zur Stimulierung Gegenstände wie Bleistifte, Korken, Kerzen, Rüben und Gurken.

Ganz dünne Stimulierungsmitteln wie Zündhölzer, Haarnadeln, Stricknadeln wurden immer schon zur Stimulierung der Harnröhre verwendet. Das was die Mädchen damals noch nicht wussten und erst seit kurzem auch von den Männern wie wild gesucht und selten gefunden wird, der G-Punkt (Gräfenberg-Zone, G-Spot). Dieser Punkt ist es, den die Mädchen schon um das 18. und 19. Jahrhundert mit Nadeln oder Zündhölzern suchten und an der Vorderwand der Vagina in der Harnröhre fanden. Drückt oder reibt man diese Stelle, resultiert zunächst ein vorübergehender Harndrang, der in ein sexuelles Lustgefühl übergeht (Haeberle).

Forscher, die andere Völker studierten, fanden auch noch als Reizmaterialien Tannenzapfen, Kugeln oder Glocken.

Es wurde bewiesen (Handbuch der Sexualwissenschaft - Moll), dass im antiken Griechenland schon künstliche Nachahmungen des Penises existierten. Es gab einen Sammelbegriff für diese Gegenstände, den man „Godemiches" nannte.
Man muss, glaube ich, gerade bei der Onaniephase bedenken, dass die Verteufelung der Selbstbefriedigung in unserer Entwicklung zu unserer späteren Fixierung führte.

Wie hieß der Prügelsprachesatz der Mutter?
„Hände über die Decke".
Übrigens das ist dann immer eine hundertprozentige Garantie dafür, dass die Hände nie unter der Decke blieben.

Onaniephase und Praxis

Nun sind viele unserer sehr jungen Mitarbeiterinnen, ich möchte fast sagen, selbst der Onaniephase noch nicht entwachsen und sollen sich mit den Sexproblemen der Alten beschäftigen.

Es erzählte mir eine ältere Kollegin folgende Geschichte:
Da haben wir einen Mann auf der Station (im Rollstuhl sitzen nach einer acuten. Apoplexie), eines Tages zu mir sagte:
„Sag mal Schwester Erni, wenn ich mir einen herunterhole, darf ich dann dabei an Dich denken?" In meinem Alter, ich bin 50, sagte sie, Herr Walter das würde mich Stolz machen, denn wer denkt heut' schon noch an mich, dass auch ich ein sexuelles Lebewesen „war"?

Ferner sagte mir die Kollegin, und das erscheint mir nicht unwichtig zu sein, stell dir das einmal vor, wenn dasselbe unserer 20-jährigen Schülerin passiert wäre, die hätte ihn erwürgt. Und weil das nicht sein darf, hätte sie gekündigt

Eine nette Episode erlebte ich als junger Pfleger. Ich war gerade 20 Jahre alt und hatte einen echten Schwarzafrikaner als Nachtdienstpartner. In der Früh beim Baden merkte ich natürlich, wie klein ich gebaut war, ich genierte mich schrecklich. Bei einem oder zwei Bier konnten wir das Rätsel klären. Er sagte mir, dass es viele schwarzafrikanische Frauen gäbe, die sich einen Weißen wünschen, weil der toller gebaut sei als er.

Nun, was ist des Rätsels Lösung?
Die hab ich erst wie ich älter wurde (und wie kann es beim Böhm anders sein) aus der Praxis heraus erfahren. Da ich nun die Angst hatte zu klein zu sein raffte ich mich auf, um eine Prostituierte zu besuchen. Das ist, na ja, dachte ich mir, eine Fachfrau, die kann ja beurteilen, ob ich zu klein bin. Nun es war alles in Ordnung, wir hatten eine schöne (kostenlose) Nacht und sie berichte: Weißt du, Bub, es gibt ja, und das muss man wissen, den so genannten Blutpenis und Fleischpenis. Der Fleischpenis wird bei der Erregung kaum größer. Der Blutpenis ist hingegen fast ein Hit, der sieht in der Unterhose so klein aus aber der wächst toll, wenn man ihn liebkost. Da hat die Frau eine „MACHT", eine Selbstbestätigung, dass sie es schafft, das Ding in die Höhe zu bringen.
Der Blutpenis und der Fleischpenis waren des Rätsels Lösung ganz banal, oder?

Kussentwicklung und Flirt

Natürlich kommt in der Sexualentwicklung vor dem Kuss noch die Übung mit der „Koketterie". Die Mädchen lernen ihre „Ich-Wichtigkeit" durch das flirten kennen, indem sie übten ihre Weiblichkeit für die Burschen Interessant zu machen.

Der „Flirt" wird sozusagen als Training, als eine Art Selbsterprobung der eigenen Gefühlswelt aufgefasst. Es erfüllt das Mädchen mit Freude, den Mann in sich verliebt zu machen, von seiner Liebe und von den zahlreichen Aufmerksamkeiten umgeben und beschenkt zu werden. Die

Freude am „Geliebt-werden", nicht am Lieben wird zum wichtigsten

Vergnügen. Genau so wird das Leid des Mannes zur Ich-Wichtigkeit von Mädchen.

Das Werben der Burschen muss alle Stadien (des Leidens) durchmachen, alle Künste und Kniffe anwenden und erlernen bis er endlich den ersten Kuss landen kann und konnte.

Natürlich ist dies auch die Zeit, in der man alle Schlüsselreize ausprobieren und erlernen muss. Was wirkt bei WEM und WARUM? Mannigfaltig und zeitgeistphänomenal sind die verschiedensten Werbepraktiken.

Früher auf dem Land musste der Bursche, um einen Kuss zu bekommen, der stärkste im Dorf sein, je besser er raufen konnte umso mehr Chancen hatte er. Die Indianer verwendeten schon immer gewisse Tätowierungen, um Schlüsselreize beim anderen Geschlecht zu erzeugen. Heute verwendet man halt das schon erwähnte „Arschgeweih".

Dann kommen die ersten Kussversuche
Die oft „frustrierend" und ein Leben lang negativ einschneidenden Erlebnisse zurücklassen können.

Aus meiner **eigenen Krankengeschichte**:
Zu meiner Zeit wurden wir Burschen von Heimatfilmen geprägt. Mariandl mit Waltraud Haas und ähnliche Liebesfilme, in denen wir Burschen lernten, langsam, behutsam, vorsichtig auf die Mädchen zuzugehen. Natürlich zu Beginn einer neuen Bekanntschaft „zuerst nur Handerl halten", schmachtend das geliebte Mädchen ansehen und warten bis sie ein Signal sendet, ob sie einen Kuss zulassen würde.
Eines Tages lud ich Hedi zu einem Spaziergang ein, sie war „ein blonder Engel" allerdings 10 Jahre älter als ich.

Meine erste Eigenfrustration:
Wir gingen auf den „Roten Berg". Ich saß neben ihr, schmachtete sie an, erwartete ein Signal. Nichts passierte. Plötzlich sagte sie, na, willst du mich jetzt vögeln oder nur Wien ansehen?

Ich lernte, dass die reinen Heimatfilme auch kein Hit für die tägliche Praxis sind. **Frustration die Folge.**
Ich wurde sozusagen Masochist.

Elfi, ein ebenfalls wieder älteres Mädchen, vis-a-vis von uns wohnend, stammte aus einer sehr armen Familie. Alle waren Heimarbeiter und klebten Sackerl für eine Firma. Diese Elfi, eine Tochter der armen Familie, ebenfalls ein blonder Engel war mein nächster Versuchsballon, den ich steigen ließ. Um mich zu erhören, dachte ich, muss ich täglich nach der Schule, ich war 12, zu ihr gehen und Sackerlpicken helfen (der Ritter nicht auf Pferd sondern mit Kleber). Ich klebte wochenlang Sackerl in diversen Größen, nichts passierte, keine Annäherung war spürbar. Doch eines Tages nach dem 1000sten Sackerl meinte Elfi, heiraten wird sie mich nicht, aber sie zeige mir, wie das echte Küssen gehe und funktioniere. Sie wissen, das ist das Komische mit der Zunge, na ungeheuerlich kann man sagen, was der Mensch doch für Schwein ist. Die nächsten Entwicklungsschritte spar ich mir, da ich ja kein autobiographisches Sex-Buch zu schreiben gedenke.

Porno-Heft als Onanievorlage sowie das Porno-Kino

Onaniervorlagen

Unter uns Buben war es üblich, in der ersten Übungphase (T weg)(wenn wir uns noch nicht so richtig an das andere Geschlecht heran-trauen), eine „prägungsphänomenale" Onaniervorlage zu verwenden. Sich eine Frau (oder einen Mann) während des Koitus wenigstens vorzustellen zu können.

Der nächste Übungsplatz, nun über das Küssen (und Onanieren) hinaus etwas zu erlernen, waren die vielen damals vorhandenen Porno-Kinos. Das Rondell Kino in Wien war der Treffpunkt junger ca. 14-jähriger Buben, die natürlich mit gefälschten Ausweisen diese Ki-nos besuchten.

Man lernte, dass eine Frau mindestens 3 mal einen Orgasmus haben muss, bevor der Mann kommt. Somit war schon im ersten Schritt die Angst vor **einer Ejakulation praecox** fixiert. Ferner stellte man fest, dass ein Mann die Frau soweit erregen muss, damit sie zumindest kratzt, beißt und schreit. Da dies bei der ersten Liebe wohl kaum passiert, hat man die nächste Prägungsangst, **man ist anscheinend zu klein gebaut.**

Die noopsychische Aufklärung (Oswald Kolle)

Die Aufklärungsversuche durch Oswald Kolle, waren zu unserer Zeit auch nicht das Gelbe vom Ei. Wir Burschen lernten nur, dass wir von Frauen „krank" werden. Von der Lues bis zur Gonorrohe kann man alles bekommen.

Unabhängig von krank werden, ist es klar, dass man auch noch Kinder bekommen könnte und das man dann eine Frau und deren Kind ein Leben lang zu erhalten habe.

Somit war der „Coitus interuptus", ob man das nun konnte oder nicht, im Männerprogramm programmiert.
Klar war: „Vorwärts Kameraden, es geht zurück. Nämlich zur Onanie und zur seichten Homosexualität unter Burschen. Die Burschen die das auch nicht mochten, tauschten den Sextrieb mit Macht (als Sport).

Die Kirche

Auch ich war ein paar Tage Ministrant, ich lernte, dass das mit dem Sex nicht sein darf. Und wenn, dann nur in der Ehe zum Kinder machen und aus.
Na, was will man da mit einer Frau, frag ich sie? Krank wird man, Kinder bekommt man und in die **Hölle auch noch,** „na, aber Hallo".

Erste Übungsstunden in Echt

Nun wurden die nächsten Prägungsschritte zwischen den bürgerlichen Buben und den Straßenkinder unterschiedlich sozialisiert.

Bei bürgerlichen Kindern wurde der Sex auf eine höhere Schulbildung und daher jahrgangsmäßig auf später verlagert. Sozusagen mit der

Matura als Sublimationshilfe kompensiert. Einige bürgerliche Buben wurden von einer ihrer Tanten, der Kinderfrau oder der Köchin einge-schult.

Arbeiterkinder die sehr schnell wenigstens Geld im Sinne der Lehr-lingsentschädigung erhalten hatten, konnten ab dieser Zeit, ab der sie Geld in der Hose hatten, durch das „Hose runterlassen" bei Prostitu-ierten lernen und praxisrelevant zu üben beginnen.

Da möchte ich nichts dazu sagen, denn einigen Buben ging es dabei gut einigen **besonders schlecht.**

Fest steht, man braucht auch für die Liebe eine/n guten Praxisanleiter/ in, dann geht's schon irgendwie.

Aus ES soll ICH werden

Wie gesagt, einigen ging es dabei gut einigen schlecht. Nun, was heißt das? In der Kindheit sollte man erlernt haben, mit dem eigenen Geschlechtsteil auf Du und Du zu sein. Ist das eigene Geschlechtsteil positiv besetzt, getraut man sich auch eines Tages an das andere Geschlecht heran. Schlecht geht es jenen Leuten, die durch die Erzie-hung oder erste Übungen negativ geprägt wurden. Die lernten, dass man alleine schon sein eigenes Geschlechtsteil nicht berühren darf und kann. Wie sollen sich solche Leute dann auch noch mit einem anderen, einem geschlechtsunterschiedlichen Teil zu Recht finden? Hat man zu seinem eigenen Geschlechtsteil einen pathologischen Bezug, ist es unmöglich an eine/n Partner/-in heran zu gehen.

Schön langsam sollte man auch erlernen, aus der ICH-Bezogenheit eine Fremdbezogenheit zu Stande zu bringen. Aus der ICH-Onanie soll sozusagen zumindest eine DU-Onanie (keine Angst vor Partnern) werden.

Dabei darf man auch nicht vergessen, dass das erste DU immer der mütterliche Busen war und für viele Männer auch bleibt. So ist es kein Wunder, dass Männer auf große Busen fixiert sind; Lesben oft im Mutter-Brust-Bezug stecken geblieben sind.

Aus Es soll Ich, aus ICH ein DU werden.

Moderne Sexologen sprechen davon, dass es kaum möglich ist, beim Orgasmus, beim höchsten Glücksgefühl NICHT allein zu sein. Das heißt, dass vorwiegend die Frau (nach dem vorzeitigen Orgasmus des Mannes) „alleine" ist. Wird aber nun die Frau, die vielleicht auch kurz vor ihrem Orgasmus ist, alleine gelassen, stürzt sie emotional ab. (Masters und Johnson)

„Gleichzeitiger Orgasmus ist ZUFALL nicht REGEL"

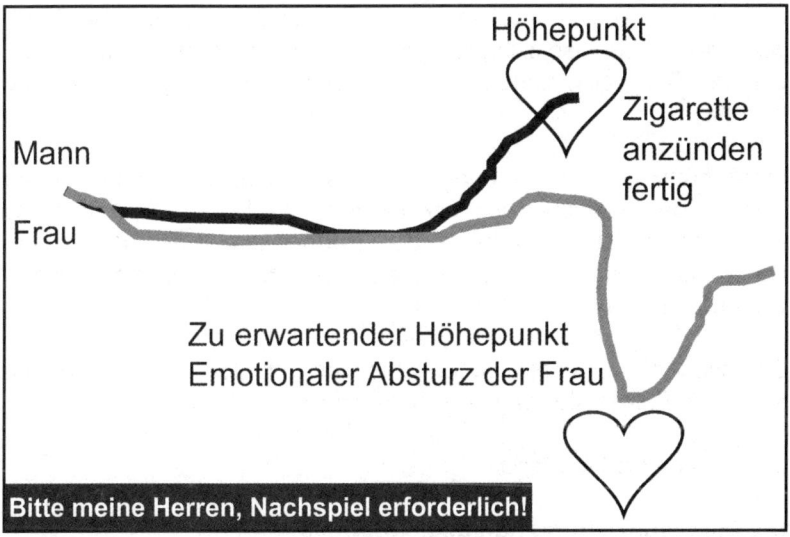

Dieses ICH und DU Gefühl, **NÄHE oder DISTANZ** und dessen Entwicklung ist der schwierige Anteil in der Liebe: Und kann bis zur Perversion nach S.Freud führen.

Zitat S. Freud

Das Gemeinsame jeder Perversion ist:

Jede Perversion ist eine Vergrößerung der Distanz wischen

Mann und Frau. Sie bedeutet eine Revolte gegen die normale

Geschlechtsrolle.
Zitat Ende

Jeder einzelne Mensch ist im Inneren seines Herzens sozusagen von Haus aus schon zweigeteilt und jetzt bei der Beziehung „soll da noch eine/r dazu kommen" (der Partner).

Die eigene Zweiteilung (zwei Seelen wohnen ach in meiner Brust) ist seelisch-hormonell bedingt.

LIBIDO ist der HORMON STATUS
LIEBESBINDUNGSFÄHIGKEIT ist SEELEN STATUS

Wenn sich ein Mensch total gesund entwickeln würde, würde die Entwicklung bipolar vorangehen, das heißt, der Sexualtrieb (hormonell) würde identisch, also sich genauso schnell entwickeln wie die Liebesbindungsfähigkeit (Fremdwertgefühl, jemand anderen gerne haben zu können).

In der heutigen Zeit ist es aber so, dass die hormonelle Entwicklung weit vor der seelischen Entwicklung fertig ist. Das heißt, man muss zwar „vögeln", aber man hat zu dem Partner keine echte Beziehung. Darum sagen die jungen Leute ja auch oft, „man müsse an einer Beziehung arbeiten".

So gesehen ist es kein Wunder, dass man sich gleich nach der ersten sexuellen Faszination wieder scheiden lässt.

13. Nähe und Distanz

Die Liebesbeziehungsfähigkeit oder das Stachelschweinsyndrom aus der Biographie

Das Stachelschweinsyndrom kurz erzählt ist eine nette Geschichte, weil sich die Menschen wie Stachelschweine benehmen. Im Winter, wenn es kalt ist, legen sich die Stachelschweine im Wald zusammen, um sich gegenseitig zu wärmen. Wenn sie aber beisammen liegen, schmerzt jeden die Stacheln des anderen. Also gehen sie wieder auseinander, nun ist ihnen aber wieder kalt und so müssen sie sich wieder zusammenlegen und dann schmerzt aber der Stachel. Und so geht das weiter.

Bei uns Menschen heißt das ganze banal die Schizophrenie zwischen

Nähe und Distanz. Einerseits will man Tag und Nacht an Mamas Rockzipfel kleben, andererseits wenn die Mama böse ist und z. B. Schokolade verbietet, wünschen wir sie zur Hölle. So dass wir immer zwischen Nähe und Distanz hin und her gerissen werden.

Nähe und Distanz ist als Mutter-Kind-Beziehung oder eben auch Nicht-Beziehung erlernt. Störungen zwischen Nähe und Distanz werden als „Symbiosekomplexe" bezeichnet.

NÄHE Mehr von demselben	Distanz Weniger von demselben
Stimulus-Hunger	Stimulus-Ruhe
Der Mensch braucht Nähe und Hautkontakt, um sich geliebt zu fühlen	Der Mensch braucht Distanz, um sein eigens Ich aufbauen zu können. Laut Dörner hält man nie mehr als 9 Bekannte aus. Jeder Mensch hält nur eine geringe emotionale Spannung aus. Wird es zu viel, ist Desinteresse die Folge
Haben sie zu wenig als Kind bekommen, suchen sie ein Leben lang „Zuwendung". Sie werden klebrig, Don-Juan-Syndrom	Haben sie es nie erlernt, halten sie Nähe nicht aus und werden aggressiv. Basale Stimulation führt oft zu hohem RR!!!!!
Nähe von einem Menschen hält man nur aus, wenn man genug Selbstliebe erlernt hat.	Wenn man sich selbst nicht mag, mag man auch keinen anderen, sagt Anna Freud.
	Weniger an Haut, bedeutet auch die Erfindung des Rock' n' Roll Die Beziehungslosigkeit in der Diskothek Die Handymanie, wo man sich über das Telefon sagt, wie „gerne man sich hat", aber dabei nie in die Augen sieht.

	Heute müssen die zur Verfügung stehenden Emotionen an viele Leute verteilt werden. Dies führt zu einem nur mehr oberflächlichen, anscheinend freundlichen Kontakt aber zu keiner emotionalen Bindung. Das heißt, es gibt keine engen Freunde mehr, keinen emotionalen Hausarzt usw.
Abstraktes, logisches Denken „Noopsyche" braucht	Genügend emotionale Distanz
	Wenn der Klient (ein Partner) die Pflegeperson (einen Partner) mit seinen Gefühlen erwischt, „induziertes Irresein", ist logisches Denken beim Personal nicht mehr möglich.
	Gefühlsterroristen landen ihre seelischen Probleme am anderen ab, dann hat dieser den psychogenen Schmutz am Arsch
Bellak unterscheidet im Verhalten	
Intellektuelle Eierköpfe	Stumpfbürokratische Normköpfe
	Menschen mit geringer Intelligenz können nur konkret arbeiten.
	Je isolierter ein Gebiet z. B. Wohndichte desto größer ist die dichte an Normköpfen.

Oder als Nähe und Distanzverhalten, als Territorialverhalten

Die Öffnung der Grenzen ist im Sinne des Nähe- und Distanzproblems positiv zu sehen. Es entsteht vielleicht einmal der Weltenbürger	Gleichzeitig versucht aber jeder Stamm seine Eigenständigkeiten hervorzuheben. Wiener und Bayern versuchten ihre Schlager in Dialekt zu singen.
	Rückzug ist auch die Flucht aus der Welt, die Jugendlichen und Hippies mit Drogen. Wenn die Realität unerträglich wird und die Nähe der Menschen unerträglich, vermitteln Drogen ein Höchstmaß an Isolation. Die alten flüchten aus der Welt in Form einer Desorientierung, einer nicht „Erreichbarkeit"

Zwei unterschiedliche Beispiele, die das Leben schrieb:

„Mehr Nähe" Mehr von dem Ganzen sagte einmal Wazlawick

Ein pathologisches Beispiel aus der Praxis:
Es gab einen Klienten der wenn er keinen anderen Mensch in seiner Nähe fühlte, Fensterscheiben mit den bloßen Händen zerbrochen hat. Die Schmerzen erbrachten ein Gefühl, nicht mehr alleine zu sein.
„Mehr Distanz"
Ein Mann hegte den Wunsch, ein dreistöckiges Haus zu besitzen. Er wollte im obersten Stock wohnen und leben, Nahrung und Versorgung sollten über ein Fließband hinauf transportiert werden. Da dies nicht gegangen ist, kaufte er sich ein Haus in der Abgeschiedenheit, um vor Menschen sicher zu sein. Mit der Zeit schien ihm das zu wenig, er baute einen Zaun. Nach und nach fügte er eine elektrische Warnanlage dazu. Er kaufte sich Hunde um sich vor Menschen zu schützen.

Beispiel Sex und Beziehung aus der Praxis

Eine sehr erotische, an Sex sehr interessierte Frau, den Gatten angeblich liebende, leidet plötzlich darunter, dass ihr Mann impotent wurde.

Sie hatte diverse psychosomatische Zustände. Ihre Freundin hatte ihr geraten, sich einen Liebhaber zu nehmen, um den somatischen Beschwerden ein Ende zu setzen.

Nun war dieser Liebhaber körperlich o. k., sie persönlich fand aber keinerlei Zärtlichkeit für ihn. Das heißt, der Therapieversuch schlug fehl.

Körperliche Liebe, auch wenn es der tierische Trieb verlangt, führt ohne Libido und Liebe nicht zum gewünschten Erfolg der „seelisch-körperlichen Befriedigung".

Am Ende der Pubertät beginnt das Umkehrphänomen

Alte Nähe und Distanz Probleme tauchen wieder stärker im Bewusstsein auf. Hier einige Beispiele:

Wie im täglichen Leben üblich, beginnt am Ende der Pubertät schon wieder das Umkehren.

Bericht eines Jugendlichen:
Als ich Mitte 20 war, erkannte ich, dass meine Erektion nicht mehr so fest wie zu meiner Schulzeit war. Damals schien sie hart wie ein Fels zu sein. Jetzt war sie hart, aber nicht so ganz wie ein Fels. Ich wollte nicht glauben, dass es in dem zarten Alter von 26 bergab gehen sollte.

Bei dieser Geschwindigkeit war ich mir sicher, dass ich mit Dreißig überhaupt keine Erektion bekommen würde. Die Erkenntnis, dass ich mich schon im Alterungsprozess befand, war ein Schock. (Zilbergeld)

14. Praemorbide Schäden der jetzigen Heimbewohner

Wenn man sich die Generation vor uns genauer anschaut, dann bleibt kein Zweifel, dass Sexualität (bis Freud) nie ein Thema war. Fast alle Menschen, unsere Großeltern und Eltern, hatten und haben diesbezüglich einen anerzogenen Gefühlsmangel (Seelennahrungsmangel) auf dem sexuell-erotischen Gebiet. Hier gab es die meisten gesellschaftlichen Einschränkungen, Lügen und Tabus wurden gesetzt, um ein schlechte Gewissen zu erzeugen.

Man brauchte ja Arbeitskräfte und so mussten Arbeiter von Sex fern gehalten werden, so dass sie am nächsten Tag mehr leisten konnten. (sozusagen eine erzwungene Sublimierung durch Schwerstarbeit) Auf diesem Gebiet bleiben und blieben vielen Leuten ihre Bedürfnisse, Neigungen unbewusst.

Die typischen Ersatzhandlungen für einen Distanzfehler

für Liebe und Eros wurden bei den Männern die Sexliteratur sowie Akt-Photographien, bei den Frauen die Liebesillusionen der Frauen- und Ärzteromane. Schöne Ersatzhandlungen die keinen stören nicht einmal den Nachbarn oder die Gemeinschaft.

Partnerwahl und Bilanz in der Regression

Viele Ehepaare haben erst im hohen Alter Probleme, wenn, ja wenn einer von den beiden in seine frühere Entwicklung abgleitet und sozusagen das nicht mehr braucht, was er zu Glauben brauchte.
Wer kennt schon seinen Partner vor dem 25. Lebensjahr mit seinen emotionalen und trieblichen Eigenarten, die erst im Alter ohne „Bremsmechanismen" wieder manifest werden, so zu sagen „zu Tage kommen"?

Nach Annemarie Dührssen heiraten viele Menschen aus neurotischen Gründen den/die Falsche(n).

1. Neurotische Partnerwahl
Übertragungskonstellation
Ich denke, dass die Übertragung leicht zu verstehen ist, man klammert sich an seinen Vater, Mutter, Bruder und betreibt „Übertragung der Gefühle" auf den neuen Partner.
2. Heirat unter dem Niveau
Sehr oft suchen Männer ein „kleines dummes Ding", um wenigstens zu Hause Chef sein zu können. Diese Mädchen sind dann alleine schon wegen des Geldes unterlegen, im wahrsten Sinne des Wortes. Aphorismus: „Der, der das Geld heimbringt, schafft an, sagt wo es lang geht".

Viele Frauen und Männer suchen sich den/die Dümmere/n, weil sie ihn/sie auch im Sex „beherrschen" können. Dies ergibt in der wissenschaftlichen Auslegung dass auch die Liebespositionen eine Aussagekraft haben. „Wer ist oben, wer ist unten"? Hat man eine Frau/einen Mann unter dem Niveau, pendelt man ohne Grund vom zärtlichen Sex bis zum stürmischen oder brutalen. Immerhin will man ja seinen Besitz besitzen und zeigen, dass man Chef ist auch im Bett.

Gebildete Frauen nehmen sich oft einen grenzdebilen Mann, weil dieser (so sagt man) meistens richtig potent ist. Dies ist auch oft die Vorstellung bei Frauen zu Schwarzafrikanern.

3.   Neurotische Anklammerung
Aus Angst, den Partner verlieren zu können, kann es zur Anklammerung kommen. Tag und Nacht „belästigt" man seinen Partner. Will, dass er/sie immer da ist, nicht weg geht. Kittelfaltensyndrom wie beim Klammeraffen. Will der/die Partner/in Freizeit, kann dies in eine pathologische Eifersucht übergehen. Der Partner will sozusagen mehr Nähe, als der andere aushalten kann. (Stachelschweinsyndrom)

4.   Narzisstische Selbstbestätigung,
tritt oft bei Paaren ein, die von der Umgebung als „schönes Paar" hochgejubelt werden. Nur zusammen werden sie sozusagen von der Umgebung bewundert oder wahrgenommen. Ist einer nicht da in der Öffentlichkeit, dann kann es zum Krach kommen. Aphorismus: Alleine ist man nichts, zusammen alles.

5.   Sexfaszination (heute Ausländer und Probleme)
Manchmal heiratet man nicht eine bestimmte Frau oder einen bestimmten Mann, sondern nur einen Schlüsselreiz dieser Person. Sehr begehrt sind für Männer „hohe rote Stöckelschuhe". Sie symbolisieren Sex in Reinkultur, es ist der Schlüsselreiz schlecht hin. Nach ein paar Jahren Ehe, wenn die Gattin dann Pantoffeln trägt, ist der „Ofen aus". Diese Stöckelschuh-Faszination strahlen auf uns Westeuropäer auch exotische Menschen aus.

6.   Flucht aus dem Elternhaus
Der banalste Grund, einen Partner zu wählen, ist wohl die Flucht aus dem Elternhaus. Nur weg von den Eltern, egal wer der Partner ist.
Weitere praemorbide Schäden

Die schnelle Frau - Quickie

Da Sextrieb bei dessen Nichterfüllung „Spannungen erzeugt", kann oft ein Mensch mit Liebesbindungsstörungen nur den schnellen Sex vertragen. Man nennt dies heute auch Managerkrankheit der Liebe. Hektischer Sex ohne Bindung oder wie die jungen Leute sagen Quickie. Denken sie an das Mädchen Rosmarie Nitribitt.

Die biographische Brautnacht-Impotenz

Männer die ein Leben lang schnelle Liebe bevorzugt haben, können, wenn sie eine Bindung (Ehe) eingehen, eine Brautnacht-Impotenz bekommen. Bei ihnen geht es ja nur „schnell", womöglich mit vielen huriösen Reizen. Da scheidet natürlich eine normale Frau mit weißem Hochzeitskleid (zumindest für diese Nacht) aus.

Wunschkinder und eine Frau wird „erhalten"

Einige Frauen heiraten einen alten Mann, der kann sie wenigstens erhalten. Punkt um. Dabei ist es eine Frage, ob sie den wollen oder nicht? Das Hauptziel ist, versorgt sein. Dieses Spiel spielten vor allem „Damen", die nicht nur einen älteren sondern vor allem einen „reichen" Mann wählten.

Da ist es kein Wunder, dass die Emanzipierung von der Arbeiterfrau ausgegangen ist. Sie konnte es sich leisten, sich auch scheiden zu lassen. Da sie einen immer gleich schwachen, wenig verdienenden Mann immer wieder bekommen konnte.

Ganz anders erging es dabei der gut Bürgerlichen Frau. Diese konnte eine Scheidung nicht einmal in Erwägung ziehen da sie einen gleichwertigen finanziell gut da stehenden Mann nie mehr bekommen hätte.

Sie macht ein Wunschkind als Partnerersatzfunktion.

Sehr oft ist ein Wunschkind ein Kind, das man sich als Partnerersatz machen lässt. Kann der Gatte seine Gattin nicht mehr leiden, wünscht er sich eine Tochter, die er dann wie seine Frau behandeln und lieben kann. Die ungeliebte Frau, gar keine Frage, wünscht sich einen Sohn als Wunschkind.

Vergewaltigungsvorstellungen und Besatzungskinder

Sehr oft wurden dabei nicht nur die Mütter sondern auch die daraus resultierenden Kinder beschimpft. So dass nicht nur die Mütter sondern auch deren Kinder mit erheblichen Neurosen zu rechnen haben. Es sind dies vor allem die, die von der Bevölkerung als

Russen-Kind,

Ami-Hure,

Besatzungs-Neger,

„Meine Mama war eine Soldaten-Hure",

beschimpft wurden.

Geschlechtskrankheiten und ihre Angst

Da bis zum Jahre 1970 hinein die Angst vor der Lues und deren Folgeschäden (Progressive Paralyse der Tabes dorsalis, Größenwahn usw.) vorherrschten, hatte man und hat man diverse Ängste, die als Krankheitsangst konditioniert wurden.

Es ist kein Wunder, dass unsere Bewohner sich oft ohne Tuch oder Ausbreiten von Papier auf die WC-Brille setzten. Dass sie die Brille vor der Benützung abwischen. Dass sie den Rand aller Trinkgefäße abwischen. Niemanden, dieser Generation wird wie heute üblich, herum küssen.

Viele alte haben Angst auf das WC zu gehen da ja in diesen Raum oft „böse Zeichnungen" sind Es wurde uns aber gelehrt das selbst das an sehen solcher Bilder eine Sünde sei.

usw.

Sex erzeugt - immer bei anderen die keinen abbekommen - Futterneid

Dies ist ja sehr oft auch (wie sie es ja aus der Praxis kennen werden) ein verkanntes Stationsproblem. Dabei kommt es zu Intrigen, Verrat, Verleumdungen.

Die hat was, was ich nicht hab, warum?

Der Sex unter der Tuchent

Den Sex unter der Tuchent nennen wir Österreicher auch Bauernsex. Immerhin wurde Sex als Geheimnis (wie das Christkind) verkauft, was die Kinder auf keinen Fall erfahren durften. Dazu muss man noch sagen, dass Bauernsex auch praxisrelevant war, es war in Bauernhäusern immer arschkalt.

Durch die streng religiöse Erziehung war Sex unter der Tuchent auch erforderlich, weil man ja den anderen nicht nackt sehen durfte. Sehen der Geschlechtsteile ist **unkeusch** und wird vom Herrn Pfarrer aber und dann später im Fegefeuer bestraft. Und wer will das schon, frag ich sie?

Allerdings Verbote führen dazu, dass man sie übertreten muss. Alles was verboten ist, hat einen hohen Schlüsselreiz.
Bauernsex einmal anders

Auf der Alm da gibt's ka Sünd
Natürlich, einfache Knechte und Mägde, die oft grenzdebil waren, kannten auch die 10 Gebote nicht. Wenn man nun aber die Gebote gar nicht kannte (so wie das oft bei Schwachsinnigen üblich war) Nicht konditioniert war. War Sex auch keine Sünde.

Praemorbide Behinderung der Frauen durch die Erziehung
Frauen wurde die Libido, der Sexualtrieb, aberzogen, abgewöhnt. Sie wurden von der Kirche aber auch von den Eltern dazu erzogen, „geschlechtslos" sein zu müssen. Es war üblich, den Mädchen einzureden, dass sie die „Schutzengel" von uns Männern wären. Es wurde ihnen eingeredet, dass sie schuld sind, wenn sie ein außereheliches Kind bekommen. Denn der Mann sei eine wilde Bestie, der auf den kleinsten Reiz anspringt und die Frauen umlegt.

Mädchen haben geschlossen gekleidet und „weiß" durch die Gegend zu gehen. Sie mussten die weiße Unschuld vom Lande wiedergeben. So ist es auch heute noch zu verstehen, dass man „weiß" heiratet aber vor allem, dass man bei heutigen Vergewaltigungen immer noch nachfragt, „ob sich die Frau nicht selbst durch zu hohe erotische Schlüsselreiz" selbst zur Vergewaltigung anmeldete.

Klar ist, dass die Mädchen auf andere Lebenstriebe oder deren Ersatzhandlungen zurückgreifen mussten oder müssen.

Sexualtrieb Tausch mit Machttrieb (die „böse Alte")

Sexualtrieb mit Tausch auf die Ersatzhandlung, ICH-Wichtigkeit durch Essen und Kochen

Sexualtrieb Tausch auf die Sublimation.

Sympatikoton, Parasympatikoton, praemorbid
Bei mittelschweren Verhaltensstörungen kommen die alteingeschliffenen Verhaltens- und Persönlichkeitsmuster am deutlichsten zu tragen. Deswegen entwickelt ein Mensch, der sein Leben lang aufgedreht, unruhig und risikofreudig war, im Alter eher eine sogenannte Plus-Symptomatik. Behäbige, ruhige Menschen, die schon immer auf Sicherheit bedacht waren, entwickeln hingegen eher eine so genannte Minus-Symptomatik. In der Fortsetzung alter Muster wirkt der „sympatikotone Charakter" in seiner Symptomatik eher aggressiv, aufdringlich und aufgekratzt, während der „parasympatikotone" zunehmend depressiv, in sich gekehrt und leblos wirkt. Im Folgenden sind einige wirksame Impulse zur Linderung beider Zustandsbilder dargestellt. Die unspezifischen Impulse können bei beiden Zustandsbildern angemessen sein.

Plus- und Minus-Symptomatik

Sympatikoton PLUS-SYMPTOMATIK	Parasympatikoton MINUS-SYMPTOMATIK
Läppisch euphorische Demenz Sexuelle Enthemmung NORMAL	Ablehnung Angst vor eigenem Trieb NORMAL

Der läppisch Euphorische Klient
„Was tun mit dem lüsternen Alten?", hat man sich in einem Altersheim im oberösterreichischen Wels gefragt. Einer der Bewohner, 70 Jahre alt, aber anscheinend sehr rüstig, war ständig auf der Suche nach dem nächsten Beischlaf. Weil er bei den Frauen im Heim anscheinend nur selten fündig wurde, erbarmte man sich seiner bei der Heimleitung: Dem Mann wurde erlaubt, auf seinem Zimmer Prostituierte zu empfangen. Auch seine Angehörigen waren mit dieser Lösung einverstanden. Die psychologische Beratungsstelle der Stadt Wels fand die Idee ebenfalls gut: „Heimbewohner sollen ihre erotischen Wünsche ausleben dürfen", so die Experten.

Sexuell enthemmt
Mittlerweile hat sich aber herausgestellt, dass die Leidenschaft des

Heimbewohners eher krankhafter Natur war. Der behandelnde Arzt diagnostizierte und sagte: „Sexuelle Enthemmung kommt bei älteren, dementen Personen öfters vor. In diesem Fall ist es besser, die betroffene Person abzulenken." Die bezahlten Schäferstündchen im Altersheim dürften somit der Vergangenheit angehören.

Sexuelle Hemmungen
Viele junge Männer können mit einer sozusagen normal aussehenden Frau keinen Sex haben. Sie wurden in der Jugend von Pornobildern, Sexfilmen geprägt und wünschen sich insgeheim eben eine Hure. Diesen Männern ist es oft unmöglich, eine Beziehung einzugehen. Unmöglich eine normale, leiblich-seelische ausgeglichene Liebesbindung einzugehen, da ER sich in seinen Jugendjahren rein mit der körperlichen Sexualbefriedigung (inkludiert mit Prostituiertentypen) beschäftigte.

Praemorbide Zustände der nächsten Generation

Der Manager Masochismus,
ist ja auch nichts anderes als Biographie. Gerade Männer die etwas erreicht haben, die bedeutende Männer wurden, gehen oft zu Dirnen, um sich von ihnen reiten zu lassen, oder sie lassen sich befehlen, wie ein Hund die Peitsche zu apportieren.

Selbst Bismarck, der eiserne Kanzler, bot sich seiner Braut wenigstens symbolisch als Reittier an.

Biographisch sind es Männer, die im Beruf Diktatoren wurden, aber zu Hause den Pantoffelheld spielen. Biographisch gesehen haben sie ein Leben lang sublimiert, gearbeitet, geforscht, studiert. Aber sie versäumten den so genannten normalen Sex. Nun im Alter, wenn sie nicht mehr mit den Jüngeren im dienstlichen Bereich konkurrieren können, lassen sie sich mit Freude von den Dirnen bestrafen.
Bei diesen Biographien treffen sich das Nachholbedüfnis, das Nicht-mehr-können und die Enthemmung zu einer neuen Form des Sexes.

Kollektive Erotik
Wenn die Sexualität schwindet oder nie da war, stürzen sich einige Menschen auf den Gemeinschafts-Eros. Das Gefühl von allen geliebt, verehrt, angesehen zu sein.

Frauen entwickeln manchmal, wenn Sex keinen Platz mehr in ihrem Leben hat, eine Art Fetischkult, der immer Ähnlichkeit mit manchen religiösen Kulturen hat. Es ist, wenn man so will, eine „Liebe zur Sache" mit erotischer Bindung auch auf anderen als religiösen Gebieten. So gibt es Priesterinnen des Sozialismus oder Heilige der Medizin, ich möchte sie nicht nur Altenpflegerinnen nennen.

Praemorbide Nachholbedürfnisse
Das praemorbide Nachholbedürfnis kann ich am besten mit einem Beispiel aus der Praxis erzählen.

Dieses erlebte ich als ganz junger Pfleger:
Ich machte, wie so oft, einen Ausgang in die Wohnung einer Patientin (differenzialdiagnostischer Ausgang), Dabei traf ich eine ebenfalls alte, in der Wohnung meiner Klientin lebenden, Frau an. Sie versicherte mir, dass sie sich um die Klientin kümmern würde, ich könne sie sofort zu Hause lassen. Natürlich machte ich mit ihr aus, am nächsten Tag wieder vorbei zu schauen, ob es irgendwelche Probleme gäbe.

Frau K. öffnete mir, angezogen mit einem Reizkleidchen, die Wohnungstüre (sie war immerhin 82 Jahre alt), griff sich auf ihre Sprachkanüle und fragte mich, ob wir nun „bumsen oder nicht".
Ich war, das kann man sich vorstellen, etwas irritiert; die anwesende Freundin der Klientin konnte die Lage in den Griff bekommen (ich Experte nicht).

Bei jedem Besuch öffnete Frau K. die Wohnungstür mit einem neuen Reizfummel. Eines Tages stellte mich die Freundin von Frau K. zur Rede. Das geht nicht so weiter, das ganze Geld gibt ihre Freundin für die blöden „Fetzen" aus, ich darf nicht mehr zu Besuch kommen. Ich ersuchte um ein Entlastungsgespräch. Dabei stellte sich heraus, dass die zwei immer schon eine lesbische Beziehung hatten. Frau K. aber jetzt im hohen Alter verunsichert war, ob sie denn doch nichts versäumt hätte, weil sie doch noch nie einen Mann hatte.
Ich erzählte dies meiner Gattin und ersuchte sie, Frau X. zu erklären, was denn für brutale Arschlöcher wir Männer sind. Frau K. konnte geheilt entlassen werden.

Inzestschranke und Neophilie
Wenn man den klassischen Autoren glaubt, so ist SEX und Biographie,

auch als „kollektive Biographie", als Inzestschranke, ich möchte sagen, für alle Völker der Erde prägend.
(der Schotte Mac Lennan 1869 sowie W. Wundt 1912 sowie Sigmund Freud „Totem und Tabu")
Viele Menschen haben ihre ersten Sexerfahrungen unvorbereitet erlebt und teilweise erlitten. Einige trugen ein Leben lang Neurosen oder Eigenarten mit sich herum. Sehr oft bleibt die Furcht vor allem Neuen die so genannte „Neophilie" zurück.
Erkennen sie nun, warum es in der Pflege so schwer ist, etwas Neues einzuführen, Änderungen, Bewegungen durchzusetzen?

Der Großvaterkomplex
Arbeiten von Abraham und Jones geben eine fast erschöpfende Würdigung der Bedeutung eines Großvaters wieder. Der Großvater ist einerseits der imposante Greis, der sogar dem sonst allmächtigen Vater Achtung gebietet, dessen Autorität er sich aneignet und gegen den Vater ausspielen möchte. Andererseits der schwache Mann, der dem Tod nahe wohnt.
Somit kann der Enkelsohn, der den Tod des Vaters wünscht (um die Mutter besitzen zu können), diesen auf den Opa projizieren.
Wenn der Vater meines Vaters sterben kann, wird das auch mein Vater einmal tun. Und ich werde in den Besitz seiner Vorrechte gelangen.
Ob sich das Imago mehr des schwachen oder des starken Großvaters entwickelt, ist eine Frage, wie gut oder wie schlecht der Großvater beisammen ist.

15. Biographisches Hängenbleiben an einer Fixation

Menschen heiraten immer wieder
in den gleichen Konflikt hinein.

„Man kann jemanden von seinem Gatten oder seiner Gattin scheiden, aber nicht von seinen Neurosen.
Sagte der amerikanische Psychoanalytiker Bergler

Können Sie sich noch an die **Nachkriegszeit erinnern?** Wie viel Nahrungstrieb und daher Wille und Wollen setzten wir damals ein, um zu Nahrung zu kommen! Vom Schleichhandel bis zum Diebstahl (Diebstahl als destruktiver Trieb) Es stand uns heute Alten eine ganze Palette (je nach Prägung) zur Verfügung, die wir (je nach Hirn- oder

Gefühlsmöglichkeit) auch nutzten. Natürlich ist es so, dass unsere Triebseele ebenfalls gefüllt werden muss. Sie muss lernen, wie sie zur Triebbefriedigung kommt. Sie können sich demnach sicher vorstellen, dass Kleinkinder noch andere Copings verwenden als Jugendliche, diese andere als **Erwachsene**. Natürlich hat die heutige Jugend »Gott sei Dank« keinen Nahrungsmangel mehr, sie muss ihren Lebenswillen nicht durch Schleichhandel aufrechterhalten. Sie bedient sich des heute eher üblichen Spieltriebs, statt des Eroberungs- oder Arbeitstriebs zur Erlangung ihrer Befriedigung. Ganz egal welche biographischen Notwendigkeiten (Bedürfnisse angeboren oder durch die Werbung erworben) vorliegen oder vorlagen, Triebe steuern nun einmal, ob wir wollen oder nicht, unseren Lebenswillen.

Der Lebenswille, Lebensantrieb ist in unserem Säuglings-, Kindes- und Jugendalter sehr hoch. Der Wille zum Wollen überwiegt. **Mütter** wissen, dass man ein Kind nicht einfach niederlegen kann. Kaum hat man es ins Bettchen gebracht, ist es schon wieder da (besonders **wenn Besuch da ist**); die Angst, es könnte etwas versäumen (wird ausgesperrt vom Leben) ist so groß, dass das Kind auch eine Strafe in Kauf nimmt. Es geht nicht schlafen, es gewinnt! Im Alter kann der Lebenswille schleichend oder (wenn ein Anlass vorliegt, **der zu einer Dekompensation führt**) auch sehr schnell nachlassen und somit der Lebenstrieb in die Regression und den Todestrieb übergehen. Das ist auch umgekehrt möglich im Sinne einer Reaktivierung.

Verbote wirken	wirken nicht	Paranoia
keine Erfahrung	path. Neurosen	im Senium

16. ENTWICKLUNGSPSYCHOLOGIE

Augustinus
Selbst schon der hl. Augustinus, einer der scharfsinnigsten Psycho- logen überhaupt, hat gezeigt wie irrig es ist, das kleine Kind wie ein „liebes kleines Engelchen" zu sehen. Er versichert, dass alle Triebe, folglich auch der Geschlechtstrieb schon beim Kleinkind vorhanden sind.

Anna Freud sagte:
Was man zuerst einmal wissen und akzeptieren muss, ist, dass es nämlich eine kindliche Sexualität gibt. Noch immer herrscht in weiten

Kreisen die Vorstellung, dass die Kinder „engelsgleiche Wesen" seien; (das sagte ja schon Augustinus) sie mit schmutzigen Trieben, insbesondere der Sexualität, in Verbindung zu bringen, wird fast als „Verbrechen" bezeichnet.

Anna Freud weiter:
„Viele der früheren Freuden des Kindes - wie das Spielen und Schmieren mit Kot, das Zeigen des nackten Körpers, das Herausfinden sexueller Geheimnisse" beschrieb auch Anna Freud in ihren Büchern

Erwin Ringel schrieb:
„Das junge Kind, seinen Triebwünschen ausgeliefert, ist ein primitives, unzivilisiertes Wesen. Es ist unsauber und aggressiv, selbstsüchtig und rücksichtslos, unbescheiden und neugierig, unersättlich und zerstörerisch. Unfähig zur Selbstkontrolle und ohne Kenntnis der Außenwelt, um seine Handlungen daran zu orientieren, hat es als innere, richtungsgebende Kraft nur den Drang zur Lustsuche und Unlustvermeidung."
Zitat Ende

Ist es da ein Wunder, dass alle diese Seelennahrungsmangelzustände, alles das dem Kind aberzogen wurden, nun im Alter (ich weiß schon, sie werden sagen im Stadium des M. Alzheimer) nachgeholt werden müssen?

Ist es da ein Wunder, dass man gerne wieder ein kleiner Lausbub sein will? Dass man gerne schmutzig ist und die Pflegerin sich aufregt? Ist es da ein Wunder, wenn man da unbescheiden wird und der Lieblingspatient sein will und so weiter und so fort?

Ist es nicht wunderschön, die alten frühkindlichen Triebtendenzen wieder aufleben zu lassen?

Nun erfolgt die Entwicklung vom „Lieben kleiner Engelchen" zum bösen Erwachsenen mit seinen Finsternissen der Seele, über viele kleine Schritte.

Diese Schritte erscheinen in Umkehrphänomen in der umgekehrten Richtung.

TRIEBENTWICKLUNG

1. Oral

1.1 Narzisstisch
Befriedigt seine Bedürfnisse   Nägel beißen
Wonnesaugen   Daumenlutschen

1.2 Sadistisch   Küssen
beißen, kauen, verschlingen

1.3 Objektfreundlich
Die Mutter ist der Garant für sein   Sublimierung
Leben, ihre Liebe gibt Sicherheit   Sauglust auf
Kind hat verlangenden und nicht   geistigem Gebiet an
gebenden Charakter   Stelle von Milch-
     Wissen an den
     Brüsten der Weis-
     heit schlürfen

Bei Versagungen reagiert
das Kind
mit Wut und Zorn   Reaktionsbildung
nimmt mit Gewalt   Esshemmung
was es will, fordert   Lern-, Arbeits- und
     Wisshemmung

Abraham
Abwandlung
geht es einem Kind
zu gut glaubt es die
Muttermilch muss
immer fließen
Erwartung einer
immer fürsorgenden
Person
Derartige Personen
sind zu keinerlei
Anstrengung bereit

warten immer auf
das Christkind
Lern- und Arbeits-
unlust

Keine Milch
Nachholbedürfnis,
alles aufsaugen,
einnehmen können
nicht alleine sein
Vampire

2.   Hauterotik

Sexuelle Erregung
u. U. Befriedigung
durch flagel-
lantische
(lat. flagellum:
Peitsche, Geißel)
Reizungen der Haut

VORSICHT
Was passiert:
Bei Basaler
Stimulation
Beim Baden,
Einreiben oder
Snouselen

3.   Anal

Plötzlich wird von der Mutter nicht nur etwas her geschenkt (Milch)
sondern auch gefordert.
Statt Milch tritt der Hintern als erogene Zone auf.

Stolz auf den ersten Kot: Ich habe etwas geleistet, alle freuen sich,
auf ersten Besitz

auf erstes Produkt
„Alles was nicht ICH ist, ist Dreck."

Fixation Objektbeziehung
„Dukatenscheißer"
empfindliche anale
Charaktere
Eigentum gehört mir
alles Private beschützen
Gefühle, Erinnerungen sind
mein privater Besitz
ausfragen unerhört
Wut bei Eintritt in die Privat-
sphäre
Freiheit und Datenschutz
das Nonplusultra
Lust am Aufstellen von
Listen
Rubrizieren, Pläne,
Geldverdienen
Sammeln, Haben, Halten
Wer mitgibt ist mein Freund,
wer was von mir will mein
Feind
Eine Frau wird nicht geliebt
sondern besessen
Liebe als Sammeltrieb,
Eifersucht
Neid, Sparsamkeit, Geiz
Angst vor Kraft und
Zeitverlust
Unanständige Reden

Pathologisch:
Mysophilie - Schmutzliebe
Koprophilie - Kotliebe

Die Fäkaliengleichung

Geld wird von Freud in enger Beziehung zu Dreck gebracht.
Das Wertloseste wird zum Wertvollsten.
Das Kind hat Lust, Stuhl zurückzuhalten.

Kot ist die erste Ersparnis.

1. Kot ist aber auch Spielzeug, eine reine autoerotische Befriedigung.
Man kann drücken, pressen und den Schließmuskel spüren. Der
Analbereich wird Liebesobjekt.

ERZIEHUNG
Durch den aufrechten Gang wird der Kot für das Kind durch den
GERUCH entstellt. Die Feuchtigkeit, der Geruch verletzten seinen
entstandenen **Reinlichkeitssinn.**

2. Es wählt nun Straßenkot, feuchten Sand, er ist desodoriertes
Dejektum (flüssiges Kapital).

3. Das Interesse wendet sich der Farbe zu Sandspielen.
Sammeln, Zusammenkratzen von Sand am Meer.
Regression.
Löcher in den Sand machen und Wasser hinein lehren.
Sand wird Besitz. So bilden sie aus dem Besitz Kuchen, Torten
Bonbons usw.

4. Das Liebesobjekt geht auf Zerfallprodukte über.
Nasenschleimhaut-, Ohrenschmalz-, Zehenspielen.

5. Kneten von Kitt, von Pech und Asphalt.
Stallgeruch und Leuchtgas.

6. Infantile Steinzeit (anal und reich).
Schön geformte Kieselsteine (steinreich).
Glaskugeln.
Knöpfe.
Obstkerne.
Primitive Tauschobjekte.

7. Geldstücke
sammeln, anhäufen und betrachten.
Stuhlbeschwerden bei Leuten, die etwas zahlen müssen,
oder Darmgase produzieren.

Wechseln der Unterwäsche, damit wird sparsam umgegangen.

SUBLIMIERUNG der analen Erotik
Die Erfindung des Parfums.
Darstellung vom Gegenteil als Reaktionsbildung.
Besonders rein.
Besonders pedant.

Besonders ästhetisch (verdrängte Analerotiker)

> Sie sehen, das reine Anbieten von Streichelhunden, Basaler
> Stimulation oder gar Snouselen kann auf jeden Fall auch FALSCH
> sein. Böhm sagt immer: WAS bei WEM und WOZU?

4. Urethraler Sex

Wenn ein kleines Kind erschrickt,
wird es von der Mutter auf den
Topf gesetzt und zum Urinieren

aufgemuntert. Das Kind beruhigt
sich und verzichtet auf das Weinen.
Man sagt, dies sei eine „Libidoprämie".
Dass Urinieren, das den Schreckaffekt
abreagieren kann. Ist es da ein Wunder,
dass der Volksmund sagt „ich brunz mich
an"?Ist es da ein Wunder, dass sich der
Klient, wenn er Angst bekommt (russischer
Nachtdienst), öfters mal anmacht als bei
anderen Diensten?

Auch das Zündeln der Kinder, das Spielen mit Feuer ist ein urethraler
Charakterzug.

Viele Brandstifter waren über die Norm hinaus Bettnässer und aus der
Minderwertigkeit, die sich daraus ergab, haben sie den Wunsch zur

Feuerwehr zu gehen. Daher ist es nicht verwunderlich, dass sich viele Brandstifter selbst im Bett an-zünden.

5. Phallisch (Phallus-Angst)

> Die Angst vor dem Penis ist bei
> Frau und Mann fast gleich groß.
> Der Phallus ist Signal der Macht.
> Es ist die Angst des Mannes, zu
> klein gebaut zu sein.
> Für die Frauen eine Art
> Drohgebärde.
> Die furchtbare Angst, als Kind
> beim Onanieren erwischt zu
> werden.
> „Da fällt dir das Spazi ab."

Nach S. Freud kommt es zur Perversion, wenn die vierte also genitale Phase verdrängt oder durch Erfahrungen eine andere Verwendung im ICH findet.

Das Gemeinsame jeder Perversion ist:
Jede Perversion ist eine Vergrößerung der Distanz zwischen Mann und Frau. Sie bedeutet eine Revolte gegen die normale Geschlechtsrolle.

Herzelend
…nannte S. Freud seine erste Abwandlung zur Sexualneurose.
Dieses Herzelend ist nach Freud eine Folge sexueller Erfahrungen, einer vollen ABFUHR (der Triebe) wegen
- Unzugänglichkeit eines Partners
- beschränkter Potenz
- oder der falschen Zeit.

Freud meint damit, dass ein Kleinkind ja nicht die Möglichkeit hat, eine Abfuhr entwicklungsbedingt durchzuführen und daher zur Verdrängung und Entwicklung einer Neurose neigt. Das Schreien des Kindes ist die einzige Möglichkeit einer Teilabfuhr seiner Antriebe oder Missempfindungen. Es ist die Verständigung eines Hilflosen. Dies kennen wir doch auch aus dem Alter, wo aus einem hilfreichen

Individuum ein hilfloses Individuum wird.

17. Pflege als Trauma Re-Aktivierung

DIFFERENZIALDIAGNOSE zur Posttraumatischen Belastungsstörung

Sehr oft wird in der Pflege vergessen, dass heute ältere Frauen biographisch gesehen immer unter der männlichen Gewalt standen. Es sind dies die sexuellen Lebensgeschichten der Kriegskinder 1929 – 1945, der Immigranten sowie der neuesten Verfolgungen aus den Kriegen wie 1. und 2. Weltkrieg aber auch der Verfolgungen aus und in Jugoslawien, Bosnien, Afrika, Türkei, usw.

Vor allem die sexualisierte männliche Gewalt (nicht nur die Drohung durch das Phallussymbol) gegen Frauen ist überall und immer zu finden.

Es sind dies die:

Dominante, obszöne Sprache der Männer
Der sexuelle Missbrauch (auch in der Familie)
Der sexuelle Übergriff
Das sexuelle Fehlverhalten
Sexhandel
Sextourismus
Und, gar keine Frage, die Situation unserer heute älteren Damen und Herrn in und außerhalb von Heimen.

Die Vergewaltigung
Massenvergewaltigung
Vorstellung einer Vergewaltigung
Kinder nach Vergewaltigungen

Und die Zwangsanpassung der Frauen nach dem Krieg, als ihre eigenen Männer wieder zurückgekommen sind. Weder die zurückgekehrten Männer berichten, dass auch sie so genannte Feindinnen selbst vergewaltigt haben, noch sagen die Frauen aus der Heimat, dass sie vergewaltigt wurden. (Oder um überleben zu können, sich mit den Besatzungsmächten eingelassen haben. Oder ganz banal einen Zigaretten-Sex betrieben haben.)

Wie heißt es so schön in einer Operette: „Glücklich ist, wer vergisst, dass das nicht zu ändern ist." Es ist Status post Krieg, eine neue Art der „Verdrängung", eingetreten. Maximal blieben positive Deckerinnerungen an die Soldaten (die haben mir Schokolade gegeben) oder an den Vater (der war immer so lieb, aber nie da) über.

Nun aber in Umkehrphänomen, im Alter, kann es schon passieren, dass Gedankensplitter, Flashsituationen wieder auftreten, die dann durch den erzeugten Schlüsselreiz Symptome auslösen können.

Ein Pfleger mit einem bestimmten, an den damaligen Vergewaltiger erinnernden Aussehen genügt, um eine nächtliche Halluzination auszulösen.
Ein schwarzes Kind kann daran erinnern, dass man sein eigenes schwarzes Kind, welches in der Nachkriegszeit durch einen Besatzungssoldaten entstanden ist, der Kommandantur abgegeben hatte.

Der Besuch der Tochter kann eine Frau daran erinnern, dass sie als Mutter die Sexübergriffe an die Tochter nicht verhinderte und ein lebenslanges schlechtes Gewissen zwischen ihnen auslösen.

Ein Zäpfchen, ein Klistier kann die Vergewaltigung von damals wieder wachrufen und zu Stresssymptomen führen.

Selbst das Baden kann daran erinnern, dass der ungeliebte Gatte seine Gattin immer wieder in der Badewanne vernaschte.

Alles in allem können wir sagen, dass nicht alles eine Demenz ist, was wie eine Demenz aussehen kann. Oft ist es auch „nur" ein biographisches posttraumatisches Syndrom. Ich habe mir die Mühe gemacht die Symptome der Posttraumatischen Belastungsstörung den Symptomen des M.Alzheimers gegenüber zu stellen Und siehe da viele Symptome decken sich

Ursachen Auslöser	Posttraumatische Belastungsstörung	Morbus Alzheimer
Vergewaltigungen durch - Soldaten - Besatzung - Vater, Onkel und - eigenen Mann	**COPING** Scham und Schuld besetztes Wesen	Erstmals im Alter auftretende Depressive Symptomatik
	- nicht waschen - verstecken - nicht ansprechen lassen	Angst und Panik-attacken
Zwangsehe		Ungenügende Complinace
	- in Lumpen kleiden	
Eheliche Pflicht Vernunftehe (erhalten werden)	- barsch sein - nachts laut schreien	Ungenügende Hygiene
	Nur unter anderen aufhalten	Angstvolle Unruhezustände
Sex-Übergriffe Sex-Missbrauch Sex-Fehl-Verhalten	**PROBLEME**	Verfolgungs-Ideen-Wahn
Sex-Witze	Erstmals im Alter auftretende	Bedrohtsein vor allem nachts
Scham und Schuld besetztes Wesen	Depressive Symptomatik	Das Erleben von Hilflosigkeit
SCHLÜSSEL	Angst und Panik-attacken	
Pfleger, der an Mann erinnert	Ungenügende Complinace	
Pfleger, der an Russen erinnert	Ungenügende Hygiene	
Scham und Schuld besetztes Wesen	Angstvolle Unruhezustände	
Das Erleben von Hilflosigkeit bei Pflege-handlungen	Verfolgungs-Ideen-Wahn	
	Bedrohtsein vor allem nachts	

VI. Sexualität Historisch

1. Die Kollektive Biographie und die Zeiten in denen eher eine sexuelle Bejahung bzw. Verneinung vorherrschten

Geschichte, so meint wohl der Kenner
Die machen vorzugsweise Männer.
Die Frauen machen nur Geschichten.
Und davon wollte ich berichten,
Nicht vom historisch-leicht Beschreiblichen,
Nein, nur vom ewig Weiblichen.
(Eugen Roth)

Da wir im vorherigen Kapitel über das Hier und Jetzt der Biographie gesprochen haben, ist es wohl an der Zeit, sich auch an die Prägungsphänomenologie unserer Ur-Ur-Ur-Oma und Opa zu erinnern. Immerhin prägt man sich, ob man will oder nicht, auch die Lebensmuster unserer Vorfahren ein. Die Auswirkung auf das Hier und Jetzt nennt man kollektives Gedächtnis. Und alle Menschen tragen ob sie wollen oder nicht auch noch Spuren DIESER früherer Handlungsmuster in sich.

Zum Thema Sexualität müssen wir uns auf die Spurensuche bei der Ur-Ur-Ur-Ur-Oma und den Ur-Ur-Opa aber auch bei unseren antiken Ahnen auf den Wege machen.

Da anscheinend die westliche Menschheit beim Thema Sex immer schon gelogen hat, lässt sich auch heute, wissenschaftlich gesehen, nur schwer nachweisen, wie es früher in den Betten und oder vor allem unter der Bettdecke wirklich zugegangen ist.

Fast alles, was man zu diesem Thema finden kann, sind Dokumente, Bücher, Zitate aber kaum thymopsychische Storys, die das Sexualleben wirklich wiedergeben könnten. Am besten sind noch die Wiedergaben von ganz naiven Persönlichkeiten (und unserer Klienten) in allen Zeitgeistsituationen. So dass es für uns Pflegepersonen, ich möchte sagen, fast eine Freude sein muss, mit diesen Klienten arbeiten zu dürfen.

NUR diese (sowie Betrunkene) und wahrscheinlich wirklich NUR diese geben Storys von den Situationen „unter der Bettdecke" kund.

Über den so genannten normalen Menschen wissen wir kaum etwas darüber, ob er Freude oder nur Abneigung gegen den Koitus oder den Eros hatte?

Wobei man sich die Frage stellen kann, ob uns denn heute noch das „Kollektiv-Verhalten" unserer Ur-Ur-Ahnen überhaupt etwas angeht?

Ich meine dazu „natürlich und absolut", und zwar mehr als uns das bewusst ist. Viele unserer heutigen Phantasien, Gewohnheiten oder auch Albträume sind kollektiv geprägt und kommen oft und oft als „Coping", als Verhaltenseigenarten in den Pflegeheimen zum Tragen.

Wenn man sich die Geschichte der Sexualität etwas genauer anschaut, so ist es kein Wunder, dass es im europäischen Raum zur sexuellen Angst und Ablehnung kommen musste.
So dass man die historische Exkursion zu unseren Vor-Alten auch mit dem Titel wie die „Lust zur Unlust" wurde betiteln könnte. Trotz der „Demenz" wird die erotische Geschichte der Menschheit immer etwas Geheimnisvolles, ja fast Mystisches in sich tragen. Sexualität hatte fast immer nur in den eigenen vier Wänden stattgefunden und hatte an diesem Ort nur für jeden Einzelnen seine Gültigkeit. Auch heute noch wird Sex als urpersönlich, den anderen nichts angehend, betrachtet. Sexualität in den eigenen vier Wänden betrachtet, heißt, dass das in einer Wohnung als vollkommen normal erscheint, beim Nachbar schon tiefste Perversion sein kann. So sind Sexmuster und -praktiken nicht nur von Wohnung zu Wohnung anders zu sehen, sondern auch von Region zu Region und von Zeitgeist zu Zeitgeist.

Ein etwas dummer aber lustiger Aphorismus:

„Keiner kann, obwohl er in eine fremde Schleimhaut eingeht, aus seiner Haut (oder Phantasie) raus."

Ein Volk, eine Region, ein Kitz (Bezirk), und das wollen wir nie vergessen, hat ja nicht nur einen reinen historischen Hintergrund, es hat auch eine seine jeweils eigene Sprachart, Lebensart und seine oft eigentümlichen Neigungen bei Nacht.

Da die Erforschung, welche Wohnbezirke oder Völker sexbejahend und welche sexverneinend lebten, sehr aufwändig ist, möchte ich nur Feedbacks zu diesem Kapitel abliefern. Diese Liste möchte ich gerne verkürzt und daher in Form einer Liste wiedergeben. Menschen, die sich in dieser Materie vertiefen wollen, haben so die Gelegenheit, aus einer groben Übersicht heraus (selbst als Forscher/innen) in die Tiefe der Materie zu gehen.

2. Sexbejahende, sexverneinende Zeiten und die Literaturangabe dazu

Zeitgeist	SEX-BEJAHEND	SEX-VERNEINEND
Da das antike Griechenland die Vorgeschichte der westl. Welt ist, beginnen wir hier:	Der griechische Gott der Liebe hat den Begriff der Erotik eingeführt. Er war sozusagen die personifizierte Liebe.	
In Griechenland, lange vor der christl. Kirche, gab es schon große Unterschiede im Sexverhalten.	Trotz der Sekten masturbierte Diogenes auf einem öffentlichen Platz.	Trotzdem gab es Sekten. Pythagoräer die den Verkehr als eine Befleckung betrachteten.
		Unzüchtige wurden in der Unterwelt bestraft.
		So war eine strenge sexuelle Abstinenz angeordnet. Sie empfahlen die Enthaltsamkeit und hatten nie Sex.
Hippokrates	Glaubte schon daran, dass der Koitus bei Frau und Mann gleich sei. (Säftelehre)	Für die normale Bevölkerung war alles normal, was nicht gegen die Natur gerichtet war.

98 n. Chr. Tacitus schrieb seine Germania	In Deutschland gab es noch freien Barbaren-Sex vor allem mit blonden Frauen war er der Hit.	**Eros und Thanatos bei den alten Römern** Schon die alten Römer kannten in irgendeiner Form den Zusammenhang zwischen Lebenstrieb und Todestrieb. Nicht umsonst haben sie als Symbol für die Liebe als Reklameschild über einem Puff einen Totemschädel verwendet.
	Rom war schon fortschrittlich. Bei der Eroberung der Barbaren wurden die Römer ganz wild auf die „blonden Frauen".	Seit Tacitus galt es als schick, sich Haare aus Germanien zu kaufen und als blonden Zopf zu tragen.
508 Chlodwig und die Franken	Gegen die strengen Regeln von Chlodwig gab es ein Germanisches Gegenmittel. Die Nacktheit wurde als „heilige Nacktheit" deklariert. Frauen hoben die Röcke.	Chlodwig wurde katholisch. Scharen von Mönchen predigten die „Sünde". Es ist zum Preissturz von allem Körperlichen gekommen. Das Weib war Sünde, UND AN DIESE nur nicht anstreifen. In dieser Zeit wurde sogar das Nachthemd erfunden. Die Lehre des hl. Paulus besagt, dass die Ehe nicht in erster Linie zur Zeugung von Kindern da sei, sondern um die Sünde der Unzucht zu verhindern. Er sagte aber auch, dass der Geschlechtsverkehr selbst in der Ehe eine Behinderung des Strebens nach der ewigen Seligkeit ist. (1.Kor.7,32-34)

936 Otto der Große		Vergötterte „Kriemhilde" die heilige Maria der Germanen. Deutsch bleibt deutsch. Rein und treu. Lavendelgeruch zog ins Schlafzimmer ein.
Mönche von Cluny		Verstärkten die asketische Frömmigkeit, „Das Weib ist das Gefäß der Sünde".
Kreuzzüge 1/1099 2/1447 3/1189	Frau wurde Chefin in der Wohnung. Es entwickelte sich der Troubadour mit seinem EROS.	Papa im Krieg für lieben Gott. Gottesfürchtige Kreuz- ritter.
Ende des 15. - 16. Jh. RENAISSANCE	Das 15. Jh. wurde eine Zeit des Sexgeschehens. Es brach die Badewut aus.	Mit dem Beginn der LUES war es mit dem Badespaß aus.
	Humanismus Sinnesfreuden Lebenslust H. Sachs Luther	
17. Jh. 1608 Nach dem 30-jährigen Krieg		Kindermachen war IN
18. Jh. ROKOKO ca. 1720 - 1775	EROTIK Die höfliche Epoche	
1765 - 1790 Sturm und Drang ZEIT		Auflehnung der Jungen gegen die Alten Verherrli- chung der Leidenschaften Klopstock Shakespeare Goethe Schiller

19. Jh.	Philosophen wie Schlegel	Aber das Viktorianische
1815	und Schleiermacher setz-	Zeitalter zerstörte die
Biedermeier	ten sich für mehr Sex ein.	Ideen der modernen
Das Wort „Menschenwür-		Philosophen. Mit Königin
de" wurde erfunden.		Viktoria gab es wieder
		eine sexualfeindliche
		Moralvorstellung
1848		Der Kaiser sagte, wo es
		langgeht.
		Ehrfurcht, Sittlichkeit.
		Die Frau erfand die „Mi-
		gräne". Das THEATRA-
		LISCHE VERHALTEN
		wurde der Hit.

Kriegerische und sexuelle Revolution

Nach der kriegerischen Revolution versuchten wahrscheinlich Russland und Frankreich als die ersten Länder die Sexrevolution durchzusetzen.

Natürlich hörte man historisch gesehen immer wieder von Sex-Freizügigkeiten aber nur in der Aristokratie. Nun sprang die Revolution auch auf die einfachen Genossen und Genossinnen über. Die erste Schrift war von einem gewissen „Forels" mit dem Titel „Die sexuelle Frage". Ihm schlossen sich Dr. Hermann Roheders „Vorlesungen über den Sexualtrieb" an. In der Literatur steht ein Roman „33 Scheusale" von Sinowjewa Annibal im Vordergrund. Die Abkehr vom sozialen Altruismus führte zu Vereinen zu Gunsten der freien Liebe und der Kultur des sexuellen Genusses. Man sagt, dass bis zu 50 Menschen sich in solchen „Vereinen" der freien Lust hingeben (sozusagen der alte Swingerclub). Übrigens gab es auch in Mädchen- und Knaben-Gymnasien solche Swingerclubs.

Natürlich konnten die Männer so eine Emanzipation, Revolution nicht zulassen und starteten den Versuch mittels „Karikaturen", die Frauen auf ihren angestammten Platz zurückzuholen. „Wozu, hieß es, brauchen die Betthasen Demokratie?" In der Karikatur wurden die drei großen K – Kinder, Küche, Kirche – mit einem großen B für Bett erweitert.

Ich glaube, dass beim Zusammenzählen der sexbejahenden und sexverneinenden Gegenüberstellungen klar herauskommt, dass wir in Europa mehr sexverneinend geprägt wurden. Das was wir aber können, wo wir Meister wurden, sind unsere normalen (leider aber auch pathologischen) Ersatzhandlungen.

Und so frag ich mich natürlich, „Welches Volk, das den Sex verneint, wird den schon den Alters-Sex bejahen?" Wenn die „Jungen" schon nicht dürfen, wie sollen dann die Alten freie Bahn bekommen oder gar im Heim „eine sturmfreie Bude" erhalten?

3. Worte der Liebe aus der Antike

Ich möchte ganz gerne die obige Liste zur Ergänzung mit Gedichten aus der Antike bereichern. Wobei ich zugeben muss, dass einige Autoren unbekannt sind.

„Süßes Geheimnis der Liebe"

Ich habe mich verliebt,
ich habe geküsst,
ich habe ein Herz
gewonnen,
ich habe genossen
und wurde geliebt.
Doch wer ich bin,
und wer sie,
und wie es geschah,
dies weiß alleine die Göttin der Liebe.
(ANONYMOS)

Nichts ist süßer als Liebe.
Weit hinter ihr stehen
die anderen Freuden
und verglichen mit ihr
spucke ich sogar Honig aus.
(NOSSIS, griech. Dichterin 310 v. Chr.)

Bis zum 19. Jahrhundert

Bis etwa 1900 ist die Erotik nicht im „Bewusstsein" des Einzelmenschen und nicht nur verdrängt und unterdrückt, sondern auch noch sozial geächtet geworden. Es gab eine saubere Trennung zwischen Privatem und Öffentlichem. Diese Einstellung wurde zur Trennung von erhofften Gefühlen des Einzelnen und der erwarteten Einstellungen der Öffentlichkeit. Sie wurde zu einer Trennung zwischen Gefühl, geistiger Sublimation und Geschäft. Eine Trennung zwischen Sinnlichem und Geistigem. Sie mündet in der Praxis sozusagen in der großen Zweigleisigkeit der Liebe.

Die so genannten „guten alten Zeiten" waren daher nur „angeblich" gesittet. Gesittet bedeutete aber nur, dass die „Gesittung" rein äußerlich stattgefunden hat. Freud beschäftigte sich in dieser Zeit (die er als verlogen erkannt hatte) mit diesen fast ins pathologisch gehenden Zeitgeistphänomen. Ich würde heute dazu sagen:

„Die Menschen sind zwar normal aber nicht gesund."

Die Folgen für Freud waren normal.
Er wurde vom Volk verurteilt. Alles falsch, alles Lüge, was Freud da sagt. Wir Österreicher sind alle toll drauf. Wir sind tolle „Liebhaber". Immer stärker überwucherten die Konventionen den Trieb, immer geheimnisvoller wurde in der bürgerlichen Welt das sexuelle Leben.

„Das Wesentliche wurde nicht Liebe oder Sex, sondern das Geld, die Geschäfte."

So wurde auch alles Soziale zur Ware: Die Pflegeperson, die Fürsorger (heute Sozialarbeiter genannt).

Die versteckte Erotik des Bürgertums bestimmte das Leben. Die Ehe wurde zur Geld-Ehe, zur Vernunft-Ehe gemacht. Man sublimierte „Liebe" mit Geld (Fäkaliengleichung). Das Recht, einen Partner, den man liebt, zu wählen, wurde abgeschafft. So entstand auch eine gehobene Form der Kuppelei, die gesellschaftlich als legitim galt. Das Ehegeschäft wurde gang und gäbe...

Das Nonplusultra für die Frau wurde zur Frage, „wie fängt man sich einen reichen (oder Sicherangestellten) Mann ein?"

So hatte auf einmal wieder die Jungfräulichkeit seinen Preis. Klar, dass dadurch die Bordelle und die käufliche Liebe der Hit für die Männer wurden. Das Bordell wurde die Volksschule für die meistens bürgerlichen Burschen und Studenten, wenn sie nicht schon vorneweg durch die Köchin oder das Dienstmädchen einiges erlernt hatten.

Was kann man da aber schon tolles in der Hochzeitsnacht erwarten, wenn die Jungfrau keinen Dunst von Sex hatte, der Mann aber toll vom Feinsten eingeschult wurde, frag ich Sie?

Sehr schön beschrieb dies BALZAC.

Ich zitiere:
„Niemandem fiele ein, ein Kind an eine gedeckte Tafel zu setzen, ohne ihm den Gebrauch von Messer und Gabel beizubringen."
„Und doch hängt die Befriedigung und Zufriedenheit in einer Ehe vom richtigen Gebrauch von Messer und Gabel ab."
Zitat Ende

Aus diesem Zwiespalt von erotischem Bedürfnis und bürgerlicher Konventionen wird die „Jungfräulichkeit" pathologisch überschätzt. Daraus entwickelte sich eine neue Perversität die **„Deflorationsmanie"**.

Vorwiegend in England wollte plötzlich jeder eine Jungfrau deflorieren, aber ansonsten ins Bordell gehen. Da die Geschlechter gegenseitig nicht greifbar waren, hat sich auch die gleichgeschlechtliche Liebe eingebürgert.

Eine weitere Ersatzhandlung, die sich entwickelte, wurde als die Halbjungfrau bezeichnet. Die strenge Gesetzgebung wurde ferner sozusagen mittels Toleranz zum „Ehebruch" gemildert.

Das 20. Jahrhundert wurde „Die Zeit der unverstandenen Frau"

Ab den 20. Jh. Sah man diese Situation etwas lockerer offener als früher. Wissenschaftler begannen zu sprechen und sprachen immerhin schon von der Physiologie des Geschlechtsaktes. Und damit beginnt das Zeitalter der „sexuellen Aufklärung" und fährt über Studien, über die Physiologie des Coitus, über die Ehe und so weiter fort.

Die ersten Boulevardpressen versorgen das Publikum auch mit privaten Informationen. Die Welt wurde unter den Großmächten aufgeteilt, Kolonien wurden gegründet. Somit ist es kein Wunder, dass sich in Großstädten die Kultur und Sexualkultur änderte. Sitten aus den fernen Ländern wurden von den Europäern übernommen und umgekehrt.

Die unverstandene Frau ist das Ergebnis einer kommerzialisierenden Gattenwahl. Das erotische Seelenleben verkümmerte. Diese unverstandene Frau konnte (und kann) auch ihren Gatten nicht verstehen. (Oft ist sie daher froh, wenn dieser mit einen M. Alzheimer eingewiesen wird).

So dass eine schon lange dringende REFORM eingeführt werden musste. 1914 war es noch keine gesunde Reform, aber es war eine. Der Protest gegen die Verlogenheit begann mit einer, man müsste sagen, unterirdischen Literatur. Es entstand sozusagen der „pornographische Erziehungsroman", der sicher in Wien mit der „Mutzenbacherin" seine Meisterleistung fand. (Böse Zungen behaupten, dass bei diesem Werk auch Arthur Schnitzler mitgemischt hätte).

All das, was es im Alltagsleben nicht gab, sozusagen aus dem bürgerlichen Lager „verdrängt" wurde, wurde niedergeschrieben.

Der Weltkrieg förderte die pathologische Reform. In jedem Krieg gibt und gab es immer schon einen Stimmungswandel und die daraus resultierende Änderung der Geschlechterbeziehungen.

Die Männer zogen in den Krieg und ihr Abschiednehmen wurde das Abschiednehmen von den alten Moralvorstellungen.

Man musste den „Becher der Lust schnell lehren", denn man wusste nicht, ob man morgen noch lebt. Männer äußerten die Situation in der Mordlust, Frauen in einer Raserei der körperlichen Hingabe. Die Spannung des Krieges wurde über die Entspannung „Sex" kompensiert.

Und so änderten sich auch die Schlüsselreize.

So wurden in der Mode die unteren Partien des Beins freigelegt. Sozusagen der Trend zur späteren Minikleidung eingeleitet. Es wurden nicht nur die Beine gezeigt sondern auch die Haare. Der Bubikopf (da es ja auch viele lesbische Beziehungen gab) wurde kreiert.

Der Film wurde „erotischer".

Eine Erotisierung des öffentlichen Lebens durch die Operette und einiger Straßen-Plakate setzte ein.

20. Jh.		Mit dem 20. Jh. begann die Idee des sich „Auslebenwollens" „Eine kleine Freundin hat doch jeder Mann", wurde zu einem Aphorismus
Schopenhauer	Erklärte, dass er dem Alter dankbar sei, weil es ihn von dem tyrannischen Ungeheuer des Sexes befreite.	
Sündenstadt Berlin		Aphorismus aus Berlin „Wat, in Berlin soll Fleischnot sein? Da kieke doch mal int Cafe rein." Sozusagen die Entwicklung der Fleischbeschau und Prostitution. Die haben nicht die Kunst zum Singen, aber die Kunst zum Lieben.
1918 St. p. Weltkrieg	Das kurze Haar der Frauen wurde zum Wahrzeichen der Emanzipation.	

Kommnächte	Keiner heiratete mehr die „Katz im Sack", die Übungsstunden wurden die Kommnächte. Es war sozusagen die Tauglichkeitsprüfung, ob Mann oder Frau physisch in der Lage war zu heiraten.	
1927	Fand man noch folgende Stellenausschreibung: Knabenerziehungsheim sucht älteren, starken, energischen Mann als Erzieher. Selbiger muss imstande sein, Aufsicht in straffer, energischer Manneszucht zu übernehmen. Ehemaliger Feldwebel oder Schlächter bevorzugt.	
1938		1938 begann KINSEY mit der Sammlung von Daten über das sexuelle Leben der Amerikaner. Er versuchte wahrscheinlich als erster auch die Deutung dieses Tatsachenmaterials. (total sexual outlet) Die Sexualstatistik ist allerdings nicht ganz auf EU-Verhältnisse übertragbar. Auf alle Fälle stellte er die Grundthese des „Vaginal-Orgasmus" bei der Frau als überwunden dar.

1940		Auch Frauen wollten Sex, es gab jedoch nach dem Krieg keine Männer. So erfand man Einladungen zum „Tee". Oder die große Anzahl von Heiratsanzeigen wobei man wusste, dass keine heiraten wollte. Beispiel: Sehr gut Aussehende,Damen mit einer kleinen Rente, sucht einen Mann. Mag er jung oder alt, schön oder hässlich, reich oder arm sein, wenn er sie nur Erhalten konnte.
1950	Die Adenauer-Ära brachte eine repressive Einstellung in der Politik mit sich. Sex vor der Ehe streng verboten.	
1968	Rettung versprach die nächste Sex-Revolution. Der Orgasmus hielt sich bedeckt, denn da wo jeder mit jedem schläft, wo Sex als Gesellschaftsspiel betrieben wird, macht sich der Orgasmus dünn.	
Safer Sex	Durch AIDS neue Behinderungen	Sex-Revolution geht neue Wege, nämlich zurück zum Gefühl. Nicht reiner Sex, sondern „Liebe".

Egal wie man auch die Liste liest, eines steht fest, die sexablehnenden Zeiten sind weitaus stärker besetzt als die liebesbejahenden. Wenn man nun daran denkt, wie viel der Mensch aus seiner Tertiär- und Kollektivgedächtnisleistung mitnimmt, kann man sich vorstellen, wie WIR heute reagieren.

Die Gynäkologie um 1934 widerspiegelt sehr gut, wie man dachte und lebte oder „sublimierte". Man könnte sagen, dass die Sexualität genauso wie die Gynäkologie eine recht moderne Wissenschaft ist.

Können Sie sich vorstellen, dass man scheinbar auch als Maßnahme gegen S. Freud angenommen hat, man könne alle Psychoneurosen der Frau operativ therapieren? Alle Neurosen wurden wieder auf den Uterus zurückgeführt. Diese Idee, alles sei „Uterus", war von einem Psychiater, einem Herrn Bossi veranlasst. Er wollte die Leitung der Anstalt für weibliche Geistes- und Nervenkranke den Gynäkologen überantworten. Das heißt, alle Damen, die sexuellen Eigenarten hatten, sollten zu ihrer Genesung „operiert werden".

Bald erkannten aber schon beide, der Gynäkologie wie auch der Psychiater, dass ihr verzeihlicher Optimismus getäuscht worden war. Daraus entstand die neuerliche Trennung der beiden medizinischen Fächer. Ab dieser Zeit entstand erst eine Neuorientierung unseres Weltbildes durch die Psychoanalyse. Ab dieser Zeit änderte sich aber nicht nur der medizinische Hintergrund, sondern auch „die Frau an und für sich". Ab dieser Zeit war es für eine Frau erst möglich, von einem schutz- und rechtlosen Objekt zu einem Menschen zu werden. Wen wundert es da noch, wenn schon die Medizin selbst seelische Dysfunktionen erzeugt, dass alte Menschen traditionell gesehen Angst vor dem Begriff Sex haben müssen?

Worte der Liebe aus der heutigen Zeit

Junge Männer möchten treu sein und sind es nicht.
Alte Männer möchten untreu sein und können es nicht.
(Oscar Wilde)

Der Herr in den besten Jahren ist daran zu erkennen,
dass er sein Jagdgebiet erweitert, obwohl die Munition
knapper wird.
(Thaddäus Troll)
Ein Mann heiratet, weil er ein Zuhause haben möchte, aber auch, weil er mit Sex und all dem Zeug nichts mehr zu tun haben will.
(William Maugham)

Machtbewusstsein ist fast schon ein sexuelles Gefühl.
(Henry Kissinger)

Männer, die nicht lieben und nicht rauschen,
Sind auch sonst nicht zu gebrauchen.
(Sprichwort)

Je mehr Männer ich kenne,
desto lieber mag ich Hunde.
(Germaine Stael)

4. Sex in der Literatur und der jeweilige Zeitgeist

Weit moderner als die Mediziner waren immer schon die Dichter, die Sex-Literatur verfassten.

Sie sehen, viele Kulturen haben die Sexualität durch eine Unzahl von Regeln und Gesetzen, Wertordnungen, Belohnungs- und Bestrafungsnormen kanalisiert. Der kulturelle Überbau war daher immer die Ehe, Familie, Moralbegriffe und Religion.

Nicht so bei den Autoren.

Deutschland

Die umfangreichste deutsche Bibliographie erotischer Literatur ist die „Bibliotheca Germanium Erotica et Curiosa". Sie enthält unter anderem auch die Predigten von Abraham a Sancta Clara über die Sünde, über die Unkeuschheit. In Deutschland überwog die mittelalterliche Schwanksammlung.

Italien und Frankreich

Sind dafür bekannt, dass sie die erotischen Novellen als verfeinert darstellten, sozusagen kulturell verfeinert haben.

Österreich im 19. Jahrhundert

Ein Teil des Menschen, seiner Persönlichkeit, strebt immer nach grenzsprengender Gestaltungsfreiheit. So ist es kein Wunder, dass gerade in Wien in der so genannten viktorianischen Zeit (der Prüderie schlechthin) **Freud seine Forschungen** zur Sexualität aus so zu sagen gezwungen Anlass heraus erforscht hat. Er sah, wie viele neurotische, psychopathische, verlogene bis psychosomatische Erkrankungen in Wien (und anderswo) vorherrschten. So wurde es eine historische Gegebenheit, das sich Freud und Breuer mit der Sexualität mehr als üblich auseinandersetzten. Es war für das Volk ein Schock, als 1905 Freud seine drei „Abhandlungen zur Sexualtheorie" niedergeschrieben hat.

Freud wurde berühmt und für viele auch berüchtigt.gerade das Volk hat Freud verurteilt und die Meinung verbreitet, dass Freuds wissenschaftlichen Arbeiten die obszönste Literatur sei, die auf dem Markt ist. Freud hatte, und das ist wenig bekannt, einen zugereisten Professor aus Deutschland, namens Krafft-Ebing, der die „Psychopathia sexualis" katalogisierte und damit wissenschaftlich machte.

Ferner wurden in Wien die Perversitäten nicht nur katalogisiert, sondern enttabuisiert. Wien war die Stadt von Sacher-Masoch (Schmerz in Lust, Lust in Unterwerfung zu finden), wonach Krafft-Ebing die erotische Spezialität benannt hat.

Die Wiener Sittengeschichte beginnt in der Literatur als die „Wiener Lust" am Ende des 18. Jh. und wurde vorwiegend von Grabennymphen (Nymphen war das Wort für Prostituierte) geschrieben. Es war, wenn man so will, die erste Sittengeschichte aus dem Volk für das Volk und wurde natürlich nur geheim unter dem Ladentisch verkauft.

Sittengeschichte als Emanzipations-Versuch der Frauen

Die Frau wurde immer im Sinne eines Sex-Lustobjektes diskriminiert. Sie war es, die arme Buben und Männer verführte, sie war es, die die Sünde einleitete. Sie wurde verurteilt, ausgeschlossen und vor allem vor IHR als Person gewarnt. Diese Warnung hatte natürlich auch einen anderen Hintergrund als Sex; der Hintergrund war, dass die Dirnen ihre Freier bestohlen haben, überhöhte Preise verlangten und den Männern Geschlechtskrankheiten angehängt haben. Selbst der Kaiser diskriminierte die Frauen. Der Kaiser sah die Geschlechteraufteilung so, dass die „Frau das Pferd, der Mann der Reiter" sei. Der erotische Hintergrund bekräftigte die soziale Diskriminierung. Bis zu Schnitzlers „Reigen" konnte man die Reduzierung der Frau zum Lustobjekt sehen. Im Reigen kann man den Soldat und die Dirne erkennen. Aber auch die oft vorhandene Tatsache, dass Ehefrauen (das süße Mädel) die ausgehaltene Ehefrau sind (sozusagen eine Verbürgerlichung der Prostitution darstellte).

Die Rolle der Verführerin wurde der Frau sozusagen als soziales Motiv zugeteilt. Die Frau als Instrument der Sünde und damit der sozialen Verworfenheit. Die Frau wird vor allem durch Prediger dieser Zeit auf ihr Geschlechtsleben reduziert. Mann wird als Opfer der Frau dargestellt. Daher hat sie rein zu bleiben, „weiß züchtig" gekleidet zu sein, um keinen erotischen Schlüsselreiz abgeben zu können. Hatte die Frau nur irgendeinen Körperteil frei, brauchte sie sich nicht wundern, vergewaltigt und dann auch noch verurteilt zu werden.

Vor kurzem erzählte mir eine Kollegin, dass sie fix und fertig sei, denn - wie sie sagt - manchmal schiebt man eine Patientin im Rollstuhl und Windeln tragend in den Vorraum (Aufenthaltsraum). Sobald ein gewisser Herr XY nur ein Stück ihrer Windel sieht, beginnt er sofort zu onanieren, wobei ihm Bilder nackter Frau im Bad völlig egal sind.
Diese Kollegin zeigte Verständnis, als ich ihr die Story von den Schlüsselreizen erzählte.

Die Verführerin ein Kind

Sehr toll sind im 18. Jh. so genannten Kinderballetts angenommen worden, (selbst Kaunitz) hatte seine Freude, wenn Kinder als Sexfaszination, als Nixen, Elfen, Nymphen auf der Bühne herumgesprungen sind. (Das erinnert mich immer wieder an die heutigen, ich möchte fast sagen, pädophilien „Kindersuperstar"-Veranstaltungen). Natürlich war früher alles anders (sagen wir mal) weil, früher hat sich oft an das Ballett auch ein „Kinderpuff" angeschlossen.

Meine interessante Feststellung ist, dass anscheinend diese Art der Pädophilie zugenommen hat. Seit sich die Damen emanzipiert haben, nahm die Angst der Männer vor den Frauen zu. Folglich ist es heute modern, sich die Schamhaare ab zu rasieren. Damit erscheint die Frau für den Mann wieder als Kind und „er traut" sich.

Die Hure als Psychologin

Eines der besten Psychologie-Bücher die ich gelesen habe, ist ein psychologisches Werk der so genannten „Grabennymphen". In diesem Werk wird für Anfänger/-innen aus dieser Branche die Physiognomik der Männer dargestellt, die nach den Worten der Huren „stichwürdig" ist. Es sind sozusagen Volksforschungen, WIE welcher Mann sich auf dem Strich als Freier bewegt, benimmt und wie sich die Dirne zu verhalten hat.

„Grabennymphen" Empfehlungen
Im September treibt euch in großen Kanzleien herum, denn es ist Tatsache, dass Leute, welche viel sitzen, den Sextrieb ungleich stärker verspüren als die anderen. Oder:
Im November gibt es einen Jahrmarkt auch von den Markt-juden, dabei könnt ihr Vorteile ziehen. Ihnen ist zwar das Schweine-fleisch verboten, so tragen sie doch kein Bedenken vom Graben-nymphenfleisch zu kosten. Oder:
Auch **die Weihnachtsmette** darf nicht vergessen werden.

Emanzipation der Frau durch Freud und Prostituierte

Die Hure Mutzenbacherin als Emanze:
Die ersten Ausgaben einer Erzählung über eine Dirne wurden nur unter dem Ladentisch verkauft, plötzlich wurde dieser Roman verfeinert, kultiviert und vom Giftschrank in die Büchereien verpflanzt. Es war, wenn man so will, das erste Signal der Enttabuisierung.

Frau Mutzenbacher „deren Sex-Biographie" dieses Buch ist, rechtfertigte sich nie selbst. Es ist die Geschichte einer Emanzipation, einer Selbstbefreiung der Frau. Der Proletin war es nur durch den Strich möglich geworden, zu Geld und damit zur Macht und zu einem sozialen Ansehen zu kommen. Dies nutzte Mutzenbacher aus und errang Ansehen und Reichtum. Gleich im Anschluss kann man sagen, wurde auch durch die Operette bedingt das Bordell (Rothaus) als gutbürgerlicher Wirtschaftsbetrieb salonfähig.

Übrigens:
Prostituierte erzählen oft, dass sie selbst nur im Bordell ein Daheim-Gefühl haben.

Freud und der Tod in Wien

Es ist auch kein Wunder, dass die Sexualtabuisierung in dieser Zeit zur Idee des pervertierenden Todestriebes führte. Und heute noch sagt man, dass die Wiener einen besondern Zugang zum Thema Tod haben. Auch der später publizierende Fromm beschäftigte sich mit Freuds Todestrieb, allerdings führte Fromm (der ja eine andere Biographie und Zeitgeistphänomenologie hatte) eine andere Terminologie ein.

Fromm nannte sie Biophilie und Nekrophilie (Anatomie der menschlichen Destruktivität.) Banal könnte man sagen, es ist die Gegenüberstellung von

Wille und Gegenwille.

Mode und Sex

Die menschliche Kleidung ist mit den modernen Kulturmenschen begrifflich ebenso untrennbar verbunden, wie beispielsweise das Federkleid beim Vogel. Ebenso wie beim Tier wird das Kleid der Menschen von den Lebensbedingungen und Lebensgewohnheiten der Rasse beeinflusst. Außer dem Naturtrieb „schön zu sein", „verführerisch zu sein", spielen auch wirtschaftliche Systeme eine Rolle. Forscher wissen aber auch, dass politische Ereignisse die Kleidung der Menschen beeinflussen.

Im Wesentlichen ist und war Mode immer ein Mittel der (männlichen) vor allem weiblichen Werbung (Schlüsselreiz). Die weibliche Kleidung muss so angelegt sein, dass sie dem Mann reizend erscheint. Nun tragen und trugen aber fast alle Mädchen immer schon die gleiche selbe Kleidung (Uniform). Dieses System besagt, dass dies notwendig sei, um dem Mann die Wahl zu erleichtern.

Dieses System ist notwendig, weil es bei einer systemlosen Wahl der einzelnen Mittel die Männerwelt vollkommen irritieren würde und der einzelne Mann nicht wie ein Esel zwischen zwei Heubündeln, sondern wie ein Esel zwischen mehreren Heubündel verhungern oder wahllos zugreifen würde.

Übrigens die Prostitution lanzierte immer schon die Mode. Mode ist und war immer schon der markanteste Ausdruck für die Werbung des Weibes um den Mann. Somit ist es nicht verwunderlich, dass danach die Mannequins die neuesten Schöpfungen vorgestellt haben. In der Praxis probierten Prostituierte, ob ein bestimmtes Kleidungsstück einen Reiz auf die Männer (heute auch Frauen) hat oder nicht. Wurde das Kleid ein Hit, hat man es in einer harmloseren Form der Öffentlichkeit zugänglich gemacht. So ist auch zu verstehen, dass die Hose oder der Hosenrock für die Frau lange Zeit nicht up to date war.

Beim Mann gab es nur eine kurze Zeit lang den Versuch, über die Kleidung Erregung bei der Damenwelt zu erzeugen und dies war die so genannte Dandymode.

5.   Historische Rituale

Alter Bindezauber

Noch im 18. Jh. (und heute wieder) beschränkten und beschenkten sich Liebende mit Bindebänder. Mit einem Freundschaftsbändchen hat man sozusagen seinen Geliebten an sich gebunden. Das Band wurde in früherer Zeit als Heiratsversprechen gewertet. Erst wenn man nach der Hochzeitsfeierlichkeit wieder alleine unter sich war, band man das Freundschaftsbändchen ab und warf dieses Band zu Boden. Man signalisierte, dass der Bindefaden seinen Dienst abgeleistet hatte.

Der Vater hat den Hut auf

In einigen Gegenden Tirols war es Brauch, dass, wenn der Vater einen Sohn haben wollte, er beim Zeugungsakt seine Stiefeln anhaben musste. Stiefel sind ja das äußere Attribut des Mannes gewesen. Bei vielen slawischen Völkern musste man auch noch den Hut auf dem Kopfe tragen. In Polen ging der Glaube sogar so weit, dass der Mann während des Verkehrs vollständig angekleidet bleiben musste.

In manchen Gegenden glaubte man an eine „Kunstzeugung". Will der Vater einen Sohn erzeugen, so salbte er sich vor dem Verkehr seinen Penis mit Hasenblut ein. Wenn es ein Mädchen werden sollte, benötigte man hingegen Gänseschmalz.

Wir alle kennen den Ausdruck des „Versehens", des „Verschauens", damit meinte man früher, eine Schwangere darf sich nicht umsehen, sonst geht es dem Kinde schlecht.

Das schwache Geschlecht

Damals hatte die körperliche Beschaffenheit einer Frau oder eines Weibes große Bedeutung. Das Weib war stark, sie war Bäuerin und musste arbeiten. Die „Gattin" hingegen wurde geschont. Ihr Leben galt dem Luxus, der Schonung, und so wurde ihr auch jegliche körperliche Anstrengung abgenommen, ja sogar untersagt. Da sie sich nicht bewegte, schrumpften ihre Muskeln, sie verlor die Widerstandskraft und wurde so zum „schwachen Geschlecht" deklariert.

Gestatten sie mir einen Satz für die Pflegepersonen von heute. Ich glaube jetzt wundern sie sich nicht mehr, dass so viele „Damen" sich in Nobelheimen versorgen lassen. Sie haben es so gelernt, sie können nichts dafür.

Der schöne Busen

Bei allen Völkern stand der schöne Busen der Frauen im Vordergrund des Geschehens. Im Vordergrund war immer die jungfräuliche Frauenbrust (Leonardo da Vincis „Mona Lisa). So sind auch die Brüste an der Erfindung des Korsetts schuld gewesen.

Diese Modetorheit ging so weit, dass einige Frauen durch das Tragen des Korsetts an einer Leberschnürfurche gestorben sind. Manche Mädchen haben vor der Korsettzeit einen Holzpanzer tragen müssen. In Spanien hat man Mädchen, die zu viel Busen entwickelt hätten, schwere Tafeln aus Blei tragen lassen. Im Bregenzerwald war es bekannt, dass man für die Mädchen, die gar keinen Busen hatten, einen Busen aus Holz schnitzte.

Das himmlische Liebessymbol

Dafür galt früher und heute der Gürtel. Er ist Symbol von Reinheit und Keuschheit. Das abnehmen des Gürtels war in der Hochzeitsnacht das gleiche Symbol wie das des Bindezauberbändchens. Die Abnahme des Gürtels bedeutete das Ende der „Jungfräulichkeit".

Übrigens sagt man heute noch zu einer Frau, die oft den Gürtel abnimmt, „Schnalle". Der Gürtel hat keinen Anfang und kein Ende, so glaubte man an die immerwährende Liebe.

Der Liebesschuh

Auch hier weiß man nicht so recht, ob das Märchen „Aschenbrödel" als erstes oder dessen psychoanalytische Auslegungen vor dem Märchen da war. Fest steht, der Schuh der Mädchen hatte immer schon einen symbolischen Wert. Für die Männerwelt war früher der Schuh Zeichen der Jungfräulichkeit, so dass ein liebender Bursche immer seiner Angehimmelten den Schuh gestohlen hat, 8 Tage behalten hat und dann erst dem Mädchen zurückgab. Damit kannten sich beide aus. Es war auch Sitte, dass der Bräutigam selbst der Braut vor der Bettbesteigung die Schuhe auszog und mit dieser Handlung sein Besitzrecht dokumentierte.

Psychoanalytisch gesehen ist der Damenschuh das tiefenpsychologische Symbol der Vagina. So ist es kein Wunder, dass manche Männer nur auf die Schuhe einer Dame abfahren (Schlüsselreiz) und das übrige an dieser Frau gar nicht brauchen.

Die Schürze: Die Schürze, die ursprünglich die Scham bedeckte, symbolisierte ebenfalls die Jungfräulichkeit der Trägerin. Daher kommt heute noch das gebräuchliche Wort „Schürzenjäger".

Das Koketterie-Tüchlein: Viele Herren tragen heute wieder ein kleines Stecktuch in der Brusttasche. Früher trug man so ein Stecktuch, das auch Kokettiertuch hieß, um seine Potenz zur Schau zu stellen.

Der Schleier: Mit einem Schleier bedeckte die Hebamme im alten Griechenland das Gesicht des neugeborenen Kindes, das den Anblick der Welt noch nicht ertrug. So kommt auch die Braut verschleiert zum Altar.

Tierisch Mensch

Um 1914 - 1935 Grausamkeiten im Krieg.
Wieder und wieder gelangen Meldungen über Sex-Grausamkeiten (in allen Kriegen) an unser Ohr. Nun muss man sagen, dass

jeder Nacherzähler die Neigung hat, Gehörtes „unabsichtlich auszuschmücken" sozusagen dick aufzutragen. Berichte werden mit Hilfe von konstruktiven oder produktiven Phantasien ergänzt.

> So berichtete man immer wieder, dass selbst Verwundeten die Nasen und Ohren abgeschnitten wurden.
> Man schnitt sogar den Krankenschwestern die Brust ab.
> So erschienen sie den Feinden als Amazonen (brustlose Kämpferinnen und waren somit keine Pflegepersonen mehr).
> Man schnitt auch den Soldaten das Geschlechtsteil ab und steckte es dem Feind in den Mund.

Hintergründe für solche Entgleisungen waren und sind der Krieg an sich. Jeder Krieg ist eine Grenzsituation, eine Konfliktsituation, in der die normale Seele außer Rand und Band ist. Immerhin ist jeder Krieg eine Bedrohung der „Existenz". Die Über-ICH-Normen verlieren ihre Kraft gegen das Gefühl, existentiell bedroht zu sein. Es ist, ob man nun will oder nicht, ein Wegfall der Hemmungen (oft wie beim pathologischen Rausch oder bei einem Frontalhirnschaden). Und so wird der reine Selbsterhaltungstrieb zum reinen Egoismus bzw. Sadismus. Besonders Niederlagen erzeugen Angst und Schrecken und fördern so die aktive Entladung des Triebstaus (Rache).

6.   Sex und Nationalcharakter

Historisch
Regional
Singulär
Kollektive Volksseele, Nationalcharakter

Das Verbot „unzüchtiger" Bücher und Bilder setzte erst mit der Verbürgerlichung des Lebens im 18. und verstärkt im 19. Jahrhundert ein. Als Begründung wurde der „Schutz der geistig Schwachen und moralisch Labilen vor dem drohenden Sittenverderbnis" angesehen. Selbstverständlich trauten die Zensoren sich selbst immer wieder zu, auch die gröbste Unzüchtigkeit zu lesen ohne böse Folgen für ihre eigene Moral in Augenschein zu nehmen. Da sie ja, so sagten sie zu sich selbst, „geistig stark und moralisch gefestigt waren", stellte das Material für sie keine Gefährdung dar. Im Gegenteil, je mehr sie davon zu Gesicht bekamen, desto deutlicher wurde ihre sittliche Erhabenheit.

Der Porno wurde 1887 im sibirischen Städtchen Pornowsk erfunden, als die in der ganzen Stadt bekannte „Dorfmatratze"
(so hießen die Damen auf denen alle drauf liegen konnten) Galina beim Bücken nach Fallobst die Hose verloren ging.

Sehr rasch wurde die Idee der verlorenen Unterhose erweitert. Es entstanden sozusagen als erste Pornos (der Neuzeit) immer wieder und vor allem nackte sich waschende Frauen.

In Deutschland war die erste Sex-Literatur das Buch mit dem Titel „Wenn das der Kaiser wüsste".

In Österreich „Die Mutzebacherin".

Interessant ist, dass die erste „schwarze" Frau, die sich für pornographische Bilder zur Verfügung stellte, „Muschi" hieß. Und bis heute als Ausdruck für die Vagina Verwendung findet. Die nächste Aufregung in der Entwicklung der Sex-Literatur und Pornographie erzeugte Hildegard Knef, die für Sekunden nackt in dem Film „Die Sünderin" aufgefallen ist.

Erkennbar gelockert wurde die Sexualität durch die früheren Pornoheftchen, die die Sexualität als „Karikatur" darstellten und unter dem Ladentisch verkauft wurden.

Erst Beate Uhse mit dem Buch „Sex in der Partnerschaft" hat es erreicht, dass selbst der einfachste Menschen von der Straße bei Sex-Literatur nicht beleidigt oder betroffen war, sondern das Gefühl hatten, hier wird etwas geschrieben von einem Menschen, der die Probleme des einfachen Volks versteht.

20. bis 21. Jahrhundert

Pinel, wenn sie sich erinnern können, befreite die „Geisteskranken" von den Ketten, Freud die Österreicher von der Sexualneurose, Kinsey die Amerikaner (beide zumindest im Versuch und gutem Willen).

Trotzdem gibt und gab es immer schon Angstneurosen:
Man sollte nicht vergessen wie viel Leid, Angst und daraus entstandene

(und entstehende) Neurosen durch eine falsche Kinder und demnach Menschen behindernde Sexualerziehung entstanden ist. Immerhin wurde dies noch 1940 von den Eltern behauptet.

Onanie führt zur Hirnerweichung.
Man kann davon auch blind aber auch tot werden.
Der Orgasmus saugt den Mann aus, er ist dann energielos. Das Angreifen der gegengeschlechtlichen Organe ist nicht nur Sünde sondern auch noch krankheltsfördernd. Viele Männer konnten daher mit einem Vorspiel nichts anfangen, sie hatten Angst den Partner anzugreifen.

Viele Frauen (die meisten sind ja nur über die Klitoris orgasmusfähig) haben daher einen Orgasmus mit einem Mann nie erlebt. Kein Wunder, dass einige Damen mit ihrer Freundin mehr Spaß hatten als mit dem Ehemann.

Wenn ein Bursche einen so genannten „feuchten Traum" hatte, musste er „beten" oder seinen Penis abends unter kaltes Wasser halten.

Oraler Sex (bei der Frau), so sagte man, macht Geburtserkrankungen. Natürlich darf man nicht vergessen, dass gerade die Lues-(Syphilis)-Spätfolgen auch noch 1960 tausende von Patienten in den Psychiatrien beschäftigten. Klienten mit einer Tabes dorsalis aber vor allem mit einer Progressiven Paralyse waren stark vertreten.

Ich habe selbst unzählige Klienten mit einer PP gepflegt. Dabei war der Größenwahn dieser Leute ein sehr interessantes Benehmen. Viele dieser Leute starben nicht an der Lues aber an einer Sepsis.

Kinsey war eigentlich Biologe und stellte fest, dass auch Sex biologisch sei. Er veröffentlichte seinen USA-Report und wurde ausgelacht und eingebremst. Mann wollte keine Sex-Revolution, man wollte „puritanisch" weiter lügen.

Die Idee hat der Playboy übernommen. Man sagt ja heute noch, das Kinsey, der Forscher, sozusagen der Playboy, das Sprachrohr für die Öffentlichkeitsarbeit war. Natürlich durften sich zu Beginn nur ganz „nette Mädchen" ausziehen. Das Volke musste den Eindruck gewinnen, „aber Hallo, die auch".

Die ersten Jahre durfte der Playboy nicht per Post versendet werden, da man sagte, dass diese nackten Mädchen eine „Postverschmutzung" darstellen würden.

Es sind sogar Bürgerinitiativen mit dem Namen „Verein für anständige Literatur" gegründet worden, um den Sex (sie wissen schon, nur in der Öffentlichkeit) zu bekämpfen.

1950 war durch die Erfindung der Pille und des Minirocks der erste absolute Durchbruch gegeben. Es wurde plötzlich Sex als Freiheit des Lebens gesehen. Man begann Sex zu akzeptieren.

Selbst Frauen spielten mit und Helen Brown erzeugte einen weiblichen Playboy mit dem Namen „Cosmopolitan".

Der Playboy hat eine eigene TV-Serie erhalten.

Studentenbewegungen „bewegten die Welt", vorneweg war dies die Organisation „2 Sex-Freedom-Liga".

Die „Hippies" (im Sinne Liebe und Erfahrung) unter dem Titel sozusagen „ich bin frei" vollendeten die Sex-Revolution.

Heute kann man sagen, dass viele ALTE Sexualneurosen ausgestorben sind, wir müssen aber futuristisch fragen, welche anderen Zeitgeistneurosen und damit Verhaltenseigenarten die nächsten Klienten in sich tragen werden.

Denken sie alleine an die Erfindung der Anti-Baby-Pille, an die Abtreibungskampagne und dadurch an die Gründung von Frauenbewegungen. Der Mann wurde als Eroberer, die Frau als Verführerin abgesetzt. Der Penisneid wurde als Mythos entlarvt.

Damit ergab sich das Ende, ob eine Frau zum Orgasmus einen Mann benötigen würde. Plötzlich war der klitorale Orgasmus wieder IN und die Freudsche Idee des vaginalen Orgasmus OUT. Der Penis wurde abgelehnt, da man feststellte, dass er sozusagen intravaginal keine Erregung ausmache. Dieses Phänomen überprüfte Alice Schwarzer, sie sagte: „Eine menstruierende Frau mit einem Tampon in der Scheide sei ja auch nicht ständig erregt".

Wie auch immer die Folgen der Sex-Revolution und Emanzipation liegen klar auf der Hand. Die Männer haben heutzutage nicht nur Angst vor der eigentlichen „Vagina", sondern ab sofort vor der ganzen Frau.

Allerdings gibt es wie bei allen Reformen immer wieder auch Rückfälle: **Noch 1981** schrieb Franz Ritschel einen Artikel mit dem Titel „Die Sexualisierung führt in die Irre". Er forderte die Menschen auf, „alles Triebhafte im Menschen .... bedarf der Zähmung durch den Willen". Wie können wir aber etwas zähmen, was uns gar nicht bewusst ist? Man wollte ein Zurück zur Sublimation durch „Arbeit".

VII. Schlüsselreize

1. Einleitung

V. Frankl als einer meiner Mentoren sagte immer:
„Wenn du wissen willst, ob einer ein Lügner ist,
frag ihn, ob er jemals Selbstbefriedigung betrieben habe. Verneint er
es, dann ist es sicher, dass er lügt!

oder

Falsche Schlüsselreize sind oft ein
Katalysator für eine Dekompensation

Die schönste Schlüsselreizgeschichte gibt es wohl über die Hunde
von Frank Sinatra und Tine Martin. Beide hatten einen Hund (natürlich
unterschiedlichen Geschlechts) und wollten auf alle Fälle, dass die
beiden miteinander ein Hundekind machen sollten. Es ging nichts, sie
begaben sich von einem Tierarzt zum anderen, es ging nichts. Eines
Tages legte ein Assistent eines Tierarztes bei einem neuerlichen
Versuch bei der Hundekinderzeugung eine „Sinatra Schalplatte" auf
und siehe da, der weibliche Hund war trächtig. Na, wenn das kein
Beispiel für den Schlüsselreiz und das psychische Funktionieren
dieses ist, dann weiß ich auch nicht mehr, wie ich ihnen das erklären
könnte.

Ah ja, eine Geschichte fällt mir doch noch ein, um ihnen die Wirkung
von Schlüsselreizen zu erklären:

Meine Tochter war so ungefähr mit 13 Jahren eine, man kann fast
sagen, erwachsene Frau, sie zeigte ihren Busen mit Stolz der ganzen
Umgebung. Eines Tages wollte sie ausgehen und kommt - ihre Lippen
so rot wie ein Transparent der Sozialisten, zum ersten Mai -geschminkt
bei der Türe rein. Ich bin zutiefst erschrocken und dachte mir, wie ein
Mann halt denkt: „Jetzt werden alle Männer wie wild auf sie fliegen!"
Da sagte ich zu ihr, ich müsse ihr noch eine Geschichte aus der
Vorzeit der Menschen erzählen. Weißt du, so sagte ich, warum die
Affenweibchen so einen roten Arsch haben? Nein, nun sie zeigen mit
dem roten Arsch, dass sie paarungswillig und bereit sind.

Diese Story, dieser Reiz genügte, dass sich meine Tochter abschminkte und bis heute kaum mehr Lippenstift verwendet.

Bei uns Menschen muss es nicht unbedingt (aber es wäre schon nützlich) eine Schalplatte oder CD sein, da genügen sogar einfache Sachen, eben wie der besagte Lippenstift. Es genügen aber auch so genannte Gedankenlaufstege.

Der männliche und weibliche Gedankenlaufsteg:
Für die Frau genügt als Gedankenlaufsteg sozusagen als Startsymbol, dass der Mann eine große Schnalle am Hosenriemen trägt. Für Herren entwickelten sich die Damenstrümpfe mit einer Naht an der Wadenseite (männlicher Gedankenlaufsteg) als Startsymbol. Man schaute dieser Naht von der Schuhsohle bis an ihr oberes Ende nach. Und, wo glauben sie, bleibt dann der Blick hängen? Natürlich am „Roten Affenarsch", und was passiert dann? Der Mann will!

Anthropologen meinen, dass Schlüsselreize bei den Menschen instinktiv und damit automatisch ablaufen. (Kindchenschema nach Lorenz)

So sagt Lorenz (unter anderem), dass alleine schon das Kokettieren, eine bestimmte Gestik mit den Beinen und dem Gesäß bei den Frauen fast angeboren ist. Wobei man nicht vergessen sollte, dass reine körperliche Schlüsselreize immer auch zugleich ein Symbol für das Seelische (und somit „Erotische") darstellen.

Schlüsselreize lösen sozusagen immer auch seelische Wunschvorstellung aus. Somit gibt es bei jedem sexuellen Schlüsselreiz auch erotische Wunschvorstellungen oder Phantasien, die mit einer organischen Reaktion vorangehen.

Nach Konrad Lorenz sind die Schlüsselreize bei einzelnen Tieren so präzisierbar, dass sie sich auch durch eine Attrappe ersetzen lassen. Durch die Illusion kann der gewünscht Partner (obwohl er gar nicht da ist) einfach hergezaubert werden.

Daraus erkennen sie den eigentlichen Hintergrund beim Telefonsex oder bei der Betrachtung von pornographischen Darstellungen. Man kann sich täglich, na, was sag ich, stündlich einen neuen Partner wünschen, vorstellen, herzaubern.

Illusion ist aber auch die Verklärung des vorhandenen Partners
Phantasien Illusion und Therapie

Kurze Terminologie:
Illusion bedeutet eine Verklärung des vorhandenen Partners oder
einer Attrappe. Die sexuelle Phantasie dagegen bedarf nicht einem
realen Partner, sondern nimmt dies nur durch Vorstellung war.
Die Illusion ergänzt die Phantasie, gestaltet in der Vorstellung neu
eventuell mit Hilfe der biographischen Erinnerung.

Wie sagt man so schön im täglichen Sprachgebrauch, „Gefühle altern
nicht". Somit stehen die Gedanken und erotische Phantasien nie still.
Sterben eines Tages die erotischen Phantasien ab, begibt sich der
Mensch in die Regression und in den Todestrieb. Dann tauscht dieser
Mensch erotische Phantasien mit leiblichen Phantasien aus. Dann
denkt er nicht mehr an eine schöne Frau, sondern nur noch daran,
was es heute zum Essen geben könnte, ob der Stuhlgang gut war
oder werden wird. Wo es weh tut oder ob das Geld reichen wird für
das Heim.

Jede/-r unserer Kollegen/-innen kennt wohl den Klientenspruch: „Das
kann ich alles nicht bezahlen, Schwester".

Viele alte Klienten erzählen ihre Phantasien oder Illusionen:
Eine Frau hat die Illusion, mit dem Zivi schlafen zu gehen.
Ein älterer Herr hat die Illusion, die Schwester zu vernaschen.
Einige stellen sich einen Harem vor und sich mitten drin.
Phantasien und Illusionen sind Stimuli gegen den Tod.
Viele Phantasien und Illusionen sind im Umkehrphänomen (im
Senium) gleich, sozusagen wie aus den früheren Kindertagen.
Das Gesetz der Sexuellen Anziehung.

Zwei Alte gehen über den Flur des Heimes und halten sich fest an
den Händen.
Ist das nicht so wie im Kindergarten, wo sich zwei Knirpse die
Händchen halten?
Sie sind voller Hoffnung, ein liebendes Ehepaar zu werden.
Sie schwärmen wieder.
Die Alten erinnern sich wieder an die vielen erlebten Szenen, die
kleinen Liebesgesten, das Fühlen, das Verliebt sein!

Jeder Mensch hat, was das andere Geschlecht anbelangt, einen bestimmten, nur für ihn zutreffenden, eigentümlichen Geschmack. Wie sagt doch der eine Mensch zum anderen, deren Schlüsselreize er nicht versteht:

„Wie einem die gefallen kann, verstehe ich nicht!"
„Die passen doch nie zusammen!" oder:
„Das ist der Richtige!"

Wir wissen doch alle, dass die Schlüsselreize für jeden Menschen (anders) positiv oder negativ besetzt (geprägt) sein können. Wobei es auch Schlüsselreize gibt, die uns vollkommen Wurst sind, die nennt man dann „ambivalente Schlüsselreize".

Ich glaube, jeder kennt dieses ambivalente Gefühl, man schaut einer Frau/einem Mann in die Augen und die Reaktion unserer Gefühle ist, „die/der lässt mich kalt".

Sehr oft funktioniert im täglichen Leben der Mechanismus, gleich und gleich gesellt sich gerne oder, wie sagt man noch, „Gegensätze ziehen sich an".

2.   WAS reizt die Geschlechter?

„Was weckt Instinkthandlungen?"

Was reizt Frauen an Männern?
Laut Dr. Amoroso handelt es sich um einen Mythos, wenn wir glauben, dass die meisten Frauen bei den Männern breite Schultern oder einen hohen Wuchs suchen. Nein, sie schauen ebenfalls (wie die Männer) auf den Hintern der Männer und, man möchte es nicht glauben, auf ein „Schurkengesicht". Das Gesicht, so sagt zumindest Amoroso, muss die Merkmale der Männlichkeit in sich tragen, er muss aussehen wie ein Verbrecher, der viel Willenskraft und aggressives Potential zeigt. Ich würde dazu sagen, er muss so wie ein „triebgesteuerter Urmensch", (ein Es-Typ) aussehen, dann ist er für viele Frauen ein positiver Schlüsselreiz. Man muss schon aus der Praxis heraus sagen, dass sich seit neuestem die Mädchen auch auf einen „Mann-Buben" schmeißen.

Was reizt Männer an Frauen?
Für den Mann scheint alles klar zu sein. Gar keine Frage, wir sagen mit fester Überzeugung, dass uns die Augen der Damen (überhaupt wenn sie ein Kindchenschema an sich tragen) von Bedeutung sind. Das heißt, wir sagen die Augen, meinen aber trotzdem auch oft nur den „Hintern einer Frau", oder wie beim männlichen Gedankenlaufsteg die „schwarzen Netzstrümpfe" oder Stilettis. Man nennt so etwas, wie sie ja schon wissen, „Sexuelle Faszination".

Wobei wir bei einigen Männern auch den Busen nicht vergessen sollten. Dieser wurde ethnologisch interessant ab jener Zeitepoche, in der die Menschheit begonnen hatte, aufrecht zu gehen. Seither wird der Busen, die hinauf getrimmte Brust, als zum Symbol des „Hinterns" gesehen. Oder sollte man da zu „aufgewertet" sagen?

Natürlich sind Schlüsselreize geprägt und so ist es kein Wunder, dass die Schlüsselreize sehr singulär sind (und damit geprägt, konditioniert wurden).

Ethnologisch, als der Mensch noch auf allen Vieren gegangen ist, war der „Hintern der Höhepunkt" der Erregung. Als man zum aufrechten Gehen übergegangen ist, hat sich bei der Frau das Dekolletee, die Brust, besser gesagt das Zusammenquetschen der Brust, das Reitzsymbol Nummer eins entwickelt. Das Dekolletee erinnert tertiär phänomenal an den Hintern der Frau und führt so bis heute als Schlüsselreiz zu einen trieb-instinkten Verhalten des Mannes.

Der Hintern in Reizwäsche oder Liebestöter
Der Hintern der Frau (heute höre ich auch die Mädchen sagen: „Der hat aber einen süßen Arsch, der Junge") ist das Nonplusultra, denken sie an die Änderung der Badekleidung, egal was geändert wurde, immer wird der Hintern hervorgehoben.
Schlüsselreiz je Prägung
Ein Graphiker sagte einmal zu mir, wie ich ihn um seine SCH fragte, „ohne Bilder" geht bei mir gar nichts. Ich habe als kleines Kind schon Pornos gezeichnet und damit in der Schule mein Taschengeld verdient. Heute kann ich mit meiner Frau nicht schlafen, wenn kein Porno läuft.

Interessante Schlüsselreize aus dem Leben gegriffen:
Ein anderer Klient erzählte mir, dass er immer, bei jeder sexuellen

Handlung seiner Frau erklärt, WIE Sex eigentlich geht.
Was glauben sie, war er von Beruf? Richtig, Lehrer!

Die Kleidung
Dabei lässt sich die Modeindustrie immer neue Schlüsselreize
einfallen. Eine Klientin erzählte mir, dass sie als 14-jährige ihren ersten
Büstenhalter bei ihrem ersten Italienurlaub kaufte. Er war, so sagt sie,
dick gefüttert und - wenn schon denn schon - rund abgesteppt. Sie
brauchte das als persönliche Ich-Wichtigkeit, da sie schon 14 Jahre
alt war und gegenüber ihren Klassenkameradinnen noch keinen
Busen hatte. Sie meinte ferner, dass man das eben brauchte, denn
ein damals getragenes Betty-Barclay-Kleidchen mit Stufenrock sah
ohne Busen nichts gleich.

Es war, so sagte sie, für mich damals eine sehr stressige Zeit, ich
musste den ja immer aus- und anziehen, so dass ihn die Eltern nicht
gesehen haben. Aber die Wirkung auf die Italiener war toll. Ich trage
heute noch dick gefütterte BH's, schauen sie mal Herr Pfleger!

Schuhfetischismus.
Eine schöne Geschichte ist die von Frau Maier.
Frau Maier organisierte sich alle schönen Schuhe, die auf der
Abteilung oder in den anderen Klientenzimmern zu finden waren.
Natürlich waren alle anderen Klienten, denen dann ihre Schuhe
fehlten, aufgebracht.

Warum macht sie das? Fragte ich mich.

Nun, Frau Maier war in ihrer Jugend in jener Zeit aufgewachsen, als
es noch keine „sturmfreie Bude" gab. Ihr war Sex im Auto, damals ein
kleiner 500er Fiat, zuwider und so ist es ihr passiert, dass sie eines
Tages bei einem neuen Freund und neuem Treff neue Wildleder-
Stöckelschuhe anhatte. Bei der Suche um einen geeigneten Baum
im Park, wo sie sich anlehnen sollte, sind ihre neuen Schuhe zu
Grunde gegangen. Zwei Copings blieben ihr von diesem Abenteuer
unvergesslich geprägt. Erstens eine Art Schuhpophie und zweitens
ein schlechtes Gewissen, das Jahre lang (so sagt sie) ihre Sexualität
auf Eis legte.

Frau Kern heiratete zweimal einen Schwarzafrikaner (aus sexueller

Faszination), sagte aber zu dem Thema, dass das ganz miese Männer sind und jetzt 85-jährig heiratet sie keinen mehr. Was war passiert, wo hat sie ihre Prägung zu den Schwarzafrikanern her? Es war banal, so banal wie eben Leben ist. Sie lernte aus ihrem Lieblingsbuch „Hatschi-Bratschi", wie so richtige Männer auszusehen hätten. Sie waren nackt, mit Baströckchen, hatten Ringe um den Knöchel und in den Ohren. So einen wollte sie, so einer prägte sie. Kann man sich das vorstellen, einen Ehemann fixiert man aus dem Buch „Hatschi- Bratschi-Luftballon Buch"? Wie wir schon wissen, schwindet aber die sexuelle Faszination sehr schnell, und wenn diese ohne Liebesbindungsfähigkeit passierte, verzichtet man in der Folge auf so abenteuerliche Situationen.

Unterwäsche
Mannequins lenken die Aufmerksamkeit immer auf die Unterwäsche und wie diese mit dem Rest abgestimmt werden sollte.

Die Unterwäsche passte sich den männlichen Perversitäten an. Einige Damen tragen Spezialwäsche so, wie die Einbrecher verschiedene Schlüssel haben, haben auch diese Damen verschiedene Schlüsselreize, Schlüssel um beim Mann einbrechen zu können.

> Herr Dr. ich möchte nur mit angezogenen Frauen schlafen, ist das böse? Ich habe so viele Frauen gehabt, die waren alle gleich. Ich bin enttäuscht gewesen, wenn sie nackt waren. Der Körper dieser Frauen erschien mir angezogen anders.
>
> Der Dr. sagte ihm sicher, dass dies eine reine Schlüsselreiz-Frage ist.
>
> Nur was man sich erträumt, vorstellt, reizt. Wenn dann die Vorstellung nicht zur Realität passt, ist der Sex beendet.

Das heißt, dass Männer Schlüsselreize auf Grund ihrer Phantasien entwickelten und entwickeln. Wobei diese Phantasien zeitgeistphänomenal sind. Wir Alten fahren auf etwas ganz anderes ab als die jungen Leute. Mich erregt ein Arschgeweih gar nicht, und möge der Popsch noch so schön sein, ganz im Gegenteil!

Wenn die Frau entkleidet ist, so haben wir gelernt, ist sie nur auf die brutale Liebe fixiert und ausgerichtet. Da profitieren nur mehr Sex-Spezialistinnen (Technikerinnen, ganz egal ob sie hässlich oder pervers sind). Sie profitieren nur dann, wenn sie sich aller denkbaren Künste bedienen.

Diese Beispiele zeigen aber auch auf, dass gerade „angezogene Mensch" mehr Schlüsselreize aussenden als „ausgezogene".

Die Kleidung (oder Kleinigkeiten dieser) regt sozusagen die Sexphantasie an. Die Frage: „Was ist da wohl darunter", reizt den Jagdtrieb und somit den Elan Vital und die Instinkte.

Das Reizen (Eros) des anderen Geschlechtes ist eine biologische Ur-Notwendigkeit. Denn wo würden sonst die Kinder herkommen, wenn man Tag und Nacht nur arbeiten würde? Ist der Sexpartner erst einmal nackt, ist der eigentliche SCH schon wieder vorbei. Oft und oft bleibt nur eine Enttäuschung der eigenen Vorstellung zurück.

So ist es kein Wunder, dass „Pflegepersonen", die einen SCH aussenden, auch selbst sexuell belästigt werden. Sie haben so bei ihren Klienten selbst den Startknopf gedrückt und wundern sich dann, wenn sie angeflogen werden.

3.   Schlüsselreize als Fetisch

Man wird von einem bestimmten Körperteil oder einem bestimmten Gegenstand angezogen: Die Haare, die Brüste, die Beine, ein besonderer Schal, den Händen, den Schuhen.

Manche Männer fahren auf die hysterieforme, immer hüstelnde Dame oder gar auf ein theatralisch manieriertes Verhalten ab. Selbst Töne, Geräusche, die Stimmlage können für eine Beziehung paarstiftend oder abstoßend wirken.

Schlüsselreize wurden vorwiegend (man kann auch etwas dazu lernen, wenn es ein muss) in der Kindheit geprägt und sind ein Leben lang wirksam. Lustig ist dabei, dass sich meistens diese Fetische sozusagen paaren.

Es gibt eben Männer, die auf hohe Absätze stehen. Es gibt aber genauso gut Frauen, die gerne hohe Absätze (für sich selbst) tragen. Eines Tages finden sich diese zwei (manchmal) auch wirklich.

4. SCHLÜSSELREIZE und Sprache

> Fast alles im Leben ist kindisch - nein aus der Kinderzeit geprägt - selbst die Fetische.
> Sammelte die Mutter Schuhe im Kleiderschrank und identifiziert sich die Tochter mit ihr, wird auch die Tochter eines Tages auf Schuhe stehen und der Kleiderschrank mit Schuhen überfüllt sein. Lehnt sie hingegen die Mutter ab, wird sie statt mit hohen Schuhen mit Birkenstock Pantoffeln (sozusagen) durch die Gegend latschen.

Das Dumme an einer unangenehmen Frau ist,
dass sie dich ärgerlich macht.
Das Dumme an einer gescheiten Frau ist,
dass sie dich nachdenklich macht.
(Autor unbekannt)

Da, wie erwähnt, die Sprache von großer Wichtigkeit für die Sexualität ist, möchte ich hier mit ein paar Zeilen näher darauf eingehen.

Alle Wörter, die beim Sex „wirken", sind, so behauptet zumindest Dr. Eric Berne, aus der ehemaligen Kindersprache.
Berne schreibt, ich zitiere: „Ficken ist das einzige Wort, das in aller Fülle das wiedergibt, was den Sexualakt ausmacht, nämlich das Gefühl, die Schlüpfrigkeit und das Aroma. Das heißt, der größte Schlüsselreiz ist wohl der Geruch". Jedes Wort (so Berne weiter) erweckt sowohl im Sprecher als auch im Hörer eine bestimmte Vorstellung, eben einen Schlüsselreiz mit einer daraus folgenden Reaktion (Coping). Die meisten Wörter sind für uns Menschen allerdings farblos. Weil sie farblos sind, also keine Reaktion, keinen Affekt auslösen, nennt sie Berne „Schattenbilder". Ich würde dazu sagen, verschiedene Reize, Eindrücke, Redewendungen sind uns Wurst.

Andere Schlüsselreize wieder, also etwas Gesehenes, Gehörtes ruft eine starke Emotion hervor, dies sind die Bilder der Kindheit die so genannten „kindlichen" oder ursprünglichen Bilder. Manche dieser Kinderbilder rufen Begeisterung, einen positive Affekt hervor. Andere wieder das Gegenteil. Wenn in der Kindheit die Sexualität abstoßend erlebt oder gar anerzogen wurde, ruft alleine schon das Sprechen über dieses Thema „Abwehr bis Abscheu" hervor.

Dies meinte ich in meinen einführenden Worten, ich weiß natürlich nicht, welcher Leser wie geprägt wurde, ob für ihn Sex normal oder abstoßend wirkt. Ob er gar, und das wäre das ärgste, was mir als Autor passieren kann, einmal als Kind auf einem Klo eingesperrt wurde und die Klo-Inschriften lesen musste.

Alle Schlüsselwörter, die eine emotionale Wirkung haben, werden in den ersten Lebensjahren erlernt und als Gefühl positiv oder negativ gespeichert. Jegliche spätere Speicherung ist kein affektiver Schlüsselreiz, weil er nicht mehr aus der Kindheit stammt und somit kein assoziativer emotionaler Bezug hergestellt werden kann.

So ist es kein Wunder, dass jeder Deutsch sprechende Jugendliche keine Scheu hat aber auch keine Emotion, wenn er   Wörter wie "merde", „shit", „prick" usw. ausspricht. Diese modernen Wörter wurden entwicklungstechnisch später angelernt und nicht mit emotionalem Inhalt versehen.

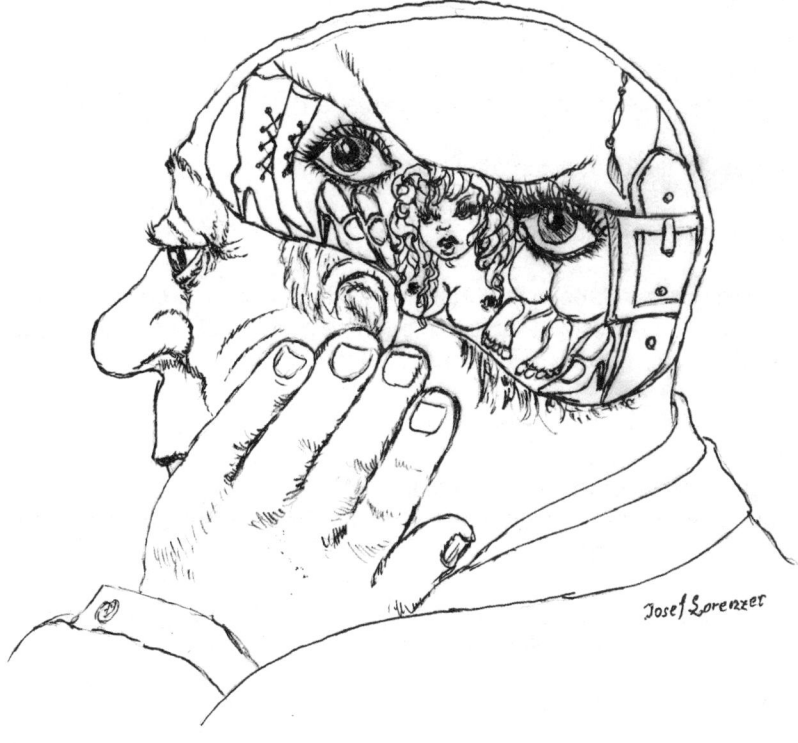

Kinderschlüsselwörter werden also immer nicht nur als Wort, sondern assoziativ emotional gespeichert. Das Wort wurde mit einem bestimmten Geruch oder einem visuellen Bild gepaart.

> Ein Freund ein/e Geliebte/r ist jemand, dessen Scheißhaufen für uns nicht stinkt und dessen Pinkeln für unsere Ohren wie Musik klingt.
> Würde ein Fremder wagen, uns so etwas anzutun, würden wir ihn wohl alle schimpfen.

Viele Worte, Sprachinhalte sind zwar sexuell, haben aber mit Sex (anscheinend) nichts zu tun. Viele Themen der Kindheit, Jugend, Reife, Alter haben direkt oder indirekt sexuellen Charakter.

Viele Wörter sind sogar sadomasochistisch geprägt:

„jemanden bei den Ohren nehmen“
„jemanden vor den Kopf stoßen“
„jemandem auf dem Kopf herumtrampeln“
„jemandem auf der Nase herumtanzen“
„jemandem die Daumenschrauben anlegen“

und lösen dadurch einen Affekt aus.

Daheimgefühl und Sex

Auch das reine Daheimgefühl ist eigentlich Sex oder Libido. Schon das Wort bedeutet Intimität, abgeschieden sein und stets im Hintergrund der Wunsch - sexuell tätig sein zu dürfen.

Das eigene Zimmer ist eben eine
„sturmfreie Bude“,
„mein Zimmer ist meine Nisthöhle“,
„das Apartmenthaus wurde in der modernen Sprache zum sogenannten „Adam und Eva Silo“.

So betreibt jeder Sex in seinen eigenen vier Wänden nach seinem eigenen Prägungsmuster aus der Kindheit.

5. Nationalcharakter und Sexprobleme

Grenzübertreter und Sex
Die ersten Grenzübertreter waren und sind die Huren und ihre Zuhälter gewesen. Sie entwickelten, da sie international sind, ein gemeinsames obszönes Esperanto. Invasion der Wiener Zuhälter und Prostituierten um St. Pauli war 1964 - 1966. Nach der Rückkehr nach Wien gibt es nun auch eine deutsche Hafensprache in der Wiener Szene:

Eine Frau heißt im Hochdeutschen	im Dialekt
Deutsche Frau	horizontales Gretchen
Italienerin	Salamibrötchen
Spanierin	Orangeade
Amerikanerin	A-mine
Russin	Jwanella
Jüdin	Mesuse
Türkin	Türkise
Chinesin	Romanze in gelb

Überschreitungen sind das Durchbrechen von Grenzen. Durch die Globalisierung aber auch durch die Änderung der Dialekte haben sich in der Zeit viele Wörter zu ganz eigentümlichen Schlüsselreizen entwickelt. Wobei man sich schon vorstellen kann, dass die Sprache, der Dialekt zirka alle 30 km ein anderer sind. Die Stärke dieser Mischsprache ist ihr thymopsychischer Wirkungsbereich.

Doppelbedeutungen von Wörtern:
Das Sitzungszimmer ist dann nicht mehr ein Raum, in dem der Vorstand tagt, sondern ein Raum in dem man sitzt, das WC.

Der Ständer ist nicht mehr das Gestell, auf das man Hüte oder Mäntel hängt, sondern ein männlicher Körperteil in Erregung.

Schlüsselreiz - ANGST vor Nähe
Stachelschweinsyndrom

Ich glaube, dass man in der Praxis dieses Nähe- und Distanzproblem vorwiegend im Heim oder Spital als unangenehm empfindet.

Plötzlich stürzt eine Schwester auf einen Patienten zu, packt ihn, streichelt ihn und zerrt ihn ins Bad. Na, da soll man als Stachelschwein, das keine Nähe verträgt, gut drauf sein? Oder, sie kennen das, auch Ehepaare, die angeblich gut miteinander leben, haben plötzlich, wenn der Gatte in Pension geht, Probleme. Plötzlich klebt das Stachelschwein Tag und Nacht an seiner Gattin, die das aber nie vertragen hat. Sie wollte ihn in der Nähe aber nur für ein paar Minuten beim Sex und nicht den ganzen Tag.

Man könnte bei so einem Paar sagen, dass ein Partner einen Seelennahrungsmangel hat, weil er nach immer mehr Nähe verlangt. Der andere hingegen mit dieser Nähe überfordert ist, weil er Nähe eben nicht verträgt. Na super.

Wie nah oder wie weit entfernt kann, soll man einander kommen, ohne sich gegenseitig auf den Wecker zu gehen? Wie kann man zusammenleben, ohne den anderen zu belästigen? In diesem Dilemma leben nicht nur Paare, sondern alle Menschen. Menschen in den übervölkerten Städten, in Altersheimen und Spitälern.

Wie viele Reize ein Mensch aushält, oder braucht, ist somit ganz persönlich. Einige brauchen Ruhe und keine Menschen um sich, andere benötigen eine Diskothek, lieben das Gedränge auf Messen oder sonstige Zusammenballungsveranstaltungen.

Die Frage der Zukunft wird sein, wie ist eine optimale Distanz, die einem genug menschliche Nähe aber auch Spielraum zur Selbstverwirklichung gibt, zwischen Eheleuten aber auch zwischen den EU-Menschen zu ermöglichen? Man darf dabei ja nicht vergessen, dass es zwischen den verschiedenen Kulturen aber auch Zeiten unterschiedliche Vorstellungen und Verlangen zu dem Begriff Nähe und Distanz gibt.

6. Liebesobjekte

Die Suche nach einem passenden Liebesobjekt erfolgt über die Schlüsselreize. Sie sind das Gesetz der sexuellen Anziehung.

Geschlechtsspezifische Liebesobjekte
Das Liebesobjekt ist sozusagen das, worauf man abfährt. Unter

normalen Umständen sollte ein Mann auf eine Frau, eine Frau auf einen Mann abfahren. Wobei dies heute auch schon gleichgeschlechtlich o.k. Ist.

Spezifisch geprägte Verhaltensmuster
Wir Männer haben einmal gelernt, dass wir bei einer Annäherung die Initiative ergreifen sollten. Wir sollten aber auch wissen, dass die Frau die MACHT besitzt, das Verlangen der Männer zu provozieren. Ihr passives Verhalten fördert unseren Liebestrieb und damit die Anmache.

Schlüsselreize des 21. Jht's
Heute gehen die Mädchen mit dem Schlüsselreiz „Military-Look" spazieren und keiner schaut sie an. Was ist da wieder passiert? Viele Mädchen haben oft die Idee, kein reines Liebesobjekt sein zu wollen. Sie ziehen sich daher nicht sexauffällig sondern angstmachend, abstoßend an und hoffen auf einen Mann, der sie, obwohl sie so hässlich aussehen, nur wegen ihres Herzens liebt. Na ja, meine Damen, das sollte schon alles zusammenpassen. Sie wissen schon, ein sexueller Reiz aber auch die Liebesbindungsfähigkeit der Männer. Und da soll es keinen Kindermangel in Deutschland geben?

Schlüsselreize: Das mechanische Liebesobjekt
Früher hatte man enorme Angst, ein uneheliches Kind zu bekommen, und um den Liebhaber, seine Libido zu befriedigen, ging man als Frau oft auf den analen Sex ein. Wenn von Haus aus, aus Angst, ein Kind zu bekommen, ein Mensch auf den „analen Sex" geprägt wurde, greift er immer wieder zu dem rein „mechanischen" Vergnügen und die Gewissheit, auf diesem Weg kein Kind zu bekommen.

Beim analen Sex wird aber der Mann, um eine Befriedigung zu bekommen, auf eine gewisse Enge geprägt. Er erhofft sich dann bei jedem Verkehr die „Gefangennahme des Gliedes" durch die Enge eines Kanals.

Man kennt Männer, die in Ermangelung einer Frau auf Abflussrohre, auf einen Hühnerhals oder (reichere) auf angefertigte Ringe zurückgreifen (Simone de Beauvoir). Klar ist, dass dann eines Tage das Huhn, das Abflussrohr das Liebesobjekt darstellt und er mit einer Frau nicht mehr koitieren kann.

7.   Auf die Stärke der Schlüsselreize kommt es an

Je älter man wird, umso stärker müssen die Reize sein, damit überhaupt etwas passiert. Als Junger ist man schnell himmelhoch jauchzend zu Tode betrübt. Als Alter dauert alles - auch die Auslöser eines Schlüsselreizes - etwas länger. Wir Alten kennen ja schon alles (oder vieles), was soll uns da noch aus der Bahn werfen? Es ist ja immer das Gleiche auch beim Sex, so sagen wir jetzt unabhängig davon, dass eben beim Mann das Testosteron und bei der Frau das Östrogen weniger wird. Allerdings sind manchmal auch starke Schlüsselreize oft im Alter egal. Das ist ja auch kein Wunder, denn im Alter fällt der biologische Grund, der biologische Sinn der Fortpflanzung weg:
So dass mit zunehmendem Alter statt einer trieblich gesteuerten Sex-Spannung und -Entspannung eher die Vertrautheit als Lebenselixier drankommen sollte.

Oft wird der Weg, wenn man liebesbindungsunfähig ist, über den Weg des infantilen Sexes gewählt.

8.   Schlüsselreize NEGATIV - POSITIV oder ambivalent

Primus nihil nocere

NEGATIV
Eine Frau sitzt in der Straßenbahn, plötzlich wird es ihr schlecht, sie zittert, ist unruhig. Im Wagon fallen ihr die Augen, eine Haarfarbe, die Stimme eines Mannes, der sie als Kind missbraucht hat auf.

POSITIV
Alte Frau ist ganz begeistert von unserem Zivi, da er sie an ihren ersten Geliebten erinnert.

Negative Reize für die Frauen

Die meisten Kinder „passierten" bei dem Satz (der ein Schlüsselreiz wurde) des Mannes:„Ich pass schon auf",
„Lass dich vernaschen, meine Liebe", „wer wird denn so unmodern sein?" Welche Frau wollte schon als unmodern gelten?

Alles was einmal mit einem **Abortus** zu tun hatte:

Engelmacherinnen, Kurpfuscherinnen
Abführtee
Stricknadeln
Einlauf
diverse Zangen und Spritzen
(bei Frauen oft) die anale Gegend
alle Hülsenfrüchte
Wir haben, so sagen mir einige alte Damen, Tag und Nacht Linsen oder Erbsen mit Würmern gegessen. Das hat mir mein Liebesleben ganz schön verhaut. Wissen sie, was man für Angst hat als Frau, wenn es Sex gibt und man immer mit einem „Schas" (Flatus) rechnen muss?

Baden
Mich störte beim Sex, dass man sich vorher waschen sollte. Aber wir konnten nur in einem Sautrog baden. Noch ärger war das Haare waschen, ich hatte immer Angst davor und weinte. Dann ist mein Bruder gekommen, hat mich bei den Füssen genommen und kopfüber in den Trog gehalten. Na, glauben sie, dass man da noch Freude mit Sex hat nach so einer
Prozedur?

Angst vor Absteigequartieren.
Alles, was an eine Absteige (früher auch Pferdedroschke) erinnert, kann Angst machen. Diese Gelegenheit zur Unzucht gab es auch im Zeitalter der „Prüderie" und trotz des Kuppelei-Paragraphen.

Alles was mit Sex zu tun hatte.
Die Frau begründet ihre Ablehnung mit den Worten, „ich habe ihm immer einen Orgasmus nur vorgespielt", „Spaß hat das nie gemacht".

Männer sind böse, dunkel, schmutzig und nur auf das eine aus. Man sagte doch immer: Nur schlechte Weiber haben Spaß beim GV.

Positive Schlüsselreize für die Frauen

Eine Frau will bewundert werden.
Sie will schön sein.
Schallplatten sind positive Schlüsselreize. Sie gehörten früher zu den typischen Verführungsrequisiten des Junggesellen.

Chefs wussten, welche Musik gut ist.

Diese akustischer Schlüsselreiz schleppend, heiß, kühl,
„Aber der Novak lässt mich nicht verkommen."

Die Augen einer heute 85-jährigen Frau leuchten, wenn der Zivi da ist,
der sie an ihre erste Liebe erinnert.

Verschiedene Gerüche.
Wie die Deutschen sagen, „Schön Essen gehen".

Positiv für eine Liebesbindung unfähige Frau war und ist als tolle
Technikerin gelobt zu werden
Negative Schlüsselreize der Männer

Stellen sie sich einen Mann vor, dessen Frau immer sagt:
„Du bist im Bett eine Katastrophe."
„Du liegst weit unter der Norm, du Flasche."

Weitere Ängste und Ablehnungen
Die Ejakulatio praekox.
Die Angst zu klein gewachsen zu sein.
Der Penisneid ist eigentlich der Neid von Mann zu Mann, wenn man
zu zweit oder zu dritt in der Sauna ist.
Hysteriforme Frauen
Xantypen Weiber
Zu stark geschminkte Frauen, da hat man Angst, die sind uns zu teuer.

Hass auf hysterische Weiber, das kann natürlich auch die eigene Frau
sein, fördert den Aggressionstrieb, der Sex als Folge, „die hau ich
nieder"!
usw.

Positive Schlüsselreize der Männer
„Die Lange, Blonde, Dürre...."
Ich möchte ganz gerne an dieser Stelle eine Lebensstory wiedergeben.
Als kleines Kind, sagen wir 5-jähriger, hatte ich zwei Tanten, die Tante
Emmi eine lange, blonde, dürre, die war super, sie brachte mir immer
wieder Schokolade mit, sie wurde in meinem thymopsychischen Hirn
positiv abgespeichert. Ganz das Gegenteil war die Tante Lotte, eine

dicke, schwarzhaarige, die bei ihren Besuchen sogar die Schokolade von Tante Emmi gegessen hatte. Sie wurde in meinem Gefühlshirn negativ abgespeichert.

Keine Frage, wie ich älter wurde, fuhr ich nur auf lange, dürre, blonde Damen ab. Sie werden mit ihrem nun schon erlangten Wissen sagen, na, gar keine Frage, ist ja konditioniert.

Nun heiratet man so eine Lange, Blonde, Dürre aber wie man aus der Typenlehre weiß, sind ja lange, blonde und noch dazu dürre Frauen sehr oft hysteriform, theatralisch und tyrannisieren den Mann Tag und Nacht. Logisch, man lässt sich scheiden, geht vom Justizpalast als freier Mann raus, sieht auf der Straße eine Lange, Blonde, Dürre, spricht sie an und dieselbe Scheiße geht von vorne wieder los.

Das ist der Mensch mit seinen konditionierten Gefühlsprägungen und Copings.

Was ist für Männer noch positiv?
Dumme Frauen, weil man da der Chef sein kann.
Das süße Mädchen aus den damaligen Heimatfilmen geprägt.
Die Frau mit Grundbesitz oder 2 - 3 Kühen.
Die ruhige Frau mit viel Kraft für die Arbeit am Feld.
Die Kameradin.
Eine gute Köchin mit großen Händen. Man hat früher die Frauen nach den Händen ausgewählt. Wenn sie große Hände hatte, gab es auch große Knödel zum Essen.
Und, wer sagt's denn, der Hintern und der Busen
sowie „Stöckelschuhe" als Sex-Faszination.

9.   Schlüsselreize sind zeitgeistphänomenal

Jede Generation hat ihre eigenen Schlüsselreize.

Schlüsselreiz aus der antiken Poesie:

Eros, Eros, in die Augen träufelst du süßes Verlangen.
(EURIPIDES 406 v. Chr.)

Nichts soll zwischen uns stehen.

Sogar das dünne Kleidchen,
das du trägst,
fühl ich, als seien es die Mauern von Babylon.
(PAULOS SILENTARIOS um das 6. Jh.)

Ihre Augen leuchten wie Gold
Klar wie Glas ist ihre Wange
Ihr Mund lieblich wie eine purpurne Knospe
Ihr Hals weiß wie Marmor
Und schimmernd ihre Brust
Und ihre Füße glänzend weißer
als bei Thetis
(RUFINOS 2. Jh. n. Chr.)

Schlüsselreize 1791:
(von den entblößten Brüsten)

Frauenvolk ist offenherzig,
so wie sie sich kleiden itzt,
geben sie vom Berg ein Zeichen,
dass es im Tale hitzt.

Ein schönes Beispiel von Friedrich Leopold Graf zu Stolberg
1750 – 1819:

Nicht weiß wie Milch und rot wie Blut, gepudert und frisiert
und mit dem reichsten Schmuck von Frankreich ausgeziert,
Nein, ruppig, ledergelb und schmierig wie ein Schwein,
Soll die, die ich mir einst zur Gattin wähle, sein.
Mich reizt kein braunes Haar, in Locken sanft gewunden,
Worin sich mancher schon im Netz verstrickt, gefunden,
Nein, sträubig und mit Schorf, mit Läusen wohl geziert,
Und blutrot sei ihr Haar, mit gelbem Talg geschmiert.

In Hessen entwendet das liebende Mädchen dem geliebten Mann
einen Schuh, trägt ihn mehrere Tage lang und gibt ihn dann wieder
zurück, in der Hoffnung, dass der so übertragene
Eigenduft, eine stete Anziehungskraft auf den Mann auszuüben
vermag.

In mehreren slawischen Bevölkerungsschichten trägt das Mädchen einen Apfel, ein Stück Brot oder aber ein Stück Zucker solange auf der bloßen Haut unter dem Arm, bis es Schweiß durchdrungen ist, und gibt es dann dem geliebten Mann unbemerkt zum Essen!

Manche Sippen geben unbemerkt auf ein Stück Butterbrot ein Stück Ohrenschmalz, das mit gestrichen wird, um so Liebe zu erwecken.

Wenn ein Mädchen (so wurde es empfohlen) einen Burschen will, muss sie ein kleines Stück Semmel zwischen die Beine legen, durchschwitzen lassen und dann dem Jungen zum Essen geben.

Wenn sie sich schneidet, soll sie ihr Blut in sein Bierglas tropfen.

Alle diese Liebesschlüsselreize funktionierten auch umgekehrt.

Auch das weibliche Schönheitsideal sozusagen als Schlüsselreiz hat sich in der Zeit verwandelt. So war es vorwiegend im Orient üblich, die Fettleibigkeit als besonders schön zu sehen. Frauen sollten am besten wie Bierfässer aussehen. In einigen Gegenden gab es eigene „Mästungen" der Mädchen, um schön zu sein. Die Fettleibigkeit war Mode, und was tut und leidet die Eva nicht alles, um begehrenswert zu sein?

Zeitgeistphänomenale Änderungen der Reize „Reizüberforderung"

Schönheitsideale und damit Schlüsselreize ändern sich ständig.
Die Menschen des biblischen Zeitalters besangen noch die Nase der Geliebten, weil sie so groß ist „wie der Turm zu Babel". Aber es ist fraglich, ob eine große Nase heute Gefallen finden würde?

Obszöne banale Sprache wurde bei der Generation, die zwei Weltkriege überlebte, ich möchte sagen, IN.
Menschen, die zwei Weltkriege überlebten und mit Waffen Massenvernichtungen durchführten, sind auch in der Sprache „hart" geworden.

Schon um 1900 gab es den Gefallen an der Erotik.

Schon ab dem Jahre 1960 war die wesentlichste Frage, wie zieht sich

die Frau am besten an, um ausgezogen zu werden?
…..

Heute spricht man in der Wissenschaft schon darüber (ob dies nun stimmt oder nicht), dass die heutige Zeit aus fordernden Frauen und verunsicherten Männern bestehe.

Der Mann verliert dabei sein Phallussyndrom und wird oft impotent. Die Angst vor den Frauen, wie Freud sagte, „die alles verschlingende Vulva", nimmt wieder zu statt ab. Die Hoffnung der Zukunft ist die Entwicklung einer neuen für beide Geschlechter zuträglicher Identität, meint Tamas Kürthy.

10. Schlüsselreize aus dem Normalitätsprinzip

Koketterie-Gefallsucht

Ich kenne viele Patientinnen vor allem aus der Hauskrankenpflege-Übergangspflege die sich, gerade wenn ich auf therapeutischen Besuch gekommen bin, hergerichtet haben wie ein französisches Schlachtschiff.

Immerhin lebt eine Frau in ihrer ICH-Wichtigkeit davon, dass sie wenigstens jemand ansieht. Dass sie bewundert und schön sein will, ganz egal ob man nun in der Prägungszeit dort stecken geblieben ist oder nicht. Man kann dies mit dem Verhalten der weiblichen Tiere vergleichen. Typische Formen der Koketterie sind leichte Entblößungen sowie das Gegenteil Verschleierungen in der Mode. Gesten wie das JA oder NEIN erregen im Manne seinen Jagdtrieb.

Fetischismus (lat.: facere = machen, tun)
Der Fetischismus rührt eigentlich von geprägten oder auch fehlgeprägten Schlüsselreizen her. Es ist, wenn man so will, eine pathologische oder eigenartige „Fixation" aus der Kindheit. Es ist eine übersteigerte erotische Zuneigung zu einzelnen Körperteilen, Kleidungsstücken, Utensilien, Materialien oder Situationen. Der Begriff selbst ist aus der Religionsgeschichte abgeleitet und galt Gegenständen mit einer besonderen Ausstrahlung Sinn zu verleihen.

Jeder Mensch hat bei den Reizen die ihn ansprechen oder abstoßen auch besondere Vorlieben. Mancher Mann sieht eben nur blonde, ein anderer schwarze gern und springt an. Manche (wie wir schon wissen) sehen nur Busen, andere nur Beine oder Frauen den Hintern der Männer. Wenn man nun einmal etwas gerne sieht (Liebesobjekt), kann das ja auch „abgetrennt" von der eigentlichen Person so sein und seine Wirkung entfalten. Von der „Blonden" muss nicht die ganze Blonde da sein, es genügt oft ein Haar von dieser besagten Blonden (im Medaillon).

Auch in der normalen Straßenkleidung wurde eine Zeit lang der lange Stiefel zum Fetisch. Jeder Fetisch ist im Grunde genommen ein Ersatz für eine lebendige Partnerin oder Partner. Meist hat der Reiz wenig mit dem genitalen Bereich zu tun. Oder er liegt wie beim „Höschen"-Fetischisten in der Verhüllung dieses Bereichs.

Fetischraub
Ist eine Sonderform des Sammlers. Er sucht sich nur getragene Sachen z. B. Unterwäsche aus und stielt diese. Solche Gegenstände werden oft gestohlen, da der Raub einen Frauenraub versinnbildlicht.

> Ich kann mich an einen Klienten erinnern, der nur schlafen konnte, wenn seine ihn besuchende Gattin ihre getragene Unterhose an die Abteilung brachte. Und er's ich diese Unterhose so zu sagen als Geruchsreiz unter den Kopfpolster legen durfte.

In vielen Fällen wird der Fetischismus mit einem Sadismus gekoppelt. Das ist bei allen einengenden Kleidungen so: Sammeln von Mieder, Korsett aber auch orthopädischen Hilfsmitteln.

> Ich hab ihnen schon erzählt von dem Herrn, der bei einer Dame, die im Rollstuhl mit Windel sitzt, hoch erregt wurde.

Einige Fetischisten brauchen für Sex eine besondere Situation: Kälte, Nässe, das Klo oder Schmutz in der Umgebung (Mysophilie).

Eitelkeit
Ist der Stolz auf die eigene Anziehungskraft (ICH- bin ICH) also ein Ausdruck von Narzissmus. Die Gefallsucht ist für Frauen Hauptrumpf im Lebenskampf. Aber auch bei Männern nicht minder, lesen sie den schönen Spruch:

„Er war eitel wie ein Pfau,
erst im Bürgertum wurde sein Aussehen grau."

Allerdings wurde früher jeder Mann, der sich pflegte als „feminin" und damit als homosexuell eingestuft.
Erst in jüngster Zeit sind die femininen Männer wieder IN.

Das böse Wort
Das Gaga-Wort, das „böse" Wort wurde im Laufe der Zeit durch das Wort „das Unaussprechliche" verändert. So war es einmal üblich, dass das Wort „Hose", Höschen, Schlüpfer weder in den Mund genommen noch niedergeschrieben werden durfte. Warum durfte man diese Wörter nicht aussprechen? Weil sie die LUST verraten hätten.

Der Zippverschluss
Ist und war eines der größten kleidungsmäßigen Reize. Nun konnte man auf die richtigen Stellen der Frauen und Männer rasch ohne komplizierte Knöpfe zugreifen. Alle Herren, die von früher die Angst vor vielen Knöpfen und Haken hatten, wurden befriedigt.

Prostituiertenszene
In der Prostituiertenszene gibt es und gab es Schlüsselworte, die einem Uneingeweihten nichts sagen werden, aber für den Insider „elektrisierend" wirken.

Stubenmädchen
Es wurde sehr viel über die Wiener Stubenmädchen geschrieben. Stubenmädchen verführten Jünglinge und Männer und lehrten den Hausherrenbuben Sex in der Praxis. Nun, in Wirklichkeit strahlten die Stubenmädchen einen eigenen Schlüsselreiz gegenüber den Damen der Gesellschaft aus. Die Stubenmädchen hatten durch ihre Uniform einen besonderen Reiz gegenüber den Damen, die sich noch mit Putz schmückten. Man sah immerhin bei der Stubenmädchen-Uniform ihre reizende Figur. Der Reiz der Kleidung war so groß, dass sich einige Prostituierte und Damen der Gesellschaft als Stubenmädchen verkleideten.

Kniehosen
Heinrich Mann beschrieb in seinem Werk die Tragödie des „Prof. Unrat": Unrat ist auf eine Dame, die eine Kniehose

trug, abgefahren wie eine Eins. In der Zeit der Prüderie war die Kniehose der Inbegriff einer sexuellen Reizung.

Dann später wurde auch der freie Rist der Hit der Schlüsselreize. Wenn man heute alte Menschen reizen will, braucht man die alten Wäschereize mit Rüschen, Strapsen und dem Korsett, um das Hirn der alten Männer wieder auf Vordermann zu bringen, sozusagen das „damals" Verbotene" wieder zu reaktivieren.

11.   An die Tiefenpsychologie angelehnte Schlüsselreize

In der Tiefenpsychologie werden Schlüsselreize oft nur im Sinne von Symbolen verstanden.

Die drei Göttinnen Hera, Athene und Aphrodite, unter deren Geschenken Paris wählen durfte, vertreten drei verschiedene Arten von Weiblichkeit. Weibliche Schönheit und Anziehungskraft werden mit Bewusstsein und Erfahrung aber auch als infantile Mechanismen in unserer Gefühlswelt abgespeichert.

Hier möchte ich ein paar Beispiele einfließen lassen, WAS denn alles zu einem eigenartigen Verhalten führen kann und wohl nichts mit Demenz zu tun hat. Sie brauchen diese Zeilen auch nicht zu studieren, sie sollen ja nicht Psychoanalytiker werden. Trotzdem ist es wichtig, „daran zu denken", dass es eben Sachen gibt, die wir ohne Ausbildung nicht verstehen können und daher oft auch falsch pflegen. Das heißt, Symptome auslösen, die der Patient ohne unsere Pflege nicht hätte.

Angst vor Zigarren und Zigarettenraucher
Sandor Ferenczi stellte 1914 eine eigene neurotische Grundhaltung bei Rauchgegnern fest. Leute, so sagt er, die besonders gegen das Rauchen wettern, machen dies als Vertretung eines sexuellen Genusses, den sie sich verbieten. Da Rauchen und Sex Dinge sind, die nur für Erwachsene erlaubt sind. Wenn sie nun selbst Angst haben vor ihren Trieben, transferieren sie diese Angst auf „Raucher".

Erdäpfel schälen macht Angst
Manche Leute können es nicht aushalten, wenn in ihrer Nähe Erdäpfel geschält werden oder über Glas gekratzt wird. Sie bringen die Kartoffel

(frühkindliches Erlebnis) und das Glas mit einem frühkindlichen frustrierenden Erlebnis in emotionale Verbindung und meinen, (dem Menschen) der Kartoffel wird die Haut abgezogen. Andere Menschen wiederum erinnert das Kratzen am Glas an das Wimmern von geschlagenen Kindern.

Augenreiben als Onanieersatz
Eine Zwangsneurose kann es sein, bei einer verdrängten Onanieneigung statt den Penis oder der Vagina die Augen zu reiben. Geschlechtliche Erregungen werden zu einem heftigen „Jucken" der Augenlider umfunktioniert. Wobei die Augen sowieso eine erhöhte Affinität zum Sex haben.

Operette:
Sehr viele tiefenpsychologische Aspekte liegen in der heute so banalisierten Operette. Aber, sagt alleine das Lied, „Schau einer schönen Frau nicht zu tief in die Augen" , nicht viel aus? Geht das nicht einer Angebeteten als Reiz tief unter die Haut?

Ekel vor dem Frühstück
Viele Kinder, aber auch dann Alte im Heim frühstücken nicht. Sie stellen sich vor, dass die Hand, die jetzt das Frühstück herrichtet oder serviert, vor kurzem noch am Penis ihres Mannes (Vaters) gelegen hat.

Schuhsymbol der Vagina
Wenn Männer, ich denke da an Knechte, keine Frau abbekommen haben, dann onanieren sie gerne in einen – womöglich - „schmutzigen" Damenschuh. Der Schuh wird zum Symbol der Vagina. Was braucht man da noch mehr?

Ich habe ihnen erzählt, dass mein erster Fall auf der Forensic ein Gendarm war, der sich nur, wenn er selbst Gummistiefeln anhatte, an der Ziege befriedigen konnte. Natürlich war die Ziege der Ersatz einer „Frau". Die Gummistiefel sind das Symbol, dass ein Mann nur mit Stiefeln bekleidet Söhne zeugen konnte.

Symbolik der Bettwäsche
Ein junger Mann bekommt immer eine Erektion, wenn die Bettwäsche frisch bezogen ist. Deutung nach Ferenczi heißt: Er hat den Wunsch,

ein reines Weib zu beschmutzen, sozusagen eine Jungfrau zu haben.

Ein Herr bekommt einen sexuellen Reiz nur, wenn das Bett frisch bezogen ist und das Leintuch muss vollkommen zerwühlt sein. Interpretation: Er war verliebt in seine eigene runzelige Großmutter.

Ungezieferangst
Es ist die Angst vor der „Unreinheit der Frau", eben geschändet, geschlechtskrank, also unrein zu werden. Daher worden
Kinder werden ja oft (als Ungeziefer), Würmchen bezeichnet.

12.   APHORISMEN von Früher als Schlüsselreize für Heute

„Je schöner die Männer, umso besser nachher der Schlaf", sagen einige heute ältere Damen.

Sex und Sünde
Kaum hat man mit einer Frau im Dorf ein Kind, musste man auch heiraten. Zwangs- und Mussehen waren üblich, um den Schein im Dorf zu wahren. Der Aphorismus heißt:
„Kurzes Vergnügen, langer Jammer."
„Trunken gesündigt, nüchtern gebüßt."

Prügelsprache zur Sexualität
Trotz aller erzieherischen Schriften wurde auch der Aphorismus sozusagen zur Erziehung, zur Prägung der Über-Ich-Normen verwendet. Daher ist es auch kein Wunder, dass es besonders viele Sprüche über die Sünde und deren Bestrafung gibt:

In der Not tanzt man mit Huren.

Junge Hure, alte Betschwester (Kupplerin).

Ein verliebter Greis ist ein junger Narr.

Wo es verliebte Mädchen gibt, wird die Tür umsonst verschlossen.

Die Seele eines Verliebten ist nie zu Hause.

Ein Verliebter und ein Narr geben ein gutes Paar.

Alle Sünden geschehen freiwillig.

Alte Sünden machen neue Schande.

Auf Sünde folgt Schande.

Aus kleinen Sünden werden große.

Eine kleine Sünde ist auch eine Sünde.

Mit gesündigt, mit gebüßt.

Wer einmal sündigt, ist nicht mehr rein.

TROSTSPRÜCHE

Das Volk tröstete sich als Gegenmaßnahme mit Trostsprüchen, wie etwa:

Wer oft schwört, der sündigt oft.
Wer schläft sündigt nicht.
Wer lange lebt, der sündigt viel.
Wenn der Maurer gesündigt hat, soll man nicht den Zimmermann hängen.
Es gibt mehr Sünder als Heilige.
Wenn's Sünde wäre, täten's die Pfaffen nicht.
Unwissenheit ist keine Sünde.
Trägheit ist die Mutter der Sünde.
Man beichtet seine Sünden und nicht seine guten Werke.
Liebe ist keine Sünde und Küssen macht kein Kind.
Kleine Sünden kaut man, große verschluckt man ganz.
Es ist keiner ohne Sünde.
Es ist keine Sünde so groß, sie kann vergeben werden.
Es sind nur die kleinen Sünden, die man beichtet.
Geheime Sünde ist halb verziehen. (Wenn sie kein Aufsehen erregt)
Gleiche Sünde gleiche Strafe.
In viel Worten ist viel Sünde.

VIII. Coping und Charakter

Der Mensch ist an sich ein Kellerkind
Wir Alten sogar Luftschutzkeller-Kinder

1. Lebensdaseinsmechanismen in der Fachliteratur

Ich glaube, viele Leser dieses Buches können sich vorstellen, dass sich mit dem Terminus „Coping", also Verhalten des Menschen, viele Fachautoren beschäftigten und beschäftigen. Fast jede psychologische Schule hat ihre eigene Terminologie und daher zu diesem Thema Stellung genommen, so dass ich zumindest in diesem Teil des Buches mit einigen Namen und Theorien beginne.

Blankenburg schrieb eine Abwandlung zum Begriff Coping mit der Gegenüberstellung von „Krankheit und Biographie".

Nossrat Peseschkian versteht hingegen unter dem Begriff Coping die „Aktualfähigkeiten des Menschen".

Vailant beschrieb Copings als normale oder pathologische „Abwehrmechanismen".

S. Freud sozusagen der Vorläufer von Vailant nannte das Gleiche ganz banal „Ersatzhandlungen", die normal oder pathologisch sein können.

Da die Forschungsergebnisse von Rizzolatti die so genannte Spiegelzellen-Theorie die modernste Auslegung ist, möchte ich diese etwas näher erklären. Übrigens, und das freut mich natürlich besonders, wird mit dieser Theorie neuro-biologisch gesehen mein Pflegemodell bestätigt.

2. Das Neueste - die Spiegelzellen-Theorie

Die Erforschung der
- Spiegelneuronen
- emotionalen Resonanz sowie
- Theory of Mind.Durch Giacomo Rizzolatti[1] ist es zusätzlich noch

---

[1] *Giacomo Rizzolatti Chef des Physiologischen Instituts der Universität Parma*

möglich geworden, die Erfolge des Böhm-Modells auch noch neuro-biologisch zu untermauern.

1.   Spiegelneuronen

Spiegelneuronen sind fühl- und handlungssteuernde Nervenzellen und beeinflussen somit unsere Emotionen, Affekte, Stimmungen und das sich daraus ergebende Verhalten. Es sind dies Nervenzellen, die das menschliche Gehirn nach der Erreichung eines Schlüsselreizes zur Resonanz bringen können. Durch einen Reiz werden Neuronen aktiviert, die einen weiteren psychomotorischen Ablauf planen (Handlungsneuronen) und anschließend durchführen können (Bewegungsneuronen).

Handlungs- und Bewegungsneuronen können entweder selbständig oder aber auch von außen aktiviert werden. Von außen werden die Spiegelneuronen (Spiegelzellen) durch Schlüsselreize re-aktiviert.

Wir alle kennen diese Resonanzphänomene:
Wenn uns ein Mensch anlächelt - lächeln wir automatisch zurück.
Wenn es nach der Küche der Mutter riecht, können wir uns vorstellen, dass es bald das typische heimische Essen geben wird.
Wenn uns ein Mensch mit seiner Physiognomie Trauer, Zorn, Liebe zeigt, werden auch wir mitschwingen.

Diese Spiegelzellen lernen im Sinne des Lehrling-Meisterverhaltens zu agieren. Alle vom Geburtstrauma bis zum 25. Lebensjahr erlernten Gefühlssignale und somit auch Handlungsimpulse stehen uns zur Verfügung. Sie müssen allerdings nicht immer zum Einsatz kommen. So geben z. B. Säuglinge und Kleinkinder fast alle erlernten Spiegelungen ihrer Umgebung ungebremst wieder.

Beim Erwachsenen hingegen werden einige Spiegelungen gebremst. Der Erwachsene agiert auf Reize noopsychisch, durch seine Über-Ich-Normen, sozusagen Affekt gebremst[2].

Es fällt schon bei dieser kurzen Beschreibung auf, dass Menschen, die durch eine Late-Life-Krise[3] dekompensieren, ein Mehr an ungebrems-

---

[2] *Hemmende Systeme befinden sich im Frontalhirn. Die Reifung dieser Bremsfunktionen wird heute vom 3. Lebensjahr bis zur Pubertät angegeben.*
[3] *Siehe Buch „Seelenlifting statt Gesichtsstraffung", E. Böhm Psychiatrie Verlag*

ten Verhaltenseigenarten (intuitivem Verhalten) an den Tag legen werden als noch Anpassungsfähige.

Das Verhalten eines Menschen sowie seine Gefühlswelt können, wie schon gesagt, alleine durch Äußerungen von seiner Umgebung aktiviert werden.

Schlüsselreize die eine Resonanz, eine Imitation verursachen, sind:
- wahrgenommene Mimik und Gestik
- beobachtete Handlungen von Personen
- Wahrnehmungen eines Vorgangs
- Geräusche
- Gerüche
- oder auch nur das Zuhören, wenn eine Handlung besprochen wird.

Vorerfahrungen prägen sozusagen unsere Neuronen und somit auch unsere Interpretationsschemata und unser Copingverhalten. Diese Vorerfahrungen werden in der Entwicklung des Kindes bis zur Pubertät über neun verschiedene Gefühlswelten gespeichert [4].
Jede Reaktivierung der Spiegelzellen führt zu einer Resonanz dieser.

2. Imitationsphänomene

Resonanz (vom Lateinischen: Wiedererklingen oder Zurückerklingen) wurde ursprünglich als physikalisches Phänomen untersucht. Schwingende Saiten eines Instrumentes können bestimmte andere Saiten zum Mitschwingen und damit zum Mitklingen bringen. Eine Resonanz setzt spontan, unwillkürlich und ohne Nachdenken ein. Spiegelzellen benutzen das neurobiologische Inventar des Beobachters um ihn in einer Art „innerer Simulation" spüren zu lassen, was in den Anderen, die er beobachtet, vorgeht.

2005/06
[4] Siehe Buch „Happy Aging statt Anti Aging", E. Böhm Verlag Maudrich 2006

Situation und Resonanz "Theory of Mind"	Böhm-Modell "Normalitätsprinzip"
So meldet uns eine fremde Umgebung, dass die Situation bedrohlich ist .	Neue Umgebung macht Angst fremde Sprache, Gerüche, usw.
Schlüsselzellen haben eine Vorahnung und spüren förmlich WAS in einer Situation auf uns zukommen könnte.	Heimaufnahme kann als Angstsignal wahrgenommen werden.
Sie spüren den Verlust der Sicherheit bei fremden Sprachen.	Sie reagieren mit Stress und den sich daraus entwickelnden pathologischen Ersatzhandlungen.
Ein Klient, durch eine Momentaufnahme verunsichert, spürt, dass er in der modernen Probeküche versagen muss.	Folglich brauchen wir eine der Biographie entsprechende Übungssituation.
Der Mensch erfühlt seine Umgebung. Dies wirkt sich direkt auf seine Gefühle aus.	Milieugestaltung nach Böhm.
Gefühle von anderen Menschen werden übernommen. Schaut die Betreuerin bös, schaut die Nachbarin traurig, wenn alle Klienten regredieren,	wird auch der Klient bös, wird auch der Klient traurig, regrediert auch der neu dazu kommende Patient. Das heißt, dass die Betreuungsperson die Normalität "spiegeln" sollte (und nicht die Mimik der Klienten).
Menschen spüren ihre spezifischen, biographieabhängigen Normalitäten bei der Anwendung der ATL's.	ATL's müssen dem biographisch geprägten Spiegelzellenverhalten entsprechen.

3.   Theory of Mind (ToM)

Die Spiegelresonanz ist die neurobiologische Basis für spontanes, intuitives Verstehen, die Basis dessen, was als „Theory of Mind" bezeichnet wird.

Die Theory of Mind besagt, dass zwischen den Menschen (wenn sie es in der Kindheit erlernt haben) ein intuitives Verstehen möglich ist. Somit ist der Mensch in der Lage, bei der in Beobachterposition befindlichen Person, Vorstellungen anzuregen, Gedanken und Gefühle hervorzurufen. Sie kann unter bestimmten Voraussetzungen auch den biologischen Körperzustand verändern. Das heißt, dass nicht nur der Ausdruck unserer Mimik, sondern auch die damit verbundenen Gefühle auf einen anderen Menschen übertragen werden können (in der Tiefenpsychologie würde man dieses Phänomen wohl Projektion nennen). Menschen steigen somit auf Stimmungen ihrer Umgebung bewusst oder unbewusst ein.

3.1 Die intuitive Ahnung
Die **ToM** besagt, dass Schlüsselreize über die Schlüsselneuronen nicht nur zur emotionalen Resonanz, sondern zusätzlich zur intuitiven Ahnung führen. Der Mensch hat erlernt zu erkennen, WAS (Prägung) er in einer gegebenen Situation für einen weiteren Verlauf einschlagen wird. Wir verfügen sozusagen über ein intuitives Wissen, das uns den weiteren Ablauf eines Geschehens vorausahnen lässt.

Wir spüren intuitiv, was zu erwarten ist:
- wenn jemand lügt, spüren wir (intuitiv), dass da etwas nicht stimmt,
- wenn die Schwester mit einem Waschlappen kommt, spüren wir, dass wir nun nass gemacht werden,
- wenn es im Haus nach Essen riecht, dass es Essen geben wird,
- wenn also ein besonderer Typ von Pflegeperson im Dienst ist, erwartet der geprägte Klient schon Schwierigkeiten (wenn er diese durch seine Erfahrung mit so einem Typ gespeichert haben sollte). Die Ausgangsleistung ist oft die Endleistung.
- wenn man oft genug enttäuscht wurde, kann man nur die Enttäuschung erwarten.

3.2 Die Vorahnung
Vorahnungen machen uns entweder Angst oder Wohlgefühl. Das heißt, dass alle Handlungen, Gespräche, ja selbst die Ausstrahlung unserer Nachbarn, Pflegepersonen, eine direkt übertragende emotionale Wirkung haben. Die Umgebung beeinflusst alle Menschen in ihrer Empfindung, in ihrem Fühlen und in ihren Handlungsfolgen.

Alle unsere Erwartungen, Vorstellungen sind geprägt. Sie sind somit nicht frei erfundene Reaktionen, sondern „gemachte Erfahrungen", verkleidet als Coping.

Menschen bei denen keine Angst vor Fremden geprägt wurde, werden auch keine Angst vor Fremden haben.	Menschen die lernten: „Hast du Angst vorm schwarzen Mann", werden hingegen immer vor Fremden leiden.

3.3 Die (emotionale Contagion) emotionale Ansteckungsgefahr

Im täglichen Leben werden wir Menschen immer wieder und andauernd von unserer Umgebung, vom Milieu (Milieugestaltung als Impuls im Böhm-Modell) und von den Menschen, die um uns herum sind, angesteckt. So wie eine gute Stimmung ansteckend ist, ist auch eine schlechte Stimmung oder gar eine „Nicht-Stimmung" ansteckend.

Auf Grund der Umgebung und der Ausstrahlung dieser, geht es uns psychisch gut (angstfrei) oder schlecht. Wir färben sozusagen ab. (Auch Altenpfleger nehmen eines Tages von ihren Klienten an und werden patientoid.) Die Rettung für Patienten und Klienten wäre, eine positive Resonanz in den Heimen zu erzeugen.

Einstellungen und Erwartungen haben durch die Resonanzen einen direkten Einfluss auf den Krankheitsverlauf. Die Einstellung des Arztes oder der Pflegeperson ist für den Klienten (dies beschrieb auch schon Balint) fühl- und spürbar. Das heißt, dass die Diagnose die furchtbarste Erkrankung ist! Gibt man einem Klienten die Diagnose M. Alzheimer (hier als Beispiel), wird er erstens so betreut, wie wenn er einen hätte und zweitens so reagieren wie wenn er einen hätte.

Beton-Heime ergeben die Resonanz einer unangenehmen, kalten, persönlichkeitsfremden Welt	die Resonanz dazu: der Klient muss unangepasst und von der Station flüchtend sein.
Ist das Heim der Biographie entsprechend (Holzbau, alt bekannte Gerüche, Einrichtung)	wird die Resonanz ein Daheim-Gefühl erzeugen und der Klient sich wie daheim fühlen und benehmen.
Wenn die Umgebung nicht unsere Muttersprache spricht, wird die Vorahnung, „wir sind nicht Da-heim", aufkommen.	Abwehr- und Angst-Reaktionen werden entstehen.
Wenn ein Mensch so betreut wird, als ob er eine Demenz hätte,	wird auch der Patient eine Demenz spiegeln.

Wenn ein Klient Ausgrenzungen spürt,	grenzt er sich auch aus, er spricht nicht mehr, wird introvertiert und regressiv.
Seelenverwandte in Wohngruppen	führen zur positiver Stimulierung.

Das heißt, dass alles was um uns herum ist, emotionale Reaktionen auslösen kann und damit alles, was eine negative Mitreaktion auslösen kann, verhindert werden sollte.

3.4 Die Theory of Mind und pathologische Reaktionen
Wie das Symptom der Verwirrtheit erzeugt werden kann.

Das System der Spiegelneuronen sind soziale Orientierungssysteme. Im Antlitz des anderen Menschen begegnet uns unser eigenes Menschsein. Es gibt uns Sicherheit im sozial gleichen (Gleichgesinnte) Umfeld. Wenn das Orientierungssystem ausfällt, fällt sozusagen die Welt zusammen, man versteht die Welt nicht mehr! Der Mensch reagiert im normalen Leben mit einer noopsychischen bzw. thymopsychischen Anpassung:

Seine Handlungsmuster entsprechen seiner Persönlichkeit,
seine Copings entsprechen seiner Prägung,
Handlungsimpulse laufen nach seiner Vorstellung ab,
er kann Situationen emotional einschätzen,
er kann fühlen, wie es weiter geht, fühlen was da weiter passieren wird und seine Handlungen entsprechend planen.

Bei
- Begegnung fremder Physiognomien
- fremden Umgangsformen
- Ausgrenzung (z. B. Heimaufnahme)
- Ausgrenzungsreaktionen (Pension, sozialer Tod)
- Angst
- Anspannung
- psychischem Druck
- Stress
- unbekannter, fremder Umgebungen und Menschen werden hingegen die Signale der Spiegelzellen deutlich reduziert.

Durch extreme psychische Belastungen können auch die intuitiven

Verhaltenseigenarten (EQ) ausfallen. Dies bedeutet, dass sich der Mensch plötzlich nicht mehr zurechtfindet: sich persönlich, örtlich oder (und) zeitlich nicht mehr auskennt sowie die Situation, in der er sich befindet, nicht mehr einschätzen kann, situativ desorientiert (verwirrt) ist.

Der Mensch kann sich plötzlich nicht mehr einfühlen, kann sich und andere nicht mehr verstehen. Dieser Gefühlszustand macht Angst und damit pathologische Copingmuster sichtbar.

Um diese Situation wieder in den Griff zu bekommen, ist es natürlich notwendig, zu angstlindernden Therapien zu greifen.
Ich möchte hier nochmals das Normalitätsprinzip und die Milieugestaltung als Impuls zur Angstlinderung erwähnen.[5]

4.   Anatomischer Sitz der Neuronen
Spiegelneuronen sitzen in einer speziellen Region der Hirnrinde, in unmittelbarer Nachbarschaft zu Nervenzellen, welche die Muskelbewegungen unter ihrem Kommando haben (Motorischer Cortex, Broca Region).

Sie sind mit dem Emotionszentrum des Gyrus cinguli[6] und weiteren Kernen verbunden.

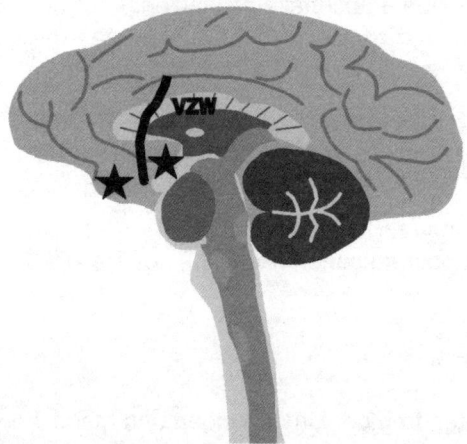

---

5. Zusammenfassung:

1. Schlüsselreiz

> emotionale
> Ansteckungsgefahr
> über neun, von der
> Entwicklung
> abhängige Gefühlswelten

2. Resonanz der Handlungsneuronen (Imitationsphänomene)

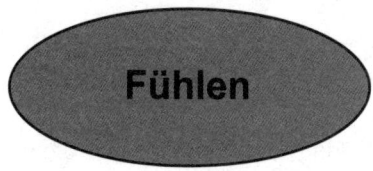

> Theory oft Mind
> Vorahnung
> Intuitive Einschätzung der
> Situation Körpergefühle
> Planungsphase
>
> Bei Angst, Stress und
> Dekompensation
> kann die Situation nicht
> eingeschätzt werden
> Pathologische Reaktionen

3. Bewegungsneuronen werden gebremst oder

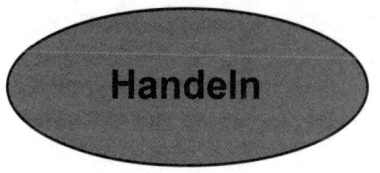

> unkontrolliert aktiv
> (Dekompensation)
>
> Verwirrtheit mit vegetativen
> Erscheinungen

Durch die so genannten Resonanzphänomene ist es möglich, intuitive Übertragungen von Gefühlen vorzunehmen. Dies bedeutet, dass die im Böhm-Modell beschriebenen Schlüsselreize

$$(SCH = P - G - C)$$

durch das Vorhandensein von Neuronen direkte intuitive Resonanzen, Gefühle, Emotionen und Affekte im Klienten auslösen können.

Jede Pflegeperson wird es schon erlebt haben, dass es von ihrer Mimik, Gestik oder dem jeweiligen Dialekt abhängt, ob es einem Klienten psychisch gut oder schlecht geht. Wir Menschen nehmen eben von unserem Gegenüber an Dieses an. Der Psychiater Bleuler nannte diesen Vorgang (Induziertes Irresein.)

> Ein Lächeln führt über Spiegelzellen zum
> Lächeln des Gesprächspartners.
> Ein Gähnen zum Gähnen.
> Ein böses Gesicht zur Verärgerung.
> Ein Gespräch aus der Biographie zum Gespräch aus der
> Biographie.
> Der Dialekt zum Dialekt (zur Resonanz des Heimatgefühls).

6. Fragmentarische Vergleiche

Aus dieser kurzen Gegenüberstellung soll erkennbar sein, dass sich das Pflegemodell mit der neurobiologischen Resonanzphänomenologie deckt.

Neurobiologische Resonanzphänomene

Schlüsselreiz	Resonanz ToM	Handlungsneuron Planung	Bewegungsneuron Verhalten motorisch

Dynamische Systemtheorie nach Böhm

Schlüsselreiz aus Prägung	Gefühl pos./neg./ ambivalent	Coping emotional normal oder path.	Coping motorisch normal oder path.

7. Reaktivierende Impulsvorstellung

Wenn wir uns in der Pflege (Demenz) die neurobiologischen Phäno-mene als Grundlage einer reaktivierenden und normalisierenden Pflege zu Grunde legen, ist Folgendes klar erkennbar: Patienten fühlen ihre Umgebung und benehmen sich wie diese oder dekompensieren, wenn die Umgebung nicht ihren gespeicherten Materialien entspricht. Sie wünschen sich aus angstlindernden Gründen eine Umgebung, die ihrem Zeitgeist entspricht.

Dies bedeutet, dass die Pflegepersonen ein NORMALES Benehmen und Verhalten an den Tag legen müssen, um den Klienten die Chance zu geben, normal reagieren zu können.

Sie wissen schon, wenn sie lächeln wird auch ihr Gegenüber lächeln. Wenn sie bösartig oder grantig sind, wird dies auch der Klient sein.

Re-aktivierende Impulse müssen demnach ein normales Leben vorspielen, um den Klienten wieder normal werden zu lassen[7].
Das heißt, dass auch bekannte Handlungen wie Kartoffelschälen für die alte Hausfrau über Spiegelzellen re-aktiviert werden kann, dass auch ein einmal vorhanden gewesenes, kultiviertes Benehmen wieder re-aktiviert werden kann.

Patient mit weinerlichem
oder traurigem Gesichts-
ausdruck
Zustandsgefühl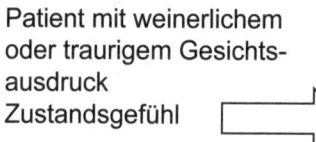

IMPULS
Normalität vorleben.
Wir sind nicht im
Kindergarten!

Ergibt:
Erinnerung an neuro-biologisches NORMAL-
Verhalten über Spiegelzellen
Re-aktiviert Über-Ich-Bremsverhalten
Förderung der Normalität

8. Emotionale Contagion
Vorsicht! Plejaden-Bio trägt Ansteckungsgefahr in sich!
Schlüsselreize aus der Biographie (also Schlüsselreize mit einem hohen emotionalen Gehalt) werden durch den Kolibri aus der thymo-biographischen Geschichte von Bürgerlichen, Bauern und von der Arbeiterbevölkerung an die vor dem Gerät sitzenden Probanden gebracht.

Bei der Betrachtung der Bilder (incl. der sprachlichen und musikalischen

---

[7] Buch „Psychobiographisches Pflegemodell nach Böhm", E. Böhm Maudrich 1999 „Signalsprachen"

Begleitung durch die untersuchende Schwester)[8] werden bewusste aber auch unbewusste Resonanzphänomene ausgelöst.

Ulf Dimberg von der Uni Upsala/Schweden konnte nachweisen, dass bei einer Fotoshow (wie sie ja auch das Plejaden-BIO darstellt) jedes gezeigte Bild eine Gefühlsreaktion beim Probanden auslösen kann. Was uns interessiert sind kleinste Regungen zweier Muskeln, nämlich einerseits des Freundlichkeits- und Lächelmuskels der Wange und andererseits des Sorgen- und Ärgermuskels der Stirn (Wetterleuchten).

Beobachter	Patient
neutrales unbeteiligtes Gesicht	neutrales unbeteiligtes Gesicht
lächelndes Gesicht	ergibt Lächeln
ärgerliches Gesicht	ergibt ärgerliches Gesicht
bekannte Handlungen	ergeben bekannte Handlungen

Gefühlsstimulie die (unbewusst) stimulieren, nennt die Wissenschaft „sublimanale Stimulation".

Alle Wahrnehmungen (Bilder, Gerüche, Gespräche), egal ob bewusst oder unbewusst, werden nicht nur wahrgenommen, sondern können auch Reaktionen, COPINGS sowie körperliche Veränderungen in Gang setzen.

Die Theory of Mind und die intuitive Ahnung
Schlüsselreize führen über die Schlüsselneuronen nicht nur zur emotionalen Resonanz, sondern zusätzlich zur intuitiven Ahnung.

Der Mensch hat gelernt zu erkennen, welche Handlung in einer gegebenen Situation einzusetzen ist. Wir verfügen sozusagen über ein intuitives Wissen, das uns den weiteren Ablauf eines Geschehens vorausahnen lässt. Wir spüren intuitiv, was zu erwarten ist. Das bedeutet, dass WIR (die Betreuer) die Schlüsselreize zum Einstieg eines Biographiegesprächs verwenden sollten. Durch ein gezeigtes emotionales Bild kann der Klient assoziieren, WIE diese Geschichte weitergehen wird (weitergegangen ist). Mit diesem einfachen Mittel

---

[8] *Spiegelneuronen sehen sich nur angesprochen, wenn biologische Akteure vorhanden sind.*

sind Erhebungsgespräche sinnvoll, aber vor allem möglich geworden.

Biographie-Erhebung anhand von Bildern funktioniert wie ein Flugsimulator. Alles ist wie beim Fliegen, sogar das Schwindelgefühl beim Sturzflug stellt sich ein. Das heißt, Biographie-Erhebung muss von der Pflegeperson miterlebt werden. Ohne emotionale Ausstrahlung der Pflegeperson gibt es keine Erhebung.

Wenn die Pflegeperson interessiert ist, wie das Bild weitergehen könnte,	wird der Klient auch erzählen.
Wenn die Pflegeperson begeistert ist von einem Bild,	wird auch der Klient begeistert sein.
Wenn der Pflegeperson die Biographie gleichgültig ist,	wird auch der Klient somnolent.
Das Verhalten der Umgebung	führt zur Imitationshandlung.
Diese kann normal oder pathologisch sein.	Vorsicht: schlecht funktionierende Heime führen zu Symptomen.
Der Akteur muss sich ein Ziel überlegen, WAS will er	beim Klient erreichen, auslösen?

3. Das Verhalten der Kellerkinder aus meiner Sicht. Sozusagen aus dem normalen Alltagsleben.

Schreiben sie schon mit einen PC, na klar ärgern sie sich da auch so wie ich, wenn sie einen Satz schreiben und die Zeile wechselt, schreibt das Ding in der nächsten Zeile (obwohl es gar nicht passt) mit einem Großbuchstaben weiter. Und was ich da auch schon herumdrückte im System und in allem Möglichen, der PC macht so weiter und dies sogar gegen meinen Willen. So oder so ähnlich ergeht es den Menschen mit ihrer Festplatte im Keller des Gehirns, was ich gerne als Prägungsphänomenologie aus dem kollektiven Tertiärgedächtnis betrachte. Oder eben als Coping in der weiteren Folge bezeichne.

Somit meine ich auch vor allem aus der Praxis heraus, dass Copings nichts anderes sind als die jeweiligen Verhaltenseigenartigkeiten, die sich aus der singulären, subjektiven thymopsychischen Biographie jedes einzelnen unterschiedlich geprägten Menschen ergeben.

Es sind Mechanismen aus dem Keller der Menschenseele, auf die der Mensch zurückgreift, wenn er sich im Hier und Jetzt über kognitive Hirnleistung (noopsychisch) nicht mehr auskennt. Coping-Verhalten werden, wenn sie klappen, in einer Art Blackbox (ich nenne sie halt Keller) aufgehoben und wenn man sie braucht abgerufen: So passiert es eben auch in der von mir beschriebenen Late-Life-Krise, einer Anpassungskrise von älteren Menschen an die Neuzeit und Globalisierung, so dass die Menschen auf die in ihrer Kindheit geprägten Verhaltensmuster (die ja damals funktionierten) zurückgreifen und ihre Handlungen oft für den Betrachter als persönlichkeitsfremd gesehen werden.

Copings sind die Verhaltenseigenarten, die wir Menschen in unserem Seelenkeller aufbewahren, aber trotzdem als Rucksack ein Leben lang mit herumschleppen. Immer wenn es uns psychisch schlecht geht (Krise), greifen wir in diesen Rucksack der Vergangenheit und holen uns ein Stück „Benehmen, Verhalten von damals" heraus. Es ist sozusagen die Strategie des Lebens, die Grundmuster wie ich, du, wir „ticken". Passen die Copings eines Menschen von 1920 nicht mehr in das Hier und Jetzt, werden die Jungen sagen „der tickt ja nicht mehr ganz richtig". Nun ist dies aber eine Fehldiagnose, denn für den 1920 Geprägten macht er wohl das Richtige.

Nun, das Wort Coping selbst kommt aus dem Englischen „tu cope" und bedeutet nichts anderes als „fertig werden". Mit irgendetwas, mit einer Situation, mit einem Konflikt, mit dem Leben oder mit der Welt.

Das Coping „fertig werden" mit sich selbst und mit der übrigen Welt trägt das Motiv des Gewinnen-Wollens gegen alle anderen Menschen in sich. Jeder will und muss sich für seine eigene ICH-Wichtigkeit „durchsetzen".

Damit ist jedes Coping eine ungeheuerliche Energie, die schon von Kleinkindesalter an erlernt und meistens durch die Eltern kanalisiert wurde.

Es ist jene Situation, in der das Kind (egal wie alt es ist) immer wieder übt und versucht, in jeder Situation das Optimum für sich selbst heraus zu holen.

Kinder üben Copings (zu gewinnen) als erstes in der primären Sozialisation sozusagen gegen die Erziehungsberechtigten mit allen ihnen zur Verfügung stehenden Daseinsmechanismen. Jeder, der Kinder hat, weiß, dass diese Copingübungen von

Schreien
Toben
Blauwerden im Gesicht
Intrigieren
Tricksen
Lügen
Kokettieren
Debattieren
Süßsein
Weinen
Hysterischsein
Infantilem Sex
Onanie (zur Abreaktion von Zorn)

gehen können.

Die verschiedensten Tiefenpsychologischen Schulen werden Copings auch als Symptome einreihen, wie:

Psychomotorik-Schrullen
Triebabfuhr aus Weinen, aus Lachen
Abreagieren eines Triebstaus
Abwehrmechanismen
Triebangst, Schuldgefühl, Ekel, Scham
Triebtausch (statt Trieb-Sublimation)
Ersatzhandlungen
Agieren - infantile Gefühle lebhaft ausleben
Übersprungshandlungen
Übertragungen
Projektionen

Copings sind somit auch die ersten Grundmuster des Verhaltens. Obwohl man diese Kindercopings als Erwachsener längst nicht mehr braucht (aber in der Kindheit wichtig gewesen sind) setzen die (Dekompensierten) Erwachsenen diese frühkindlichen Waffen wieder ein. Sie wollen, wie damals in der Kindheit erlernt, wieder gewinnen.

Wenn man als Kind sozusagen mit Aggressionen Erfolge erzielen konnte, wird man auf dasselbe Coping auch im Alter (vor allem in der Demenz) zurückgreifen.

Als kleines Kind übt man bereits seinen Willen den Eltern gegenüber durchzusetzen, man lernt schließlich, mit welchen Tricks man am besten durch das Leben kommt. Will man Schokolade - und bekommt sie nicht durch bitten -, versucht man es eben mit Weinen oder Strampeln. Die erfolgreiche Coping-Strategie wird dann auf unserer untersten Hirn-Festplatte (Kollektiv- und Tertiärgedächtnis) eingespeichert.

Über bleibt aus der Kindheitserfahrung ein Mechanismus:

Schlüsselreiz - Gefühl	Coping
Ich hab ein Bauchgefühl,	und plötzlich muss
das ich rational nicht	ich aus der Blackbox
lösen kann	(aus dem Keller) heraus
	schreien, kratzen, mich an-
	machen, essen, beißen,
	einen Asthma-Anfall haben,
	hysterieform agieren, traurig
	sein, lachen, flirten, lügen.
	Usw. usw.
Und das alles nur, weil ich	
mit diesen Techniken als Kind	
immer gewonnen habe,	
das heißt, dass:	

4. Erfolgreiche Copings werden konditioniert und ritualisiert

Die möglichen Copings sind durch eine hohe Vielfältigkeit ausgezeichnet. Jähzorn, stilles Leiden, bei Belastung „sich zu-rückziehen", Freude an der Herausforderung, Unlust bei schweren Belastungen und schnell Atmen etc. sind nur einige der möglichen Strategien. Sie werden schließlich ritualisiert und gewinnen damit „typenprägenden" Charakter. Also beispielsweise: Das dauernd kranke Kind, das sich zurückziehende Kind, das schüchterne Kind etc.

Jedes Kind wird schließlich auf Grund des Milieus, in dem es aufwächst, andere Copings entwickeln. Ein Kind aus dem „Findelhaus" andere als ein Kind aus „herrschaftlicher Familie", ein „erwünschtes" Kind ganz andere als ein „unerwünschtes", ein Kind eines Einschichtbauers ganz andere als ein Kind in der Großstadt etc.

Die verschiedenen Coping-Strategien sind aber keineswegs auf der gleichen emotionalen Ebene angesiedelt. Hier gibt es zweifellos bestimmte Hierarchien. Ältere Kinder zeigen beispielsweise „höhere" Copings als Säuglinge und Jugendliche wiederum „höhere" als Schulkinder. In Krisensituationen pflegen nun unsere Alten auf Copings zurückzugreifen, die oftmals besonders weit zurückliegen.

Ich unterteile daher heute die Copingreaktionen, die unsere Klienten in einem Dekompensationszustand zeigen, in Copings die eher im

1. - 2.   Lebensjahr
3. - 6.   Lebensjahr
7. - 12.   Lebensjahr oder
13. - 25.   Lebensjahr

normal waren.

Je Konfliktstärke (oder noch vorhandener oder nicht mehr vorhandener Hirnleistung) wird der Betagte (Bewohner) also auf eine der unteren Copingstufen zurückfallen.

Jugendlichen-Copings ergeben im Alter keine Verhaltensauffälligkeiten

Meiner Erfahrung nach ist es nun so, dass der Rückfall eines 80-jährigen auf die Copingstufe der „Jugendzeit" (also etwa 13. bis 25. Lebensjahr) im Alter keine psychogenen Auffälligkeiten mit sich bringt. Die Alten reagieren dann zwar möglicherweise etwas langsamer (der Adaptionszeit entsprechend), aber in bekannten und kulturell akzeptierten auch noch rationalen Verhaltensmustern. Sie agieren auch noch in der Noopsyche und sie sind daher auch noch auf der Stufe von Gedächtnis-Programmen durch ihre Noopsyche erreichbar. So gesehen sind sie für die „aktivierende Pflege" zugänglich.

Kindercopings (7. - 12. Lebensjahr) ergeben hingegen im Alter bereits leichte Verhaltensauffälligkeiten

Die Verhaltensmuster der nicht mehr so ganz frischen Alten sind schon mehr nach dem „Normalitätsprinzip" von 1900 - 1925 ausgerichtet. Sie suchen und reagieren wie es um etwa 1925 normal war - und das sollte dabei nicht vergessen werden - auch in den Sexualpraktiken oder Liebesobjekt-Besetzungen von früher. Man lebt in einem vergangenen Zeitgeist und Sexualverhalten. Dies gibt Sicherheit, da kennt man sich aus, da hat man etwas, an das man sich halten kann. „Ausziehen, rauf auf die Mutter, fertig"; längeres Vorspiel, überall Kerzen, wie es heute in den Liebesfilmen zu sehen ist, fällt aus. Der Zweck „heiligt die Mitteln". So dies auch mit Brutalität: „Ich bring das Geld heim, Du legst dich nieder"!

Kleinkindercopings (3. - 6. Lebensjahr) ergeben im Alter mittlere Verhaltensauffälligkeiten.

Diese sind im Weiteren nicht schwer zu erklären. Vergegenwärtigt man sich, wie beispielsweise bei einem heute 80-jährigen die familiäre Situation zwischen seinem 3. und seinem 6. Lebensjahr ausgesehen haben mag, also etwa zu Beginn der 20er Jahre, wird deutlich, dass das damals erlernte, kindliche Copingverhalten heute entsprechend auffallen muss. Man lebt dann wieder in der Trotzphase, schreit, keppelt, ist zornig und je nach sozialer oder familiärer Situation ist man zugleich auch eingeschüchtert, autoritätsunterworfen, hat Angst vor Misshandlungen etc. Es ist auch nicht ausgeschlossen, dass die bei dekompensierten Bewohnern heute häufig anzutreffende Gewohnheit, das Bett anderer Patienten aufzusuchen, keineswegs sofort sexuell zu interpretieren ist, sondern der Betreffende nur seine Geschwister sucht, wie es in proletarischen Verhältnissen zu dieser Zeit keine Seltenheit war, sich mit mehreren ein Bett zu teilen. Das gleiche lässt sich vom „Sammeltrieb" unserer Alten annehmen, wenn sie beispielsweise beginnen, Lebensmittel im Nachtkästchen zu "horten". Schließlich war es keine Seltenheit, dass man zu Beginn der 20er Jahre in Wien und sonst wo gehungert hat. Auf die begehrten Lebensmittel hatten die proletarischen Kinder damals entsprechend aufzupassen! So passte man nicht nur auf die Nahrungsmittel, sondern auch auf seinen Besitz , z.B. die „Gattin" auf. Man weiß ja nie, oder?

Ist es da ein Wunder, dass sich im Alter eine leichte bis mittelschwere Eifersuchtsparanoia einstellt? Das insbesondere dann, wenn einem schon das „Spielzeug" als kleines Kind immer wieder vom Freund oder sonstigen größeren Kindern weggenommen wurde, und man daraus das Coping „Holzauge sei wachsam" in sich trägt.

Säuglingscoping (1. - 2. Lebensjahr) ergibt im Alter schwere Verhaltensauffälligkeiten.

In den ersten Lebensjahren laufen unsere Handlungen und damit auch unsere entsprechenden Copingmuster ausschließlich affektiv und intuitiv ab. Wir lernen in dieser Zeit mit unseren entwicklungsspezifischen Copings „überlebensfähig" zu werden. Das bedeutet nun, für die uns anvertrauten Bewohner, die auf diese Stufe „zurückgefallen" sind, dass sie schreien, weinen, toben, um entsprechend dem als Säugling erlernten Copingritual, Zuwendung zu erhalten. Das Allmachtsgefühl des Säuglings ist jetzt wieder präsent. Wer kennt nicht die Frauen, die beim Orgasmus (oder häufiger wenn sie ihn nicht bekommen) kratzen, schreien, weinen, um mit dem Säuglingscoping ihr Ziel zu erreichen.

Es kann auch sein, dass sie „Zappelphilipp spielen", weil im Altenheim oder zu Hause nichts mehr los ist. Oder sie in kindischer Art und Weise dem pflegenden Personal (den Gatten/Gattin) und den Mitpatienten auf die Nerven gehen, weil sie sich seinerzeit gegen Geschwister behaupten mussten und nun wieder dieses verflixte Spiel spielen müssen.

Es mag auch sein, dass sie Atemstörungen bekommen, weil sie immer gegen die Mutter „gewonnen" haben, wenn sie als Säugling blau im Gesicht wurden. Bei Patienten aus großbürgerlichem Elternhaus mag es sogar vorkommen, dass sie auf dieser Regressionsstufe tatsächlich erkranken, weil sie in diesem Zustand die Mutter vermehrt zu Gesicht bekamen - und nicht nur das Kindermädchen!

Ich kannte, so wie auch Blankenburg mit seinen Beispielen beschreibt, beschreibt, eine Klientin die an unserer Abteilung 80 Mittelohrentzündungen hatte (spielte) mit allem was dazu gehört, weil sie ein bestimmter Pfleger (Name des Pflegers dem Autor bekannt) nicht sexuell befriedigte. Sie hat als kleines Kind die Zuwendung durch die Mutter NUR bekommen, wenn sie krank war, ansonsten wurde sie durch ein Kindermädchen „versorgt".

Copings sind, wie wir gelesen haben, die Reaktionsmuster auf Schlüsselreize und deren Gefühle. Es sind, banal gesagt, Handlungsmuster.

Es gibt zwei Begriffe, sie gehören wohl zu den ältesten der Menschheit: Es sind die Begriffe Mann- und Frausein. Zwar sprechen wir von mageren, schmalen, flachen muskelkräftigen, energischen, genialen Frauen. Von Frauen mit langem Haar, mit kurzem Haar und tiefer oder hoher Stimme. Und von bartlosen, geschwätzigen, muskulösen, glatzigen, energischen, maskulinen Matschos oder Weicheiern als Männertypen. Aber das ist kein Coping, das ist ein äußeres Erscheinungsbild. Allesamt sind aber nicht Ideale, sondern maximale Idealvorstellungen, Muster ohne Wert, obwohl Frau und Mann in den ersten Embryonalmonaten vollkommen geschlechtlich undifferenziert sind.

Beide, Mann und Frau, haben dieselben Anlagen, sind sozusagen bisexuell. So gesehen kann man nie von einem idealen (im Sinne des Erscheinungsbildes) Mann oder einer idealen Frau sprechen, denn sie sind immer beides. So gibt es eben sehr weibliche Männer aber auch sehr männliche Frauen.

Ideale Partner werden sie durch ihre Copings und nicht durch ihr Aussehen. Die Copings unterscheiden Mann und Frau mehr als ihre Anatomie.
Es unterscheiden sie:
ihre Eigenschaften
ihre Eigenarten
ihr Verhalten

ihre konditionieren Prägungen
also ihre Copings.

5.   Coping auf Grund von Seelennahrungsmangel oder Vergangenheits-Behinderungen

Der Mensch lebt nicht vom Brot allein sondern vielmehr von einer zufriedenen, erfüllten Seele. Wenn die Seele unbefriedigt ist spreche ich von Seelen-Nahrungs-Mangelzuständen oder besser gesagt Vergangenheits-Behinderungen.

Viele, ich möchte gerne sagen, Seelen-Nahrungs-Mangelzustände sind Mängel aus unserer Kindheit, die sich erst im Alter (als Coping, oder gar als Leiden als Läsion) und im täglichen Leben als Verhaltensmuster zeigen.

Gesundes altern setzt somit eine gesunde Kindheit und Jugend voraus.

Viele heute auf dem Markt erschienene Beratungsbücher beschäftigen sich eigentlich mit nichts anderem als mit den Leichen im Keller, mit den Vergangenheits-Behinderungen und ihrer Auswirkung auf die Partnerschaften. Nur nennen sich heute diese Bücher:

Warum noch immer Single?
Die Partnerberatung
Die Simply-Love-Strategie
Die Kunst, den Mann fürs Leben zu finden
Singles aus Leidenschaft
Endlich der Märchenprinz und andere Katastrophen
Kleine Liebesschule für Frauen
Usw. usw.

Dabei ist es doch gar nicht so schwer, zu verstehen, warum sich Partner nicht vertragen, Ehen zugrunde gehen. Man braucht ja nur ein bisschen in den Keller des anderen zu gehen, um zu erfahren, ob dies passen könnte oder nicht. Gar keine Frage, dass der Keller auch eine Abteilung für Sexverhalten hat.

Die Enzyklopädie der Erfahrung
Die Kritik des Herzens

Kellerleichen	Copings
Wenn man geprägt wurde, dass die Mutter uns verlassen könnte,	wird die Partnerbeziehung auch durch Anklammerung, Eifersucht, und Angst beherrscht.
Wenn man nicht wichtig genommen wurde, will man wenigstens mit dem Phallussymbol drohen.	Wenn die Potenzstörungen zunehmen, nimmt das Drohen, durch verbal obszöne Reden wieder zu.
Wenn man bei der Defloration Schwierigkeiten hatte,	wird auch im Alter der GV abgelehnt.
Wenn man den Verlust einer Mindestgeborgenheit fühlte,	wird man sie vermehrt als Liebesbettler suchen.
Wenn einem die Selbstsicherheit nicht gegeben wurde,	wird man überkompensieren, solange es nur geht, und immer den Chef auch im Bett spielen müssen.
Wenn man durch Krankheit lernte, Zuwendung zu bekommen,	wird man das auch als Alter so machen.
Mutterbeziehung,erste und zweite Liebe auch negativ	mögen sich diese Menschen oft selbst nicht, wer soll sie dann mögen?
Der Bruder war immer der Mama lieber als ich.	Das Gefühl mich will keiner, wem soll man da heute noch vertrauen, sich hingeben können? Es könnte auch das Coping werden „alleine ist alles besser".
Alles was Mamma versprochen hatte, hat sie nicht gehalten	Man erwartet neuerliche Enttäuschungen Leben.
Sex-Prägung mit Pornoheftchen	Ich wähle immer den Falschen. Natürlich den, der zum Heftchen passt. Sexuelle Faszination ohne Bindungsfähigkeit.
Mama sagte immer, sie hat keine Zeit.	Daher wird man immer klammern
Meine Eltern haben beim Sex furchtbar geschrieen.	Es wird eine lebenslange Angst vor Partnern die schreien bleiben.
Ich wollte nie Sex, ich war froh, wenn er schnell wieder runter steigt.	Heute nennt man diese Leiche im Keller Quickie, glaub ich.
Ich war kein Wunschkind.	Leidet heute noch als Liebesbettler darunter.
Ich sollte ein Bub werden und wurde ein Mädchen.	Ich wurde eine sehr maskuline Frau.
Ich sollte eine Tochter werden, wurde ein Sohn.	Ich wurde ein sehr femininer Mann.

Wir Geschwister haben immer gekämpft.	Ich brauche einen Partner mit Streitkultur.
Das kannst du nicht, zu blöd,	heute auch für den Sex.
Männer frustrierten mich immer.	Heute vernasche ich alle. Sie müssen vor mir auf dem Boden liegen. Ich sitze beim Sex immer oben auf.
Ich hatte als Bub eine böse strenge Mama und Oma.	Ich suche nun eine Partnerin, die sich unten rasiert. Dann sieht sie so aus wie ein Kind und ich habe keine Angst beim Sex vor ihr. Das gilt auch für Frauen: Die heute sogenannten Buben-Männer suchen.
Ich hatte immer Angst, eine Frau anzusprechen.	Ich wurde Augenjäger. Jetzt verfolge ich alle Frauen und versuche ein bisschen Haut zu sehen.
Ich wollte nie Sex, ich hab mich immer gerettet, da ich Blutungen bekommen habe.	**Seelische Dysmenorrhöe** Die seelisch bedingte Zwischenblutung: Die Scheinschwangerschaft. Die seelisch bedingte Amenorrhöe.
Ich wollte nie Sex.	Ich hab mir die Unterhose rot mit Farbe angestrichen, da hatte ich Ruhe von ihm.
Ich hatte zur Verhütung immer nur analen Sex.	Heute mit 85 bettele ich bei der Schwester um einen Einlauf. Das erinnert mich so schön an meinen lieben Gatten.
Man sagte schon im 19. Jh. „wer ständig von der Sexualität redet, ist selbst impotent". Er redet davon aus Gründen der Nostalgie.	Ich rede heute Tag und Nacht vom Sex.
Ich war ein bürgerlicher Bub, bei uns war es normal, dass der Hausherrensohn die Köchin oder das Stubenmädchen begrabschen durfte.	Wenn heute im Heim eine Pflegerin so gekleidet ist wie damals die „Erni", lang ich natürlich hin.

Oft prägen sich Satzaussagen unserer Eltern so stark in uns ein, dass wir sie ungeschaut übernehmen. Wir erwarten das, was Mutter, Vater sagt als Gegebenheit. Dann liegt es in unserem Keller herum, bis wir einen Partner suchen und finden, der uns das von Mama bestätigt. Man könnte das Ganze auch fachlich als Fixierung bezeichnen. Es ist dies ein Wiederholungszwang, ein und dieselbe Situation scheinbar schicksalhaft immer wieder zu erleben, durchführen zu müssen.

Ritualisierte Kellerinhalte	Und deren Folgen
Meine Mama sagte immer, Männer sind untreu.	Na klar, sieh dir meinen an.
Frauen sind unselbstständig.	Wenn ich zu Hause nicht alles mache, verfällt das Haus, sagt der Gatte.
Männer sind nie da, wenn man sie braucht.	Partner: Das geht mir „an Nerv", ständig die Frage, wann kommst heut heim?
Mach dich nie von einem Mann abhängig.	Ich mach alles, repariere das Auto, die Glühbirne, alles.
Ich war mit Papa unglücklich.	Und kann keinen Mann mehr sehen.
Ich muss immer Rücksicht nehmen.	Heute beim Gatten wieder.
Zuerst der Papa.	Das mach ich, Mama.
Zärtlichkeiten gab es keine, sagt die Mama.	Bei mir auch nicht, sagt die Tochter.

Wie sie sehen, liegen die meisten Partnerprobleme und demnach die falsche Partnerwahl oft im eigenen Keller begraben. Das bedeutet,dass man Alterssexualität und deren (gesunde und nicht normale) Mechanismen schon als Wickelkind, Kleinkind sozusagen in den Windeln, in einem gesunden Elternhaus und sonstiger Umgebung, im Kindergarten, in der Schule (sekundäre Sozialisation) erleben und durchführen erlernen müsste. Aber wer hat (hatte) das schon, frag ich Sie?

Gesunder und normaler sexueller Speichermechanismus ist nur dann erreicht, wenn er eine befriedigend ergibt. Zu einem Frieden finden zwei Menschen nur dann miteinander, wenn sie gewiss sein können, dass sie zueinander gehören. Wie die Erregung den Höhepunkt des sexuellen Reizes vermittelt, so schenkt die Befriedigung eine Erfüllung der Sehnsucht nach Geborgenheit.

Erwachsene sind auch nur Kinder mit seelischen Versorgungs-behinderungen.

Das Kind, das in der Kindheit keine Gefühle erlernte, wird im Alter Gefühlsmängel (Mangelzustände) zeigen. Es ist dann jener Alte, der im Heim in seinem Coping als klebrig, immer hinter einem her und aufdringlich erscheinen wird.

Das Kind, welches als Ich-Wert nur die Arbeit kennen gelernt hat, wird auch im Alter nicht spielen oder ordentlichen Sex haben können (und

umgekehrt). Dieser Mensch wird auch im höheren Alter sexuell nicht entgleisen, sondern nach dem
Coping „Arbeit, Leistung, Geld" statt Sex suchen. Und erst wenn er diese seine Seethings (Therapieangebote) im Heim nicht bekommt, sehr rasch in das anale Coping zurück regredieren.

Das Kind, das als Kind nicht gelernt hat wahr-zu-nehmen, wird auch im Alter alles übersehen, auch das Kokettieren der Nachbarin im Heim oder der eigenen Gattin, die heute Freude mit Sex hätte.

Das Kind, das seine Entwicklung (oral) nicht ausleben konnte, wird im Alter verstärkt mir oralen Copings agieren. Er wird als Coping Nägelbeißen, etwas zerreißen oder aber auch wie ein wilder essen. Wie sagt man doch, „Das Essen ist der Sex im Alter", also eine orale Befriedigung.

Das Kind, das nur über Schreien, über Wutanfälle Zuwendung bekommen hat, wird auch im Alter dasselbe (ihm schon bekannte) Spiel spielen und den Sexpartner eher schimpfen als ein liebes Vorspiel zusammenbringen.

Das Kind, das in der Kindheit keine Fremdwertgefühle entwickelte, hat einen Mangelzustand im Umgang mit anderen Menschen und wird daher im Alter vereinsamen. Dieser Mensch wird sich eher auf einen mechanischen Sex zurückziehen als Liebe mit einem anderen Menschen suchen.

Das Kind, das nicht lernte, andere Menschen anzunehmen, wird im Alter statt andere Menschen eher altes Zeug sammeln, also einen Sammeltrieb (Messyndrom) bekommen. Wenn es auch vom Sammeln enttäuscht wurde, wird es zum Tierliebhaber.

Ich habe oft Klienten und ihre Wohnungen gesehen, die mit mindestens 30 - 40 Tauben in einem Zimmer wohnten. Biographisch war und ist daher wieder das einzige, der ihn und umgekehrt liebte, ein oder 40 Tiere. Zu Menschen konnten diese Menschen nie ein Coping in Form der Fremdwertgefühle erleben. Manche davon waren zu arm, um sich eine Frau zu leisten. Das war die Prägung und das Coping: die Tierliebe, die Liebe zu einer Kuh oder Ziege.

Viele Verhaltenseigenartigkeiten im Alter sind so gesehen zeitgeist-phänomenale Störungen der Erziehung, der Charakterstruktur von Menschen und somit „Schicksale" von gestern (und heute?).

6. Psychosomatische Copings

Viele solcher in der Kindheit entstandenen Seelennahrungsmangel-zustände äußern sich als körperliches Coping. (Blankenburg, die Biographie, das Coping und die Erkrankung). Wobei diese in der Medizin auch als psychosomatische[9] Erkrankungen beschrieben werden. Es sind jene Erkrankungen, bei der sich der Seelenmangel auf den Körper auswirkt, Seelenprobleme körperlich sichtbar werden. Bei diesen werden psychosomatische Beschwerden mit den Symptomen wie Herzrasen, Atemnot, Erstickungsanfälle, Schweißaus-brüche und eine motorische Unruhe bemerkbar.

Bei Leuten, die im Vordergrund (ein Leben lang) depressive Ver-stimmungen hatten, wird wohl eher eine Appetitverminderung, Gewichtsverlust, Durchschlafstörungen, Verlangsamung der Motorik, Erschöpfung sichtbar werden. Und bei Leuten, so sagt Blankenburg, die ein Leben lang in Spannung sind, werden Einschlafstörungen, Kopfschmerzen, Kreislaufbeschwerden, Verdauungsstörungen, Zittern als Begleitsymptom sichtbar werden[10].

Körperliche Mangelzustände

„Viele körperlich erscheinende Zustände sind somit eigentlich seel-isch". Gerade im Alter sind unsere Zustände, die sich somatisch körperlich äußern, Copings die zu Laesionen (Coping als fixiertes Leiden) wurden, die sich wie gesagt aus unserer Biographie heraus, aus unseren Gefühlen, Emotionen und Stimmungen heraus ergeben. Und sich, wie wir schon sagten, erst im Alter, wenn man so will,

---

[9] *Nur so nebenbei erwähnt, der Aufbaukurs in meinen Psychobiographischen Modell ist „im Sinne des Casework Prinzips" auch mit tiefenpsychologischen Abstrakten versehen. Und somit auch „komplementär" zur Verbesserung auch von psychosomatischen Erkrankungen im Alter gedacht.*

[10] *Alle diese sich körperlich auswirkenden Symptome der Seele werden in ihrem Gesamtverhalten wie ein M. Alzheimer aussehen und wenn sie ein Betreuer erwischt, auch so behandelt.*

manifestieren.

Organbiographie:
Es ist nicht entscheidend, wie viele Jahre wir schon lebten, sondern wie wir sie er-lebten und wie diese Jahre unsere Organe „mit uns" erlebten. Unsere eigene Seelenkraft hat eine große Auswirkung auf unseren Körper und umgekehrt und somit auf die gesamte Sexualität, die Liebensbindungsfähigkeit und den Eros.

Seelisch biographisch haben unsere Organe in der Kindheit mit erlernt:

- Was uns auf den Magen schlägt
- Wo es uns zusammenkrampft
- Durch welchen Reiz es Herzweh gibt
- Wann wir besser impotent reagieren sollten
- Wann die Damen eine Zwischenblutung einlegen sollten
- Wann die Damen Scheidenkrämpfe zu bekommen haben
- Wann uns eine Cystitis außer Gefecht setzt usw.

Tonnen von Lehrbüchern aus der Frauenheilkunde nehmen zu diesem Thema Stellung. Wer braucht die Mutterbrust noch, wer braucht sie nicht mehr? Bei welchem Mann streikt der Uterus der Partnerin, bei welchem aber wieder nicht? Bei wem geht ein Orgasmus, bei welchen nicht usw. usw.?

Somit ist unser Hier und Jetzt sowie unsere Zukunft in der Vergangenheit verwurzelt:

- mein heutiges Magengeschwür ist von gestern
- mein heutiges Kreuzweh von vorgestern
- meine heutigen Potenzstörungen von damals
- meine Dysmenorrhoe von vorgestern

7. Seelische sexuelle Ermüdungserscheinungen und Copings

Vergessen sie nie, dass die seelischen Ermüdungserscheinungen weit vor den Ermüdungserscheinungen der Organe oder der Beine beginnen.

Seelische Ermüdungserscheinungen (nicht Ermattungserscheinungen) stehen gegenüber von somatischen Schäden bei älter werden Menschen weit im Vordergrund.

Die Physiologische Müdigkeit ist oft nur eine Folge der seelischen Ermüdung.

Plötzlich will man nicht mehr, natürlich auch keinen Sex.
(aus dem Ich-will-nicht-mehr wird sehr schnell ein Ich-kann-nicht-mehr). Und das nicht nur beim Sex sondern bei allen ATL's. Man ist an allem uninteressiert.

Das Essen ist immer dasselbe, die Gattin übrigens auch. Wo ist da der Schlüsselreiz, frag ich sie?

Man geht in kein Theater mehr, weil alles gleich ist.
Man hat keinen Sex mehr, weil alles immer gleich ist.
Ab dann wird es heikel!

Global gesagt, äußern sich Copings oft als positive oder negative Gefühle sozusagen als „Verstimmungen".

Der Dualismus der Verstimmungen und ihre Copings:

Lust	Unlust
Affektinkontinenz	affektstarr
affektlabil	Verarmungsgefühl
gesteigertes Selbstwertgefühl	Schuldgefühl
ekstatisch verzückt	mürrisch
läppisch	gereizt
euphorisch	klagsam
gehobene Stimmung	jämmerlich
antriebsgesteigert	innerlich unruhig
manieriert	gespannt, misstrauisch

8.   Schlüsselreiz und Gefühl und Coping

Jetzt kommen wir zu einer sehr eigenartigen Textstelle, da ja im Vorkapitel die Schlüsselreize erklärt wurden. Klar, aus Schlüsselreizen entsteht ein Gefühl und auf Grund eines Gefühls muss eine Reaktion, ein Coping (eine Bewältigungsstrategie) erfolgen. So dass man diese Textstelle auch umgekehrt sehen kann:

SCH und Gefühl ergibt Coping oder, wenn sie so wollen,
Coping als Gefühlsäußerung entstand aus einem Schlüsselreiz.

Diese Phänomene, Gefühle und Reaktion möchte ich gerne aus der Praxis für die Praxis in zwei Rubriken wiedergeben

1.   Gefühl und Coping

SCH und GEFÜHL	**COPING**
Eine Frau geb. 1911, die 11 Kinder großgezogen hat, sagte:	Ich habe nie negative Gefühle zugelassen. Immer wenn es mir schlecht gegangen ist, hab ich noch mehr gearbeitet oder noch ein Kind adoptiert. Ich habe auf einen anderen Gang geschaltet.
Erregte man sich früher über Pornoheftchen...	Auch heute erlebe ich in der Sauna, dass sich nur alte Herrn die „Praline" ansehen.
Liebe musste früher mit einem Frühstücksgeschenk an die Dame belohnt werden. Dieses legte man unter „das Kopfpolster" sozusagen als Morgengabe.	Auch heute bringen Männer, die wollen, Blumen mit nach Hause als Symbol, heute ist was los.
Nur kein uneheliches Kind.	Heiratsstiftend waren Vereine, sozusagen ein Gleichgesinnten-Treffen. Je nachdem welche Erfahrungen man dabei machte,

gibt es zu Gruppen auch heute
wieder positive oder negative
Verhaltensweisen.

Die Bürgerlichen blieben
bei den Bürgerlichen und
heirateten nur diese.

Beim Zusammentreffen von
diesen Typen ist es wieder
eine Frage der Prägungen, wie
sie reagieren werden.
Wo Geld ist fliegt Geld zu.

Besitzverhältnisse
waren entscheidend.
Sie lernten, dass
Geld statt Liebe
(Fäkaliengleichung)
auch ein positives
Gefühl ist.

Prüfe, wer sich ewig bindet, wie
die Wies zum Acker findet.

Sie werden als Coping
Geld oder Stuhl sammeln.

Männer, die aus dem Krieg
gekommen sind, haben sich
Frauen genommen,
die schon eine
Wohnung hatten.

Wenigstens ein Dach über dem
Kopf oder früher unter die ältere
Haube kommen, ist und
war ein positives Gefühl.
Ist es da ein Wunder, dass
manche alte Damen sagen, es
gefällt ihnen so gut im Heim?

Sexuelle Übungen fanden
von den Burschen bei
älteren Damen statt.

Bei einer alten ist guat
gholten. A, gmate Wiesn.
Ist es da ein Wunder, dass das
Coping sein muss, „ältere
Damen" anzumachen?

Gefühl
ich muss hier raus,
weg aus diesem Bauern-
Haus, aus dieser Bauern-
Familie.

Coping
schnelle Heirat egal wen,
Hauptsache weg, aber dies
mit dem Fluchthilfegeld, das
man „Mitgift" nannte.

Frauen haben oft das
geprägte Gefühl (Erziehung).

Viele sagen ihr Coping mit
folgenden Worten:

Männer sind sexuelle
Schweine.

„Ich musste dafür Sorge tragen,
dass mein Mann nicht sexuell
verhungert". Und weil wir kein
Kind wollten, ging das nur oral
oder anal.

Das schlechte Gefühl
der Frauen in der Schweiz
Frau gewesen zu sein.

Führte zu der erkennbar
starken Emanzipierungs-
Bewegung heute.

Das schlechte Gefühl
entstand (unter anderem)
aus dem Schlüsselreiz,
dass Frauen in der CH
sobald sie ein Kind hatten,
als „das Mami",
also a-sexuell, verächtlich
wurden.

Wen man oral frustriert
wurde

ist das Coping, oralen Sex
zu bevorzugen.

Wenn eine Frau per
Gefühl immer „unten"
sein musste, von ihrem
älteren Bruder tyrannisiert
wurde

wählt sie als Sex-Position,
„oben" zu sein, den Mann
niederstrecken.

Wenn die anale Phase
durch die Erziehung
zu schnell beendet wurde,

bevorzugt diese Person
auch heute noch den analen
Sex.

Da die Mama von einem
fremden Mann geschwäng-
ert wurde, überträgt sie das
negative Gefühl auch auf

Eine gewisse Angst vor
Männern bleibt erhalten.
Sie bleibt bei einem, auch
wenn ihr der Mann nicht so gut

die Tochter, mit dem Satz,
„dass du mir ja mit keinem
fremden Mann mitgehst".

gefällt, weil sie ihn kennt.

Das Gefühl, versorgt zu
werden, war wichtig,
meinen Mann hab ich
geheiratet:

da war ich
ver-heiratet
ver-sorgt
ver-sichert
ver-wahrt
Erinnert sie das Coping an
Heimbewohner?

Oft gibt es einen un-
bewussten Zorn auf die
eigene Kinder.
Ich wollte immer Sängerin
werden, dann kam meine
Tochter

und hat mir mein Leben zerstört - behindert. Nun verhindert
sie mit Liebe alles bei der
Tochter.

Das Gefühl nicht mehr
Frau/Mann zu sein,
nicht mehr schön zu sein,
keine Kinder mehr be-
kommen zu können,

führt oft zum Coping
des Übertriebenen, Aufputzen,
Schaulust, Voyeurismus,
Inzest-Kontakt
und wenn das alles versagt zur
Regression und in den
Destruktionstrieb

9. Kuriositäten von uns Alten oder die Copings von den Alten die den Jungen sehr eigentümlich anmuten

Gar manches Verhalten von uns Alten wird den jungen Leuten
komisch, eigentümlich vorkommen. Natürlich, sie, die Jungen, haben
ja ganz andere Leichen im Keller als wir Alten. Daher gehen wir nun in
Keller der alten Generation und suchen nach deren Prägungsmustern,
die sie zu solchen Verhalten zwingt. Es folgen sozusagen Beispiele
des Lebens kreuz und quer durch den Gemüsegarten der Prägungs-

phänomenologie. Diese wurden zeitgeistphänomenal oder prägungs-phänomenal als Schlüsselreize anerzogen.

Vorbemerkung zu dem Beispielsdilemma das nun folgt:
Eines ist schon klar, je tiefer die Interaktionsstufe eines Klienten ist, umso tiefer werden die aus dem Keller herausgeholten Copings sein.

Zweitens, die Beispiele sind absichtlich ungeordnet, immerhin sollte man ja nach dem Studium dieses Buches gute eigene Ideen zu einer Pflegediagnose entwickeln können.

Ich lag immer schon mit mehreren im Bett .
Es ist doch biographisch kein Wunder, wenn sich ältere Leute in ein Bett legen, in dem schon wer anderer schläft. Sie waren es von zu Hause aus gewöhnt, dass man kein eigenes Bett hatt. Man kann im Alter nur wieder schlafen, wenn wieder wer da ist. Dies ist auch oft und oft ein Dekompensationsgrund für einen Partner, wenn einer der beiden stirbt. Jeder kennt das Lied „Ich hab mich so an dich gewöhnt". Nun, so ist das auch, wenn man gewöhnt ist, dass der Partner neben einem schnarcht oder so ab und zu einen Flatulenz ausstößt und dieser stirbt, fehlt „oft beides". (Sie können sich noch an die Einleitung erinnern, selbst das Absetzen von Stuhl eines geliebten Partners wird positiv gewertet. Bei einem Fremden würde das gleiche Ereignis furchtbar sein!) Das Fehlen des „Schnarchens", des bestimmten Geruchs fehlt so sehr, dass man selbst nicht mehr schlafen kann. Und wie die Sterbestatistik bei sich liebenden Paaren zeigt, der zweite stirbt auch bald.

Männer genieren sich, wenn sie auf Brautschau gehen.
Schwestern in einem Spital regten sich über Folgendes auf:
Auf einer Frauenstation (Demenzstation) war ein Klassezimmer frei. Da es keine zahlende Frau gab, hat man auf der Frauenstation einen Mann auf Klasse gelegt. Der hatte mitbekommen, dass im Nebenzimmer eine (ebenfalls demente) Dame lag. Nun besuchte er diese täglich, um mit ihr zu reden. Vor dem Betreten des Zimmers legte er seine Windelhose vor der Tür ab. Das erregte das Personal so sehr, dass sie dies unterbunden haben.

Männer haben immer ein Pfauengehabe, wenn eine Frau da ist.
Es ist klar, dass gehbehinderte Männer (aber auch Frauen) ohne Geh-

stütze, Gehhilfe gehen, wenn eine schöne Frau in der Nähe ist. Viele Klienten gehen, weil Schwester „Inge" im Dienst ist.

Ich wollte nicht Sex, nur heiraten.
Da waren sich unsere Eltern einig, sagte Inge (85 Jahre), das Wichtigste im Leben ist „heiraten". Es muss und soll ein Sicherangestellter sein. Liebe wird schon kommen, Tag und Nacht hörte ich den Satz: „So einen lässt man doch nicht sitzen".

Natürlich habe ich den Sicherangestellten geheiratet, aber ich habe ihn kaum „drüber gelassen". Ich hab mir immer die Unterhose mit roter Farbe angemalt und gesagt, ich hätte die Menstruation oder ich hatte die weiße Periode, psychosomatisch die „weiße Periode". Einige Frauen, die sich während der Menstruation besonders wohl fühlten, hatten immer großes Interesse, diesen Zustand (oft auch gegen ihren Gatten) zu verlängern. Dies geschieht (so sagen Frauenärzte) durch einen hartnäckigen Fluor, der seit der ersten Menstruation jedes Mal vor und nach der Periode (oder wenn der Gatte schon wieder will) besonders intensiv auftritt.

„Die alte Jungfer" als Kellerkind
spielen die Rolle in ihrem Streben und Leben die Sexualität gänzlich fern zu halten. Ihre Prüderie, ihr schlechter oder gar nicht maskierter Sexualneid, die Niedrigkeit ihrer Denkweise, ihr Zweifel an der Existenz glücklicher Ehen und zufriedener Menschen lassen vor unseren Augen ein wohlbekanntes Bild entstehen. Ob diese Frauen ihre Triebverlagerung auf Grund einer Liebesenttäuschung, ob sie nach einer meist vorzeitig beendeten Ehe ihre Position bezogen haben oder ob ihre Abneigung gegen das andere Geschlecht jeder persönlichen Erfahrung entbehren, macht in ihrem Verhalten keinen großen Unterschied. Sie sind ständig darauf aus, ihre Sammlung enttäuschter Ehen, sitzen gelassener Bräute, betrogener Liebhaber zu mehren.

Betrachtet man aber die Damen in der Tiefe ihrer Seele, sind sie zu einer menschlichen Ruine zernagt. Hatten sie eine Ehe, ist diese a-sexuell, platonisch. Das Klimakterium ist oft von schweren Krisen begleitet, es werden oft alte Grundsätze des Nichtlebens zum Überleben, zum Nachholbedürfnis, zur Bilanzierung des Sexlebens. Wobei man natürlich auch eine pathologische Bigotterie erwarten kann.

Schön ist auch das Drehbuch des Lebens, als Kummerprojekt durch die Welt zu gehen.

- Frauen suchen sich immer neue Kummerprojekte
- Regression bei Frauen
- Alle psychosomatischen Frauenerkrankungen
- Fixation auf Organe
- Brust brauch ich nicht mehr
- Uterus brauch ich auch nicht mehr
- Vagina hab ich nie gebraucht

Das Buch Sex ist Sünde hab ich im Keller liegen

Viele heute ältere Frauen wurden geprägt, dass Sex keine Freude machen darf. Es ist Sünde, man kommt in die Hölle.

Sehr viele Frauen tauschen daher Sextrieb mit so genannten Kummerprojekten. Also sie verwöhnen Enkelkinder, brauchen einen Garten, sehr oft irgendein Tier oder adoptieren am laufenden Band. Wesentlich ist, wenn es ihnen gefühlsmäßig dabei gut geht, dann ist es gut. Eine Änderung ist bei diesem Coping kaum möglich.

Allerdings kann im Alter, wenn der Sex auf eine infantile Phase zurückkehrt, ein Nachholbedürfnis auftreten und diese Damen bis zur Sex-Süchtigkeit treiben.

Die Kriegsneurose

Bei plötzlichem Schreck kann man auch als normaler Mensch feststellen, dass einem die Füße am Boden wie angewurzelt stehen bleiben. Oder, dass man zu zittern beginnt. Man nennt solche Handlungen „Ausdrucksbewegungen", so dass bei einem traumatischen Affekt eine körperliche Reaktion folgen kann. Oft entsteht daraus ein allgemeines Zittern auf nur einer Körperhälfte (die traumatisierte) oder aber auch ein Ganzkörper-Zittern. Man kann so eine Gehlähmung auch als Angstneurose bezeichnen. Jeder Versuch, eine Ortsveränderung durchzuführen, ist mit heftiger Angst verbunden. Durch das psychische Trauma wird eine Abflachung des Selbstvertrauens bewirkt. Selbsteinschätzungen werden überschätzt. Menschen regredieren in die ersten Lebensjahre und Angst verhindert das Gehen.

Warum sag ich Ihnen das? Da es eben häufig bei Langzeit-Bettlägerigen in Frage kommt, daran zu denken, dass Gehstörungen nicht unbedingt somatisch sein müssen.

Die Sublimierung oder die höheren An-Triebe.
Über die Sublimierung oder über das Wort alleine schon zu schreiben, ist sehr schwierig, da Freud, der das Wort wohl geprägt hat, ganz etwas anders darunter verstanden hat als z. B. die französischen Tiefenpsychologen. Trotzdem werde ich versuchen, im Sinne einer Mischung das Wesentliche heraus zu klauben.

Fest steht, die Libido, die psychische Energie, speist einerseits unsere niederen (Sexualtrieb) wie auch unsere höheren Antriebe. Diese psychische Energie speist aber nicht nur unser tägliches Verhalten im Sinne der Copings, sondern auch noch unsere
Konflikte
Träume und Neurosen.

Die niederen An-triebe können sozusagen auf höhere Antriebe, auf kulturelle Antriebe, auf die Freundschaft, väterliche, mütterliche, geschwisterliche Kameradschaft, Arbeits- und Spieltrieb und so weiter verlagert werden. Der ursprüngliche Sexualtrieb wird sozusagen auf andere Triebziele hin ausgerichtet, in Kunst, Religion, Studium, den soldatischen Mut verwandelt werden.

So kennt man den Fall von Dr. Prof Lepp.
Schon im Alter von 5 Jahren hat Pierre jedes Mal intensive sexuelle Erregungen empfunden, wenn von Strafen und Schlägen die Rede war. Mit 9 Jahren spielte er nur „Krieg". Nachdem er sich von seinen Kollegen entfernt hatte, spielte er alleine weiter „Krieg".
Die bevorzugte Lektüre seiner Jugend waren „Schlachten". Mit 11 Jahren zeichnete er gerne, aber nur Festungen und Kriege. Die Psychotherapie schreibt diese Neigungen einer Verdrängung von einer sadistischen-sexuellen Neigung zu.
Sublimation seiner Aggressionen:
Natürlich wurde Pierre Geschichtslehrer. Ganz einfach weil er auf einem höheren Niveau seine Aggressionen aus-erzählen konnte. Die Befriedigung seiner sadistisch-sexuellen Neigung wurde sein Beruf (Berufung).

Altersexazerbationen (Entgleisungen)

Früher wurden Ehen halt durchgeführt, Geld, Sicherheit etc.

Auf der Forensik wurde ein Mann eingeliefert, der seine Base (Tante) heiratete, weil er sie beim Üben geschwängert hatte. Im Alter tötete er sie durch Leuchtgas.
Sie hat ihm das „Leben" genommen.
Nun soll sie auch keines mehr haben.

Viele Ehen sind am Rande der Ermordung, wenn es in die Torschlusspanik geht.

Viele Männer und Frauen sind in eine Ehe „hineingeschlittert", die sie nie wirklich wollten. Natürlich enden nicht alle Ehen im Bankrott und Mord, aber in Zwist.

Ein Patient erzählte mir, dass er seine Frau nie mochte.
Bei einer Reise lernte er seinen Traum kennen. Er sagte wörtlich: „Wenn ich nach Hause fahren muss, fahre ich an die Front".

Die Suche nach dem abgetriebenen Kind
Sehr oft suchen alte Damen etwas, sie sind nervös, verängstigt und suchen und suchen. Es ist ihr Kind, das sie suchen. Der Abortus. Die Über-Ich-Norm, das schlechte Gewissen, lässt sie leiden, paranoid, unruhig werden. Versuch eines Entlastungsgesprächs durch einen Pfarrer.

Ausscheidung, Nacktheit und Sex -
wird und wurde frühkindlich an-erzogen
Kulturvölker lernten in ihrer Kindheit WANN man Kleidung ab-legt und wann eben nicht. Einige Versuche gab es, gegen die Scham Mittel und Wege zu finden. Zum Beispiel die Nacktheit als Feststimmung im Rokoko. Bei feierlichen Gelegenheiten zeigten sich Damen freizügig. Es wurden selbst nackte Brüste als Mode eingeführt. Später versuchten es die Freikörperkulturen und Naturanbeter. In Berlin gab es eine Zeit lang sogar „Nacktloggen" bei geselligen Zusammenkünften aller Art, Bankette, Bälle usw. Sie wollten damit mit paradiesischen Aufzügen das Leben genießen".

Was bedeutet entblößen?

Einerseits entblößte man sich bekanntlich aus **praktischen Überleg-**

ungen zum Zwecke gewisser Arbeiten im Wasser, am Feuer. Oder damit man bei bestimmten Tätigkeiten nicht behindert wird, z. B beim Sport, bei Ringkämpfen, beim Schwimmen.

Wobei es auch ein pathologisch triebliches Nacktsein gibt. Es ist ein Trieb zur Nacktheit. Manchmal als religiöser Eifer oder die Ablegung der Kleidung aus sozialer Überzeugung. Auch das früher als Schönheitstrunkenheit, Schönheitsdurst bezeichnete Ausziehen ist ja nichts anders ein Steckengeblieben sein in einem frühkindlichen Coping. Einige dieser stecken gebliebenen Damen verwenden (verwendeten) dieses Coping auch heute noch. So entstand die Erfindung des Nacktanzes auf der Bühne, das mit der „Barfußtänzerin" begann. Sie wurde mit den Begriffen aus der Antike begründet:

Antik ist schön
Schön = nackt
Nackt = schön

Ein pathologisches Coping ist häufig in der Demenzszene zu sehen. Es ist der elementare Drang in Ermangelung anderer Tätigkeiten, sich die Kleider vom Leib zu reißen. Sich mit dem trieblichen, akuten Ausziehen abzureagieren. Wobei es in der Folge auch zum Zerfetzen der Kleidung und zur zielstrebigen Zerstörungswut kommen kann. Ein schönes Praxisbeispiel soll den Abschluss dieses Absatzes zum Thema Scham und Nacktheit noch mal vertiefe

Eine Story von Kollegin Nicole:
Eine Klientin sagte beim Badengehen, dass sie sich noch nie vor Menschen ausgezogen habe auch nicht vor ihrem Mann. Darauf meinte Sr. Nicole, na, dann gehen wir halt miteinander unter die Brause. Ich ziehe ein Stück aus und sie ziehen ein Stück aus. Mir, so sagte Nicole, verblieb zum Schluss noch der Schlüpfer und der BH über, aber gebadet habe ich sie.
Bei diesem Beispiel erinnere ich mich wieder an meine früheren Psychiatriezeiten, als wir Pfleger, alle nur mit einer Badehose bekleidet, unsere Patienten gebadet haben.
Auch das Beispiel eines Klienten mit einem religiösen Wahn ist mir wieder eingefallen. Es war so, Herr K. hatte einen religiösen Wahn und konnte nicht mit uns oder den anderen Klienten baden, er ersuchte immer mit dem lieben Satz, „Herr Pfleger, ich ersuche sie um ein gottgefälliges Einzelbad", das ich bei ihm natürlich (obwohl es verboten war) akzeptierte.

„Klebrig sein als Lebenselixier"
Jeder, der in der Pflege ist, kennt das Don-Juan-Syndrom oder den so genannten Elektrakomplex. Es ist nichts anderes als ein in diesem Menschen fixierter ehemaliger Seelennahrungs-mangel nach Liebe, nach Nähe. Dies sind Menschen, die bei jeder Gelegenheit alle anderen angreifen, in Berührung kommen müssen. Erinnern sie sich noch an das Stachelschweinsyndrom. Blöd ist nur, wenn die Pflegeperson dieselbe Störung hat wie der Klient, denn dann betteln die beiden gegenseitig um Liebe und Zuneigung, bis die Pflegeperson selbst an einem „Born out Syndrom" aufgibt.

Das Coping aggressiv zu werden
ist ja nichts anders, als immer schon den Sexualtrieb mit dem Aggressionstrieb getauscht zu haben.

Herr XY, ein im früheren Leben sehr bekannter Radrennfahrer, wurde mit zunehmendem Alter immer verbal aggressiver gegen unsere weiblichen Pflegepersonen. So dass eines Tages eine Pflegediagnose über die thymopsychische Biographie erhoben werden musste. Nun, was spielte sich im Leben dieses Mannes ab?

Herr XY wurde sehr, sehr katholisch erzogen, als er in das Onaniestadium kam, drohte ihm seine Mutter damit, das ihm sein (Spatzi) Penis abfallen würde, wenn er damit spielt. So verlagerte er seine Libido auf den Aggressionstrieb und wurde Radrennfahrer. S. Freud würde sagen, er sublimierte mit Gewinnen-Wollen. Als dies nicht mehr gegangen ist, er keinen Sieg (Orgasmus) erreichen konnte, regredierte er auf die Frage, wer ist schuld an meinem Zustand? Natürlich, es waren Frauen, vomeweg die Mama. Kein Wunder, dass er in der Lebensbilanz alle Frauen schimpfte.
Nun wissen wir ja schon, dass wir Triebe tauschen können, so dass wir ihm einen Hometrainer kauften, mit dem er gegen uns Jüngeren wettfahren konnte. Wir ließen ihn oft und oft gewinnen, so dass er seinen ursprünglichen Orgasmus wieder re-kompensieren konnte und somit nicht mehr gegen Frauen schimpfen musste.
Das ist doch wirklich ein praxisrelevantes Beispiel, wie man ohne Psychopharmaka das Leben beider Gruppen, Pfleger und Gepflegter, in den Griff bekommen kann (könnte).

Die Aneignung als Coping

Sexualität ist Auffressen (ich hab dich zum Fressen lieb).Es ist Einverleiben im wahrsten Sinne des Wortes. Nun, wenn ich mir einen Mann, eine Frau nicht mehr einverleiben kann, stehle ich in diesem Fall aus meiner geprägten Situation heraus alles, was nicht angenagelt ist. Das sind die Damen und Herren, die von Nachtkästchen zu Nachkästchen gehen, um sich etwas einzuverleiben.

Verwahrlosung

Das Coping der Verwahrlosung hab ich in diesem Buch schon so oft beschrieben, dass ich es hier an dieser Stelle nicht mehr zu erörtern brauche. Sie wissen schon, wenn Menschen zu Menschen nicht liebesbindungsfähig sind, wechseln sie ihr Liebesobjekt gegen Tiere, Gegenstände oder den eigenen Stuhl.

Das Coping des Muttertriebes

Wenn der Uterus nicht mehr funktioniert, haben einige Frauen das Problem, sich nicht mehr als vollwertige Frauen fühlen zu können. Sie erzeugen sich selbst den Muttertrieb für ihr Ich aus der Situation, „die zum Tod liebende Oma sein zu müssen".

In der Folge gehen diese Frauen mit Puppen spazieren, helfen beim Ausspeisen liegender Klienten. Sie suchen als Coping sozusagen ihre ursprüngliche Mutter-Kompetenz. Diese Damen gehen natürlich, ich möchte sagen fast zu recht, auch snouzelen oder genießen das Wellnessangebot.

Steckenbleiben im Schönsein

Ein wunderschönes Coping ist das Fixiertbleiben auf „schön sein". Es ist durchaus möglich, dass man als Frau zwei Dr. hat und trotzdem wie ein Pfau durch die Gegend läuft. Sie wissen schon, dass eine, für die zwei Doktorate, ist das noopsychische Hirn, das zweite Hirn, das thymopsychische, kann aber so viel Antrieb haben, dass man sich trotz der Doktorate in der Öffentlichkeit als „Alter" lächerlich machen kann.

Das Coping der vulgären Sprachänderung

Wie oft, frage ich sie, würde man im täglichen Leben das Götz-Zitat aussprechen? Vielleicht verfeinert man sogar die Worte, „Rutschen sie mir den Rücken runter und bremsen sie unten mit der Zunge" oder so ähnlich. Aber man traut sich nicht. Wie oft würde man gerne jemandem die Zunge zeigen, aber traut sich nicht. Nun, wenn die Über-Ich-Bremsbacken kaputt sind oder werden, traut man sich das wieder. Jeder ist dann ganz frustriert über seinen Vater, seine Mutter, die immer so feine Leute waren und nun plötzlich „leck mich am Arsch" sagen. Nun, als Kind haben sie das oft gesagt, das „Gaga" Wort verwendet, um zu sehen, was passiert. So dass es auch im Alter, wenn es langeilig ist, interessant wird. Dazu muss man noch sagen, dass die Tochter, der Sohn, seinen Vater oder seine Mutter nicht kennt, besser gesagt, nicht kannte, als er oder sie 5 oder 6 Jahre alt war.

Es ist nichts anderes als der Abfall auf Kinderstatus, in dem die Kinder üben, „verbotene Worte" zu sagen und zu sehen, was ist, was passiert.

Das Harmonie-Coping

Einige Menschen können nicht streiten, wollen alles und immer schlichten. Sie haben das Bedürfnis, Liebe zu geben und Liebe zu erhalten. Sie kennen das von zu Hause und wollen überall auch am Arbeitsplatz ein Zuhause ohne Kampf. Die Jungen, die diese Harmonie nicht kennen, sagen dann, man habe keine Streitkultur, na super.

Das Coping ZORN
Viele Gefühle haben seit der Kindheit viel mit den Gefühlen des Ich-Wertes und dessen Frustration und Reaktion ZORN zu tun.
Die obere Schicht des Zorns sind meistens vergangene oder gegenwärtige Verletzungen. Mittels Zorn ist man in der Lage, alle Schwierigkeiten des Lebens zu meistern:
Aus Zorn macht man eine Prüfung.
Aus Zorn besucht man einen Kurs.
Der zweite Zorn ist, wenn man den Wunsch hat, aus Zorn einen Kurs zu belegen und schafft diesen nicht. Dann ist man zornig, denn man fühlt, dass man die Mauern, die vor uns stehen, weder überklettern noch einreißen kann.

Coping und Trick
Als Buben hatten wir Angst, eine Ejakulation praecox bei einer neuen Liebe zu bekommen. Oder gar zu aufdringlich zu sein beim ersten Treffen, daher gingen wir vorher zu einer Hure oder onanierten. Später lernten wir, viel Bier zu trinken, verzögert.

Kreative und destruktive Aspekte der hysterischen Reaktion.
Hysterische Abwehrstrategien (Verdrängung, Konversion) lösen einen psychischen Konflikt nahezu perfekt. Frühere kindliche Beziehungsstörungen werden dabei als häufigste Ursache angegeben. Wobei man sagen muss, da der große hysterische Anfall ausgestorben ist, hat sich die Psychodynamik der Hysterie in verschiedenen Formen gewandelt. Theatralische Ausdrucksweise: Manieriert sein.

Selbstbestrafungen
Unsere mitteleuropäische Erziehung zum Sex ist doch sehr verkrustet und führt bei vielen Leuten zu neurotischen Selbstbestrafungen.

Herr K. war ein sehr christlicher Mensch, er verführte trotzdem alles was ihm in den Weg kam. Oft ging er zu Prostituierten, um seinen reinen Trieb abzureagieren.
Als kleiner Junge hat er kleinen Mädchen im Kindergartenalter unter den Rock gegriffen und sie am Klo beobachtet.
Nun quälen ihn starke Schuldgefühle, die er damit bekämpft, eine neue Schuld (nämlich zu einer Prostituierten zu gehen) auf sich zu laden, aber in masochistischer Weise diese sofort seinem Beichtvater anzuvertrauen.

Fräulein XY verliebte sich in ihren Schwager. Eines Tages, als die Schwester nicht zu Hause war, hat sie sich dem Schwager in die Arme geworfen, sie liebkosten sich, küssten sich innig.
Sie genierte sich für diese Tat. Jedoch seit diesem Tag an konnte sie nur mehr mit geistig hoch stehenden Männern flirten.
WAS ist passiert?
Sie hatte als Mädchen ihren Vater sehr bewundert, sie wollte seine Zuwendung, seine Liebe. Er selbst war aber relativ gefühlskalt und hatte nur ihre Schwester, die schon etwas älter war, gefördert.
Mit dem Flirten (und dann nichts) rächt sie sich nun an den gebildeten alten Männern, an ihrem Vater; mit dem Kuss des Schwagers, an ihrer Schwester.

Das Lebenselixier der Neugier

Wird hoffentlich bis ins hohe Alter mitgenommen. Wer neugierig ist, lebt noch. So gibt es unter uns Alten so genannte Augenjäger. Die Beute bei der Jagd ist ein erotischer Anblick unter alltäglichen Umständen. So jagen Männer und Knaben nach dem Anblick eines freien Busens, einem Arschgeweih, wehenden Röcken von Radfahrerinnen. Bekannte Jagdgebiete sind dann Spotplätze, Jahrmärkte, der Eingang ins Schwesternzimmer oder ins Bad. Der Lederjäger ist immer bei einem Motorradrennen zu finden. Ein Stiefeljäger geht spazieren auf Reitwegen, um die Damen mit hohen Stiefeln zu sehen.

Ich hatte immer nur Sex, wenn meine Frau die Regel hatte.

Dieser mir bekannte Klient war in seinem ganzen Charakter besitzergreifend, alles gehörte ihm. Nun übt die Farbe Rot über dem Kontrast mit einer weißen Haut einen starken Farbreiz aus. Zugleich wird das Sehen von Blut als Eindringen in das Innere des Anderen verstanden (Eingriff) und damit als Zeichen der Besitzergreifung gesehen. Im ähnlichen Sinn ist die „Blutsbrüderschaft" zu verstehen.

Oft steckt in einem Menschen der Wunsch, sich zu verkleiden. Fachwort: Cisvestismus.

Ein Hang, den der Mensch hat, jemand anderer sein zu wollen als der, der er ist. Dabei wechselt der Mensch kaum sein Geschlecht wie beim Transvestismus, sondern nur Alter und soziale Zugehörigkeit. Oft gehen Menschen, die das ganze Jahr über brav, geordnet sein müssen (er musste Anwalt werden, weil der Vater es so wollte) als Gauner, Betrüger, Zuhälter auf Bälle.

Wenn Männer sich wie Knaben, Frauen sich wie kleine Mädchen kleiden, im Extremfall sogar die Rolle eines Babys spielen, ist das ein Ausdruck der Sehnsucht nach der Kindheit, eine Form des psychischen Infantilismus.

Ein sehr drastisches Coping, die Fixation an und zu Leichen: Nekrophilie.

In ihrer verständlichsten Form äußert sie sich manchmal spontan nach dem Exitus eines geliebten Menschen, indem der Tote liebkost wird, wie wenn er noch leben würde. Es ist mit einem Wort gesagt, die Unmöglichkeit den Verlust zu ertragen. Nicht loslassen zu können. Der Wunsch geht so weit, die Leiche bei sich zu behalten.

Meine Mitarbeiter und ich in der Übergangspflege machten seit 1979 so genannte differenzialdiagnostische Ausgänge, um in der Wohnung und im Milieu den Dekompensationsgrund aufzuspüren. Eines Tages waren wir in einer Wohnung, die übervoll an Unrat und altem Zeug voll verrammelt war.

Wir sahen unsere Aufgabe darin, mit der Klientin die Wohnung zu sanieren (wir wollten ja nicht die komplette Biographie dieser Frau weg schmeißen). Nach einigen Tagen harter Arbeit fanden wir eine total verweste Leiche unter dem Zeug sozusagen zugeschüttet. Die Frau war voll und ganz auf diesen Mann fixiert und wollte ihn nicht hergeben, sie hat nicht mitbekommen, dass dieser tot war.

Viele Menschen tragen diese Exitusliebe in leichter Form mit sich herum. Es sind Menschen, die Erwachsene nicht aushalten können und daher Totes mehr lieben. So kann man auch die Liebe zu Puppen sehen (Pygmalionismus). Aber auch die Liebe zu kränkelnden, totgeweihten Personen.

Früher hatten sogar Bordelle „Totenzimmer" eingerichtet, zwischen brennenden Kerzen spielten weiß geschminkte Prostituierte in einem Sargbett „Tote". Warum heute fast in jedem Liebesfilm Frauen immer wieder nur in Wohnungen verführt werden, in denen viele Kerzen herumstehen, gibt mir Altem über auf uns zukommende Neurosen zu denken. Einige Menschen wählen Berufe im Sinne ihrer Neigungen zu Toten.

Nicht minder interessant ist die Nymphomanie.
Oft in früheren Prägungssituationen wurden die Söhne höher eingeschätzt als die Mädchen. Die Mädchen haben darunter gelitten. Sie lernten aber sehr rasch, Männer von sich oder besser gesagt von ihrem Geschlechtsteil abhängig zu machen. So haben sie heute die Möglichkeit, viele, viele Männer zu demütigen, zu bestraffen. Sie können ihn erledigen, ihn bis zur Erschöpfung seiner Potenz herausfordern, um ihm dadurch zu beweisen, dass nicht sie das schwache Geschlecht sei, sondern ER. Sie wollen wie Kleinkinder (die zu wenig bekommen haben) nun alles haben. Sobald sie von einem Mann Besitz ergriffen haben, wird dieser sofort uninteressant und das nächste Spielzeug muss her.

10.   Coping und Charakter

Wenn viele Copings, also das Verhalten in den drei Persönlichkeits-schichten (S. Freud)
-    ICH (bewusstes Selbstbewusstsein, Selbstfindung,
     Selbstvertrauen)
-    ÜBERICH (Gewissen)
-    ES (Triebe)
sich im täglichen Leben als Handlung andauernd wiederholen, kann man eigentlich von CHARAKTER sprechen.

Analer Charakter
Eine nach S. Freud auf die anale Phase zurückgehende Persönlich-keitsentwicklung.
Hauptcopings sind:

Gewissenhaftigkeit
Pünktlichkeit
Sparsamkeit bis Geiz
Eigensinn
Trotz und Jähzorn
Freude an Pupswitzen oder analen Witzen

Genitaler Charakter
Er wird nach W. Reich als reifer gesunder Charakter definiert.

Hysterischer Charakter
Nach Jasper ist der hysterische Charakter als Coping:
Dramatisierung jeder Situation
Ichbezogenheit
Pseudosexualisierung
Intensive Phantasietätigkeit
Immer im Mittelpunkt sein müssen

Oraler Charakter
Wurde von K. Abraham beschrieben:
Ist die frühere orale Phase positiv gewesen, wird der Mensch eher ein Optimist. Er wird an die Erfolge im Leben immer glauben, da „die Mutterbrust immer fließt".
Tischmanieren
Orale Sauberkeit (kein schmutziger Mund, keine schmutzigen Worte) sind die Copings.

Wenn zu wenig gestillt wurde, entwickelt sich eine immerwährende Unzufriedenheit:
Der Pessimist als Coping.

Späte orale Phase
ist durch Beißen, Zerstörung, Einverleibung des Objekts gegenzeichnet.
Zerstörung
Hass
sind Copings.

Phallischer Charakter
Ist die Angst vor dem Kastrationskomplex.
Kühnheit

Waghalsigkeit
Entschlossenheit
Festigkeit
sind die überragenden Copings.

Urethraler Charakter
(Freud, Freneczi)
Die Urethra wird als erogene Zone in Zusammenhang gebracht.
Ausgeprägtes Schamgefühl
Brennender Ehrgeiz
Neigung zum Aufschneiden
Große Ungeduld
sind die Copings.

Sympatikotoner Charakter
Seitenspringer
Ausbrecher
Die Seitenspringer oder Ausbrecher waren ein Leben lang ein
sympatikotoner Typ. Immer aufgedreht, immer Adrenalin ausschüttend,
immer voll und ganz lebend. Kein Wunder, dass diese Menschen-
Typen im Alter noch aufgedrehter werden, als sie schon immer waren.
Sie haben den Hang zur Manie, Zornmanie oder gar einer schönen
Paranoia Erotika (damit wenigstens was los ist im Alter).

Parasympatikotoner Charakter
Der parasympatikotone Typ war eher schon ein ganzes Leben lang
ein „analer" Charakter sozusagen ein Beamter in Reinkultur. Er hatte
immer schon Angst vorm Leben. War Sicherheitsneurotiker, hat sich
über alles beschwert. Und sammelt heute im Heim alle „unkeuschen
Vorgänge", die er dann dem Heimleiter mit Stolz berichten kann. Er/
sie waren ein Leben lang eher „Lebensmuffel". Nun muss man dazu
sagen, dass auch die parasympatikotonen Typen einen Sinn erfüllen.
Sie bewahren die Maniker vor zu großen Fehlern, sie achten auf
Sicherheit
Vorschriften.
Sie zeigen uns, wo wir mehr überlegen sollten,
wo wir mehr noopsychisch statt per Gefühl handeln sollten.

Aber wie heißt es so schön:

„Langfristig gesehen sind wir alle tot."

Zufriedener Charakter
Hat es gut, er liebt auch im hohen Alter sein Leben und wenigstens noch Sex-Phantasien und Illusionen. Lassen sie ihm das Pornoheft, er erinnert sich so gerne, wie es war. Er weiß, das Schönste in einer Liebesbeziehung ist das Erlebnis und die Erinnerung aus der Biographie. Im Großen und Ganzen zieht er eine positive Lebensbilanz, wenn er daran denkt, wie er alle vernascht hat. Er lebt von den vier H's:
Humor, Heiterkeit, Harmonie, Hodenkratzen (wenigstens).

Mütterlicher Charakter
Dem geht es auch gut. Sie sagt sich in der Bilanz: Ich hatte mein Haus, meinen Garten, meinen Mann und wenn er unbedingt wollte, „hab ich ihn halt gelassen". Heute hab ich meine Enkelkinder und was ist denn Leben? „Leben zu machen". Ich habe drei Kinder, also hab ich mein Soll erfüllt. Dass der Sex aus ist, darüber bin ich froh, ich hab ja nie etwas dabei empfunden. Es musste halt sein, weil sonst mein Mann gelitten hätte oder gar zu einer anderen gegangen wäre.

Resignierter Charakter
Der war immer unzufrieden, neidig auf andere, die die schönere, reichere Frau hatten. Auf die Männer oder Frauen, die sich trauten, „fremd" zu gehen. Einen Höhepunkt als Frau hab ich nie gehabt. Gibt es das überhaupt? Sie/er hat Freude daran, jetzt im Alter wenigstens Krank spielen zu dürfen, da bekommt er/sie Zuwendung, weil er der Liebste aber auch der Kränkste der Station ist.

Copings heute:
Es ist doch interessant, dass die heutigen Alten „mit allen Wassern gewaschen waren", die es gibt. Kriegscopings, Vor- und Nachkriegscopings gab es in Hülle und Fülle. Der heutige Junge erlernt kaum mehr Überlebenscopings, so gesehen ist es kein Wunder, dass es auch zum Thema Sex so viele „Lebensberatungsbücher" gibt.

IX. Sex und Umkehrphänomen

1. Was ist das Umkehrphänomen?

Wenn die Hormone weniger werden,
werden die Gefühle und Affekte mehr.
(E. Böhm)

Gerade im Alter wird uns Menschen die Teilung des kognitiven Apparates, die Teilung der Psyche in zwei Teile, nämlich in eine Noopsyche und eine Thymopsyche sehr bewusst. Man irrt im Alter (solange man nicht ganz dement ist) zwischen seinen Gefühlen und seinem noch vorhandenen Wissens-Hirn (Thymopsyche und Noopsyche) umher, man wird in sich selbst aber auch noch durch die anderen „verwirrt". Diese Zweistufigkeit unseres kognitiven Apparates wird uns darin deutlich, dass es einerseits eine „Welt der Dinge" und andererseits eine „Welt der Gefühle" gibt.

Noopsyche	Thymopsyche
Welt der Dinge	Welt der Gefühle
Rationales ICH	Emotionales ICH

Der Mensch lebt normalerweise in zwei Welten

Mit zunehmendem Alter mischen sich die zwei Anteile immer mehr.
Am Ende drehen sie sich wieder ganz um:
Der Mensch wird wieder mehr thymopsychisch als noopsychisch.

Man lebt im normalen angepassten Leben in einer Mischung zwischen thymopsychischer Empfindung und noopsychischer Reaktion (Coping), In der Folge des Lebens geht der noopsychische Anteil mehr und mehr verloren und der Mensch beginnt wieder (so wie in seiner Kindheit üblich) seine Umwelt in erster Linie gefühlsmäßig zu sehen und zu empfinden und schön langsam auch aus diesem Blickpunkt heraus wieder als reines ICH zu leben.

Das Kind entwickelt sich von einem tyhmopsychisch-, lustbetonten Gefühlswesen, zum Über-Ich, zum Ich-, zum DU- und zum WIRgefühl und somit zu einem angepassten Lebewesen. Diese Anpassung versucht er/sie auch in und mit seinem Sexualverhalten.

Er versucht der zurückhaltende, der ich-geniere-mich-Mensch zu werden. Der „Feine" im Leben wie im Bett, obwohl er/sie obszöne Wörter beim Sex ganz gerne sagen möchte. Das Kind hat es da einfacher, dieses muss noch nicht „scheinangepasst" sein! Es agiert als Wesen mit einem hohen Anteil Lustprinzip. Es agiert im Lustprinzip mittels einfacher An-Triebe und Wünsche. „Inge will essen", „Luzi will spielen" und „Willi will motorisch „bumsend" tätig sein".

Wir in der Pflege kennen das auch bei behinderten Kindern, wenn die onanieren wollen, tun sie es, egal wer da gerade zuschaut oder nicht. Fertig, und weiter!

Die Umgebung, das DU, z. B. die Mutter, die Pflegekräfte interessieren ihn/sie nicht und schon gar nicht die weiteren Menschen, die da herum stehen und nur stören würden - würde man es noopsychisch sehen.

Unsere Kinder (und Dementen) diskutieren nicht mit uns. Unsere Kinder WOLLEN und wir müssen (wie heißt es so schön auch im täglichen Leben, „Der Blödere gewinnt immer!). Erst später lernt das Kind auch - ob es will oder nicht -, einen anderen Umgang, auch die anderen Menschen wenigstens am Leben zu lassen. Schön langsam verlagert das Kind seine Lustgewinne auf „höhere Motive" (Kunst, Studium, Ästhetik etc.). Lernt zu sublimieren oder seine Wünsche nach Macht und Aggression in verschiede Ersatzhandlungen zu verkleiden. Die Scheinanpassung oder Kultivierung nimmt ihren Lauf!

Erst im Alter kann und darf man, wieder der werden der man schon immer war. Da alle Scheinanpassungen ausfallen, wird das Lustprinzip wieder aus dem Keller der Gefühle hervorgeholt. Kulturelle Interessen werden häufig aufgegeben und weichen Machtbedürfnissen oder auch Aggressionen. Die ÜBERICH Bremsmechanismen verschwinden und die Menschen scheinen „unkultivierter" zu werden. Sie landen (zumindest teilweise!) wieder in der Thymopsyche - beim Lustprinzip und Trieb!

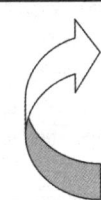
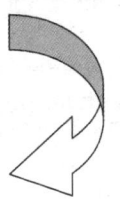

Umkehrphänomen der Entwicklung
Weg zur
rationalen noopsychischen Hirnleistung

Gefühlsseele Kind   Gefühlsseele hohes Alter

Hirnleistungsschwäche wird zur Gefühlsstärke
Im Sinne eines Zeitgeistphänomens

Zusammengefasst könnte man sagen:
Die Persönlichkeitsentwicklung beim Kind geht vom ES zum
ÜBERICH, und hoffentlich auch zum DU und WIR. Während das
Kleinkind noch ausschließlich dem Lustprinzip unterworfen ist, werden
mit zunehmender Entwicklung die ÜBERICH-Strukturen aufgebaut,
in denen kulturelle Dimensionen eine wesentliche Rolle spielen.
Umgekehrt verläuft die Persönlichkeitsentwicklung oft im hohen Alter.
Verkürzt ließe sich sagen: Hier geht der Weg vom WIR zum Du zum
ÜBERICH und ICH sowie zum ES zurück! Für die Umgebung und
für die Angehörigen scheinen sich plötzlich „persönlichkeitsfremde"
Handlungen durchzusetzen, die ÜBER-ICH-BREMSE lockert sich
und das macht den Angehörigen mehr Angst als den Klienten. Die
Angehörigen erkennen Papa und Mama nicht mehr. Sie entsprechen
nicht mehr dem gewohnten Bild des „angepassten" Erwachsenen.

Der Mensch fällt von der rationalen kognitiven Welt in seine Gefühlswelt
zurück. Das bedeutet nicht, dass Altern nur Verlust ist, nein, Altern ist
vielmehr Gewinn und Verlust. Den Teil, den der Mensch an kognitiver
Leistung verliert, gewinnt er in seiner eigenen Gefühlswelt zurück. Nun
ist das nicht für die Gesamtheit unserer psychische Leistungen zu
sehen, sondern immer nur fraktioniert. Einige Menschen können auch
im hohen Alter kognitiv gesehen noch Schiller und Goethe fehlerfrei
zitieren, aber trotzdem auf der Ebene der Sexualität infantil sein.

> Man landet im Alter wieder Da-heim.
> Man landet bei seinem Ausgangspunkt.
> Man landet in seinem Daheim.
> Man landet bei seinen Ritualen.
> Man landet bei seinen Intuitionen.
> Man landet bei seinen Prägungen.
> Man landet in seiner infantilen Sexualität.

Daher zeigt gerade die „Demenz-Behandlung" kulturelle Grenzen auf. Da es den Rahmen dieses Beitrages sprengen würde, auf letztere näher einzugehen, sei hier nochmals die Differenz zwischen Kindheitsentwicklung und Altersentwicklung unterstrichen. Verkürzt ließe sich sagen: In der Kindheit geben Rituale Sicherheit, die sich anhand von Redewendungen wie: „Bei uns in der Familie war das immer so..., man hat bei uns..., das hat es zu Hause immer gegeben..." deutlich erkennen lassen. Im Alter bewegt man sich dann in dieses in der Thymopsyche gespeicherte Milieu zurück. Man braucht wieder seine früheren Rituale, seine Rituale vom ersten Da-heim aber auch von den ersten sexuellen Empfindungen. Sie kennen das sicher aus der Praxis, dass einige Menschen z. B. ein Mann neben seiner Frau sitzt, mit der er 30 Jahre verheiratet war, und seine Frau sucht. Das heißt, er sucht ja nicht die jetzt vorhandene, sagen wir mal kurz gesprochen die noopsychische Alte, er sucht ja seine thymopsychisch gespeicherte Jugendliebe. Die hat er im Herzen (das man auch Thymopsyche nennen könnte), die hat er kollektiv gespeichert, fest verankert, auf die gehen seine Empfindungen und sein Sehnen wieder zurück. Die sucht er in seiner Unsicherheit und Verwirrung als Trost und Orientierung.

Das größte Problem (zu Beginn einer Demenz) ist die Unsicherheit: Ich kann mich an einen Herrn erinnern, der in seiner Wohnung stand und diese nicht erkennen konnte. Ich sagte zu ihm: „Aber erkennen sie nicht ihre Möbel, das sind doch ihre?" Und er sagte: „Junger Mann, damals beim Wiederaufbau kauften wir alle die gleichen Möbel". Nebenbei möchte ich aus diesem Grund erwähnen, dass es in ENPP ausgezeichneten Häusern so wichtig ist, neben der Milieugestaltung (diffuser Impuls) auch Sicherheitseckerln für den Einzelnen, sagen wir mal, als singuläre „Ecken" zu haben.
Die gleiche Reaktion kann ihnen auch passieren, wenn sie sagen: Na, das ist ja ihre Gattin, greifen sie ihr auf den Hintern, sie werden es doch fühlen." Dann wird er sagen: Das heißt gar nichts, alle Frauen haben einen Hintern!" Aber wer ist die Richtige? Sie wissen es ja schon jetzt, der, der „Ersten Frau".

Einige suchen aber nicht die Jugendliebe des Herzens, sondern die damalig erlebte sexuelle Faszination. Die Frau, die so toll im Bett war. (All das Gesagte gilt natürlich auch dann, wenn es nur in der Phantasie vorkommt oder vorgekommen ist).

Findet man nun diese erste Geliebte nicht vor, führt dies zu einem weiteren Verlust der Sicherheit, mehr und mehr treten somit Abwehrreaktionen (Ersatzhandlungen aus der Kindheit) von früher auf. Angstsymptome und ihre Reaktion, das typische „Schreien", mit der man sich als Kind schon aus der Scheißsituation herausholen konnte, werden wieder aktiviert.

Trotzdem bedeutet das „Schreien" nicht nur ein Unlustgefühl für die Pflegepersonen, sondern auch für den Klienten selbst.

Der Betagte beantwortet also diese seine Unsicherheit mit einem Unlustgefühl und daher mit pathologischen Ersatzhandlungen bzw. Copings. Jeder wird das einsetzen, was er aus seiner Thymopsyche, aus seiner Kindheit heraus schon konditioniert hat und demnach auch kann. Er wird entsprechend seiner subjektiven Möglichkeiten reagieren.

Mit depressiven Einengungen etwa, weil er sein ganzes Leben schon immer ein bisschen pessimistisch war, oder auch läppisch euphorisch, weil ihn Humor immer schon zu seinem gewünschten Ziel führte. Andere Reaktionsmuster, die wir später noch besprechen werden, können auch ein paranoides Verhalten oder gar eine Verwahrlosung sein.

Ich vertrete also die Auffassung, dass die meisten im Alter auftretenden Reaktionen aus unserer eigenen „Prägungszeit" und daher zeitgeistphänomenal sind.

So nebenbei erwähnt:
Am schönsten erkennt man die Zeitgeiststörung an der Paranoia im Senium. Das Paranoidogen, der Verfolger, verändert sich mit dem Zeitgeist. Zum Beginn unserer Forschungen gab es noch Klienten, die paranoid gegen Gasgeruch, später Russen, Amerikaner, Besatzungssoldaten oder Juden waren. Das verlagerte sich mit der Zeit auf Strahlen, auf die Atomgefahr, auf den Feinstaub, auf Gift sowie die Raucher. Da erkennt man noch die unwahrscheinliche Kombination zwischen reinem Gefühl und reinem Hirn, der Wahn ist NOCH „geordnet". Erst später kann er so auffällig gefühlsmäßig sein, dass man von einem ungeordneten Wahn spricht.

Nur das Paranoidogen beim Eifersuchtswahn oder bei der „Paranoia Erotica" veränderte sich **nicht** in der Zeit, da bleibt der Verfolger der Verfolger. Wir werden dies in einem eigenen Kapitel kurz abhandeln.

Nun sind die unteren Copings immer noch vorhanden, sind aber ein Leben lang latent geblieben. Beim Auftreten eines entsprechenden Auslösungsgrundes werden sie dann manifest. Der Auslösungsgrund verwirrt unsere Ordnung in der Zweistelligkeit unseres kognitiven Apparates. Wir können das Mischsystem zwischen Gefühl und Hirnleistung nicht mehr in gewohnter Art und Weise bedienen.

Pflegeimpulse müssen nun darin bestehen, die beiden Seelenanteile mit dem Klienten zu seinen Gunsten wieder ordnen zu helfen. Doch dazu müssen wir zuerst einmal den Einstieg finden - und das ist leichter gesagt als getan! Klar ist, dass dieser Einstieg bei „Verwirrten" auf der emotionalen Ebenen zu suchen ist, ja, dass kognitive Trainings sogar „Verschlechterungen" herbeiführen können. Zunächst ist einmal zu fragen:
Wo denn der Gesprächspartner, in unserem Fall der Bewohner, steht? Dann erst müssen wir den „Auslöser" suchen. Wir müssen fragen, was brachte den Patienten dazu, den Umkehreffekt eintreten zu lassen?

Die Antworten auf diese Fragen sind nicht leicht zu finden. Verschiedenste Dimensionen sind dabei zu berücksichtigen. Man hat sich zu fragen, hat diese Person die Vergangenheit bewältigt oder nicht, hat sie das Gefühl ihr Leben versäumt zu haben, liegt ihrem Leben eine Lebensschuld, eine Lebenslüge zu Grunde, ist sie der falschen Pflege im Sinne einer Überforderung oder Unterforderung ausgesetzt etc.?

Abstrakt lassen sich solche Fragen niemals beantworten. Es gibt auch kein methodisches „Kochrezept", wie man zu diesen Antworten kommen könnte.

Viele Psychiater kennen das Phänomen, das sie „Verlust der Libido" nennen. Nun geht die Kraft des Lebens meistens nicht plötzlich verloren (außer bei einer akuten cerebralen Dekompensation), sondern wie bei allen anderen Lebenstrieben auch über verschiedene Stufen.

1. Losigkeitssyndrom
2. Nostalgiesyndrom
3. Leichte, mittelschwere, schwere Verhaltenseigenarten.

Nun, so wie im täglichen Leben üblich, hat der Mensch sein Leben lang nicht nur pathologische Gefühle und deren Überkompensation zu den verschiedensten Lebenssituationen herum zu schleppen, sondern dasselbe System auch bei der Sexualität.

Erst in der Demenz kommen diese Verhaltenseigenarten manifest an das Tageslicht. Ein 40 Jahre lang verheirateter Mann lässt sich im 80. Lebensjahr scheiden und bekennt sich dazu, ein Leben lang schon homosexuell gewesen zu sein. Jetzt traut er sich, das zu machen und zu sagen, was er sich sein Leben lang nicht getraute. Soll und darf man dazu, „ehrlich" zu werden sagen, oder muss man diese Lebensänderung als Demenz bezeichnen, um den gesellschaftlichen Forderungen gerecht zu werden??

Ich möchte das obige hypothetische Beispiel, das es aber auch in der Praxis gibt, mit einem Beispiel aus meinen Leben ergänzen:

Ich wurde 1940 geboren. Für mich war als Stillung des Hungers der geprägte, konditionierte Hit zum Essen ein banales Schmalzbrot. Was wird man mir aber im Heim vorsetzen? Wahrscheinlich etwas Vegetarisches, oder gar Sushi oder sonst irgendeinen Fisch, den ich immer erbrochen habe. Keiner (weder meine Tochter noch die Pflegerin) wird von mir wissen, dass ich ein Schmalzbrot will: Ich werde, wie man in der Pflege sagt, die Nahrung verweigern. Kurze Zeit später mittels PEG Sonde zwangsernährt.
So sollte man auch das Sexualverhalten des alternden Menschen sehen vor allem begreifen, erfahren, lernen. WAS war üblich in welcher Zeit?? So wie mein Schmalzbrot und mein daraus resultierendes (für mich logisches) Handeln ist, ja, so könnte man sagen, ist auch Sexualität als regressiv infantil zu sehen. Man möchte plötzlich keine Frau mehr, sondern, so wie früher, das Schmalzbrot, also Zeit und Ruhe zum onanieren.

Der mögliche Verlauf beim Umkehrphänomen (die sexuelle Regression).

Regression der Sexualfunktionen im Alter bedeutet, dass die zur Gewohnheit gewordene Sexualität auch noch zur Gewöhnlichkeit wird.

Es-ist-nichts-Los-Syndrom im Bett
Nichts Neues

Kein Reiz, keine „Action".

Dann wird Sex immer gleicher und gleicher, aber auch immer lang-weiliger und langweiliger. Und was dann?

Liebe ist dann wie das Alltägliche, ATL wie Mittagessen, Morgen-gymnastik oder Baden (aber wozu?).

Therapie:

Liebeslockungen, Verlockungen bringen den Menschen zum Auf-leben. Machen sie es wie alle Tiere auch. Singen sie wie Vögel Liebeslieder, tanzen sie wie der Hahn vor der Henne, gurren sie wie eine Taube, betreiben sie wieder „Liebestänze".

Alle primitiven Naturvölker verwendeten und verwenden die Musik und den Tanz als Aphrodisiakum. Der Jazz wurde in Europa als Nachahmung von sexuellen Kulturtänzen eingeführt. Auch so ähnlich, so wird zumindest in der Literatur behauptet, ist es mit dem Wiener Walzer. Er wurde, so sagt man, als verführerischer Klang und Taktmuster geprägt und erlebt. Machen sie es wie die Tiere, verkleiden sie sich wieder einmal. Kleidung, Schmuck, Haartracht, Schminke sind ja auch nichts anderes als Symbole des Eros.

Regressionsverlauf

Schwund der kogn. Leistung	
Die Gewohnheit, wird zur Gewöhnlichkeit	Es-ist-nichts-Los-Syndrom
Kommt dann noch die Pensionierung dazu	Bedeutet dies auch noch den Schwund des Selbstbewusst-Seins, das man aber zum Sex benötigen würde
Folge, die Libido lässt nach	Folge ich will nicht mehr, obwohl ich noch könnte
Folge, die androgene Produktion lässt nach	Aus dem Ich-will-nicht-mehr wird ein Ich-kann-nicht-mehr
Folge, Impotenz	Folge, seelischer Exitus

Manche Menschen helfen sich mit Ersatzhandlungen oder eben diesem Umkehrphänomen

Beispiel für eine pathologische Ersatzhandlung:
Mein hier geschilderter Fall ist ein junger Mann, der mit Oligophrenie auf unserer Abteilung lebte. Er hatte eine ebenso schwachsinnige Freundin und so hie und da ging so etwas Ähnliches wie Sex zwischen diesen beiden recht gut. Als seine Freundin starb, griff auch das Umkehrphänomen in die tiefste Lade seiner Prägungen zurück.

Vorgeschichte:
Herr F. wurde, obwohl er behindert war, sehr streng katholisch erzogen. Als er selbst in die Onaniephase gekommen ist wurde ihm dies ab-gestellt. Die Mutter hatte ihm Fäustlinge angezogen und mit der Hölle gedroht. Er wusste, wie soll man sagen, kognitiv gesehen gar nichts von der Welt, aber das was er wusste, was ihm überblieb, war ein schlechtes Gewissen. Seine infantile Regression äußerte sich in einer Selbstbestrafung. Immer wenn Herr F. beim Onanieren von uns Pflegern gesehen wurde (oder er den Verdacht hatte), rannte er mit voller Wucht gegen die Balkonmauer bis er (wenn wir ihn nicht vorher erwischten) bewusstlos umgefallen ist.

Ganz anders regredierte Herr D.
Herr D. wurde ebenfalls streng erzogen, jede Onanie verboten. Er tauschte schon in jungen Jahren seinen Sexualtrieb gegen den Macht- und Aggressionstrieb und wurde Radrennfahrer. Solange er fahren konnte, hatte er seinen Ersatzorgasmus. Als dies nicht mehr gegangen ist (auf unserer Station), wurde Herr D. bösartig gegen alle Frauen. Er schimpfte sie obszön und wirklich bös. Nun, wie sie wissen, kann man einem Menschen nur das anbieten, was er in sich trägt (dies gilt ja auch für die so genannten Ratschläge). So dass wir seinen Aggressionstrieb, wieder zurück auf das Fahrrad statt gegen unsere Pflegerinnen, zurück tauschten. Wir kauften ihm einen Hometrainer und ließen ihn oft gewinnen. Das Symptom, die Frauen zu schimpfen, war damit beendet.

Sie sehen, der Regressionsgrad oder das Umkehrphänomen ist von der primären Ausgangsleistung des einzelnen Menschen abhäng-ig. Gerade in der Psychiatrie habe ich immer wieder stärkere Dekompensationsmuster bei Klienten gesehen als auf einer internen Station oder in Pflegeheimen. Geht man der Sache auf den Grund, so kann man schon die Aussage wagen, dass die psychogeriatrischen Klienten häufiger ihr ganzes Leben hindurch schon schwere pathologische Familienkonstellationen aufzuweisen hatten und sich hier daher auch die wirklich schweren Regressionsfälle viel öfter zeigen als auf einer internen Station.

In der Praxis geht es nun darum, das sichtbare Verhalten auf der Station (oder im Wohnmilieu) den - aus der Biographie erklärbar werdenden - frühkindlichen Verhaltensmustern gegenüber zu stellen. Dies schafft man am besten, indem man sozialgeschichtliche Dimensionen mit einbezieht und die in der Kindheit unserer Patienten vorhandenen „Zeitgeistsituationen" erforscht. In der Praxis hat sich in diesem Zusammenhang eine Skala (Parameter) bewährt, die von mir entwickelt wurde.

Natürlich erfordert ein derartiges Unternehmen eine bestimmte Übung. Lassen sie mich dazu ein Beispiel bringen: Klient XY reagiert fragmentarisch, d. h. beim Essen finden wir ihn auf der Erreichbarkeitsstufe eines 4-Jährigen vor, während bei ihm beim Baden auf die Erreichbarkeitsstufe eines damals 12-Jährigen geschlossen werden kann. Ich habe, wenn man so will, meinem Baum ein Maßband angelegt. Das heißt nun nicht, dass man das Verhalten eines kranken Menschen auf den Millimeter genau vermessen könnte. Aber es bedeutet doch, dass sich eine derartige Skala zur Einschätzung der jetzigen Erreichbarkeit eines Klienten in der Praxis bewährt hat. Eine möglichst genaue Einschätzung der „Erreichbarkeit" eines Patienten ist zwecks sinnvoller Kommunikation mit ihm aber auch für die Erhebung von biographischem Material von Wichtigkeit. Stellen sie sich nur vor, sie selbst agieren aus reiner Vernunft heraus und sprechen mit einem nur mehr thymopsychisch erreichbaren Menschen hochdeutsch und flechten medizinische Termini dazwischen ein.

Was soll der arme Mensch verstehen? Nimmt da nicht die Angst noch weiter zu? Lösen wir dadurch nicht ein weiteres Absacken in eine noch weiter unten liegende Copingstufe aus? Der Klient selbst versteht ja nur mehr die Sprache seines eigenen Milieus, in dem seine Baumwurzeln auch heute noch immer (oder sollte man sagen schon wieder) stecken. Solchermaßen kann man sich nie „begegnen", eine „verstehende" Interaktion erscheint dann unmöglich.

Diese hier angedeuteten 7 Copingstufen kann man den jeweiligen, in der Kindheitszeit vorherrschenden, ich möchte fast sagen, „Muss-Copings" gegenüber stellen und erhält so eine Sichtweise, die die „Normalität" des Patienten im Kindheitsalter bis zu einem gewissen Grad rekonstruieren lässt. Menschen, die sich in frühere Verhaltensmechanismen begeben, handeln im Regressionsfall auch heute nach diesen Mustern. Gerade aber das aktuelle Handeln, das Verhalten ist es, das wir von unserem Patienten wahrnehmen können. Solchermaßen haben wir dann auch eine Chance, die Vergangenheit des Klienten zu rekonstruieren.

Schlüsselreize spielen dabei eine wesentliche Rolle. Zum Beispiel mag es im Radio pfeifen und unser Patient wirft sich plötzlich unter das Bett. Die Auflösung dieses scheinbar absurden Verhaltens könnte folgendermaßen aussehen: Unser Klient wurde durch eine Bombe verschüttet - und jenes Pfeifen ist ein Schlüsselreiz geworden, der ihm befiehlt, sich zu verschanzen. Dieses für uns sichtbare, ich möchte fast sagen, **unerwünschte Verhalten,** rührt also nicht von einem Morbus Alzheimer her, sondern aus den vom Klienten erlebten traumatischen Ereignissen.

Diese Auslöser bzw. Schlüsselreize kann man nun in verschiedener Art anwenden und versuchen, auf welcher Ebene vom Patienten noch eine Reaktion zu erreichen ist. Auf der Reizebene, auf der der Klient nach einem entsprechenden Impuls wenigstens ein „Wetterleuchten" im Gesicht bekommt, also eine für uns eindeutige Reaktion setzt, auf dieser Ebene ist er nun „anzutreffen". Die solchermaßen eruierte Ebene ist einerseits die diagnostische, anderseits aber auch die therapeutische Ebene im Hier und Jetzt.

Gestatten sie mir in diesem Buch auch ein paar Sätze für Profis.

2. Interaktion mit der Sexualität

In der allgemeinen Krankenpflege wurden jahrzehntelang nur die somatischen Störungen und der sich daraus ergebende Pflege-aufwand berechenbar- und PC fähig gemacht. Wobei sich die kausale Grundlage zu diesem Denken anhand der ATL's orientierte.

Die psychiatrische Pflege hingegen bediente sich schon lange der

Idee, psychische Pflegeaufwände (psychische Pflegefälle) zu evaluieren. Der bedeutendste Parameter ist wohl noch immer NOSGER (Nurses Observation Scale for Geriatrics Patients) und die BPRS (Brief Psychiatric Rating Scale) sowie der Mini-Mental-Test, usw.

Diese hier wiedergegebenen psychogenen Einstufungsgrundlagen haben den Nachteil, dass sie nur zu einer Art Beobachtung und somit Ist-Standerhebung dienen. Sie beruhen ferner, und das ist aus meiner Sicht ihr besonderer Nachteil, auf der Grundlage der Irreversibilitätstheorie und der kognitiven Leistungen, ohne die Stimmungslage zu berücksichtigen.

Nebenbei:
In verschiedenen Pflegeaufwandserhebungsbögen fanden Fragmente dieser Bögen, mehr oder weniger willkürlich herausgegriffen und ohne Assoziationsgrundlage, ihre Aufnahme. Es ist somit nicht verwunderlich, dass ich auf Grund meines Pflegemodells einen eigenen Parameter (Interaktionsstufen), der der Reversibilitätstheorien entspricht, konstruieren musste.

Die Konstruktion an sich ergab sich aus meiner „biographisch-thymopsychisch" ausgerichteten Sichtweise der verschiedensten Symptome (Eigenarten). Wobei sich dieser Gefühlsparameter (emotionale Erreichbarkeitsmessung) aus den Grundlagen der Entwicklungspsychologie ergab, aber auch mit der Global Deterioration Scale (GDS) nach Reisberg, Farries, DE Leon, Crook ergänzt.

Mir persönlich war es ein Anliegen, vorwiegend die psychogenen Faktoren und die psychische Pflegebedürftigkeit und somit Pflegeaufwände im Kontext zu der jeweiligen singulären thymopsychischen Biographie der Klienten, berechenbar zu machen. Die Ausgangslage meiner Evaluierungs-Denkmöglichkeiten sind somit nicht die ATL's, sondern die psychogenen Erreichbarkeitsstufen (7) eines Klienten, der vorwiegend mit psychischen Problemen zu kämpfen hat. Der sich aus meiner Forschung ergebende Parameter richtet sich demnach auf die sich aus der Thymopsyche ergebende Reaktionsart und -weise aus - wie in meinen Büchern beschrieben. Ich unterscheide dabei 7 Interaktionsstufen, die je Regressionsgrad erreicht werden können.
Ich berufe mich dabei auf Prof. Berner und dessen Hypothese der Thymopsyche (hier eine Tafel zur Erinnerung für Insider)

.Diese grobe Einschätzung des psychogenen Befindens eines Klienten kann in der Fortbildung des ENPP erlernt werden. Kurz gesagt, geht es um die emotionale Zugänglichkeit eines Klienten, die sich aus der emotionalen Entwicklung (7 - 1) ergibt und die bei einer Dekompensation auftretende Umkehrphänomene erkennen lassen. Also das Zurückgreifen auf altbekannte aus der Kindheit stammende Rituale und Copings. So dass man zumindest 6 Stufen als Entwicklung der Thymopsyche vom Geburtstrauma bis zur Vollendung der Pubertät sehen kann.

Abbildung: Unterteilung der Gesamtleistung eines Individuums in Noo- und Thymopsyche (modifiziert nach Berner)

1.Sozialisation

Ohne Dekompensation, Weiterentwicklung der noopsychischen Anteile bis zum Exitus

2. Humor und Mutterwitz

Pubertätsende

3. Emotionale Grundbedürfnisse
4. Prägung und Identifikation (Sozialisierung)
5. Die An-Triebe
6. Intuition
7. Urgefühl

Geburtstrauma

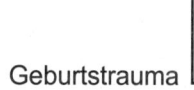

Dabei handelt es sich um einen groben Versuch, die Klienten (sprachlich und therapeutisch) dort abzuholen, wo sie sich tatsächlich gerade bewegen oder stehen. Bewegen deshalb, weil der Klient, so sagte mir eines Tages eine Klienten, „nicht den ganzen Tag dement sei". Der Sinn ist es, den Klienten in einer Höhe „ansprechbar" zu erreichen und ihn mit geeigneten Impulsen in die nächste höhere Erreichbarkeitsstufe zu bringen.
So kann mit diesem Parameter eine Differenzialdiagnose zwischen

dem subjektiven Befinden (das der Klient äußert) und einem objektiven Befinden unterschieden werden.

Das heißt, dass nach jedem durchgeführten Impuls erneut der jeweilige erreichte "psychische Ist-Status" evaluiert werden muss. Dies ist auch bei jeder Änderung des psychischen Zustandes (kompensiert, dekompensiert) so zu sehen.

Die Analyse des Regressionsgrades der uns anvertrauten Patienten erfordert nicht nur eine gewisse Übung, sondern stellt an sich schon eine nicht ganz leichte Aufgabe dar. Irrtümer sind dabei unvermeidlich, doch ist nicht die erste fehlerfreie Analyse des Regressionsgrades das, was angestrebt werden sollte, sondern vielmehr die Offenheit und Bereitschaft, eigene Fehleinschätzungen jederzeit korrigieren zu können.

Das heißt, es ist mir klar, dass jede Berechnung der GEFÜHLE Fehlerquellen in sich bergen muss. Trotzdem hat sich der Parameter in der Praxis bewährt.

---

1.   Normale Copings! Sozialisation

Auf dieser Ebene steht der „normale" Alte, mit dem sie noch ganz normal sprechen können. Vielleicht ist es notwendig, etwas lauter zu sprechen, damit er sie verstehen kann, wenn er schon etwas schwerhörig ist oder sie müssen etwas langsamer reden, damit der Klient ihnen folgen kann. Ein Betagter, den sie auf dieser Ebene einstufen, muss also kognitiv erreichbar sein. Ein rationales Gespräch jedenfalls ist möglich und in einer Grenzsituation kann er seine gewohnten „normalen" oder auch pathologischen Copings einsetzen, um die Situation zu bewältigen.

Erweiterte Scheinanpassung
Listen schreiben
Rubrizieren
Sammeln
Genitale Fixiertheit bis 1950
Stachelschweinsyndrom je Prägung
Johannistrieb Torschlusspanik
Perversionen, wenn es beide für normal hielten
Analer Sex, wenn es beide für normal hielten

2. Humor und Mutterwitz

Jeder von uns kennt Menschen, die äußerst humorvoll sind, während wir bei anderen diese Eigenschaft vergeblich suchen. Trotzdem ist - in der jeweils eigenen Art - Humor bei jedem Menschen in der einen oder anderen Form anzutreffen und darauf baut diese Stufe der von mir entwickelten Regressionsskala auf. Humor ist nämlich etwas, das uns verbindet. Und bei Menschen die sich im Rückzug befinden, ist es für das pflegende Personal besonders wichtig, jede nur erdenkliche „Verbindungslinie" zu nützen.

Leichter fällt uns dies natürlich bei Patienten, die ihr ganzes Leben hindurch schon den Humor, quasi als Ersatzhandlung, kultivierten und nicht erst in der Krisensituation des Alters auf diese „Gefühlsebene" zurückgeworfen sind. Dennoch gibt es auf dieser Ebene fast zu jedem Patienten gute Interventionsmöglichkeiten, die das pflegende Personal ganz bewusst nützen sollte. Sei es ein humorvolles Augenzwinkern, ein liebevolles Necken oder eine bewusst gewählte derb-fröhliche Sprache (die Sprache der Gassenjungen), der Erfolg lässt meistens nicht lange auf sich warten.

Diese Art von „Provokationstherapie" (Frank Farelly) ist dort, wo der Rückzug der Patienten noch nicht allzu weit fortgeschritten ist, sehr erfolgreich. Selbstverständlich geht es hierbei nicht darum, uns auf Kosten unserer Patienten lustig zu machen. Den Klienten soll nur geholfen werden. Und dies fällt auf dieser Regressionsstufe mittels einer kleinen, witzigen Bemerkung oftmals ausgesprochen leicht. Schließlich kommt im Witz eine Mischung von Mutter- und Kindersprache zum Ausdruck, d. h., man darf und soll in diesem Medium infantil sein und fühlt sich dabei auch entsprechend geborgen. Und genau das brauchen unsere Patienten.

Alle Anquatschen, „ein bisschen was geht immer"
Läppisch, euphorisch werden
Geschwätzig werden
Liebesbriefe schreiben, nimmt wieder zu
Liebesromane lesen vermehrt
Gefallsucht wird wieder aktiviert
Leichtes persönlichkeitsfremdes Sprechen und Handeln
Alle Copings progressiv steigernd
Voyeurismus
Augenjagd

3. Emotionale Grundbedürfnisse

Auf dieser Ebene zeigen sich bereits Verhaltensauffälligkeiten (Probleme) oder leichte kognitive Einbußen. Auffallend ist einerseits, dass sich unser Patient zunehmend öfter im Altzeitgedächtnis bewegt. Andererseits fällt auf, dass auch die ÜBERICH-Bremse nicht mehr so gut funktioniert und seelisch vernachlässigte Grundbedürfnisse aus der Kindheit (beispielsweise Aufmerksamkeit oder Zuwendung) jetzt eingefordert werden. Auf der Abteilung könnte unser Patient dieses Nachholbedürfnis durch ständiges nach der Schwester klingeln oder rufen zeigen oder auch indem er den ganzen Tag an ihr „klebt".

Flirten wieder üben
Schönsein wird ICH-Wichtigkeit
Lolita-Syndrom, Mädchen üben Verführungskünste beim Vater
Alle Neurosen werden manifest
Selbstverliebtheit, Narzissmus (vom Wir zum ICH) Auto-Sex
Obszön sprechen
Liebesbetteln
Besonders reine Menschen werden schlampig und schmutzig
Liebe wird zu Hass
Tatreue
Tatfolgereue

4. Prägung und Identifikation (Sozialisierung)

Eine besondere Form der Erklärung von Verhaltensweisen stellt die so genannte Prägung dar. Sie ist ein Mittelding zwischen einem psychoanalytischen Erklärungsmodell und einem lerntheoretischen (insofern als auch die Prägung lerntheoretischen Grundsätzen unterliegt). Entscheidend ist, dass Prägungen, wenn sie einmal stattgefunden haben, weitestgehend irreversibel sind.

Der Sozialisierungsprozess, in dem Prägungen immer schon vorhanden sind, schreitet beim Menschen von der Geburt an kontinuierlich voran und durchläuft dabei bestimmte Entwicklungsstufen. Sie sind durchaus typisch und werden zunächst mehr durch die Tatsache, dass jedes Kind in einer menschlichen Gruppe aufwächst als durch das besondere „So-Sein" dieser Gruppe, geprägt. Das Kleinkind lernt bestimmte Objekte lieben, hassen, fürchten. Die Gründe dafür lernt es später kennen. Nicht Tatsachen, sondern Gefühlshaltungen oder Gefühlsäußerungen scheinen zunächst auf das Kind einzuwirken und es entsprechend zu formen.

Die Haltungen und Normen der umgebenden Gesellschaft werden erworben, die Gefühlssteuerung wird erlernt. Das Kind entwickelt also innerhalb seiner individuellen Veranlagung ein emotionales Schema und damit die Bereitschaft, Tatsachen so wahrzunehmen und zu deuten, dass sie in dieses Schema passen. Diese Gefühlssteuerungen sowie die meisten grundlegenden gesellschaftlichen Verhaltensweisen erlernt das Kind zunächst durch Imitation und Identifikation.

Schon bei den Tieren können wir die Imitation (Nachahmung) eines bestimmten Verhaltens beobachten. Auch das Kleinkind übernimmt viele Verhaltensweisen einfach spontan von den Eltern. Die Nachahmung kann bis zur Gleichsetzung mit einer anderen Person führen, also zur Identifikation. Dabei wird nicht nur das äußere Benehmen möglichst vollständig nachgeahmt (Vergleich Schiller im „Wallenstein": „Wie er räuspert, wie er spuckt, das habt ihr glücklich abgeguckt"), sondern auch die Gefühlhaltungen, die Wertungen und Normen werden übernommen. Es ist eine Art Verschmelzungsprozess, eine Art Hereinnahme des anderen in die eigene Person. Dieser Vorgang verläuft größtenteils unbewusst. Man will nicht nachahmen, sondern man ahmt einfach nach. Die Verhaltensweisen des Vorbildes wirken so stark und werden so vollkommen übernommen, dass der Vollzug einer bestimmten Verhaltensform eben nicht als Nachahmung, sondern als Teil und als Ausfluss des eigenen Selbst empfunden wird.

Diese Prägungen und Identifikationsmuster, die im Laufe des Sozialisierungsprozesses erworben werden, sind für jeden Mensch-en zentral, doch gelingt es den Menschen in ihrem nach außen hin wahrnehmbaren Verhalten, diese frühen Prägungen und Identifi-kationsmuster zu transzendieren. Aber ab einer bestimmten Regres-sionsstufe ist letzteres nicht mehr möglich. Ein Zugang zu der alten Person kann dann nur mehr auf dieser frühen Prägungsebene gefunden werden.

Fixationen wiederholen sich
Angst vor Frauen kommt wieder auf
Angst, einen zu kurzen Penis zu haben, erneuert sich
Sexual-Verhalten wie damals als Bauer oder Arbeiter oder Bürgerlicher Fetischismus

Futterneid
Bei Gesprächen über Sex Abwehrverhalten oder Exazerpation
Affektive Copings wie Unruhe, Versteifung
Eventuell schon Halluzinationen
Schlüsselreize haben schon starke Wirkung
Heißhunger
Aggressionen bei Körperpflege und Kleiderwechseln
Aggressionen bei Basaler Stimulation und Snouzelen
oder Sich-tot-stellen

5. Antriebe

Ständige Unruhe
Erbrechen bei Mundpflege
Phallische Phase Drohung mit dem Penis
Onanierphase
Fingerfarben werden IN
Mit der Hand essen wird IN
Urethrale Phase „ich brunz mich an bei Angst"
Brandstiftungen
Bett anzünden
Pornojäger

Anale Phase 1
Liebt weiches Material
Sandfarben, Erde, Steine, Glaskugeln, Steine

6. Intuition und Mythos
Wir Menschen leben aber nicht nur von An-Trieben, wir leben auch
von der Intuition und von Mythen. Das heißt, man flüchtet sich in die
Intuition, wenn die kognitive Leistung nicht mehr ausreicht, wenn
man mittels letzterer die Welt nicht mehr verstehen kann. Man hängt
Hufeisen auf, beschwört Geister und ruft Schutzheilige an. Vor allem
die Mythen bestimmen, woran wir glauben, wie wir die Realität
interpretieren und welche Helden wir verehren. Die Hindus verehren
Kühe und wir folgen unseren Vätern. Der Mythos gibt Sicherheit und
Ordnung. Gerade die verwirrten Alten scheinen häufig in Mythen zu
leben. Sie träumen vom Krieg, der schönen Kindheit und der lieben
Familie, von der guten alten Zeit und vom blonden Fräulein. Mythen
schützen uns vor der Realität. Ebenso magisches Denken. Phantasie

und Aberglaube durchdringen sich wechselseitig. Der Wunsch, mit Hilfe von magischen Formeln glücklich zu werden, ist auch bei Alten auf dieser Stufe anzutreffen.

Obstipation oder Durchfall
Intuitiv allen Frauen auf den Hintern greifen
Analer Sex
Freude am Anmachen
Stuhlschmieren
Macht ins Bett als Trinkgeld für die liebe Schwester
Fäkaliengleichung

Anale Phase 2
Liebt weichen Stuhl,
Ohrenschmalz, Stallgeruch, Schmutz,
Ekel wird zur Lust

7.   Urkommunikation
Erst in der Stufe 7 entwickeln wir wieder ein Verhalten, das einem Kleinkind bzw. Säugling ähnlich ist. Die Patienten liegen oftmals nur noch teilnahmslos in einer embryonalen Stellung im Bett. Die Außenwelt scheint sie nicht mehr zu interessieren und/oder zu berühren. Das in der Pflegepraxis häufig zu beobachtende Betasten der eigenen Geschlechtsorgane und das Spielen mit dem eigenen Kot lässt den Schluss zu, dass nun das Spüren des eigenen Körpers von großer Wichtigkeit ist - vielleicht stellt gerade dieses Spüren des Körpers für den Patienten eine der wenig verbleibenden Möglichkeiten dar, sich seines eigenen SEINS noch bewusst zu werden.

Destruktivität, totale Passivität wird zur Freude
Flagellantisches Benehmen
Reizung der Haut, Kratzen,
Esshemmung
Wonnesaugen
Nesteln wird zum Selbststreicheln
Oraler Saugreflex, schluckt alles was herumliegt
Beißen, Daumenlutschen
Kotliebe
Sucht selbst Hautkontakt
Embryostellung

Der Ursprüngliche „psychogeriatrische Parameter" wurde des Öfteren auf seine Aussagekraft und seine Praxistauglichkeit überprüft.

Erwähnen möchte ich nur kurz:
Eine Wallner-Studle für die Interaktionshöhe 1 – 2,
DCM Dementia Care Mapping Untersuchungen, die die Verbesserung der Lebensqualität an Böhm-Stationen überprüfte. Dafür einen herzlichen Dank an Frau Dr. Claudia Zemlin.

Die Studie des Krankenanstaltenverbundes der Stadt Wien, mit seiner Projektleiterin, Frau Mag. Margit Ernst.

Die Erreichbarkeitsstufe in der Praxis der Übergangspflege
In der Praxis hat sich der Interaktionsstufenparameter vorwiegend bei den **Interaktionsstufen 3 - 4** tadellos bewährt. Wir konnten nachweisen (bei 12.000 Fällen), dass man psychogene Verbesserungen, die mit einer Entlassung aus der Anstalt gipfelten, erreichen kann. Wir konnten dabei einerseits eine subjektive Verbesserung aber auch eine objektive Verbesserung anhand des Parameters evaluieren.

Erreichbarkeitsstufe 4 - 5
Hier gibt es tausende von Pflegedokumentationen auf den Stationen im EU-Raum, die die Besserung des thymopsychischen Zustandes ihrer Klienten vorweisen können und bedarf keiner näheren Beschreibung.

Erreichbarkeitsstufe 5 - 7
Rabold-Böhm-Rott-Studie
Am fraglichsten, ob der Interaktionsstufenparameter brauchbare Ergebnisse liefert oder nicht, waren die Klienten in der Erreichbarkeitsstufe 6 – 7. Dies ist aus der Praxis heraus gesehen logisch, da es sich um Klienten handelt, die sich sprachlich kaum noch äußern können und eine Verbesserung oder Verschlechterung ihres Gefühlszustandes nur anhand einer Einschätzung ihrer von sich gegebenen Signalsprache möglich ist. Es erfüllte Gerhard Rott und mich daher mit Freude, als wir die Einladung erhielten (incl. Bewilligung der Ethikkommission), an einer Anwendungsbeobachtungsstudie als Tester teilnehmen zu dürfen.
Die primäre Studie und Anwendungsbeobachtung ging darum, fest-

zustellen, ob durch die Einnahme von L(+)-a-Aminoglutarsäure das Befinden von stark demenziell veränderten Menschen (bzw. Studenten) sich bessern könne oder nicht.

Als gegenüberstellender Test wurde verwendet
Pauli Test, apparative Testanordnung
BENTON Test
MWT
BECK Depressions-Skala
STI-6

Patientengruppe
1.)   nach Alter von 17 bis 25 Jahre, 26 bis 65 Jahre und über 65 Jahre
2.)   nach psychologischer Testserie, vor, während (8, 90, 180 Tage)
       nach Therapiebeginn mit Glutaminsäure für Verumgruppe??
       und
       Placebogruppe
3.)   nach den psycho-geriatrischen Erreichbarkeitsstufen

Anzahl der Klienten: 50
Dauer der Anwendungsbeobachtung:180 Tage

Diskussionsergebnis:
Die meisten Klienten, die im Programm aufgenommen wurden, sind schon bei der Erstbeurteilung als weit unter der Erreichbarkeitsstufe 7 zu finden gewesen. Dies hat mich veranlasst, eine Stufe 8, die wir embryonal bezeichnen wollen, einzuführen. (Neueste Diskussionen gehen dahin, dass die PEG Sonde die Nabelschnur ersetzen und damit ein Wohlbefinden beim Klienten auslösen könnte.) Diese 8. Stufe stütze ich auf die Beschreibung des Apallischen Syndroms und dessen Reizmöglichkeiten nach Juchli und der Urkommunikation als Vigilanzsteigerung.

Aussehen:
Die Klienten zeigen das Syndrom der völligen oder teilweisen Passivität (Destruktionstrieb) und zeigen damit folgende Elementarstörungen:
-    Quantitative Bewusstseinsstörungen
-    Benommenheit

- Somnolenz
- Sopor

Es wurden damit bei der Überprüfung der Vigilanz die Remissions-
zeichen nach Juchli verwendet.

Interaktionsstufe 8 und Vigilanztest:
8/1 reagiert auf Schmerz
8/2 beim Ansprechen öffnen sich die Augen
8/3 Drücken der Hand ergibt Reaktion
8/4 Fixationen möglich

Vigilanzsteigerung als Pflegeform
Hautkontakt
FF Kommunikation
Vibrationsempfinden
Energisches Ansprechen
Vigilanzreize wie Dias am Plafond
Alte Küchengerüche
Reizsprüche

ERWEITERUNG des Interaktionsbogens EBENE 1
wurde der in der Praxis im Test befindliche GEFÜHLSPARAMETER

Wenn sich im Interaktionsbogen zeigt, dass Klienten eine besondere
Störung in ihrem Gefühlsbereich und der Psychomotorik (Überprüfung
der Gefühlseinschätzung) haben, kann zur genaueren Abklärung
(meistens von Seelennahrungszustände) dieser Bogen einen etwas
genaueren Einblick zulassen. Dabei kann man eine Regression vom
kulturellen Gefühl bis zu den funktionalen Gefühlen einschätzen.

GEFÜHLE		Late-Life-Krise
1. Kulturgefühle	ästhetische Werte, Lernen macht Lust, Wertungen, Pflichtgefühle, Verantwortungsgefühl	WIR-VERHALTEN
2. Fremdwert-gefühle	Zuneigung, Abneigung, Liebe, Wertschätzung, Beziehungsfähigkeit, Interesse für andere	**DU VERHALTEN**
3. ICH-Wertgefühle ÜBER-ICH	Zuneigung, Abneigung, Beziehungsfähigkeit, Interesse für andere	
4. Charakter	Charakterstörungen, Narzissmus, Pessimisten	
5. Zustands-gefühle	angenehm, unangenehm, traurig, Sorge, Furcht	
6. Triebgefühle	Neid, Hass, Macht, Geltung	
7. Leib-empfindungs-gefühle	Schmerz, Kälte, Wärme, Magenschmerzen	
8. Psycho-motorik-Funktion	Bewegung, Feinmotorik	
9. Urgefühle	ICH-BIN-GEFÜHL	ICH-BIN-ICH GEFÜHL

1. Kulturgefühle ästhetische Werte, Lernen macht Lust Wertungen, Pflichtgefühle, Verantwortungsgefühl	**Ent-sinnlichung d. Noo-Werte** Zerstörung des Weltbildes Sprachliche Ent-fremdung Entfremdung Zeit, Raum, Ort
2. Fremdwertgefühle Zuneigung, Abneigung, Liebe Wertschätzung der anderen, emotionale Echtheit Beziehungsfähigkeit, Interesse für andere	**Ent-Emotionalisierung** Stimmungslabilität, Apathie durch Regression „Flucht aus der mir nicht mehr bekannten Welt"
3. Ich-Wertgefühle Eigenmachtgefühle, Selbstbewusstsein Über-Ich Schuld, Reue, Tatreue, Tatfolgereue usw.	**Ent-Ich-isierung** De-personalisierung, Desorientiertheit Verlust der Ich-Wichtigkeiten, der Ich-Sicherheit Paranoia im Senium

4. Persönlichkeitsbedingte G. Ehrfurcht, Taktgefühl, neurotische Störungen, Seelengefüge, Charakter Charakterstörungen, Narzissmus, Pessimismus	**Ent-Über-Ich-isierung** Durch Verlust der Über-Ich-Bremsen Zunahme der pathologischen Copings Urteile über die Welt- Kinderstube
5. Gegenstandsbewusste Gefühle Angenehm: Freude, Ruhe, Zuversicht Unangenehm: Traurigkeit, Sorge, Furcht, Unbehagen	**Entfremdung der Situationen** Ent-Humorisierung Kampf ums Dasein Generations-Endfremdung
6. Triebbedingte Gefühle Neid, Hass, Machttrieb, Geltungstrieb, Süchte	**End-trieblichung** Ergibt Verlust der Ersatzhandlungen Pseudo-Ich-Wichtigkeiten
7. Empfindungsbedingte Gefühle Leibgefühle, Schmerz, Kälte, Wärme, Magenweh, Heimweh, Einsamkeit	**Entfremdung des „Lebenshungers"** Somatisierung der ICH-Wichtigkeit
8. Funktionale Gefühle Bewegung macht Spaß, Psychomotorik	**Ent-motorisierung** Entfremdung durch Ent-eilung Entfremdung des Körpers „Er macht nicht wie ich will"
9. Urgefühl Urvertrauen, Urmisstrauen – Vertrautheit, Lust und Unlust	**Ent-menschlichung** Suche nach dem Paradies, erbarmungslose Selbstsucht der Kinder

Da alle Parameter eine Einschulung benötigen, begnüge ich mich in diesem Buch, diese nur vorzustellen.

ERWEITERUNG des Interaktionsbogens
EBENE 2
Ein grober Einschätzungsversuch bei sexuellen Problemen

Bei diesem Bogen geht es mir nicht alleine darum eine bestimmte Erreichbarkeitsstufe einzuordnen, sondern vielmehr um eine differenzialdiagnostische Aussage zu Bewohnern kontra Angehörigen zu erhalten.

Das heißt, wie sehen oder sahen die Angehörigen, ihren Vater, ihre Mutter vor der Dekompensation. Wer war er in ihren Augen? Natürlich kennt keine Tochter, kein Sohn oder sonst wer den Vater oder die Mutter in einer durchlaufenen infantilen Phase. So dass sie immer erschüttert sind, wie sich der Papa, die Mama so benimmt. Und wie erscheint er/sie uns nun, ist er/sie persönlichkeitsfremd oder war er/sie immer so?

Zweite Testmöglichkeit, keine Frage, muss es sein, einen Anhaltspunkt zu haben, ob ein Impuls seine Wirkung entfaltet oder ob unsere Interpretation ein vollkommender Blödsinn war.

Klar ist für mich, dass wenn Pflege professionell sein sollte, alle ATL's in diesem Sinne des Normalitätsprinzips in der Pflegedokumentation und Pflegediagnose in Erscheinung treten sollten.

3. Beispiel des Umkehrphänomens

Gar keine Frage, die Entwicklung geht von oralen Bedürfnissen über viele Entwicklungsstufen bis zum genitalen Sex oder auch bis zur versteckten Perversion. In Umkehrphänomen fallen die Menschen in ihren Gefühlen und Copings immer wieder um Stufen bis zur oralen Befriedigung zurück.

BASTELN STREICHELN TIEFENPSYCHOLOGISCH

8 Perversionen (verborgen)   manifest werden
  Sadismus, Masochismus usw.   des Umkehrph.

7 Fremdwertgefühl
  Stachelschweinsyndrom

6 phallisch (Phallus-Angst)

5 urethraler Sex
  5/1 mechanischer Sex

4 analer Sex
  Mysophilie - Schmutzliebe
  Koprophilie – Kotliebe

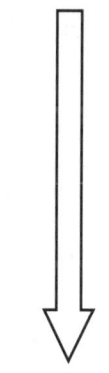

Die Fäkaliengleichung
  4/6   Infantile Steinzeit (anal und reich)
          Schön geformte Kieselsteine (steinreich)
  4/5   Kneten von Kitt, von Pech und Asphalt
  4/4   Das Liebesobjekt geht auf Zerfallsprodukte über
          Nasenschleimhaut, Ohrenschmalz, Zehenspielen
  4/3   Wendet sich der Farbe zu, Sandspielen

| 4/2 | Straßenkot, feuchten Sand |
| 4/1 | Kot zum Spielen |

3   Hauterotik (Peitsche)

2   oral bis sadistisch (beißen)
1   Narzissmus-Ich oral

EROS (LIBIDO)   **THANATOS**

4. Umkehrphänomen als Kalendersyndrom

Dein Alter sei wie deine Jugend,
aber nicht wie deine Kindheit.

Viele Jahre hat man den Lebensverlauf mit dem Sonnenlauf
verglichen

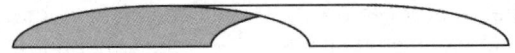

Lebenslauf im Sinne des Sonnenlaufs
Stufenalter des Menschen

Geburt: Lebenseintritt   Tod: Lebensende

Der Lebenslauf als Umkehrphänomen, als Gewinn und Verlust

Schon die Bibel bezieht sich auf die nachlassende sexuelle Leistungs-
fähigkeit im Falle König Davids.

„Als der König David alt war und hochbetagt, konnte er nicht mehr
warm werden, wenn man ihn auch mit Kleidern bedeckte. Da
sprachen seine Großen zu ihm. Man suche unserem Herrn, dem
König, eine Jungfrau, die vor dem König stehe und ihn umsorge und
in seinen Armen schlafe und unsern Herrn, den König, wärme. Und
sie suchten ein schönes Mädchen im ganzen Gebiet Israels und
fanden Abisag von Sunem und brachten sie dem König. Und sie war
ein sehr schönes Mädchen und umsorgte den König und diente ihm.
Aber der König erkannte sie nicht".

„Nichts bleibt wie es einmal war".
Sexualität ist eine Verhaltensweise, die sehr stark an die Gewohn-heit gebunden ist. Alter heißt, Anpassungsfähigkeit da oder verschwun-den??
Beginnen wir dieses Kapitel mit dem Ausdruck:
Die zweite Lebenshälfte.
Kalendarisches Altern

Was bedeutet es? Kann man das Leben so eindeutig in zwei Hälften teilen? Sicherlich nicht schematisch nach der bloßen Anzahl der Kalenderjahre, denn das Leben ist mehr als eine Rechenaufgabe. Im Übrigen weiß ja auch keiner, wie hoch er in der Jahresrechnung einmal kommt. Dennoch ist mit der zweiten Lebenshälfte etwas sehr Richtiges und Wichtiges ausgedrückt, nämlich dies: Es gibt irgendwo oder irgendeinmal im Leben eine starke Richtungsänderung, die ich gerne Umkehrphänomen nennen möchte. Dies geschieht entweder plötzlich, dann nennt man es Dekompensation. Oder eher allmählich, oft wird man sich dessen nicht einmal selbst bewusst. Nur die anderen merken, dass man schön langsam ein anderer wird, anders als üblich agiert und reagiert.

So nebenbei erwähnt:
Man könnte auch sagen, dass im Alter (meistens durch einen Auslöser bedingt) die Links-Hirnleistung (Hirn) weniger wird, das aber gleichzeitig die Rechts-Hirnleistung (Gefühl) zunImmt. Die Zunahme von emotionalem Verhalten entsteht dadurch, dass unsere Über-Ich-Norm nachlässt, sozusagen die Über-Ich-Bremsbacken versagen. Wenn unsere Normen nachlassen, unser „Über-Ich" schön langsam sterben geht, beginnt das ehrliche Leben ohne Lebenslügen und Selbstbeschiss, dann ist man der, der man ist:

• Plötzlich hören die Weißhaarigen auf, Haltung zu bewahren, sich anzupassen.
• Sie hören auf, die Formen zu wahren.
• Plötzlich haben sie alle Grundlagen ihrer moralisch ethischen Haltung verloren.
• Die Wohnung darf auf einmal unaufgeräumt sein.
• Auch als Zuckerkranker darf ich Mehlspeise essen (übrigens für eine Cremeschnitte verkaufe ich meine Seele).

- Plötzlich scheißen wir auf das Sparen und geben alles aus (aber nicht dem Enkelkind).
- Jetzt darf ich mich auch einmal besaufen.
- Jetzt brauch ich mich nicht mehr waschen oder rasieren.
- Schluss mit der Höflichkeit, mit der Scheinheiligkeit, plötzlich spielen sie nicht mehr die gute Seele des Hauses, „scheißen drauf".

Plötzlich sind die Menschen so, wie sie sind, ohne Über-Ich-Bremsen. So gesehen ist das Umkehrphänomen eine schöne Erkrankung, plötzlich darf man der sein, der man ein Leben lang im Verborgenen für alle unsichtbar war, aber mittels Ersatzhandlungen umspielt hatte, sein.

- Dass sie damit die Umgebung frustrieren, zum Wahnsinn treiben, interessiert sie nicht mehr.
- Eine Rücksicht auf andere gibt es nicht mehr.
- Plötzlich steigen die Ehekonflikte (die es natürlich schon ein Leben lang gegeben hatte) auf.
- Plötzlich schlägt der Papa die Mama oder vergisst sie überhaupt gleich ganz, weiß nicht mehr, wie sie heißt, wer sie ist und was die fremde Frau überhaupt da in seinem Bette macht.

Mit absoluter Bitterkeit (immerhin hat er seine Frau 40 Jahre lang gehasst, aber er-tragen) wird der Alterskampf, die Scheinheiligkeit der Menschen nun offenbar.

Die Pracht-Ehe ist im Arsch, Mama, die noch nicht so dement ist, um zuzugeben, dass sie ihn ja auch nicht wollte, ist entsetzt über den Papa. Plötzlich verlagert der Papa die nie erhaltene Liebe von seiner Frau auf den Haushund. Der darf nun ins Bett, der darf alles, seine Gattin nichts mehr.
Das ist aber kein Morbus Alzheimer sondern die Auswirkung einer ethisch moralischen Familienbiographie im Zuge des Umkehrphänomens.

Die Kinder stehen dabei, sind fassungslos, sie wollen die Schein-anpassung weiter, die sie gewohnt sind. Nur das kennen sie, das berichten sie bei einer Befragung. Wer der Papa, die Mama wirklich sind, haben sie nie erfahren. Das ist das, was bei einem M. Alzheimer Erkrankten die Familie wirklich stört.

So ist kein Wunder, dass der Papa, die Mama als „unangepasst" in ein Heim abgegeben werden. Wer kann es schon aushalten, zusehen zu müssen, wie man selbst einmal enden könnte? Gerade aber diese im Leben, in der Biographie unausgesprochenen Dinge gewinnen im Alter „Überhand", plötzlich spricht der angeblich „senile Papa, die Alzheimer erkrankte Mama" das aus, das sie immer aussprechen wollte.

Sie sagt, dass sie den Papa nie liebte, nur geheiratet hat, weil kein anderer da war. Er sagt plötzlich, dass er die Russin, die er in Stalingrad kennen und lieben gelernt hatte, nun vermisst. Dabei weiß er sogar, wie sie hieß, aber den Namen der Gattin weiß er nicht mehr.

Ein Skandal eine Un-angepasstheit ohne Gleichen?

Plötzlich fallen die Über-Ich-Normen weg, die Scheinheiligkeit stirbt (und nicht der erkrankte Mensch, ganz im Gegenteil, der ist wie neu geboren).

Der wohlerzogene (mit Über-Ich-Normen verformte Mensch) ausgeglichen (erscheinende) Mensch wird bei einem ganz simplen, ja fast lächerlichen Anlass zum un-angepassten aggressiven Proll!

Ganz plötzlich wird das Haar, das täglich auf den richtigen Platz gestriegelt wurde, dort nicht mehr liegen.

Ganz plötzlich wird die Frau nicht mehr vor dem Mann aufstehen (wie ein Leben lang), um ihm das Frühstück vorzubereiten.

Ganz plötzlich wird man eben wieder „thymopsychisch" agierend.

Man spürt in manchen Dingen einen gewissen Stillstand, ja sogar einen Rückgang von Kräften, über die man bisher ohne Bedenken verfügen zu können vermeinte. Was von diesem Ereignis an gerechnet, nachher noch an Lebensjahren zu erwarten ist, ist durch spürbaren Einschnitt getrennt. Deshalb nennt man diesen neuen Teil die zweite Lebenshälfte.

Nun, ob man nun will oder nicht, geht es doch im Leben zuerst bergauf und dann ab dem Einschnitt bergab. Es gibt eben ein Leben mit morgendlicher Frische, Lebenslust, Tatendrang, einem Himmel voller Träume, voller Geigen, voller Pläne und Erwartungen. Ein zunehmendes Kraftgefühl vergleichbar dem Ansteigen der Sonnenwärme gegen Mittag zu. Und dann die entgegengesetzte Bewegung, das Kälter werden am späten Nachmittag, das Abnehmen der Sonnenkraft, das Ausgehen des Elan vitals.

Ich hingegen glaube, statt an das Sonnengleichnis, an das von mir über viele Jahre empirisch erforschte Umkehrphänomen. Ich glaube an den Gewinn und Verlust im Alter: An den Verlust von IQ (Intelligenzquotient) aber an den Gewinn des EQ (Emotionalquotient)

UMKEHRPHÄNOMEN UND LEBENSKALENDER

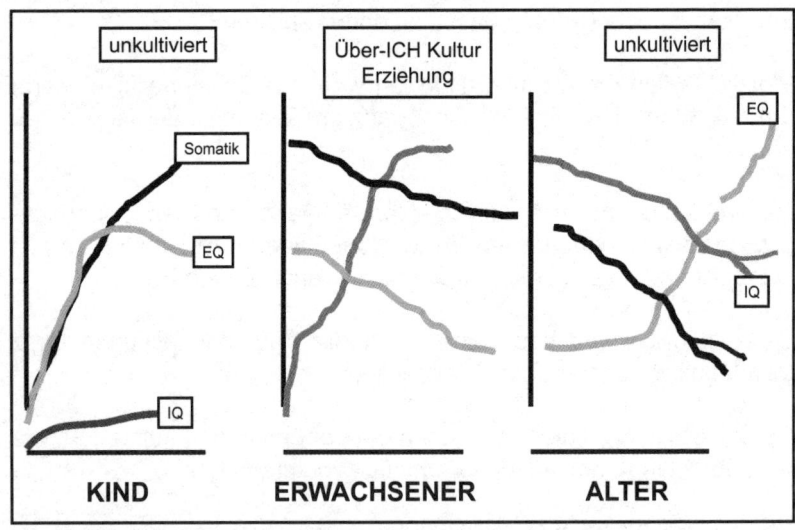

Das unkultivierte Kind wird durch die Erziehung kultiviert, der kultivierte Alte wird wieder unkultiviert.

Trotz der Zunahme des Gefühlsverhaltens kann der Alte kein Kind mehr werden, denn er hat eine komplette Biographie mit allen möglichen Copings kennen und erleben gelernt.

In der Kindheit

Ist der Anteil unseres Rechtshirns sehr hoch. Das Kleinkind ist emotional, benimmt sich unkultiviert. Mit einem Wort, es lebt im wahrsten Sinne des Wortes. Es lebt trieblich, emotional, intuitiv aus der unteren Lade, aus dem Bauch heraus. Der Anteil des Gedächtnisses (IQ) hingegen ist sehr gering. Woher auch?

Das Kleinkind lebt eben. Im Laufe des weiteren Lebens wird ihm dieses freie Leben ab-erzogen. Alles was das Kind an seiner Unkultiviertheit verliert, gewinnt es an Kultiviertheit. Das heißt, dass man schon beim Kleinkind von einer Verlust- und einer Gewinn-Reaktion oder einem Umkehrphänomen sprechen kann.

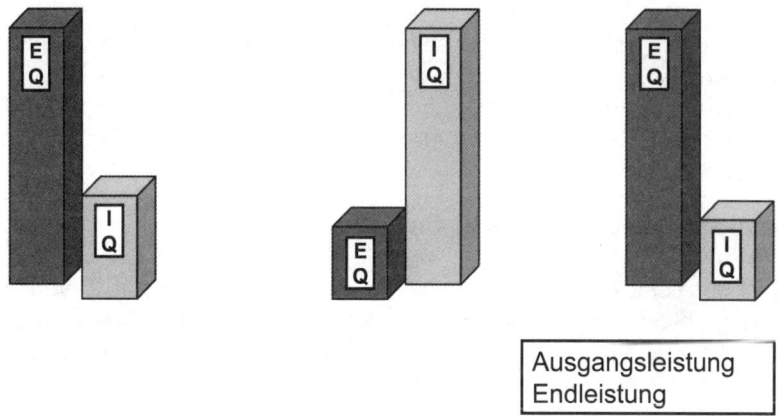

Ausgangsleistung
Endleistung

Umkehrphänomen in der frühen Kindheit
Verlust, Verzicht:
Im Säuglingsalter muss das Kleinkind seine Kleinkindphase aufgeben (verlieren), es muss sich der Mutterbrust entwöhnen, an die es sich gewöhnt hat, die es liebt.

Das Verwöhnt werden (Snouzelen) ist zu Ende. Mit dieser Umstellung, schön langsam etwas anderes zu essen als die Brust, muss es seine Bequemlichkeit aufgeben. Es darf nicht mehr wie früher in die Windel machen und alles unkontrolliert fahren lassen wie bisher. Es muss auch schön langsam lernen, seine Mutter verlassen zu müssen.

Gewinn:
Es gewinnt hingegen neue Werte. Es bekommt statt der Mutter mehr Selbstständigkeit, aber auch Eigensinn (Trotz). Es kann sich nun für die Selbstständigkeit als Gewinn entscheiden oder aber auch weiter in die Windel machen.

Umkehrphänomen in der Kindheit
Verlust:
Plötzlich ist das nur Spielen vorbei. Das Kind muss zu einer bestimmten Zeit aufstehen, um rechtzeitig in die Schule zu kommen. Es muss auf die Uhr schauen, um den Schulweg nicht als Spielweg zu verkennen. Das Trödeln ist vorbei. Es muss während der Schulzeit auf die Spielsachen verzichten.

Gewinn:
Es wird schön langsam aber sicher auf Linkshirnlastigkeit geprägt.
Es lernt die handfeste Alltagswelt kennen.
Es lernt sich zu benehmen, seine Über-Ich-Normen zu entwickeln.
Es lernt die Gesetze der äußeren Wirklichkeit (im Lesen, Schreiben, Rechnen usw.) kennen.

Umkehrphänomen beim Erwachsenen
Verlust:
Der nun schön langsam Erwachsene verliert seine Pubertät. Er verliert das grüblerische Suchen nach dem Ich, es ist nun vorbei. Man verliert das Anschwärmen von Stars als Idealbilder des eigenen Ich´s. Man verliert das Ausschwärmen von zu Hause, die Weltenbummelei mit Freunden.

Gewinn:
Wurde (hoffentlich) das selbstbewusste Handeln. Das Erreichen einer Position in der Gesellschaft. Es folgt die Ruhe und Geborgenheit durch die Gründung einer Familie.

Umkehrphänomen im Alter (Late-Life-Krise)
Verlust:
Gerade im Alter, in der Alterskrise ist die Veränderung des eigenen Lebens vorwiegend das des Fühlens besonders stark zu spüren. Dies deshalb, weil und (gegenüber der Pubertät oder Kindheitskrise) der Körper die somatische Kraft verlässt. Man merkt besonders stark die Entfremdung des eigenen Körpers als Verlust.

Kalendarischer

Verlust	**und**	**Gewinn**

Kognitive Mechanismen		Triebhaft - Affektiv
Nachlassen der körperlichen Leistungen	BALKEN	Erhöhung von globalen geprägten Funktionsmuster der Gefühle
Logik Rationales Zahlen Lesen Lineares Analyse Verbales Reihenfolge usw.		Rhythmus Bilder Farbe Gefühle Stimmung

Natürlich bilden auch im Alter die affektiven (Fühlen) und kognitiven (Denken) Mechanismen ein untrennbares Ganzes.

Trotzdem werden mit der Zunahme des Alters die triebhaft-affektiven Handlungen mehr als die rein kognitiven rationalen Lösungsversuche bei Konflikten.

Somit ist im Alter mit einem Verlust von kognitiven Mechanismen zu rechnen. Wobei diese aber mit triebhaft-affektiven Mechanismen kompensiert werden könnten.

Die Krisenbewältigungsstrategien sollten im hohen Alter mit dem (hoffentlich) erlernten EQ statt mit dem auswendig gelernten IQ stattfinden.

Es entstehen im Alter Handlungen, die der affektiven Logik entsprechen. Das heißt, alle Verhaltensrituale, die in der Kindheit erlernt wurden, treten stärker an das Tageslicht, da sie nicht mehr durch kognitive Bremsen gestört werden.

Die im Erwachsenenalter so viel gefragte Bildung, Kultur, Intelligenz nimmt natürlich im Alter (akut oder langsam) ab. Sie kennen das, man braucht eben mehr Schmierzetteln, um sich Namen oder Telefonnummern zu merken usw. Somit wird so nach und nach unser IQ weniger. Wobei es dabei anscheinend einen Zusammenhang zwischen Ausgangsleistung und Endleistung gibt. Der Mensch, der viel gespeichert hat, dem bleibt meistens auch noch etwas im Alter über und wenn es die Salondemenz ist.

Der, der nie etwas in seinem Kasten hatte, braucht im Alter auch nicht danach zu suchen. Da ist eben nichts zu finden.

5.   Umkehrphänomen bei Männern und Frauen

Nicht vergessen sollte man, so sagte zumindest Gail Sheehy, dass mit zunehmendem Alter **Frauen und Männer immer ähnlicher** werden. In den ersten zehn Lebensjahren ähneln sich die Geschlechter stark. In der Pubertät treten deutliche Unterschiede zutage. Mitte der Fünfzig beginnen sich die Geschlechter wieder einander zu ähneln. Männer entwickeln weibliche, Frauen männliche Züge.

Umkehrphänomen bei Frauen
Selbst das Mädchen ist ab der Geburt (und ohne Erziehung) im Grunde genommen wild, abenteuerlustig, unternehmungslustig und oft auch ein bisschen ordinär sowie triebhaft.

Bei der ICH- und ÜBERICH-Bildung werden ihr diese Lebensmechanismen genommen, sie muss sich anpassen, weil „Mädchen zu einer Frau" werden sollten. Sie müssen demnach der jeweiligen Kultur entsprechend zu der Gesellschaft passend Frauen spielen. Sie unterwerfen sich sozusagen einer Selbstzensur (Angst vor den eigenen Trieben) und erscheinen ab sofort brav zu sein. Aber was in ihrem Inneren vorgeht, das „geht keinen was an", das weiß die Umgebung nicht. Diese innere Innerlichkeit wird man erst (wenn überhaupt) gegen Ende des Lebens erkennen können. Dann erkennen, sehen können, wenn die Anpassungsfähigkeit zu Ende ist.

Im höheren Alter, wenn das ÜBERICH verloren geht, hört es sich auf mit der Scheinanpassung und die „wilde Hummel", die sie immer sein wollte, erblickt das Licht der Welt. Wer, so frag ich mich, soll da schon im Alter seine eigene Mutter, den Vater wiedererkennen können?

Umkehrphänomen der Männer

Gar manchem zum Mann erzogenen Lebewesen erging es nicht viel besser als den Frauen. Sie wurden zwar sexuell nicht so stark katholisch geprägt wie die Frauen, aber genauso unemotionell. Viele Männer, die heute Väter sind, wurden von ihren eigenen Vätern ohne emotionalen Bezug erzogen. Eine Umarmung war unmöglich, fast pathologisch angesehen.

Wie hört man so oft:
„Nein, ich kann mich nicht erinnern, dass mein Vater einmal sagte, ich hab dich lieb, mein Sohn".
„Ich hatte nie einen Vater, die Männer in meinem Leben waren alle brutal, meistens nur Onkel teilweise so genannte Neger oder Russen".
„Wenn mein Vater zu Hause war", hieß es nur „Ruhe, Vater hat gearbeitet".

Alle diese Prägungen kommen als Seelennahrungsmangel bei den eigenen Söhnen wieder ans Tageslicht. Da ist es doch fast schon paradox anmutend, dass die Männer - Väter mehr leiden als die Mütter, wenn die Kinder flügge werden.

Don Parrot, der Vizepräsident aus Detroit, beschrieb sein Paradoxon so: Wir haben viel dazu getan, unseren Kindern beizubringen, unabhängig zu werden. Aber jetzt sag ich, „so unabhängig brauchst du wieder nicht sein". Erst bekommen sie Ihren Führerschein, so dass sie wegen des Autos nicht mehr von mir abhängig sind. Dann machen sie einen Job, um nicht finanziell abhängig zu sein. Schließlich ziehen sie aus und ein leeres Heim bleibt zurück.

Fazit der Väter für ihr Paradoxon:
„Ich hatte früher keine Zeit für sie
Und jetzt haben sie keine Zeit für mich".

6. Umkehrphänomen und Sprache

So ganz nebenbei - wissen sie eigentlich, dass Kleinkinder gleich nach der Geburt schon je Kultur und Geschlecht anders schreien und weinen? Nun aber weiter im Text. Wie wir alle wissen, beginnt auch die Schwesternschülerin (oft banale Mädchen vom Lande) in der Krankenpflegeschule ihren Dialekt an den Nagel zu hängen. Sie legt alle ihre einfachen und so heimeligen Ausdrucksweisen ab und beginnt hochdeutsch zu imitieren. Oder sollte man sagen, weil sie vom Lande gekommen ist, zu überkompensieren, A. Adler? Plötzlich meint sie, sie spiele in einer höheren Liga.

Noch viel Ärger ist dieser Vorgang bei obszönen Worten. Übrigens der Termini obszön stammt aus der Theatersprache und hieß, „obszöne Worte sind Worte, die im Theater nicht gesagt werden dürfen". Schwesternschülerinnen nehmen daher die
Theatersprache an. Und erreichen dadurch ihre einfach gebliebenen Klienten nicht mehr. Da lieb ich als Betreuer, das in einem Heim einfach banal gebliebene Küchenpersonal, das sind fast immer die einzigen, die auf einer Interaktionsstufe mit den Klienten reden können und die auch eher verstehen.

Im Umkehrphänomen
Der Vater, die Mutter, die ein Leben lang hochdeutsch überkompensierten, sprechen auf einmal wieder geschlechtliche oder eksrementelle, obszöne Worte aus.

Da kann es schon vorkommen, dass nun das Schamgefühl, eine neurotische Abwehrreaktion von Seiten der Betreuer oder der Angehörigen anspringt.

Wenn man einem überkompensierenden Menschen ein anal besetztes Wort sagt, kommt es bei diesem zu einer ungeheuren emotionalen Entladungs-Reaktion.

Ich habe dies öfters (für solche brutalen Worte bin ich bekannt) versucht, dabei sind mir Stationsschwestern usw. davon gelaufen, mit dem Satz „Den kann ich nicht einmal hören". Natürlich sind solche Kolleginnen nicht nur auf mich böse, sondern auch nicht in der Lage, in einer Psychiatrie- oder Demenzstation zu arbeiten.

Wie kommt es zu dieser heftigen Reaktion?
Als Kind, in der infantilen Phase, übt man direkt und mit Freude solche analen Worte. Das kennt jeder der Kinder hat oder hatte.
Plötzlich kommt das Kind vom Kindergarten nach Hause und übt zu Hause die neuesten Errungenschaften. Da ist auf einmal alles Popsch, für Arsch, Scheiße und Lulu.

Dann wird man von den Eltern und Erziehern so lange gerügt, bestraft, bis man diese Worte verdrängt und als Selbstschutz nicht mehr hören darf und kann. Man verschließt die Augen und die Ohren, wenn jemand so ein „gaga" Wort in seiner Nähe sagt (man will ja nicht wieder von der Mutter gerügt oder bestraft werden).

Viele gut erzogene Mädchen saßen am WC und hielten sich die Augen zu, um nicht die bösen Worte, die an den meisten öffentlichen WC's an den Wänden stehen, lesen zu müssen. Im Umkehrphänomen bei betagten Damen ist dies als Reaktion wieder möglich. Sie gehen nicht aufs WC, weil sie Angst haben, dass da was Böses stehen könnte.
Sie schließen die Augen auf dem Klo, um so wie früher einer Bestrafung zu entkommen. Sie wissen, wir wurden alle so erzogen. Auch das Ansehen von unkeuschen Bildern bringt uns der Hölle näher. Und wer will das schon?

Erziehung zur „Angstbesetzung" obszöner Worte durch übertriebene Sittenstrenge

Aus einer Krankengeschichte:
Ein junger Mann hat sich als Kind in der Schule so eine Art Wörterbuch für obszöne Wörter zusammengetragen, um mit den anderen Mitschülern reden zu können. Dieses Wörterbuch fand eines Tages seine Mutter. Diese beschämende Entlarvung gerade von der Mutter führte zu einer Überkompensation der „reinen Sprache". Sie führte zur Unlust und Angst darüber zu sprechen.

Fall 2:
Ein Mädchen, das Beichten ging, wurde vom Herrn Pfarrer ausgeschimpft, weil sie das Wort Vagina bei der Beichte in den Mund genommen hatte. Kein Wunder, dass seelische Gegenkräfte gegen die infantile Sexualität, Ekel, Scham und Moral aufgebaut werden.

Nach Sandor Ferenczi (einem Epigonen von Freud)
Hat das obszöne Wort eine eigentümliche Macht, das gesprochene Wort erzeugt beim Hörer das „Vorstellen" dieser Handlung oder dieses Gegenstandes. Damit ist das Wort ein besonders wirksamer

Schlüsselreiz und kann auch (wenn man es kann) zur Erhebung von biographischen Storys verwendet werden.

Biographie-Erhebung (regressiv-halluzinatorische Belebung der Erinnerungsbilder)
Worte dieser Art erregen im Klienten oder Menschen (der sich gerade in der Überkompensation befindet) große Schamgefühle und werden affektiv beantwortet (Projektion).

Natürlich wird in einem Alterungsprozess, wie wir schon wissen, die infantile Sexualität wieder zu Worte kommen und unser Vater, unsere Mutter wieder „sau ordinär."

Da kein Kind seine Eltern kennt, werden die Kinder sehr frustriert sein, ihre Eltern so erleben zu müssen. Aber liebe Kinder, diese Wörter haben ihre Eltern nicht erlernt, weil sie einen Alzheimer haben, sondern immer schon (wie sie auch) in sich getragen.

7.   Auslöser für den Umkehrprozess

Als Auslöser für das Umkehrphänomen sind in der Literatur zirka 80 Möglichkeiten beschrieben, die ich hier nicht wiedergeben oder gar aufzählen will. Unabhängig von den in der normalen Medizin und Psychiatrie beschriebenen Auslösungsmomenten möchte ich gerne nochmals die für mich wichtigsten Auslöser nennen. Es ist das die Late-Life-Krise, die in einem eigenen Kapitel abgehandelt wird und, wer sagt es denn, die „falsch eingesetzten Schlüsselreize".

8.   Umkehrphänomen und ICH-ABNAHME

Ich frag mich oft,
„Bitte, wo geht's denn hier zu mir?"

Die Idee ist in mir sicher aufgetaucht, als ich den Mishna Spruch (Mishna, Sprüche der Väter, I, 14) gelesen hatte:
Wenn ich nicht für mich bin, wer ist für mich?

Um seelisch leben zu können, muss sich der Mensch mindestens einmal am Tag WICHTIG fühlen. Diese ICH-Wichtigkeit erhält man durch sich selbst aber noch mehr durch andere. Jeder kennt die

Männerfrage nach dem Sex, „Na Liebling, war ich heute gut" oder?

WER MAN IST, (erfährt man durch sich selbst)
WIE MAN IST, (erst durch die anderen)

Sie kennen das, man betrachtet alte Bilder, Schulbilder, Gruppenfotos und das Erste was man tut, man sucht sich selbst auf dem Bild (ICH bin):

„Bin ich gut getroffen"
„Wie hab ich da gut ausgesehen"
Sah ich so aus, wie ich mich sehen wollte und will??

Wir wollen eben unsere schönen Seiten herzeigen, nur unsere Schokoladenseite preisgeben.

Was ist aber mit der anderen Seite?

Der blinde Fleck in unsere Seele, den wir nicht sehen, den nur die anderen sehen?

Ich-Wichtigkeiten sind eine Art von
Selbsterhaltungstrieb und fördern das
Selbstwertgefühl

Dieses lernt schon ein gesundes Kind und drückt es mit folgenden Sätzen aus:

Erwin, jetzt schlafen
Erwin, jetzt Mutterbrust haben will
Ich, jetzt Essen
Ich will, Ich will

Sie werden das alle kennen, kaum sitzen sie mit ihren Freunden, wollen irgendetwas reden, kommen die Enkelkinder und setzen sich in Szene. So wird das Ich-Bewusstsein des Kindes geübt.

Der kleine Enkel zeigt ihnen das 10. Mal sein neues Auto, obwohl sie etwas anderes machen wollten. Die Enkeltochter ihre Wunde am Knie, es ist ihr dabei völlig egal, was sie gerade machen wollten.

Wenn die Kinder gegen unseren Willen gewinnen (und sie gewinnen immer), ist ihr Coping der Ich-Wichtigkeit gelungen, ihr Ziel erreicht. Die Erfüllung des Gewinnens gegen die Eltern oder Großeltern ist LUSTBETONT.

Kinder, die immer gewinnen, werden Menschen mit viel Eigenliebe - Narzissmus - und sind sozusagen von sich selbst begeistert.

Im Alter wird es wieder das zehnmalige Herzeigen des neuen Autos und wenn das nicht mehr klappt die Aufzählung der ärztlichen Befunde usw. sein. Am besten funktioniert dies bei Vereinen oder am Stammtisch. Da kann man sich, wie man heute sagt, „einbringen". Das ist überall so, auch bei Vorträgen, sei das in Vereinen oder Fachvorträgen. Der, der nichts zu sagen hat, weil er nichts weiß, zeigt als erstes auf ... und meint ...., dann kommt irgendein Scheiß.

Dieses Imponiergehabe hat im Allgemeinen das Ziel, den Erzähler auf eine höhere Stufe der Aufmerksamkeit, der Bewunderung zu heben. (Sie wissen ja schon, dass später, wenn man noch älter wird, nicht das Auto 10 Mal hergezeigt wird, sonder die Potenz durch einen ordinären 1er-Witz Ergänzung bei der Wirtshausrunde findet.)

Der sich Einbringende gilt in seinem Stamm, in seiner Gruppe durch seine Erzählungen plötzlich zumindest für sich selbst „mehr".

Der Mensch spielt eben gerne Theater: (auch sexuell).

Jeder holt sich seine Ich-Wichtigkeit mit dem was er kann.

Der eine sammelt Geld, der andere Wertsachen, Bilder oder nur Zeitungsausschnitte. Viele haben eine direkte Gier nach Urlaubsfahrten, dabei geht es gar nicht um das erreichte Land oder gar der dort lebenden Menschen, sondern alleine um die Möglichkeit beim Stammtisch oder bei der armen Familie (sie kennen die Einladungen zum Dia-Abend der Nachbarn) diese mit den tollen Dia-Vorträgen zu belästigen.

Einige haben einen besonderen Genuss, einkaufen zu gehen. Nur Markenware macht ein Ich aus, so meinen sie. Ich, der Armani, steht dann am Arsch der Jeans. Oder ich, der Boss, bin der Boss oder so ähnlich.

Manche brauchen, um wichtig zu erscheinen, eine goldene Markenuhr.
Der Volksmund hat wie immer die besten ICH-Wichtigkeitsaphorismen:

„Früher hatte er einen forschen Pimmel,
heute nur mehr einen Porsche-Fimmel".

Ob man will oder nicht unser ICH-Gefühl kann
bejahend:

Kraft, Stolz, Eitelkeit, Trotz
(Nur wer sich selbst liebt, kann auch andere lieben.)

oder

negierend:

Scham, Schuld, Reue, Verlegenheit (Ich werde nicht mehr gebraucht.)

sein.

Es unterteilt sich in

Eigenmachtgefühl:	**Selbstbewusstsein:**
„Selbstvertrauen"	**„Selbstwertgefühl"**
Tatendrang	**Träger von Werten**
Selbstsicherheit	**Ansehen**
Entschlossenheit	**Prestige**
Negativ	**Ehre**
Zaghaftigkeit	**das Gute, das Rechte**
Fügsamkeit	**Anständiges**
Verstellung	**Würde**
Anlehnungsbedürfnis	**Stolz**
	Eitelkeit
	Hochmut

ICH-WERTGEFÜHLE und Denkmöglichkeiten

Gefühlsdysregulation	Mögliche Ursachen	Mögliche Impulse
Pro Tag / einmal Normal	Was WURDE genommen	arbeiten statt basteln Sütterlln schreiben
Ein Vater stand immer um 3 Uhr früh auf, um für die Tochter einzuheizen	Er hat ein schlechtes Gewissen, er wollte immer einen Sohn haben, heute opfert er sich auf.	Logotherapie Wecker verstellen
Patient isst nicht	Er/sie hat gelernt mit Essen oder Essensverweigerung ihre Mutter erpressen zu können.	Wer hat mit ihm wie damals die Mutter gesprochen?
Geht nicht aufs WC	Hat Angst, obszöne Zeichnungen am Klo vorzufinden und will nicht unkeusch sein.	Wer hat ... Auslöser suchen
Sammelt alles	Gehört alles mir, weil mich keiner will. Ich sammele Fetisch, weil Menschen bekomme ich nicht mehr.	
Verweigert Therapie	Wer lange hustet, lebt lange.	Überdenken der Körpersphäre
Sitzt mit Wintermantel in kalter Wohnung	War jung, ist jung.	
Will keine schöne Kleidung	Sonntagsanzug „Herrgott den Tag stehlen"	
Paranoide Symptomatik	Strenge Erziehung, schon Idee, man hätte gesündigt, reicht aus.	Logotherapie
Ich-Verlust, irrt herum	Ist eine existentielle Bedrohung.	Geldbörse geben Schlüssel geben Heimatschein Identitätskarte
Ich-Verlust		Post geben

Sexuelle Ich-Mechanismen im Umkehrphänomen

Eigentlich müsste die Frage statt
WER bin ICH „WER ist ICH" heißen.

Jeder einzelne von uns Menschen trägt viele ICH-Identitäten in sich. Oft weiß man gar nicht, welches Ich man gerade ist. So bin ich Vater, Bruder, Dozent, Autor, Skifahrer, Motorradfahrer, Kunde, Patient usw. usw. Man spielt sozusagen auch beim Sexualverhalten verschiedene Rollen, die des familienversorgenden Gatten, aber auch den Liebhaber, die Rolle ich bin der Mann oder die Rolle ich ergebe mich der Frau und liege in jeder Liebesposition unten. Der gesunde Mensch behauptet in seiner ICH-Identität immer wieder, „dass er der bleibt, der er ist". Der Demente und organisch Kranke hingegen sagt und fühlt, „dass er nicht mehr der ist, der er einmal war". In der Gemeinschaft spielt der Mensch nur eine Rolle, die, die die anderen akzeptieren. Jeder versucht, die Rolle des Angepassten zu spielen. Keiner will Außenseiter sein, man spielt (auch wenn man es gar nicht will) die Rolle, die die Umgebung akzeptiert und annimmt. Sie kennen den angepassten Familienvater, der in der ganzen Gegend als lieb, brav, freundlich bezeichnet wird. Aber dann doch plötzlich als Kinderschänder in der Zeitung steht. Was ist ein Schauspieler ohne Publikum? Nichts. Was ist ein Lokführer ohne Lok? Nichts. Was ist ein Mann ohne Potenz, eine Frau ohne Koketterie? Ein Nichts.

So gesehen, wird es schon wieder klar, dass man beim Ich-Verlust eben auf niedere Geltungscopings zurückgreifen muss. Sie wissen schon, jeder muss wenigstens einmal am Tag das Gefühl haben, wichtig zu sein, um jemand sein zu können.

So wie im täglichen Leben üblich, kann man sich auch die Ich-Wichtigkeit beim Alterssex vorstellen. Wenn man mit seiner Potenz nicht mehr für seine Ich-Wichtigkeit punkten kann, muss man auf eine niedere Stufe zurückgreifen.
Diese untere Ich-Wichtigkeit holt man sich je Prägungsphänomenologie aus seinem Altgedächtnis- oder gar Tertiärgedächtnisspeicher herauf und setzt sie, um zu gewinnen, ein. Prägungsphänomenal gesehen spielt auch bei den unteren Ich-Wichtigkeiten immer die Erziehung, die auch übergreifend geprägt werden kann, mit.

So ist es kein Wunder, wenn ein Pfarrer eine hohe Liebesbindungs-fähigkeit (ehrlich gemeint) zu Gott hat. Aber gleichzeitig auch eine Ebene der Libido besitzt, die auf ein Liebesobjekt, Kinder, geprägt sein kann. Im Triebstau wird er für sich, für seine Ich-Wichtigkeit, sie können auch Bedürfnis sagen, auf sein geprägtes Liebesobjekt abstürzen.

Mit WAS mach ICH mich wichtig???
Wie heißt der schöne Satz aus der Bibel oder so ähnlich,
„Liebe Dich selbst - dann können dich auch die anderen gerne haben."

Die untere ICH Wichtigkeiten oder
WARUM funktioniert kein Date??

Wenn man sich im TV oder sonst wo Partnersendungen anschaut, fragt man sich, warum finden sich da nicht zwei zusammen? Warum bekommen die Leute (so sagen sie) an die 200 Briefe als Frau oder Mann und nichts klappt, nichts geht. Kaum ein Paar das zusammenfindet und umso älter die Leute werden, umso schwerer ist die Sache mit der Partnerschaft, da reden wir noch gar nicht vom Sexverhalten.

Nun, beim ersten Date stellt sich schon jeder etwas anderes vor, wie es laufen könnte. Sie natürlich, zumindest meistens, was anderes als ER. Diese Wunschvorstellungen gehen meistens nicht auf, das wissen sie ja auch wahrscheinlich selbst. Er in seiner Ich-Wichtigkeit erzählt nur noch noopsychisch (außer die Dame erregt seine sexuelle Faszination), was er alles kann und macht. Wer er ist, zu was er es noch bringen wird. Sie ist aber schon ein bisschen thymopsychisch, also wäre ganz wo anderes erreichbar, als er es ist.

Wenn sie sich nochmals treffen sollten, wird es noch ärger. ER und SIE erhoffen sich Sex je nach Ihren Prägungen. Wie soll das wieder klappen? Jeder ist anders geprägt, er will immer oben sein, er will ja zeigen, dass er der Chef ist. Heute will sie immer oben sein, sie will ja der Chef sein. Wieder nichts. Oder es fallen beide nach jahrelanger Sex-Abstinenz im Triebstau sozusagen in einer einmaligen Ekstase übereinander her und am nächsten Tag geniert sich jeder, den anderen anzurufen. Na klar, er hatte, obwohl 65, eine Ejakulation preacox und sie hatte nichts davon, außer einen zerrissenen BH und ein schlechtes Gewissen.

Sehr schöne Geschichten dazu gibt es in dem Buch „Alle Männer sind Freaks" von Elke Morri. Da liest man von einem Schuldirektor, der seine junge Kollegin eingeladen hatte. Am Abend nach einem tollen Abendessen zeigt der Herr Direktor der Neuen seine Kuscheltiersammlung. Hebt jedes einzeln vom Bett, küsst es und stellt es wo anders hin. Das letztere darf im Bett bleiben (allerdings nicht sie). Klar, er hat eine andere ICH-Wichtigkeit und Liebesbindungsfähigkeit als sie.

Oder da liest man von einem Muttersöhnchen, bei dem die Mutter das neue Liebespaar mit Kaffee weckte und er sich sozusagen nicht von der Mutter trennen kann. Selbst als er sich bei seiner neuen Freundin entschuldigen wollte, sagte er dazu, dass er vor der Aussprache mit Mama Unterhosen kaufen müsse. Wieder so eine schöne Geschichte, die aufzeigt, wie Biographie bis in die Sexualität hineinreicht. So dass jeder Mensch sozusagen eine andere Rolle spielt.

Jeder Mensch kann im Stress bei einer neuen Bekanntschaft mit seinem Gefühl wo anders sein. Treffen werden sich die zwei neuen nie mehr.

Man sollte für neue Liebespaare oder solche die es werden wollen einen Parameter schaffen. Sozusagen einen Fragekatalog, heute würde man sagen ein Liebessudoku. Hier ein Versuch:

First-Date-Katastrophen oder das Liebessudoku als 20-jährig und als 80-jährig	1 Normal	2 Mutterwitz	3 Sozialgefühl	4 Prägungen	5 Triebe	6 Intuition	7 Urgefühl
Libido-Trieb-ES			x				X
Eros					x		
Liebensbindungsfähigkeit SPEER			x		x		
Intimität	x			x			
Liebesobjekt							X
Liebesziel		x			x		
Reizleitung			xx				
Adaptionszeit		x				x	
Hormonspiegel	xx						
PRÄGUNG-ZEITGEISTSITUATION	x			x			
Libidotropismus SZONDI		x					
ICH-Fragwürdigkeit des Ich und Eifersucht	x			X			
Erwachsenen ICH Frühe genitale Phase							
Phallisches ICH		Bei jungen Leuten nur in Extase und sexueller Faszination					
Urethrale Phase							
Anale Phase							
Orale Phase							

Sudoku Erschwernis im Alter und in der Demenz

Bei älteren Herrschaften ist beim Liebessudoku noch das Umkehrphänomen und die Erreichbarkeit dazu zu zählen.

Genitale Phase	Kokettiersucht Lolita-Syndrom Elektra-Komplex Don-Juan-Syndrom Mutzenbacherin
Phallisches ICH	Penis, Klitoris wird erogene Zone, Rivalität Narzissmus WIE WAR ICH Entwortung der Vagina" Pygmalionsyndrom
Urethrale Phase	Wasserlassen macht Freude Name in den Schnee lullen Bettnässer Allmacht-Feuer
Anale Phase	Besitz, Sammeltrieb, Geiz Flatus im Speisesaal
Hautkontakt?	Embryostellung "Milch fließt immer"
Orale Phase	Beißen, Spucken

Biographischer Geltungstrieb und Sex der Trümmerfrauen

Was mussten wir heute ALTEN machen statt Sex,
um GELTUNGSTRIEB und ICH-WICHTIGKEIT zu erlangen?

Arbeiterkind
Wir wurden erzogen, tüchtig sein!
Die ehelichen Pflichten zu erfüllen, fertig.
Die Hauswirtschaft führen, statt "lieben".
Brav arbeiten, statt streicheln.
Kochen als Elan vital und nicht der Libido frönen.
Hatten nichts Gescheites anzuziehen.
Das heißt, wir waren wohl alle nicht "erotisch".
Mit einem Wort, wir sublimierten in der Arbeit.
Bei der Hausfrau wurde der Orgasmus beim Kuchenbacken fixiert.

Bürgerliche
Die primär Bürgerlichen studieren.
Die sekundär Bürgerlichen kümmerten sich, das Geld zu Geld kommt.

Dies und vielmehr noch waren unsere normalen Copings.
Nun, im Alter, im Umkehrphänomen, wo man sich oft auch körperlich
bedingt nicht mehr mit normalen Sachen wichtigmachen kann, greift
man auf in der Kindheit erlernte pathologische Copings zurück.

1. **Pathologische Ich-Wichtigkeiten**
   schreit die ganze Nacht laut
   somatisiert
   (ist jener Mensch, der den höchsten RR im ganzen Dorf hat)
   wird ordinär, ausfällig

2. **Negierende Gefühle**
   Scham, Schuld, Reue, Verlegenheit
   (Ich werde nicht mehr gebraucht)
   affektarm, ratlos, ängstlich
   Verletzlichkeit, Narzissmus

3. **Gefühl der Gefühlslosigkeit**
   Depression im Senium

4. **Verwahrlosung des Körpers**
   spielt krank
   nörgelt
   pinkelt in die Ecke
   spielt „Wenn ich groß bin..."

5. **Erhöht die ICH-Wichtigkeit auch brutal mit**
   Herrschsucht, Geltungssucht, Eifersucht

Wenn diese in der Kindheit geprägten Verhaltensmuster nun auch
noch bei den Sexpraktiken in Erscheinung treten, wird einem sogar
der eigene Partner/in, mit der/ dem man viele Jahre im Bett verbracht
hat, unheimlich.

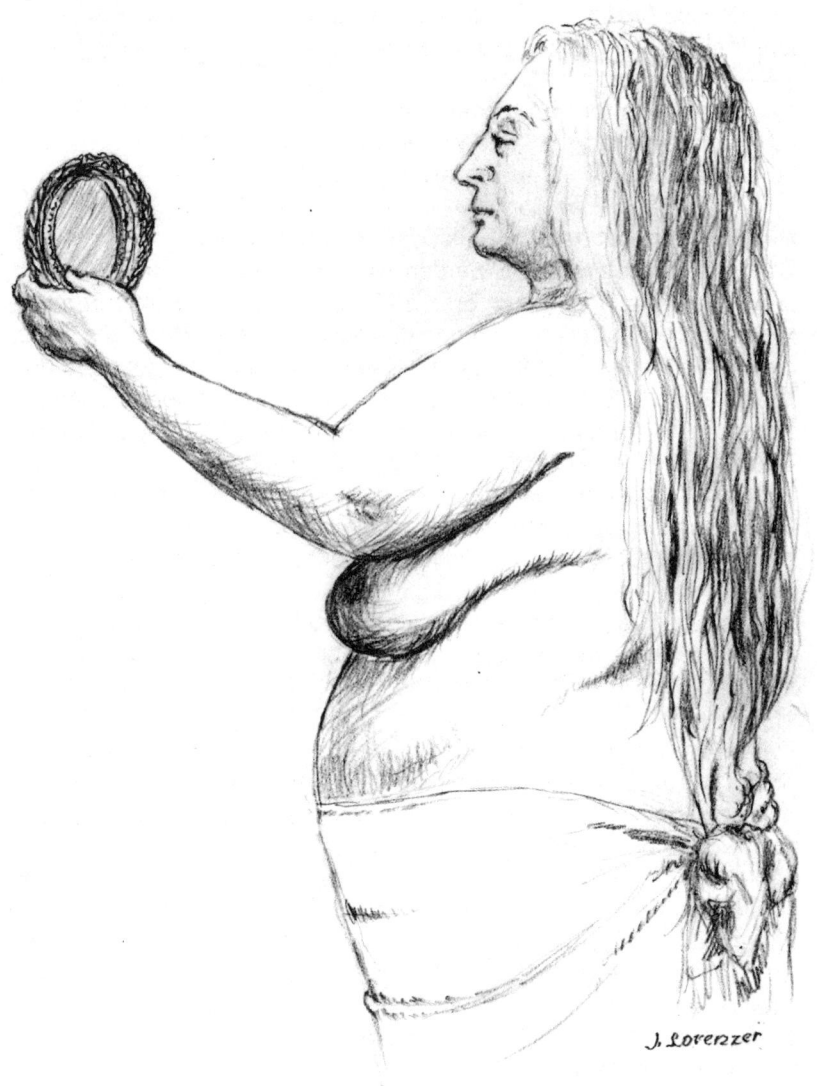

J. Lorenzer

9. Eros und ICH-Wichtigkeit der Frau

Ein diffuses Allerlei von Denkmöglichkeiten
Ich-Wichtigkeit Frau und Mutter zu sein:

**Die Geburtshelfer von früher sagten,
die Monatsblutung sei das Weinen
einer enttäuschten Gebärmutter.**

Die ICH Identität der Frau als „das lasterhafte Weib"
Über die nächsten Zeilen werden sie sehr staunen, wahrscheinlich
so wie ich, als ich sie zum ersten Mal zu Gesicht bekommen habe.
Meine nächsten Zeilen stammen nämlich aus einem Buch von 1930,
das Gräfin Agnes Eszterhazy im Ullstein Verlag herausgegeben hat.
Gräfin Eszterhazy schrieb 1930 „Das Weib ist dem Laster nicht inniger
zugeneigt, nicht minderverfallen als der Mann". Die Laster sind das
Endziel der Sehnsucht nach Lust und ihre Befriedigung. Diese aber
geht nicht immer den geraden Weg der Sättigung zu den Quellen des
Gewöhnlichen, es reizen sie die geheimnisdunklen Schleichwege zu
den Brunnen des Ungewöhnlichen, der unbekannten lockeren Lüste.

Die Laster, so schrieb sie weiter, sind die oppositionellen Demonstra-
tionen des Individuums gegen den sexuellen Kollektivismus. Sie sind
eine egoistische und egozentrische Flucht aus der Gemeinschaft.

Da die Frau Jahrhunderte lang vom Mann und von der Kirche unterdrückt wurde, entstand in ihr ein Minderwertigkeitsgefühl, das sie nun
mit einer gesteigerten Sucht nach Interessantheit und Absonderung
vom Normalen äußert.

Das Laster der Frauen wird zur ICH-Wichtigkeit, zur Befriedigung des
Unterscheidungsbedürfnisses, des sich Abhebens. Das Individuum
sucht in der Perversion das Ziel: Seine Befreiung vom Mann, die
Freiheit des ICH´s.
Signum einer Besonderheit in dem Rollenbild:
„Ich bin die größte Intrigantin"
„Ich bin die größte Flirterin der Nation (oder sollte man Station sagen)"
Die misshandelte Sexualität des weiblichen Individuums rächt sich für
diese Unterdrückung durch den Mann und der Moralgesetze (die ja
auch von Männern geprägt wurden) durch Ausschweifungen in der

Richtung der Perversion im Alter.

Balzac sagte:
In dem Leben der tugendhaftesten, der tadellosesten Gattin und besten Mutter gibt es einen Augenblick, in welchem sie sich befragen, vielleicht bedauernd, den berauschenden und bitteren Becher der Sünde nicht an ihre Lippen geführt zu haben.

Die Prostituierte und ihre Ich-Wichtigkeit
Die kommerzielle aber auch private Frau versuchte immer schon, durch ihre Sexkünste ihr Ich-Wertgefühl zu erhöhen.

Wie hieß der Aphorismus?
„Eine Frau soll am Herd eine Köchin
Im Leben ein Egel und
Im Bett eine Hure sein!"

Manche Frauen wollen und wollten immer schon „berühmt" werden. Wenn es mit der Hirnleistung oder dem Gesang nicht langte, legte man halt die Männer um. So sagen doch viele Freudenmädchen aus, „die Männer werden wie Wachs in meinen Händen". Sie sind stolz wenn ein Mann „fertig" ist. Denken sie an die Hetären (Gefährtinnen) die so genannten Tempelprostituierten im alten Griechenland (600 v. Chr.). Oder an Messalina Valeria aus dem alten Rom.

Später wurde Veronika Franko noch berühmter, sie bewohnte einen Palazzo und nur reiche einflussreiche Männer gingen bei ihr ein und aus. Auch die berühmte Anna von Ulm und viele andere Damen der Neuzeit, die uns täglich im TV begegnen, geben ein gutes Beispiel, dass Sexualpraktiken auch eine Erhöhung der ICH-Wichtigkeit ergeben können.

Viele alte Damen kenne ich aus dem Berufsleben, die nun in der Demenz versuchen, tolle Technikerinnen zu werden. Ihre Ich-Wichtigkeiten, die sie nie hatten, mit Sex zu erhöhen.

Sex als Aufnahmeritus in Londoner Gangs
Selbst junge Mädchen (sie wissen ja schon, oft ist die Pubertät ähnlich wie die Late-Life-Krise) greifen für ihr Ich auf Sex zurück.
So gehen in London immer mehr Mädchen zu rein männlichen

Straßenbanden über. Sie haben dabei die Aufgabe, Waffen und Drogen zu transportieren. Die Mädchen nehmen in Kauf, mit allen Gangmitgliedern zu schlafen. Erklärbar ist dies damit, dass die Ich-Identität als unterstes Mitglied in einer Gang größer ist als in der normalen Welt gar nichts zu sein.

Aussagen zur Ich-Wichtigkeit von Klientinnen

Lassen wir mit ein paar Worten Frauen/Bewohnerinnen selbst zu Wort kommen:

Wenn ich heute mit einem Mann herumspiele (sie ist 78 alt), dann will ich wenigstens den Respekt einer anständigen Erektion, nichts weiter.

... ich habe mein ganzes Leben lang die Vorstellung gehabt, wenn der Sex aufhört, hört auch das Leben auf. Aber Sex hört ja nicht auf. Er ist immer da in Form von Träumen und Vorstellungen.

Hermaphroditen
Es ging um einen Menschen (um eine Frau), der zuerst von dem Wunsch besessen war, von Frau zum Mann um operiert zu werden. Da ihm diese Operation verweigert wurde, lebte er schließlich unauffällig angepasst als Frau. Er entwickelte aber eine rege Verkleidungsstrategie, verkleidete sich als „Rocker" mit Lederanzügen und fand es erregend, in dieser Verkleidung alte Frauen auf der Straße zu schockieren.

In drei Jahren bin ich 80. Ich habe nicht das Gefühl, alt zu sein. Ich komme mir zeitlos vor. Wenn man noch so viel Liebesfähigkeit in sich spürt, dann hält das einen jung.

Ich wünsche mir für die Zeit, die ich noch zu leben habe, dass ich den jungen Mann, wenn er im Dienst ist, sehen kann. Dass ich ihn einmal küssen darf und wenn wir dabei im Bett landen, dann wäre das schon schön.

... junge Männer sind schon was Schönes und sie sind leicht verderbliche Ware. Wenn ich onaniere, dann denke ich an gar keinen Mann, sondern an mich (82 alt).

... da hab ich mir meinen ersten Liebhaber genommen. Das hat mir Selbstvertrauen wiedergegeben und mich in meinem Frausein bestätigt.

... die wichtigsten Männer in meinem Leben stehen auf meinem Schreibtisch, gerahmt und in den besten Jahren.

Ich-Störung der Frau
Älterwerden ist für die Frau noch schwieriger als wie für den Mann, weil nicht nur der Sex sondern auch der Eros schwindet.
Helene Deutsch schrieb einen Aufsatz über die „fortschreitende **Entwertung der Vagina"**.
Dies bedeutet, die Frau verliert ihre Schönheit und ihr Uterus verliert die Wichtigkeit als Fortpflanzungsorgan und somit eine Entwertung als Sexualobjekt, das zur Erschwerung eines Sexualaktes führt.

Ersatzhandlungen:
Umso älter das Weib wird, umso mehr putzt es sich auf.
Selbst bei einer guten Ehe können diese narzisstischen Bedürfnisse zunehmen. Meine Herrn das wird teuer.

> Bei einem Praktikum auf der Gynäkologie sagte unser Frauenarzt: Weißt du, es ist kein Wunder, dass Damen so viele alte Damen zu uns kommen. Wer greift sie denn noch an?
> Sie lieben ihren Flour albus, das ist doch wie ein Orgasmus.
> Es ist kein Wunder, das sie gestreichelt werden wollen und sei dies durch einen Einlauf oder sonstige Manipulationen.
> Narzisstische Bedürfnisse führen zum Schönheitschirurgen, zu der Idee der Anti-Aging-Bewegung.

Ablehnung einer Rolle, Psychosomatik
Einige Menschen lehnen ihr weibliches oder männliches Rollenbild ab. So dass es kein Wunder ist, dass auch die psychosomatischen Erkrankungen im Alter zunehmen.
Da sagt das Unbewusste zu einer Frau:
Ich brauch keine Brust mehr, denn der Mann, dem ich ein Kind schenkte, liebte mich nicht, die Kinder selbst wollen mich heute nicht. Ich habe Schlangen an meinem Busen genährt, wozu brauch ich da einen Busen?

Ich will den Uterus nicht mehr, der hat mir in meinen Leben bei drei Männern nur Unheil gebracht.

Wieder Beispiele aus meiner Gyn-Zeit:
Wir hatten einen alten Mann in der Ordination, der unter Blasenblutung gelitten hatte. Er hatte Zuhause bei der Gattin jahrelang keinen Verkehr, keine Erektion mehr gehabt.
Dann starb seine Frau:
Er lernte zwei Frauen kennen, die er abwechselnd besuchte.
Ende der Blutungen.
War das eine reine innere Ablehnung seiner Frau? Entstand aus dem Umkehrphänomen eine spontane Heilung?

Auch Frauen haben oft Zwischenblutungen mit 70 oder 80, weil sie nicht mehr WOLLEN. Übrigens ist dieses Verhalten geprägt. Oft spielten Frauen ihren Männern die Regel vor, um von ihnen „Ruhe" zu haben.

Einige Damen im Altersheim beschmieren auch heute noch ihre Unterhose mit roter Farbe.

---

10. Umkehrphänomen und Über-Ich

Fragwürdigkeit des Ichs und Eifersucht
Wenn Kinder in ihrer Prägungsphänomenologie (ICH-Entwicklung) Unsicherheitsgefühle eingeimpft bekommen haben, wenn ihnen das Eigenwertgefühl genommen, geschmälert wurde, dann kann es zum Symptom der Eifersucht vorwiegend im Alter kommen.
Sie besteht vorwiegend in dem Wunsch, einen Partner alleine zu besitzen. Oder alle Liebesstrebungen könnten ein Leben lang auf nur diesen einen Partner beschränkt sein oder werden.

Wenn ein Mann seine Gattin als Besitz wertet, verteidigt er diesen Besitz gegen jeden Rivalen. Hier geht es aber dann nicht um die Liebe, sondern um den Besitz (Fäkaliengleichung, wenn sie sich erinnern können). Als Symbol für diese Unsicherheit wurden der Keuschheitsgürtel (und die Ehe) erfunden. Die Eifersucht des Mannes ist der geprägte Reiz, nicht „liebeswert" zu sein.

Die Eifersucht der Frau ist zusätzlich mit bedingt durch die Sorge, dass das Interesse ihres Mannes an ihr verloren geht und ihre weitere Versorgung gefährdet sein könnte. Aber auch sie hat im Alter zunehmende unangenehme Eigenfragen betreffs ihres Liebeswertes. Eifersüchtig sind Frauen oft auch auf die beruflichen oder geistigen Hobbys ihrer Männer, da sie ja ihrem Gefühl nach ihre eigenen Ich-Wertgefühle schmälern.

Ich Wichtigkeit durch Partnertausch und Ähnliches.
Genau das Gegenteil der Eifersucht ist die Ansicht, dass der Besitz des Partners oder der Partnerin umso wertvoller sei, je mehr andere diesen Besitz anstreben. Der Herr des Harems sperrt zwar seine Schönen ein, aber er möchte sie auch zeigen, um beneidet zu werden. Eine Frau die entdecken müsste, dass sich kein Schwein um ihren Gatten bemüht, müsste ja rein glauben, sie hätte sich mit einer Niete eingelassen. Da sich der Wert eines Geschlechtspartners letztlich erst im Sexualvollzug erweist, geht der Wunsch nach einer Bestätigung des Wertes der Partnerwahl manchmal so weit, dass eine Untreue geduldet oder sogar gefördert wird. So geschieht das heute in der modernen Sitte des Partnertausches und des Gruppensexes.

Wie schrieb ich in einigen der letzten Zeilen:
Viele ältere Frauen und Männer wählen einen jüngeren Partner aus Ich-Bestätigungsgründen. Alle anderen sollen sie/ihn beneiden.

Ein Dichter, so berichtet Stekel, bekommt zu seinem 80-jährigen Geburtstag Blumen von seiner jungen Gärtnerin überreicht. Das Geburtstagskind benutzte die Gelegenheit, indem er das Mädchen zum Beischlaf aufgefordert hat.
Nach diesem Erlebnis machte der alte Herr und zwar im Frack sich selbst vor dem Spiegel eine anerkennende Verbeugung.
Die amüsante Geste zeigt, dass dieser Mann nicht mehr regelmäßig aktiv war und dass er etwas vollbracht hatte, was er sich selbst kaum noch zugetraut hätte.
Die ICH-Wichtigkeit, die Ich-Stärke, das eigene Zutrauen an seinen Körper wurde befriedigt.
Viele ältere Männer trauen sich sozusagen nichts mehr zu und werden dabei von der üblichen Moral unterstützt „in deinem Alter, aber Hallo".

Anerzogenes Ich-Mangel-Syndrom oder Pygmalionismus anerzogen.

Wenn sie das Musical „My Fair Lady" besonders lieben oder ihnen das eingeredet wird, seien sie vorsichtig. Wenn ihr Liebhaber sie immer „verkleinert" Puppilein, Mausilein; dann aber, Hallo.

Bernhard Shaw hat in der Komödie Pygmalion aus dem Bildhauer einen Sprachprofessor gemacht, der eine Londoner Blumenverkäuferin mit Dialekt in eine Dame verwandelt hat. Ursprünglich geht die Geschichte auf den König und Bildhauer Pygmalion zurück. Dieser hat sich in eine Statue, die er selbst anfertigte. „Galathe" verliebt und hat die Götter ersucht, man möge ihr doch Leben einhauchen.

Dem Pygmalionismus liegt also der Wunsch zu Grunde, eine Partnerin zu finden, die den vorgefassten Phantasien vollkommen entspricht.
> Puppen haben keinen Willen zu haben.
> Die Puppe wird sozusagen zum Spielzeug.
> Ist demnach nicht ernst zu nehmen und nur zum Spaß da.
> Zugleich ist aber die Puppe auch unansprechbar, da sie keine Seele hat.

Sie werden doch auch so eine Frau kennen, die sich wie eine Puppe (Barbie) anzieht, schminkt und bewegt. Aber Vorsicht meine Herren, die Damen haben kein Gefühl.

Ein Patient hielt sich im Schrank seiner Wohnung eine Schaufensterpuppe, dieser zog er Reizwäsche an und nahm sie täglich mit ins Bett. Genau dieser besuchte aber auch Ausstellungen und tätschelte beim Vorbeigehen die Statuen-hintern.
Seine Fixierung ging auf eine Verliebtheit in seine Schwester zurück, die eine Zeit lang Mannequin gewesen war.

Auszug aus einer Krankheitsgeschichte von Dr. Caprio

Vom Du der Frau zum ICH

Viele Frauen haben das Du-Gefühl nur gespielt, sie wissen schon, sie wollten und mussten versorgt werden. Im Alter kann das ICH-Gefühl und damit das erspielte Du abnehmen. Viele Prägungen zeigen, wie das ICH anerzogen wurde. So z. B über die
Paulinsche Regel:

„Von Zeit zu Zeit längere Enthaltsamkeit üben statt eheliche Unmäßigkeit, ist eine Paulinsche Forderung. Man vermeide an diesen Tagen, wo die Enthaltsamkeit nötig ist, jede liebe Unterhaltung am Abend. Man lege sich schweigsam zur Ruhe.
Und schlafe in unterschiedlichen Zimmern".
Eine andere Erziehungsmaßregel, die ein Du behindert:
Das Weib verhält sich in der Liebe mehr leidend als handelnd, sie ist nur die, die empfangen soll. Es soll eine Art Widerwille gegen Umarmungen aufgebaut werden.

11. ICH Identität beim Mann

Da Kämpfen und Sex
sich nicht vertrugen,
gaben sie den Sex auf.

C. G. Jung bringt in seinen Studien ein schönes Beispiel für das Umkehrphänomen des Mannes.

Erziehung Sozialisation:
Es war immer der Mann, der auf einem Pferd daher geritten kam, um die Prinzessin vor dem Drachen zu retten.
Die ICH-Wichtigkeit war gegeben.

Scheiße:
heute reitet aber die Frau oft selbst auf einem Pferd daher (na, super).

Der Mann wurde als Eroberer, die Frau als Verführerin erzogen und geprägt. Die Frau hatte bis zur „Emanzipierung" die Rolle des zu begehrenden Liebesobjektes. So wurde das Ich-Bewusstsein, das Selbstbewusstsein nur eines der rein „Begehrten".
Heute wissen es die Leute nicht mehr so genau, WAS sie sind oder WER sie sind.

Ich-wichtiger Sex bei Männern
Früher, so sagen oft Männer, hab ich meine Wichtigkeit in der (Arbeit) und Potenz gesehen. Heute kann man sich nicht einmal mehr Selbstbelügen und sich (wenigstens) mit seinen Eroberungen prahlen.
Dies ergibt eine Umkehr:

Altersangst oder Alterspanik.
Was ist der Unterschied?

Wieder ein Aphorismus:
Angst hat der Mann, wenn er ihn das
Erste Mal beim zweiten Mal nicht hochkriegt.
Panik ist, wenn er ihn zum zweiten mal
das erste Mal nicht hochkriegt.

Die Ich-Wichtigkeit zu steigern ist sozusagen sexuell nicht mehr möglich. Beruflich schon gar nicht, „wer braucht beruflich einen alten Mann, frag ich Sie"? Also geht das nur mit einem Triebtausch. Sex gegen Aggression zu tauschen, geht noch lange. Man kann sich in der Familie austoben, gegen die Pflegepersonen auflehnen, mit anderen Worten noch mal so richtig „wichtig" sein.

Viele Männer (Angehörige), die sich im Heim wichtigmachen, „bringen ihn zu Hause vielleicht nicht mehr hoch", so dass sie gegen das Personal „hoch gehen".

Ich-Wichtigkeit der Männer heute
Viele Frauen gehen heute arbeiten, der Mann sitzt im Haushalt. Dies stellt für viele Männer einen Rollenverlust, einen Ego-Verlust dar. Es ist eine neue verhasste Abhängigkeit von der Ehefrau.
Wer soll da noch Lust auf Liebe haben, frag ich sie? Klar, der einzige Ausweg ist, sich selbst anzuklagen oder Wutausbrüche zu bekommen. Es ist eine Art Angst vor der „Überflüssigkeit", die mit anderen Mitteln der Wichtigkeit „überkompensiert" werden muss. Wenigstens schön krank sein. Wenigstes alle anzeigen, schimpfen, schlagen, in die Hose machen, U-Bahn anschmieren oder wenigstens täglich betrunken sein.
Manche werden heutzutage Rauchkommissare oder Parksünder, Verfolger und zeigen Lokale an, in denen doch noch geraucht wird. Na ja, auch ein Höhepunkt, ein Orgasmus im Altersleben.

Ich-Störung ER
Viele Männer leiden unter der schwindenden Sexualität. Viele versäumen den Übergang und spielen eine Rolle des „noch jugendlichen Draufgängers", dessen Rolle sie vor einer Altersdepression schonen sollte. Auch viele Schauspielerinnen vergessen, dass sie

schon lange ihre Rollen ins Mutterfach verlegen hätten sollen und machen sich in ihren Rollen lächerlich.

Die Folge ist klar:
Alter Herr heiratet junges Mädchen.
Folge, Eifersuchtsdramen.
Folge: Dekompensation.

Wenn ein Erfolgreicher nur erfolgreich wurde, weil er Tag und Nach sublimiert, nein gearbeitet hat, dann hat er wahrscheinlich im Alter ein sexuelles Nachholbedürfnis. Sie ziehen Bilanz, kommen dabei auf die Idee, dass die Liebe fehlte und „wollen einen Goldfisch", um ihr Nachholbedürfnis zu befriedigen. In den nächsten Generationen könnten diese Symptome auch bei Frauen sichtbar werden.

Die wohl blödeste Empfehlung in den Ratschlägebücher lautet:
„Kuscheln sie in bisschen, es muss ja nicht immer Sex sein".
Die reden vielleicht einen Scheiß zusammen, wissen die noch nicht (ich weiß, wovon ich spreche), dass nicht einmal mehr Kuscheln geht, weil einem in jeder Position alles weh tut?
Na, da funktioniert die Ersatzhandlung böse dreinschauen schon viel besser.

Schön sein bei Männern
Man glaubt immer wieder, dass das Entwicklungsstadium „Schönsein" nur bei den Frauen tragend sei, nun, im täglichen Leben trifft dies noch viel mehr auf den Mann zu, als man glaubt.
Oft liegen Potenzstörungen und Depression im Senium beim Mann nicht am sinkenden Hormonspiegel, sondern an seiner eigenen Wertvorstellung. Männer reagieren furchtbar negativ auf das Ausbleiben bewundernder Blicke, auf einen Haarausfall.
Männern, die auf ihr Aussehen und ihre Kraft gebaut haben, wenn sie Eroberungen machen wollten, kommt die plötzliche Gleichgültigkeit jüngerer Frauen ihnen gegenüber besonders hart vor.

Von Cary Grant ist bekannt, dass er im Alter von 59 den Film „Charade" mit Audrey Hepburn nicht mehr drehen wollte, weil er Angst hatte, mit der jungen Audrey eine Liebesszene drehen zu müssen und Hepburn lachen könnte.

Allerdings, und das muss man auch noch sagen, geben ja viele alte Männer und Frauen zu, dass „Altern an sich nicht schön ist" und das „Alte Leute nicht schön sind", aber eines haben sie, „Ausstrahlung". Schönheit in der Jugend ist kein Verdienst aber eine jugendliche lebensfrohe Ausstrahlung im Alter schon.

In der Bewegung, im Gesicht, in den Augen (im Postkasterl der Seele), in der Sprache kann noch viel Leben sein, das einem - ob nun Mann oder Frau - viel an verlorenem Sextrieb zurückgeben kann.

Ein Aphorismus aus dem Volk:
„Auch wenn am Dach schon Schnee liegt,
kann es im Tal noch grünen".
(unter „am Dach schon Schnee" versteht man natürlich die weißen Haare am Kopf)

Vom DU zum Tier
Eine schöne historische Beschreibung zu der Gattung Mann findet man in einem Artikel über Tierzüchter.

Zitat:
Taubenzüchter bilden sich nicht wenig ein auf ihre Geschicklichkeit, die unglaublichen Spielarten willkürlich herzustellen, aber um eine richtige, zweckmäßige, veredelnde Menschenzucht bekümmert sich niemand, und der Staat lässt das Gesindel sorglos weiterzüchten.
(aus „Die eheliche Pflicht", 1879 Dr. Weisbrandt)

Minderwertigkeitskomplex und Überkompensation beim Mann.
Glaubt man der Individualpsychologie nach Adler, so ist es doch so, dass Minderwertigkeitsgefühle immer kompensiert oder überkompensiert werden. Ein bedeutender Mann sagte einmal, man könnte zu Adlers Thesen sagen:

„Ich bin so klein, also muss ich auf Stelzen gehen".

Viele besonders hässliche Frauen bauen ihre ICH-Wichtigkeit auf die Technik beim Sex auf. Damit kann jede „schöne" Frau draußen bleiben. Sie haben beim Sex viel Technik aber auch viel Taktgefühl. Weder einen hässlichen Mann noch einer hässlichen Frau würde es einfallen, beim Geschlechtsverkehr den Missfallen seines Partners zu erregen. Sie sind anmutiger, meistens so sagt man, hygienischer, haben mehr Übung. Lustig ist, dass gerade schöne aber ängstliche

Männer, die sich auf schöne Frauen nicht zutrauen, hässliche wählen. Sie glauben, bei der Hässlichen Chef sein zu können. Aber die überkompensierende Frau wird sehr rasch auf Grund ihrer Eigenarten gewinnen und den „Schönen" schlucken. Der Besitz ergreifende Mann wird zum „verhafteten".

Ich-Wichtigkeit „paradox"
Das Paradoxe, das in einem Wesen liegt, das gleichzeitig sinnlich und stumpfsinnig ist, wird oft von Männern gesucht. Viele Frauen spielen das „arme Hascherl". Die Sätze wie:
„Das kann ich nicht, bitte hilf mir,
mach bitte, ich bin zu schwach"
gewinnen dadurch in ihrer Ich-Wichtigkeit.

Viele Frauen, die die dumme Gans spielen, kommen im Leben besser davon als „emanzipierte Frauen", die den Männern zu stark erscheinen.

Männer, wenn der Sex nicht mehr geht, „genieren" sich.
Das bedeutet für sie eine existentielle Bedrohung. Wenn sie sich bedroht fühlen, regredieren sie und reden auch mit ihrer Frau nichts mehr über dieses Thema. Trotzdem es Viagra gibt, kann aber schon alleine dadurch eine kleine Eifersuchtsparanoia, eine Paranoia im Senium im Entstehen sein.

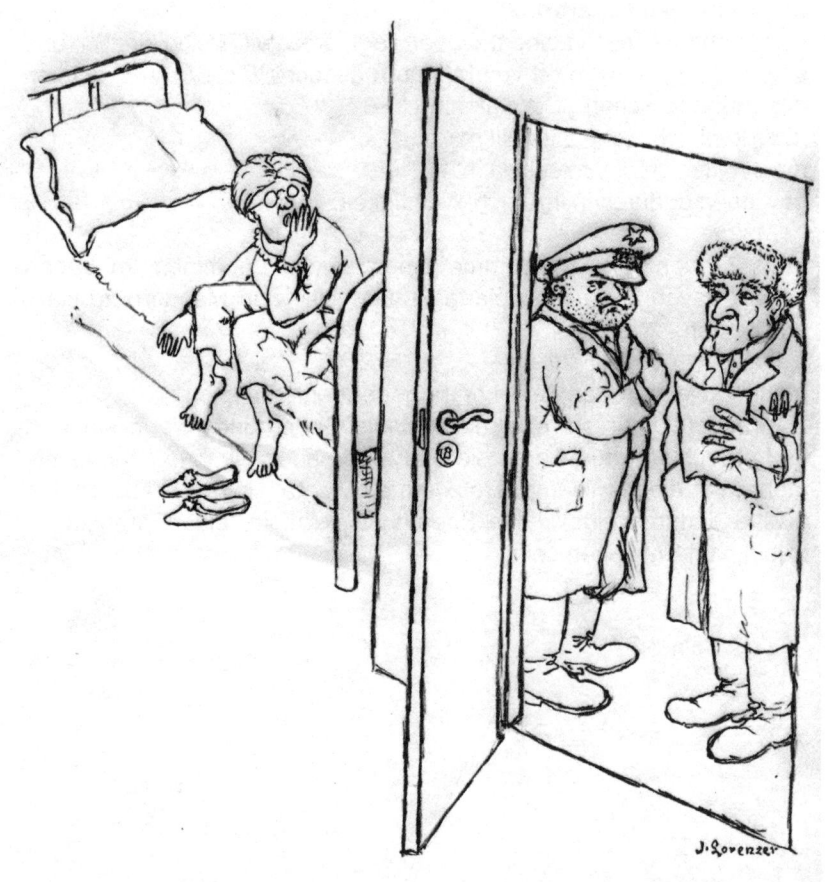

X. Paranoia im Senium

1. Über-ICH-ZUNAHME –
Schuld und Sühne

Alles wird weniger:
die Potenz,
die Muskelkraft,
das Hirn.
Nur eines wird mehr: die Gefühle.

Das paranoide Syndrom:
Als paranoides Syndrom wird eine Vielzahl wahnhafter Ideen wie
Verfolgungs-, Bestehlungs-, Beeinträchtigungs- oder Beziehungsideen
gesehen. Allgemein kann man sagen, dass alle Wahnformen einer
logischen Argumentation nicht zugänglich sind. Da hätten wir so ein
schönes Beispiele von Thymopsyche und Noopsyche: Der Klient ist
mit seiner Paranoia tief ins Gefühl gefallen. Der Betreuer befindet sich
aber in seiner kognitiven Noopsyche. Er will daher (weil er ja Recht
hat) dem Klienten erzählen, dass alles was er hier sieht, riecht und
fühlt falsch und nicht wahr ist, dass er sich alles nur einbildet.
Da der Klient eines logischen Argumentes nicht zugänglich ist, wird er
auch seinen Betreuer paranoid verarbeiten und ihn zu den Feinden
mit einreihen.

Vorsicht, der Klient ist fast auf allen Gebieten seiner kognitiven
Leistungen erreichbar, nur bei seinem Wunden Punkt (seiner
Paranoia) keiner rationalen Erklärung zugänglich.

Das schönste Beispiel ist doch das, wie ich einer Röntgenfachärztin
erklärte, dass wir Strahlenundurchlässige Tapeten gegen die Strahlen
anbringe. Auf keiner Ebene, in keinem Wissensgebiet konnte man die
Klientin auf´s Glatteis führen. NUR bei ihrem Wahnsystem ist sie eben
in Form einer logischen oder unlogischen? Erklärung unerreichbar.
Und glaubt selbst an die Strahlenabschirmenden Tapeten

Die hier nieder geschriebenen Zeilen haben nur für die Paranoia im
Senium Gültigkeit, nicht aber für alle anderen Formen der Paranoia!!!

Paranoia im Senium

Ausgangslage für eine negative Verstimmung, für einen Auslöser, der dann erst das paranoide Syndrom zum Vorschein bringt, sind entweder somatische oder biographische Faktoren.

Körperliche Faktoren
So ist es kein Wunder, dass ein Mensch, dessen Gedächtnisleistung nachlässt, alles Mögliche verlegt und vergisst. Diese Einsicht, dass sein Gedächtnis nachlässt, wäre für ihn so schmerzlich, so dass er alles ihm Eigentümliche? auf andere Menschen „projiziert". Der/die hat mir das oder das gestohlen! (Nicht ich hab es halt verlegt oder gut versteckt, aber jetzt weiß ich nicht mehr wo).

Somit werden die Ersatzhandlungen der Projektion und Verschiebung die Hauptcharakteristika in der Entstehungsgeschichte einer paranoiden Symptomatik.

Auch die Hörbehinderung fällt in dieses Erscheinungsbild. Der Alte versteht schlecht, hat immer wieder den Eindruck, dass über ihn geredet wird (und zwar schlecht), bis er eines Tages selbst glaubt, dass alle über ihn schlecht reden. Meistens findet er ja selbst einen Grund aus seiner Biographie, dass die da zu Recht auf ihn schimpfen. Da man als Pflegeperson mit fast tauben Klienten kaum spricht, nimmt der Klient auch manchmal an, dass man ihm etwas verheimlicht. Er könnte ja auf die Idee kommen, die Pfleger reden über seine Gattin, dass sie ihn betrügt seit er im Heim ist. Klar, sie ist ja auch viel jünger als er, sie hat ja immer schon so gerne Sex gehabt.
Die Folge wird sein, er sucht und findet Bestätigungen seiner Annahme, dass ihn die Frau betrügt. Wo warst du schon wieder so lange? Dich kann man anrufen sooft man will, du bist nie erreichbar! Diese geordnete Wahnstimmung kann bis zum „ungeordneten Wahn" ausarten. Dann sucht der Klient Spermaspuren am Kleid seiner Gattin während der Besuchszeit. Ich muss zugeben, dass wir alle miteinander oft nicht wussten, wer denn nun eigentlich den Wahn hatte, die besuchende Gattin oder der Bewohner. Aber nur bis zu dem Zeitpunkt ab dem der Wahn eben sehr auffällig pathologisch wurde.

Der Klient kommt auf Grund einer somatischen Situation in eine Wahnstimmung und bastelt sich etwas aus seiner Biographie zusammen, bis es für ihn stimmig ist.

Ich habe einmal gestohlen (oder dies vorgehabt), klar ist das nun alle stehlen.

Ferner kann auch die gewöhnliche Isolierung ein Hauptgrund für die Entstehung einer Paranoia im Senium sein.

Viele ältere Leute sind isoliert, fühlen sich verlassen, vergessen, nicht daheim und wehren sich mit einem Liebes- oder Verfolgungswahn (Jovic 88). Durch den „wahnhaften Glauben geliebt und begehrt" zu werden, kann die Vereinsamung verleugnet und ins Gegenteil verkehrt werden. Auch die Paranoia Erotica beginnt meistens geordnet.
Die Klientin findet, dass der Zivi besonders süß ist. Später wird sie alle seine Handlungen, sein Lächeln, sein Angreifen beim Baden als sexuelle Annäherung sehen wollen. Sie verliebt sich so stark, dass sie eines Tages sagen wird: „Schwester besorgen sie mir ein weißes Kleid, ich heirate morgen".

Auch die so genannte „Liebe per Distanz" ist oft eine schöne Erkrankungsform im Alter (wie auch andere psych. Krankheitsbilder). Es sind Leute mit einer Art Stachelschwein-Syndrom, sie getrauen sich auf andere Menschen zu zugehen, halten aber die Nähe anderer schwer bis gar nicht aus. Aber aus der Ferne geht das ganz gut. Sie lieben den weit Entfernten voller Sehnsucht und froher Erwartung. Oft kommt mir diese Erkrankungen bei Jugendlichen in den Sinn, kaum sind sie zusammen, reden sie nichts, kaum sind sie entfernt, rufen sie sich schon an, sagen sich am Handy, „wie gern sie sich haben"!

In der Übergangspflege konnte ich immer wieder die Entstehung einer Vergiftungsparanoia durch das Zuviel an Digitalis oder Antyrheumamittel feststellen. Setzt man diese ab, ist der Klient innerhalb einer Woche wieder klar.

Pflegepersonal sollte wenigsten so hie und da bei Besuchen den Puls der Klienten messen, wenn ein paranoides Syndrom zu erkennen oder erahnen ist. Ist der Klient bradycard, ist es oft eine wirkliche Vergiftung.

Das paranoide Syndrom unterteilt sich in:
• Beziehungsideen
Nachbarn, Pfleger tuscheln oder lachen, der Patient bezieht dies auf

sich.
- Bestehlungsideen
Der Person werden Dinge des täglichen Lebens entwendet.
- Verfolgungsideen
Irgendwelche Personen aus der Umwelt des Patienten schmieden Pläne oder Komplotte gegen ihn/sie.
- Vergiftungsideen
Der Patient wähnt sich vergiftet.

Unterdiagnose
Gar keine Frage, sehen wir in den Altersheimen auch Menschen die ein Leben lang an einer Psychose gelitten haben. Da uns der Hintergrund aber nicht gesagt wird, wir diesen auch nicht kennen, beziehen wir alle paranoiden Syndrome auf das Senium.
Nun, dem ist nicht so, denn, und das darf man nicht vergessen, wir bekommen oft auch Leute, die ein Leben lang ein paranoides Syndrom (Schizophrenie) hatten und die wir nun im Alter mit der von Bleuler (auch Österreich 1969) erfundenen Terminologie als „spätparanoides Syndrom" bezeichnen könnten. Das sind dann unsere Alten, die keine hochblühende Paranoia haben, sondern eine, wie man im Fachjargon sagt, „ausgebrannte" sozusagen eine zarte Form der Paranoia aufweisen.

Obwohl man immer wieder auch organische Gründe für die Ursache eines paranoiden Syndroms beschreibt, bleibe ich dabei, die Ursache in der thymopsychischen Biographie und einem sich in dieser Biographie entwickelten schlechten Gewissen als Ausgangspunkt zu sehen.

Da bei der Begründung meines ersten Pflegemodells die Paranoia im Senium eine sehr einprägsame Sache wurde, möchte ich mit ein paar Worten meinen Zugang zu diesem Thema beschreiben.

Fachliche Betreuung ist mit der üblichen „warm-satt-sauber" Pflege nicht abgetan. Es genügt nicht mehr, dafür zu sorgen, dass die alten Menschen mit einer psychischen Eigenart gebadet-, ausgespeist- und im Sinne einer Hotelleistungsqualität versorgt (aufgehoben) werden. Denn eines ist uns allen klar, „heute wird der Mensch älter als seine Seele verkraftet", so dass die Verhaltensstörungen im Heim und in der Wohnsituation zunehmen und dagegen eine geeignete (psychorehabilitative) Pflege erfunden werden musste.

Diese Sätze prägte ich um das Jahr 1965 und entwickelte daher (denn reden alleine genügt nicht) die Übergangspflege, die Re-aktivierende Pflege und das Psychobiographische Pflegemodell.

Dabei steht die Seelenpflege statt der reinen Körperpflege im Vordergrund der Interventionen. Seit 1979 therapiert meine AG Menschen mit den verschiedensten „Demenzsyndromen". Es ist gar keine Frage, dass die Paranoia im Senium die wohl schwierigste Form darstellte.

1979 startete ich den Versuch, den ersten Langzeitpatienten aus dem Psychiatrischen Krankenhaus der Stadt Wien in seine Wohnung zurück zu führen. Von dieser Zeit an bis heute (2009) hat die Übergangspflege nun alleine aus dem PKH Wien über 20.000 psychogeriatrische Klienten[1] in das Milieu, in ihr Zuhause retour integriert. Trotz der ständigen Zunahme des Lebensalters und der Multimorbidität unserer Klienten konnte die Rückfallsquote von ungefähr 20 % gehalten werden[2].

Die Klienten, von denen ich hier spreche, sind multimorbid Erkrankte, die zu ihren somatischen Problemen noch zusätzlich psychische Verhaltensauffälligkeiten (cerebrale Probleme) haben. In der Laiensprache würde man diese Klientel als „verwirrte" oder gar als Morbus Alzheimer bezeichnen[3]

Entwicklung und Ausgangslage

Übergangspflege entstand aus meinem eigenen Bedürfnis: Ich fühlte die Mängel in der Pflege, ich sah die Unsicherheit der Pflegekräfte, aber auch die Reaktion unserer Klienten[4]. Es fiel mir auf, dass sich Klienten (trotz guter Pflege) psychogen verschlechtern und innerhalb kurzer Zeit regredierten und

dass also „gute somatische Pflege" nicht immer der Weisheit letzter Schluss ist und war. Ich konnte beobachteten, wie der Lebenswille und der Lebensgeist bei unseren Klienten nachließ und wie sie trotz Erfüllung der ATL´s „ihr Leben aufgeben" und in den Destruktionstrieb

---

[1] Dies ist die Zahl nur vom PKH Wien und lässt alle anderen Übergangspflege-Institutionen unberücksichtigt

[2] Rückfälle sind für mich Klienten, deren Lebensqualität im Heim besser ist als in ihrer Wohnung. Meistens handelt es sich um schwer bettlägerige immobile Patienten.

[3] E. Böhm „Verwirrt nicht die Verwirrten" Psychiatrie Verlag Bonn

[4] Vorwiegend im Sinne einer vorzeitigen Regression und Hospitalisierung

oder eine pathologische Ersatzhandlung (z. B. einer Paranoia im Senium oder Verwirrtheit) flüchten. Es fiel mir auf, dass sie sich vom Leben entfernten. So sammelte ich Pflege-Fehler-Beobachtungen bei mir selbst und bei den anderen und dachte über das Erlebte nach.

Was lag da näher, als die Pflege zu hinterfragen?
Was lag da näher, als die Ethik der Pflege anzuzweifeln?
Was lag da näher, als die Anstalts-Pflege der Betten-Pflege, dem normalen Leben im Milieu (des jeweiligen Klienten) gegenüber zu stellen und somit die Pflegeforschung von intramural auf extramural zu verlagern.

Schon nach den ersten Verhaltensbeobachtungen der Klienten konnte man einen großen Unterschied im Verhalten zwischen intra- und exramural feststellen. (Wobei ich zugeben muss, dass gerade die Paranoia im Senium jenes Symptom war und ist, das im Milieu zunimmt, wobei alle anderen Symptome wie die Desorientiertheit usw. besser wurden.

INSTITUTIONALISIERTE WELT HEIM, SPITAL, INSTITUTION	DOMIZIL ORIENTIERTE WELT MILIEU, WOHNUNG
Es ist eine pathologische Welt ohne Risiko, ATL´s werden erfüllt	Es ist meine Welt mit allen meinen Risiken (life is life).
Man beginnt sich in die Krankheit zu flüchten (Krankheitsgewinn) auch in Heime, da Heime gerne somatisieren. Sie kümmern sich lieber um ein Ulcus-cruris als um die Seele und erreichen eine Pseudo-spitals-Atmosphäre	Man kämpft sich halt so durch, aber man lebt. Man beachtet nicht jedes Wimmerl, sondern lebt! Man hat keine Zeit krank zu sein, man will leben!

Es ist wahr, man ist satt und sauber.	Es ist kalt, man ist hungrig, daher hat man ein Motiv sich zu bewegen. Man lebt aus seinen Copings heraus.
Man verschreibt sich in der Pflegequalität einer bestimmten „Glücksideologie".	Man züchtet politisch den mündigen Bürger, der sich um sich selbst kümmern sollte.

Aus dieser differenzialdiagnostischen Sicht heraus stand für mich fest, dass die Gefühlsbiographie bei der Entstehung von Eigenheiten eine wesentliche Rolle spielt. Welche Symptome ein Hochbetagter bekommen wird, ist somit eine Frage der thymopsychischen Biographie jedes Einzelnen - unabhängig davon, ob die Grunderkrankung eine tatsächlich organische oder eine psychogene Dekompensation ist.

2. Die Paranoia im Senium aus biographischer Sicht

Eine sehr gute Grundsatzerklärung über die biographische Entstehungsgeschichte einer Paranoia im Senium liefert das Gedicht von Peter Turrini:

„Ich möchte meine Feinde so lange lieben
bis sie unter meiner Liebe zusammen brechen.
Ich möchte meiner Freundin so lange verzeihen
bis sie an ihrer Schlechtigkeit verzweifelt.
Ich möchte meinen Freunden so lange helfen
bis sie ihre Unfähigkeit einsehen.
Ich möchte mit allen Mitteln ein guter Mensch sein!"

Da ist es doch kein Wunder, dass einige Senioren das Gestern, heute pathologisch verarbeiten. Dass Über-Ich-Normen auf die Seele drücken. Dass psychische Schulden mit Projektionen entgegnet werden. Dass ein schlechtes Gewissen mit einer Tat oder Tatfolgereue pathologisch beantwortet werden könnte.
Dass es bei vielen Menschen zu einer pathologischen Übertragung kommen kann.

Ein Schlüsselreiz, das Paranoidogen, das aus der thymopsychischen Biographie stammt, löst oft im Wohnmilieu eine Paranoia aus.

Was versteht man unter Paranoidogen?
Interessant war in der ersten Zeit meiner Forschungen, dass sich oft paranoide Ideen oder Halluzinationen NICHT auf der Station eruieren ließen. Erst in der Wohnumgebung zeigen sich die ersten affektiven Verhaltensstörungen. Das heißt, der Verfolger - das „Paranoidogen" - wird erst durch die Exploration in die Klinik sozusagen nachgereicht und ist demnach primär im Wohnmilieu zu finden. Oft sind es eben Schlüsselreize, Auslöser, die nur in der Wohnung unverschlüsselt explorierbar sind.

Unter Paranoidogen verstehe ich den Verfolger.
Dieser Verfolger hat immer etwas mit der ursprünglichen Schuld, Sünde, Verfehlung zu tun. Das Paranoidogen erinnert an die Schuld, weckt sozusagen die Deckerinnerung in den Klienten auf. Dabei ist - wie bei jeder Gesprächstherapie - zu beachten, dass die jeweilige Pflegeperson zum Mitkämpfer gegen die „erfühlten" Feinde werden muss!

Gesamt gesehen kann ich sagen, dass bei uns bis heute 20.000 therapierten Klienten sehr häufig eine pathologische Biographie nachzuweisen ist. Sehr häufig wird eine pathologische Biographie mit einer pathologischen Ersatzhandlung, mit pathologischen Copings (Vailant), die wie eine Paranoia aussehen könnten, beantwortet.

Ich glaube, dass ich besser verstanden werden könnte, wenn ich zu Beginn meiner Ausführungen zwei Fallbeispiele - sozusagen als Feldstudie - vorstelle und erst im Anhang auf eine Art wissenschaftliche Subsumierung eingehe.

Fallstudie 1
Nachdem einige differenzialdiagnostische Ausgänge mit Langzeit-klienten in ihr Milieu sehr gut funktionierten, übergab mir Primarius Dr. B. eine seiner Lieblingsklientinnen - es handelte sich um Frau Dr. XY. Sie war eine Langzeitpatientin, bei der auch mit einer hohen Psychopharmaka-Dosis keine Besserung ihres psychischen Zustandes auf der Abteilung zu erreichen war. Frau XY war früher Röntgenologin und fühlte sich (nur wenn man sie auf der Abteilung

explorierte??) von Röntgenstrahlen bestrahlt.

Bei einem Ausgang in ihre Wohnung konnten wir feststellen, umso näher wir zu ihrem Haus kamen, umso unruhiger wurde die Klienten. Sie befahl uns bei einem Lebensmittelhändler anzuhalten, da sie etwas einkaufen wollte. Wir sind erst in der Wohnung darauf gekommen, dass sie sich 2 kg Grieß gekauft hat. Schon im Hausflur streute sie zu unserer Verwunderung diesen Grieß auf den Fußboden und markierte eine Grießlinie vom Sicherungskasten bis zur eigenen Wohnungstür. Nach öffnen der Wohnungstür wurde der Grieß weiter am Fußboden verstreut. Interessant war, dass die Klientin selbst „das Streuen des Grießes dissimulierte und sagte, dass ihr das wohl die Nachbarn rein streuten. Natürlich dachte ich dabei, dass es sich um eine Art Abwehrmechanismus gegen Röntgenstrahlen handeln könnte. So dass ich ihre eigene Dissimulierung (Strahlen sind ja keine da, wenn ich Grieß streue) verstärkte.

Ich überzeugte sie davon, dass Grieß nicht genüge, dass man die Wände mit Röntgenstrahlen sicheren Tapeten tapezieren müsste. Da die Klientin auf diesen Vorschlag eingestiegen ist, haben wir Pflegepersonen die gesamte Wohnung mit so genannten „Strahlenschutztapeten" austapeziert. (Ich möchte unbedingt dazu sagen, dass wir alle diese Tätigkeiten in unserer Freizeit und mit unserem eigenen Geld bezahlt wurden!!!)

Pathologisch, biographisch gesehen, muss man dazu sagen, dass Frau XY von ihrem Vater zu diesem Beruf gezwungen wurde, wobei sie schon als Kind in Russland Strahlenangst hatte. (Sie selbst - so können wir biographisch annehmen - litt unter Strahlenangst seit dem Abwurf von „Stanniolpapier" vor einem Bombenangriff). Frau XY war nie eine gute Röntgenologin, sondern hatte ihren Spaß an künstlerischen Dingen und bastelte später für mich eine Ikone aus Golddraht.

Die Tapetentherapie klappte so enorm, dass alle Psychopharmaka abgesetzt werden konnten und die Klientin noch einige Jahre in ihrer Wohnung „angstfrei" leben konnte. Nun kann man natürlich sagen, dass dies eine Art von „Lügentherapie" sei. Natürlich, aber wer lügt nicht zu Gunsten seiner Klienten, frag ich sie? Natürlich habe ich mich nicht getraut diese erfolgreiche Therapie als Dozent bei

„Ärztekongressen" etc. auf den Bühnen vorzustellen.

Feldstudie 2: SCHLAMPE

Frau YZ wurde an unsere Psychiatrie mittels Polizeiarzt eingewiesen. Ihre angebliche Erkrankung sei eine akustische Halluzination, die ihr immer wieder ins linke Ohr sage, dass sie eine Schlampe sei. Biographisch konnten wir feststellen, dass sie als junge Frau in die Tschechei geflüchtet ist, im fremden Land ein Töchterchen bekommen habe und ohne diese Tochter wieder nach Wien zurück geflüchtet ist. Nun war doch meine hermeneutische Hypothese einfach - wenn man an Schuld und Sühne oder an die Über-Ich-Normen von S. Freud denkt. Fühlt sie sich denn nicht wirklich als schlechte Mutter (Schlampe)? Wenn das so ist, betreibt sie dann so eine Art von „Selbstbestrafung" mit Selbstbeschimpfungen, die sie akustisch verarbeitet? Ist die Halluzination eine selbst gemachte, eine biographische Eigenproduktion? Wenn ja, dann brauchte man (so dachte ich) doch nur das schlechte Gewissen zu neutralisieren. Ich wusste, dass diese Frau Katholikin war – ging mit ihr auf eine katholische Beichte (wobei ich erwähnen muss, dass sowohl der katholische wie auch der evangelische Seelsorger immer mitspielten, danke dafür.) Und siehe da, nach der zweiten kath. Beichte (mit der kompletten Placebowirkung der Ohrenbeichte) war der Wahn, die Halluzination wie weg geblasen.

Diese zwei Fallgeschichten sind zwei (von über Tausenden) therapeutische Pflegeberichte, die funktioniert haben. Sie haben funktioniert, weil wir die thymopsychische Biographie erhoben und durch einen hermeneutischen Deutungsversuch interpretiert haben. Ich meine, dass erst nach dieser Pflegediagnose ein Impuls (das zu tun Angemessene) möglich wurde und ist.

3.   Aktive Dissimilierungshilfe

Nachdem einige Klienten so gut auf diese Pflege angesprochen haben, versuchte ich den wohl bekanntesten und liebenswürdigsten Professor nämlich V. Frankl (Begründer der Logotherapie und paradoxen Intention) aufzusuchen. Ich nahm damals an, dass es sich bei meiner Gesprächstherapie um eine paradoxe Intention handeln könnte. V. Frankl (den ich persönlich aus dem Rudolfinerhaus kannte) antwortete mir auf meine Frage: „Mein Lieber, das was du hier machst, müssen wir mit einem neuen Terminus benennen - diese theatralische Therapie welche die Klienten mit einer Paranoia (ohne Psychopharmaka) angstfrei macht, ist keine reine paradoxe Intention, sondern eine

aktive Dissimilierungshilfe."

Frankl selbst schenkte mir sozusagen einen neuen Terminus, auf den ich heute noch sehr stolz bin. Übrigens wurde später auch noch diese Dissimilierungshilfe von Prof. Strozka bestätigt.

Zusammenfassung:
Aus den vorangegangenen Sätzen schließe ich, dass fast alle Verhaltenseigenarten (ob es nun die Desorientiertheit oder die Paranoia ist) als eine Art Flucht aus der Welt, die nicht mehr verstanden wird, zu sehen sind. Die Flucht in eine andere Welt bringt einen NOCH-Sinn, selbst wenn es sich um pathologische Ersatzhandlung oder einem schlechten Gewissen handelt.

Die Flucht in die Paranoia kann auch (wenn der Patient nicht darunter leidet) aktive Lebenshilfe bedeuten. Man kann dann wenigstens den Rest des Lebens statt in eine Hoffnungslosigkeit und Regression zu verfallen, gegen die Welt kämpfen.

„Es ist doch unterhaltsamer, wenn die anderen an allem schuld sind, wenn Fremde mein Leben zerstören statt ich selbst", wenn ich Fremdaggression statt Eigenaggression habe, wenn - und das ist ja klar - alle stehlen (weil ich ja auch einmal etwas genommen habe).

Zum Beispiel: Als Mutter - so hört man das doch oft - habe ich meinen Sohn mit Liebe erdrückt, ihm den Atem genommen, Tag und Nacht versorgt. Ich bin auf ihm gesessen wie eine Glucke, hab ihn nicht heiraten lassen - da alle Frauen schlechter sind als ich. Ich habe sozusagen meinem Sohn das Leben genommen.

Ist es da noch verwunderlich, wenn der Sohn nachts immer ins Altersheim kommt und der Mama nun alles heimzahlt und ihr die Zahnbürste (oder sonst etwas) entwendet?

Oft ist ein paranoides Syndrom positiv zu sehen, „man hat wenigstens das Gefühl, verfolgt zu werden, wenn man sonst schon nichts mehr

Wert ist". Dies erhöht immerhin die ICH-Wichtigkeit.

4.   Schuld und Sühne

Auch das von mir als "Schuld und Sühne" gesehene Syndrom ist doch nichts anderes als eine Art Umkehrphänomen, das bei einer Dekompensation im hohen Alter auftreten kann. Die Sünden von gestern erzeugen sozusagen die Symptome von heute. Menschen, die eine Sünde begangen haben (oder diese sich nur als böse sündige Phantasie vorstellten), können ihr schlechtes Gewissen als Deckerinnerung ablagern. In der Spätfolge kann diese „Sünde" (Deckerinnerung durch ein Paranoidogen) als paranoide Idee, als Selbstquälung, als Selbstbeschuldigung wieder an den Tag kommen. Wobei diese „bösen Taten" auf den Nachbarn, auf ein Paranoidogen projiziert werden. „Nicht ich habe gesündigt, sondern die ganzen Arschlöcher rund um mich". „Alle sind Schweine und Verbrecher". Das wissen sie doch, oder?"

Nicht ich belästigte früher JEMANDEN,
sondern die belästigen alle mich.
Nicht ich habe gestohlen, sondern
die da neben mir stehlen!
Jugendsünden liegen häufig auf sexuellem Hintergrund: Betrugsaffären mit dem Nachbarn, kurze Seitensprünge, einschließlich einer strengen katholischen Erziehung. So dass es kein Wunder ist, dass ich sehr oft für die aktive Dissimilierungshilfe unseren Anstaltsgeistlichen anforderte. Dieser hat dann auch durch seine Placebowirkung einen raschen Sündenablass zusammen gebracht, der die Paranoia zum Schwinden brachte. Auch das geschulte Pflegepersonal agiert sozusagen als „Mutmacher" gegen die Feinde.

Fallgeschichte:
Aufmerksam wurde ich bei einem Hausbesuch einer Klientin, die angibt, dass sie der Hausbesorger verfolge und bestielt. In der Wohnung selbst fand ich fünf Bücher von Dostojewski mit dem Titel „Schuld und Sühne". Die Bücher waren alle mit dem Namen Franz signiert. Allerdings hieß der Gatte der Patientin Erich. Also was soll das, was ist das? Da in diesem Haus alle hier wohnenden Leute immer schon hier wohnten, kannte jeder die Biographie des anderen. Eine Nachbarin erzählte mir, dass sie immer schon einen Hausfreund hatte,

der „Franz" hieß. Bei der Betrachtung des Hochzeitsfotos konnte man feststellen, dass der Gatte sehr dem jetzigen Hausbesorger ähnlich sieht. Kein Zweifel, der Gatte in Form des Hausbesorgers erweckt, so oft sie ihn sieht, ein schlechtes Gewissen mit der Projektion, „der böse Hund stielt alles, was nicht angenagelt ist". Aber eigentlich hat ja sie gestohlen, nämlich das Leben ihres Gatten.

Nach einer Besprechung in der katholischen Pfarrei konnte das schlechte Gewissen abreagiert werden. Diese Frau lebte lange Zeit ohne Paranoia und vor allem ohne Psychopharmaka.

Wie oft ist es wohl vorgekommen, dass hungrige Arbeiterfrauen mit den Besatzungssoldaten ins Bett gegangen sind, für Essen und Zigaretten! Heute holt sie oft das Gewissen ein und sie entwickeln paranoide Gefühle, wenn jemand in der Nähe ist, der entweder den Russen oder dem Gatten ähnlich ist. Das Aussehen der Russen oder des Gatten wird zum „Paranoidogen".

Ich möchte an dieser Stelle nochmals darauf hinweisen, dass das „Paranoidogen" auch ein Pfleger oder ein Mitbewohner sein kann. Der Pfleger kann, ohne dass er es will, eine Paranoia erzeugen, die der Klient ohne ihn nicht hätte. Traumareaktivierung, sagten wir in einem Vorkapitel, heißt das. Wenn eine Frau „Russenangst hat, von einem Russen vergewaltigt wurde" und plötzlich der mit russischem Akzent sprechende Nachtdienstpfleger vor ihrer Wohnungstür spricht, muss die Frau Angstzustände bekommen, ob sie nun will oder nicht.

Frau M. hatte in ihren jungen Jahren ein Verhältnis mit einem, einen Stock höher wohnenden Mieter. Der Mann war dick und hatte schwarze Haare. Heute wohnt im Altersheim wieder ein dicker, Schwarzhaariger neben ihrem Zimmer, links gesehen. Sie ist paranoid gegen den Herrn, er kommt immer nachts und versucht sie zu vergewaltigen.

Haben sie schon einmal versucht das Paranoidogen zu verlagern? Das geht nicht. Immer wieder hab ich versucht zu sagen, dass ich den bösen Mann auch kenne, er wohne aber rechts von ihr??. Das ist unmöglich, klar das Paranoidogen ist eben schwarzhaarig und aus.

Sehr oft im Leben wird so eine Paranoia im Alter in der Kindheit und Jugend aufgebaut oder besser gesagt konditioniert.

5. Die konditionierte Paranoia

Durch die Erziehung zum Sexverbot und der Bestrafung bei Verbots-übertretungen wird der Grundstein zur Paranoia gelegt. (Sexualmoral ohne Zeugungsabsicht ist Sünde).
Wer in jüngeren Jahren Sexualität bloß als eheliche Pflicht ansah und eine wenig befriedigende Sexualität hatte, hat auch im Alter meist eine negative Einstellung zur Sexualität und damit eine geringer ausgeprägte Alterssexualität.

Man vergisst bei der Pflegediagnose immer wieder, dass die Menschen ihre Neurosen und Eigenartigkeiten aus der Kindheit mit ins Heim bringen. Ich nenne das praemorbide Behinderung, wobei dieses zeitgeistphänomenal zu sehen ist.

Umso höher die Gebote und Verbote desto mehr Lust.

Es gehört zum Paradoxon der menschlichen Seele (Überich-Ich- Es), das Verbot zu sexualisieren und zu genießen.

„Das Verbot reizt"

> Ich habe viele Patienten/-innen erlebt, die nur Freude hatten im Krankenzimmer (wo alle zusehen können) Liebe zu betreiben.

Sex ist ohne Übertretung der religiösen und sozialen Tabus uninteressant. Der Besitz einer Frau (wo man darf) ist ja fad, erst der Besitz einer Frau, die ein anderer besitzt, ist lustig.
(Ehebruch wurde von der Gesellschaft als Kapitalsdelikt gesehen, aber heimlich auch bewundert und nie als Perversion eingestuft.)

Lustig ist, dass Menschen verschiedenartig auf die Normen der Moralgesetze reagieren. So stellte Lepp fest, das das Verbot der außerehelichen Geschlechtsbeziehungen durch die christliche Moral in einem Fall die Person zu höchster geistigen oder körperlichen Aktivität führt, im anderen Fall aber zu schweren Neurosen Anlass gibt oder sogar zum Verbrechen drängt. Bei der Mehrzahl der Menschen führt dieses Verbot zur „Heirat und Gründung eines Hausstandes", dann erst haben sie vor ihrem Trieb RUHE!

Nach der französischen tiefenpsychologischen Sicht ist es keine Verfehlung, wenn die Moralhandlung aus rein trieblich-biologischen Situationen heraus geschieht.
Es ist allerdings ein Vergehen (Tatreue, Tatfolgereue zu erwarten), wenn das ICH versagt und den Trieben nachgibt.

Zurück zu unserer Zeit der heute Alten.
Sex war aus verschiedenen Gründen noch in meiner Generation tabu.
Die Angst, Kinder zu bekommen überwog gegen den Trieb. (Wie wir wissen nicht immer, dann nannte man das Vergehen „Wunschkinder!")
Man hatte auch große Angst, geschlechtskrank zu werden.
Es gab noch eine strenge religiöse Erziehung und Angst vor der Hölle und dem Teufel.
Die Frau wurde noch als „Schutzengel für die Männer" eingesetzt. Das hieß, sie musste deren Trieb eindämmen. Hat sie uns gereizt, war sie die Schlechte und nicht wir!
Heute blieb von der Schutzengelsituation nur mehr die „weiße Heirat" über.

Nun, wenn mit Verboten erzogen wird, werden Schuldgefühle gesetzt und damit gibt es zumindest zwei Coping-Entwürfe:

1.   Entweder das Verbot wirkt am ÜBERICH, dann gab es zwar sexuell gesehen keine Erfahrung aber wahrscheinlich auch keine Paranoia im Senium. Wobei eine negative Lebensbilanzierung möglich sein kann.

2.   Oder das Verbot wird übertreten (es bewirkt das Gegenteil, nämlich ein besonderes Interesse und Ein-sich-ausleben).
„Verbotenes tut gut!"

Wenn das Kind zum Frühstück einen Apfel auf dem Teller hat, isst es diesen nicht, es geht aber dann in den Nachbargarten und stiehlt einen. Erst dann macht es Spaß. Solle man vielleicht auch bei der derzeitigen Zölibatsdiskussion beachten!

Aber wie wir wissen, kann gerade im Alter durch das Umkehrphänomen das Gefühl (das ist nun mal geprägt, ob man folgte oder nicht) eines schlechten Gewissens und damit eine Paranoia auftreten.

6.   Das Coping der Schuldgefühle

Viele heute ältere Frauen leben vom Coping aus der Mitleidsfalle. Wenn man das Gefühl hat, nicht alles für den anderen gemacht, getan zu haben, bekommt man schnell Schuldgefühle. Das Coping wird sein, sich bei allen und bei jedem zu entschuldigen, dass man überhaupt auf der Welt ist. Diese Frauen lassen sich dann auf Sex mit einem Partner ein, obwohl sie gar nicht wollen. Sie denkt, er will jetzt und ich muss Mitleid mit ihm haben, sonst ist er böse auf mich. Das sind oft Frauen, die ihr Leben für die Eltern geopfert haben, ihre Eltern versorgt haben, immer zu kurz gekommen sind und nun noch einen Liebhaber haben, den sie auch nicht wollen.

Sex und Angstgefühle, spätere Schuldgefühle
Buben, die geschimpft wurden wenn sie „mit dem Ding da unten" spielten, bekommen das Gefühl der Kastriertheit. Der Ton der Rüge über die sexuelle Entgleisung erschreckt das Kind so stark, dass alle anderen Beschimpfungen bei Übertretungen uninteressant wurden. Von frühester Kindheit an betrachtete sich ja das Kind als „Sünder". Sie bekommen im Alter oft tief sitzende Schuld- und Angstgefühle.

Prägungsphänomen gegen die Paranoia
Das Spruch: „auf der Alm da gibt's ka Sünd'", hat seine Berechtigung und besteht zu Recht. Nicht weil die Menschen so asketisch gelebt hätten ganz im Gegenteil! Die Sünde existiert nur dort, wo man an sie glaubt.
In den Gebirgsdörfern jedoch glaubte keiner an sie und man würde kurios angesehen werden, wenn man geschlechtliche Dinge dort mit dem Odium der Sünde umgeben würde.

Bewusstes oder unbewusstes Fehlverhalten
Die bewusste ICH-Moral ist oft eine unbewusste UNMORAL.
Nun unterscheiden sozusagen die Franzosen zwischen bewusster oder unbewusster moralischer oder a-moralischer Handlung. Das heißt, vielen Menschen ist ihr Verhalten nicht bewusst.

Frau XY, seit 20 Jahren glücklich verheiratet, fasste auf einmal den Entschluss, auch während der Fastenzeit sexuell zu fasten. Bewusst glaubt sie, aus Liebe zu Gott diesen Weg gehen zu müssen. Da aber verschiedene psychosomatische Beschwerden auftauchten, ging sie zu einem Psychologen, der feststellte, dass das ganze mit Gott gar nichts zu tun habe.

Die Enthaltsamkeit war nichts anderes als ein Erpressungsversuch dem Gatten gegenüber, der sollte doch etwas zärtlicher beim Sex sein. Sie sehen, bewusste und unbewusste Moralvorstellungen müssen sich nicht decken.

Viele Altenpflegrinnen (und andere Leute) spielen bewusst Altruismus. Sie betteln bei ihren Patienten um Liebe, wollen um jeden Preis lieb sein, die Besten sein, sind oft privat freigiebig mit Geschenken und Aufmerksamkeiten zu anderen.

Nun, in Wirklichkeit bettelt das Unterbewusstsein um mehr Zuwendung an sich selbst. Sie wollen ihre innere Einsamkeit bekämpfen. Wie in der Vorzeit oder bei der Reklameindustrie: „Man schenkt, um das noch größere Geschenk zurück zu bekommen."

Männer, die in ihrer sexuellen Prägung von Frauen frustriert wurden, hängen ihr Los auf einer religiösen Basis auf. Das sind Männer, die Angst haben vor den Frauen, die ihnen ausweichen, weil sie verkörpern ja die Sünde. Sie müssen durch die Ersatzhandlung Onanie von diesen Bestien fliehen.

Sie müssen, so sagen sie sich, für sich selbst aus religiösen Gründen fliehen.

Eine Aufklärung, dass es sich nur um eine Frustration handelte, aber nicht um einen religiösen christlichen Ritus, kann dabei Wunder wirken.

Sünde und unbewusstes (oder bewusstes) Schuldgefühl

Die Moral ist zumindest beim Christen aufs Engste mit der Sünde verknüpft. Moralisch ist, was nicht sündig ist und umgekehrt. Es gibt viele Christen, die Gewissensqualen und Ängste in sich tragen. Sie glauben, ständig unter Anklage zu stehen und müssen sich daher auch andauernd verteidigen. Selbst Sören Kierkegaard, ein tiefgläubiger Philosoph, schrieb in einem seiner Bücher: „Das der Mensch nicht vor Gott treten könne, ohne sich sogleich schuldbeladen und sündig zu fühlen".

Nun muss man zwischen einem echten Schuldgefühl, das aus dem ICH heraus entstanden ist, und einem neurotischen unbewussten Schuldgefühl unterscheiden.

Bei Menschen mit einem ICH-Schuldgefühl könnte man sagen, die haben halt etwas angestellt, was nicht ganz richtig ist und sie wissen das auch.

Bei Menschen, die aus einem neurotischen Grund Schuldgefühle haben, entstanden diese Gefühle ohne zu wissen warum. Die oft von ihnen betriebenen Handlungen und sinnlosen Riten bergen den Zweck, den Versuch, das Unrecht wieder gut zu machen, in sich. Diese unbewussten Schuldgefühle wirken nicht nur gegen die eigene Person selbst, sondern auch gegen andere. So spielen sich gerne Neurotiker als „Juristen" gegen andere auf (derzeit gibt es neurotische Pornojäger, neurotische?? Nichtraucher, die die Lokale kontrollieren gehen usw.).

Wenn man nun von der Tatsache ausgeht, dass es zwei verschiedene Sünder gibt, dann kann man auch die katholische Religion besser verstehen. Katholisch heißt, der Sünder der „bewusst" eine Tat begangen hat, soll auch aus therapeutischen Gründen zur Beichte gehen und fertig!

Dies ist aber bei Menschen mit einer neurotischen Schuld- und Sühne-Situation nicht möglich, da sie ja selbst nicht einmal wissen, was sie angestellt haben. Also frag ich sie, was soll hier das Beichten oder wie sollte das helfen?

Was möchte ich damit sagen?

1. Ich möchte damit sagen, dass alle meine Ideen, die Altersparanoia in den Griff zu bekommen, NUR für diese Gültigkeit haben. Es ist meinem Personal verboten, ANDERE DIAGNOSEN z. B. mit einer Dissimulationshilfe oder einer Beichte usw. zu therapieren. Bei den anderen Diagnosen liegen vollkommen andere Grundstrukturen für deren Erkrankung vor.

2. Es gibt eine Tatreue und eine Tatfolgereue. Man unterscheidet bei der Entstehung einer Paranoia eine Tatreue, also eine paranoide Tendenz, weil sie eine tatsächliche (oder nur geglaubte, sich vorgestellte) Tat vollbrachten. Viele Frauen von vorgestern haben alleine schon ein schlechtes Gewissen, wenn sie beim Sex Spaß hatten. Und eine Tatfolgereue, wo man faktisch nur Angst vor den Folgen haben könnte: Ich werde erwischt werden, ich komme in die Hölle und Ähnliches.

7. Pflegerisches Casework bei der Paranoia im Senium

Daraus ergeben sich für mich folgende Überlegungen:
In einem weiteren sozusagen Fortgeschrittenenkurs werden wir versuchen, Kollegen/-innen, die den Aufbaukurs schon positiv hinter sich gebracht haben - als ENPP (Europäisches Netzwerk für psychobiographische Pflegeforschung) -, auch eine Fortbildung zur Paranoiden Symptomatik anzubieten.

Daher gestatten sie mir hier, nur einen kurzen Abriss, eine Aufzählung von gangbaren (komplementären) Möglichkeiten in Kurzform wiederzugeben. Alle komplementären Maßnahmen **sollen** den Sinn haben, Ängste zu lindern und den Menschen ohne Psychopharmaka lebensfähig zu machen.

1.1 Aktive Dissimilierungshilfe nach Prof. Böhm
Ist ja nichts anderes (nach Prof. Frankl), als die Dissimulierungen der Klienten womöglich mit ihren eigenen Tricks zu verstärken.
1.2 Die Beichte (je Religion der Klienten) als Impuls gegen eine Tat oder Tatfolgereue, „Schuld und Sühne als Grundlage"
Um die eigene Moral zu verbessern, schiebt man alles Schlechte auf die anderen und projiziert selbst, in der Folklore:
„Wer einmal lügt, dem glaubt man nicht"
„Holzauge sei wachsam"
Was ich selber tue, trau ich auch den anderen zu.

Meistens war der Klient selbst Verfolger, denn wie heißt es so schön im Volksmund, „Wie der Schelm denkt, so ist er!"

1.3 Entlastungsgespräche
Bei Menschen, die keine Religion als Grundlage ihrer Über-Ich-

Normen haben, muss eben ein banales Entlastungsgespräch (ohne Placeboeffekt) genügen. Dabei wird die Pflegeperson an und für sich selbst zum Placebo, sie kann durch ihre Ausstrahlung helfen oder auch eben nicht.

Cave: Was der Klient nicht freiwillig hergibt, darf nicht erhoben werden! Ich denke hier vor allem an sexuelle Biographien, Vergewaltigungen in der Kriegszeit, usw. Das Entlastungsgespräch ist ein zudeckendes und kein aufdeckendes, wie in der Psychoanalyse üblich. Pflegepersonal darf sich bei der Erhebung der thymopsychischen Biographie maximal um so genannte Deckerinnerungen und Schlüsselreize bemühen.

1.4   Medikamentenkumulation - Tatsächliche Vergiftungen
Bei unseren Wohnungsbetreuungen konnten wir feststellen, dass sich einige alte Leute mit Hilfe des Hausarztes - sozusagen - selbst vergifteten. Und anhand ihrer tatsächlichen Intoxikation (Kumulation von Rheumamitteln bzw. Digitalis-Präparaten) dann eine „Vergiftungsparanoia" entwickelten, sobald die Medikation verringert wurde, wurden auch die Wahnstimmung oder die Halluzinationen gebessert.
Ideen, allgemeine Maßnahmen (die auch ungeschultes Personal anwenden könnte) sind unter anderem:
Bei der Pflege - und das möchte ich immer vorne weg zur Beachtung geben - geht es darum: „Vor allem nicht zu schaden". Aus dieser Haltung heraus möchte ich auch das Buch von Jutta König und Claudia Zemlin „100 Fehler im Umgang mit Menschen mit Demenz" (Brigitte Kunz Verlag) erwähnen.

1.5 Das paranoide Gefühl (unter dem der Patient und seine Umgebung leiden) wird zu einem unkorrigierbaren Irrtum (der für den Klienten die Wahrheit ist). Gegen dieses Gefühl kommt man mit logischen Argumenten nicht an. Die Krankheitseinsicht und Therapieeinsicht ist daher nicht zu erreichen.

1.6 Die Gesprächsform mit Klienten, die an einem Wahn leiden, erfordert sehr viel Feingefühl. Es darf dabei nicht vergessen werden, dass die Patienten meistens **nur** auf ihren Wahn rein thymopsychisch reagieren und agieren und alle anderen Anteile der Hirnleistungen oft voll funktionstüchtig sind.
Ich denke hier wieder an Frau Dr. XY, die mir auch über die Anoden- und

Kathodenröhre alles sagen konnte. (Wenn man hier eine unstimmige Antwort gibt, ist man als Placebo weg von der Bühne.)

1.7 Jeder Versuch, dem Klienten auszureden, (was man oft beim Altersheimpersonal vor findet) dass seine Sicht nicht stimme, ist immer kontraindiziert und führt oft nur dazu, dass man dann selbst zum Paranoidogen wird. Man wird in das Wahnsystem aufgenommen und selbst zum Feind. (Kein Wunder, dass man dann das Essen von dieser Pflegeperson nicht mehr annimmt.)

1.8 In der Pflege sollte nicht vergessen werden, dass das Gefühl vergiftet, verfolgt zu werden, sehr oft zur Nahrungsverweigerung - da ja das Essen oder Trinken vergiftet sein könnte - führt.
Dies wiederum führt sehr oft zur Exikose und damit zu einer weiteren Zunahme der Wahnideen.

1.9 Man sollte sich in der Pflege „paranoid, wahngestimmter" Klienten nicht zu schnell, zu nahe an sie heran bewegen.
Wahngestimmte Menschen halten die Nähe anderer Menschen nur schwer aus. Angst bestimmt die Pflegesituation. Besonders dann, wenn die Pflegeperson einen negativen Schlüsselreiz erzeugt. Ich denke, sie können sich vorstellen, dass eine Frau, die von einem Russen vergewaltigt wurde, heute - wenn sie ein russischer Pfleger betreut - wohl keine Freude haben wird, sondern sich eher nachts absichern wird.

1.10 Ein paranoides Syndrom tritt häufig gepaart mit einer Verwahrlosung auf. Immerhin muss man sich ja oft vor Feinden, Eindringlingen verschanzen, verbarrikadieren.

1.11 In der therapeutischen Pflege muss es darum gehen, wenigstens die Angstsymptome in den Griff zu bekommen, um den Klienten ohne Psychopharmaka lebensfähig halten zu können. Auch das Uraltmittel, Angstsyndrome mittels Körpergewicht zu messen, halte ich noch immer für toll. Das heißt, Menschen die Angst haben - diese aber dissimulieren -verlieren Gewicht (Gewichtskontrolle). Geht es ihnen psychogen besser, nimmt auch das Körpergewicht wieder zu.

1.12 CAVE

Die hier niedergeschriebenen pflegetherapeutischen Impulse wie die aktive Dissimilierungshilfe, die Beichte und das Entlastungsgespräch sind nur für Klienten mit einer Paranoia im Senium gedacht und bei allen anderen Formen der Paranoia kontraindiziert.

1.13 Man sollte daran denken, dass jede Generation ihre eigenen - biographisch praemorbiden - Vorschäden hat und immer haben wird.

Trümmerfrauen hatten oft Verlusterlebnisse, diese führen in der Folge zu einem Gefühl des Beraubt-seins. Man sucht im Alter den Räuber.

Leute mit einem Hörschaden neigen oft zu einer Wahnstimmung (alle reden über mich).

Leichte Gedächtnisstörungen (man verlegt etwas) führen oft dazu, dass man behauptet, etwas wurde gestohlen.

Die Isolierungsparanoia - ich bin alleine, um mich kümmert sich keiner – und daraus folgende Ersatzhandlung: „Um mich kümmern sich alle, sogar die Staatspolizei und die Mafia".

Nicht übersehen dürfen wir, dass die paranoiden Fälle, die sich aus dem „Dritten Reich" ergeben und ergaben, nun zunehmen werden. Wobei schon vor Jahren Univ. Prof. Dr. Dr. Dörner aussagte, dass hier wieder einmal die Verfolgten eher die „paranoiden Ideen" bekommen werden als die Verfolger.

8.   Die Paranoia im Senium - ein Auszug aus der Fachliteratur

1. Aus der Tiefenpsychologie

Der Demente löst sein Interesse von der Außenwelt ab und wird autoerotisch (Jung und Abraham). Der Alte will dasselbe tun wie der Junge, kann es aber nicht. Und nun projiziert er alles ihm lästig Gewordene auf die Außenwelt. Es ist somit eine mit Unlust fixierte Regung bis Erregung, „paranoide Projektion". Das erste Lieben und Hassen ist eine Übertragung der autoerotischen Lust- und Unlustgefühle auf geeignete Objekte.

Beispiel:
Es kann nicht das Paranoidogen auf eine andere Wohnung oder auf einen anderen Menschen verlagert werden.

Vorbemerkungen:
Die Moral kommt nicht nur von außen, sie bildet eine Funktion der menschlichen Seele, die ebenso alt ist wie die Menschheit selbst.
Ohne sie wäre es dem Menschen unmöglich, in einer Gesellschaft zu leben. Menschen machten aber, auch von außen gesehen, die Erziehung (Prägung der Über-ICH-Normen) zu den von ihnen erfundenen Moralgesetzen (je Kulturraum).

Das primäre Paradoxon:
Leben, Sterben und die Paranoia.
Einerseits kann der Mensch und soll der Mensch ohne Sex nicht leben, da er ja nicht lebensfähig wäre (Ausnahme in der Sublimation), andererseits hat jeder Angst vor dem Sex und weil er Angst hat (ein Kind zu bekommen, erwischt zu werden, geschlechtskrank zu werden oder gar vor seinem eigenen Trieb, den er sich nicht eingestehen will), verurteilt er alles, was mit Eros oder Sex zu tun hat auch bei anderen.

Der Mann befreit sich vom Zwang der Sexualität durch die Verteufelung und Verspottung. Er rächt sich sozusagen an seinen Wunschträumen, indem er sie beschmutzt. Oder an den Frauen, indem er sie beleidigt.

Sehr häufig das ordinäre Beschimpfen von Altenpflegrinnen.

Bei allen Volksliedern, in der Literatur oder im täglichen Leben gibt es dieses Paradoxon zu sehen und zu hören.

Sexualität wird als elementarer Trieb verstanden.
Genossen, aber im Einverständnis mit der geltenden Moral verachtet. Das meinte ich mit meinem Satz zu Beginn des Buches: „Der Mensch ist zwar normal aber nicht gesund".

2. Abwehrmechanismen nach Vaillant
(George Vaillant ist Psychotherapeut und Lebenslauf-Forscher, Cambridge, Harvard University Press 1993)
Nach Vaillant gibt es verschiedene Abwehrmechanismen (Freud-Ersatzhandlungen), die er als Immunsystem der Seele beschreibt.

Nach Vaillant unterteilen sich diese Abwehrmechanismen in:

normal wie
- Altruismus
- Sublimation
- Unterdrückung der Kontrolle
- Antizipation oder Vorwegnahme
- Humor
- Verschiebung
- Rationalisierung
- Intellektualisierung
- Verdrängung
- Reaktionsbildung

oder als unreife Abwehrmechanismen wie
- Projektion
- Sex-Phantasien
- Abwehr mit Hypochondrie (Psychosomatik)
- passive Aggression/Selbstbestrafung

oder als Pathologische Abwehrmechanismen der
- wahnhaften Projektion
- Verleugnung
- Realitätsverzerrung

Weitere psychiatrische Erklärung der Paranoia im Senium.

Die Paranoia im Senium als Affektstörung und Verhaltensstörung (nach Wolfgang Werner)

Auch zu den Thesen von Wolfgang Werner, der die Demenz nicht nach primärer und sekundärer Demenz, sondern nach Syndromen unterteilt, konnte ich meinen biographischen Ansatz erkennen. In Verbindung mit Störungen der Affektivität treten häufig Symptome, (zur Stimmung passende) Wahninhalte wie Verarmungswahn, Insuffizienzgefühle, Schuldwahn oder auch Größenwahn auf.

Unterteilung nach Wolfgang Werner:
Auf dem Hintergrund von Dispositionen und Lebensgeschichten

können sich Leidenszustände entwickeln, die nicht unmittelbar auf körperliche bzw. cerebrale Erkrankungen zurückgehen. Dann liegen die Ursachen meistens in den Erlebnissen der Persönlichkeit (gekürzte Version).

Paranoide und halluzinatorische Syndrome:
Schuld im Leben, Gewissen, etc.
Syndrome der Angst:
Vitale Angst - er geht zum Arzt, somatisiert
Seelische Angst - Vergangenheit, Gegenwart, Zukunft steht in Frage

Existentielle Bedrohung aus der Biographie:
die Angst etwas falsch gemacht zu haben,
sich zu versündigen,
jetzt zu versagen,
Zukunft nicht schaffen,
Folgereue, Tatreue,
Lebensbilanz,
Angst langsam zu sein,
Erwartungsangst,
Angst vor dem Selbstbild,
Angst vor dem Fremdbild,
Angst um das tägliche Brot

9.   Prügelsprache

Da die meisten paranoiden Ideen oder Wahnvorstellungen durch die Erziehung der Über-Ich-Normen der so genannten Prügelsprache in die Menschengefühle eingeimpft wurden, möchte ich es nicht versäumen, eine Auswahl der Wahn-Schlüsselreize aus dem Volk hier wiederzugeben.

Wie sagen da die Bauernburschen:
Kaum hat man mit einer Frau im Dorf ein Kind,
sagen die Leute schon man geht mit der!

Junge Hure, alte Betschwester.
Wer zwei Häuser hat, dem regnet's in eines.
(Bei unklaren Verhältnissen)

Betrügen macht kurzes Vergnügen.
Kein Vergnügen ohne Keile.
Kurzes Vergnügen, langer Jammer.
Ein verliebter Greis ist ein junger Narr.
Wo es verliebte Mädchen gibt, wird die Tür umsonst verschlossen.
Die Seele eines Verliebten ist nie zu Hause.
Ein Verliebter und ein Narr geben ein gutes Paar.
Alle Sünden geschehen freiwillig.
Alte Sünden machen neue Schande.
Auf Sünde folgt Schande.
Aus kleinen Sünden werden große.
Eine kleine Sünde ist auch eine Sünde.
Der Wille sündigt, nicht die Hand.
Mit gesündigt, mit gebüßt.
Trunken gesündigt, nüchtern gebüßt.
Wer einmal sündigt, ist nicht mehr rein.
Wer oft schwört, der sündigt oft.

Trostsprüche:
Das Volk hat sich auf Grund der Belastungssprüche gleich wieder
selbst die Therapie gemacht (aktive Dissimulierungshilfe) und hat so
gesehen Trostsprüche erfunden.

Wenn's Sünde wäre, täten's die Pfaffen nicht.
Wer schläft, sündigt nicht.
Wer lange lebt, der sündigt viel.
Wenn der Maurer gesündigt hat, soll man nicht den Zimmermann
hängen.
Es gibt mehr Sünder als Heilige.
Unwissheit ist keine Sünde.
Trägheit ist die Mutter der Sünde.
Man beichtet seine Sünden und nicht seine guten Werke.
Liebe ist keine Sünde und Küssen macht kein Kind.
Kleine Sünden kaut man, große verschluckt man ganz.
Es ist keiner ohne Sünde.
Es ist keine Sünde zu groß, sie kann vergeben werden.
Es sind nur die kleinen Sünden, die man beichtet.
Geheime Sünde ist halb verziehen.
(Wenn sie kein Aufsehen erregt).

XI. Sexualität und pflegerische Einzelfallhilfe (Casework)

1. Einleitung

Nun kommen wir zum Schluss dieses Pseudo-Aufklärungswerkes über das Thema der Alterssexualität. Die Leute, die es tatsächlich gelesen haben, sollten nun die Früchte aus dem Inhalt zugunsten ihrer Klienten erlesen haben. Daher muss es jetzt um die Umsetzung oder zumindest um die Umsetzungsprozesse in die Praxis gehen. Diese Umsetzung fängt leider Gottes bei uns selbst an.

> Beginnen sie sich schon die Frage zu stellen (bevor sie auf Klienten losgelassen werden), ob sie selbst guten Sex haben. Das würde zumindest verhindern, dass sie auf die alten Leute neidisch werden. Sie wissen, der Futterneid beim Sex ist groß, jeder will was haben.

> Oder haben sie sich schon einmal gefragt, ob sie selbst eine Sexualneurose haben und ob sie diese wenigstens selbst im Griff haben? Sie sollten auf Grund ihrer Neurosen vor allem nicht die Entmündigten entmündigen.

> Haben sie schon daran gedacht, dass der Klient, wenn er Sex hat, nicht selbst- oder fermdgefährdend ist? Oder anders gefragt wen störts

Fruchtgenuss
Stellen sie das Caliban-Syndrom ein.

In der Altenpflege deckte sich
„Reden oft nicht mit Handeln",
ich hoffe das wird nun besser.

Die Bussi-Bussi Frau
Eine Frau, die auf einer mir bekannten Station gelegen ist, war wie man so sagt eine „Liebesbettlerin". Egal welcher Pflegeperson sie auch begegnete, schickte sie Bussi, Bussi und wollte natürlich auch eines.
Zu ihrem Glück entdeckte sie in einem Zimmer einen Herrn der (glaubte, dass dies seine Gattin sei) ebenfalls so gerne Bussi, Bussi hergegeben hatte. Beide waren glücklich.
Das Personal war aber so erregt über diese Situation, dass sie das Bussi-Bussi Theater einstellten.
Innerhalb kürzester Zeit starben beide.
Na super, eine Unterlassungssünde die zum Tode führte, die man Pflegequalität nennen kann.

Wir alle, die heute älter sind, haben immer wieder die gleiche Unterlassungssünde gemacht. Wir haben unsere Kinder und die Krankenpflegeschüler immer wieder nur darüber unterrichtet, WAS man im SEX NICHT darf. Wir haben sie kaum darüber unterrichtet, WAS SEX SEIN SOLL. Das habe ich hiermit mit diesem Buchinhalt versucht. Nun müssen sie es umsetzen.

Es wird ihnen wohl aufgefallen sein, dass dieses Buch viele Beispiele und Feedbacks aus allen Richtungen der Tiefen-Psychologie mit einbezogen hat. Bei einem sind sich aber alle Psychologie-Richtungen einig: Sie bestehen alle darauf, den Klienten, den „Leidenden" (das kann ja auch die Pflegeperson sein) zum Reden zu bekommen.

Therapieziel
„Reden über Probleme, ist schon die halbe Therapie".
Auch im Liebesleben. Oder sollte man sagen, über das Nicht-Liebesleben zu reden ist Einzelfallhilfe? Bei vielen Menschen herrscht aber der Glaube vor, dass Reden nichts mit Fühlen zutun habe und dass man aus Gründen des Abstandes nicht über Sex reden soll und darf. Wenn wir nicht darüber reden lernen, dann entsteht das, das ich auf den ersten Seiten beschrieben und als Calliban-Syndrom benannt habe.

Oft sagt man etwas Besonderes beim Sex, obwohl man ganz etwas anderes sagen möchte. Dieses Gespräch wird beim genaueren

Hinsehen eines Gesprächspartners mit dem Gefühl „da stimmt was nicht mit dem, was der da redet", deckt sich nicht mit seinen Handlungen, empfunden. Indem aber so genannte Demenz-Klienten Menschen mit einer sehr dünnen Haut sind, werden sie viel schneller als der Redner sie selbst heraus bekommen, dass dieses mit ihnen geführte Gespräch eine Lüge ist.

Wie, frag ich sie, soll aber eine Pflegeperson Sex aushalten, wenn sie selbst bei diesem Thema lügt und sich nicht zu reden getraut oder kann? Lernen sie selbst und ihre Klienten darüber zu reden. (Allerdings BITTE keine aufdeckenden Gespräche. Ich meine damit das, das der Klient nicht hergeben will, soll er sich gefälligst auch behalten können).

Wenn sie ihre Mutter ihren Vater in ein Heim geben wollen, fragen sie das Personal, ob es nicht selbst zum Thema Sexualität befangen ist. Das heißt, wenn das Personal selbst Schwierigkeiten mit der eigenen Sexualität hat, wird sie ihr eigenes Problem auf den Klienten projizieren.

Als Außenstehender können sie selbst eine Pflegediagnose der Pfleger/innen diagnostizieren.

Achten sie besonders darauf:
Ob das Personal schnell ungeduldig wird.
Wenn die Kollegin keine positive Einstellung zum Selbst hat, wird sie bei der kleinsten Kleinigkeit der Klienten ausrasten.
Ob die Pflegeperson ein zu starkes Über-ICH ausstrahlt.
Die Kleidung, die Sprache, das Aussehen ist dann militärisch geordnet, wenn ein/e Kollege/in zu Hause mit einem sehr strengen Über-Ich erzogen wurde, von Verboten umzingelt wurde. Wird diese Person selbst wieder zum Vollstrecker strenger Sittennormen.

Sie wird die Empfindung haben, dass selbst die Gedanken an Sex schon strafbar sind und so ein „Gedankensünde" währe.

Diese Menschen sind in die Gesetze verliebt statt in ihren Partner oder gar ihre Klienten.
Sie tragen in sich eine zwanghafte Pedanterie.

Oder erzeugen im Klienten gerne eine infantile Abhängigkeit.
Das starre Über-Ich wagt keine selbstständigen Menschen.

Sie treffen keine eigenen Entscheidungen, alles bleibt auf den/die Chef/in ausgerichtet.
Nur was der/die sagt ist richtig.

Typische Sätze sind unter anderem:
Frau Direktor, darf ich jetzt tun, was ich tun will oder was soll ich stattdessen tun?
Es ist der blinde bis „vorauseilende" Gehorsam gegenüber den Kontrollorganen.

Ob das Personal selbst befangen ist sieht das so aus.
Wenn die Eltern unserer Pflegehelferin selbst befangen waren, ist es doch kein Wunder, wenn auch unsere Pflegehelferin befangen der Situation gegenübersteht. Sätze wie
„Das sieht man hier nicht gerne"
„Darüber spricht man nicht"
„Das ist alles peinlich"
verraten diese abwehrende Einstellung.

Vor der Therapie kommt die Erhebung der thymopsychischen Biographie:

2. Biographische Sex-ERHEBUNG

Reden und Fühlen ist die Grundvoraussetzung für eine biographische Erhebung.

Im kompletten Pflegemodell geht es doch darum, aus der Biographie heraus geeignete Impulse für die Verbesserung des Befindens der Klienten zu finden. So wie in der Homöopathie „Gleiches mit Gleichem" ist es auch in der Psychobiographie. Erst wenn man weiß, was in der Kindheit quälend war, kann man verstehen, was heute im hohen Alter quälend ist und diese Qualen mit der eigenen Biographie therapieren. Dazu ist eine Erhebung von Storys, Geschichterln aus dem Leben des Klienten erforderlich.

Man bekommt zu jedem Thema Geschichterln von den Klienten. Beim

Sex (oder beim Geld) ist das Ganze ein bisschen schwieriger. Erstens muss man das Gespräch können und zweitens auf das Verhalten der Klienten achten.

Wenn man bei Klienten mit obszönen Schlüsselwörtern zu erheben beginnt, fühlen sie sich „ertappt" und verraten sich
durch eine Ersatzhandlung (oder Übersprunghandlung) sie lächeln oder lachen,
erröten oder zeigen sonstige Zeichen der Verlegenheit.
Oft kommt es beim Sex-Gespräch zu Stuhl- oder Harnbeschwerden.
Oft entpuppt sich so ein Verhalten als Regression in dem analen Charakter.

Wenn ein Klient einen ordentlichen „Flatus" loslässt, ist das ein Zeichen, dass er/sie sich gegen sie ad Personum auflehnt. Das durfte man gegen die Eltern nicht - jetzt demonstriert er seine Macht gegen die Autorität - und wie sagt der Volksmund, „und er scheißt ihnen was"!

Viele Klienten zeigen ihnen:
Ihr affektiertes Erleben mit einem effektiven Coping,

„Lachen und Sündenbewusstsein".
Lachen ist oft das Komische an einer Situation, es ist stets ein Durchbrechen der Lust an einer asozialen (sündigen) Regung bei temporären Durchbrechungen des stets auf den Menschen lastenden Sündenbewusstseins.

> Oft hab ich in meinen Vorträgen erlebt, wenn ich sage, „das Personal frisst den Patienten das Essen weg", oder „wir lieben alle Patienten", dass das Personal „lacht"! Da habe ich sie wieder einmal erwischt, wer selbst „frisst" oder jemanden kennt, der gefressen hat, der lacht. Sonst würde er oder sie ja nicht lachen, sondern eher weinen oder sich gegen meine Worte zur Wehr setzen.

Beim Gesprächseinstieg sollten sie mit ihren eigenen Fehlern und Sünden beginnen. Denn wie heißt es so schön in der Literatur:
Sünden sind am schönsten als Gruppensünden genießbar.
Dies führt zu einer gegenseitigen Verzeihung.(Swinger Club)

Zu der Akzeptanz ich bin nicht alleine.
So nebenbei erwähnt:
Wer eine Sünde verzeiht, begeht sie eigentlich selbst!
Wer jemanden Sünden verzeiht begeht diese selbst auch.
(Gemeinsame Hehlerei)

Das heißt, wenn das Personal sagt: „Wir haben es so schön, wir lieben uns alle!", es ist auf der Station wie zu Hause.
Dann kann man damit rechnen, dass alle auf der Station eine Linke (etwas unrechtes machen)machen. Jeder weiß was von jedem. Man muss dann gegenseitig alles „decken", bis eines Tages die Zeitung einen Skandal auf-deckt.

Coping und Reaktionen auf Gespräche.
(Sozusagen Botschaften aus dem Bett)

Viele Sex-Signale gibt es alleine schon beim Betreten eines Patientenzimmers. So können Klienten, die durch eine Pflegeperson (erregt werden) gestört werden,
mit einer psycho-motorische Reaktionen, wie
- Unruhe,
- Versteifungen
reagieren.
Oder wenn es ihrem Lebenslaufcoping entspricht
- eine sofortige angeblichen Hilflosigkeit vorspielen,
- aber auch eine gewisse Geschwätzigkeit beim richtigen Schlüsselreiz zeigen.

Ich wusste, dass im Jahre 1930 - 1940 die Lobau das Eldorado für Liebende war. In dieser Lobau (Augebiet an der Wiener Donau) gab es einen Wirt, der hieß „Zum roten Hiasl". Wenn ich nun in meinem Gespräch einen Fehler einbaute, „Beim Hiasl bekommt man ja ein Paar Würstel um ein paar Kronen", waren die Klienten so entrüstet, dass sie mich aufklärten. Dabei sind oft auch die Gründe, warum sie in der Lobau waren, mit erzählt worden.

Biographieerhebung durch die Nacktheit:

Die Nacktheit als Schreckmittel und Therapie:

Eine wunderschöne Therapie erfand eine Mutter für ihren Sohn selbst. Dabei kannte die Mutter natürlich die Biographie ihres Sohnes, die darin bestand, dass der Sohn sich nicht von der Mutter trennen wollte und konnte.

Das Muttersöhnchen war nicht bereit, von seiner Mutter zu lassen, er quälte sie Tag und Nacht. Sie zog sich zum Waschen nackt aus und hatte seither Ruhe von ihrem Söhnchen.

> Eine meiner Kolleginnen hatte die Idee, sich beim Baden mit der Klientin auszuziehen.
> Der Erfolg gab ihr Recht, denn dann ging auch diese Klientin baden.

Ferner finden sie beim Erhebungsgespräch folgende Reaktionen:

- eine ängstliche Erwartungshaltung bei jeder Pflegehandlung
- ein Abwehrverhalten bei sonstigen Gelegenheiten (Injektionen, Einlauf, Kathedersetzen usw.)
- Angst vor einigen Pflegern (z. B. mit russischem Akzent)
- Halluzinationen im Nachtdienst bei falscher Tageserregung
- aber wie immer als paramorbiden Schaden der heutigen alten Generation eine völlige Anpassung des Verhaltens; alles tun, was der Herr Pfleger sagt. Manche gehen sogar zur Basteltherapie, obwohl sie das nicht wollen, um Ruhe zu haben, um als „brav" aufzufallen.

Einige mit einem erhöhten Bindungstrieb werden beim Herrn Pfleger um Liebe betteln. (Ich bin doch der liebste wichtigste Patient dieser Station, oder Herr Pfleger?)
Sie werden sich Tag und Nacht schön machen, mit dem Herrn Pfleger flirten zu dürfen.

Viele zeigen Veränderungen der Psychomotorik in Mimik und Gestik, manche ein spontanes regressives Erscheinungsbild.
Da gehört das typische Sich-tot-stellen dazu.
Ich schlafe, ich bin nicht erreichbar.
Aber auch Aggressionen beim Baden
oder Aggressionen, wenn sie die Kleider wechseln (Fetzen schützen vor Nacktheit) wollten.

Sie finden oft ein Alles-apathisch-über-sich-ergehen-lassen. (Freude an der Passivität in der Hoffnungslosigkeit) Wir alle kennen dass Klienten:
schreien,
um sich schlagen,
weinen,
erstarren,
erbrechen bei Mundpflege (geschichtlich oft eine orale Frustration) detto Würgegefühle bei „oraler" Tätigkeit
oder Atemnot ohne somatische Ursache.
Psychosomatische Reaktionen können auch
andauernde Vaginalentzündungen
aber auch Blasenschwäche.

Nach der Biographieerhebung kommen die Impulse
Biographische Impulse

3. Allgemeine Ideen zur Rehabilitation

Die Heimaufnahme eine neue Form der Vergewaltigung
 Lust an der Passivität, Regression, Destruktion

Was bedeutet vergewaltigt worden zu sein?
Es bedeutet Schuldgefühle. Das Gefühl nichts selbstständig allein entscheiden zu können. Sich unterordnen zu müssen. Eine Situation der man ohnmächtig, fremdbestimmt gegenüber steht. Jede Aufnahme kann somit an diese traumatischen Erlebnisse (Vergewaltigungen) erinnern (Traumreaktivierung).

Vorsicht bei Pflegehandlungen
Waschen der Geschlechtsorgane,
Zäpfchen, Clystier oder der gynäkologische Tisch kann zur Auslösung

von einer Vergewaltigungserinnerung führen.
„Machen sie die Beine breit, ich muss ihnen einen Katheder setzen".
Ein Wahnsinnssatz!

Dito die jeweilige Sprache der Pfleger.
(Von wem wurde wer geschändet, vergewaltigt?
Wer weiß das schon von den Pflegepersonen?)

Man denkt nicht daran, dass
wenn ein Mensch neben der Klientin Englisch spricht, und sie wurde
von einem Engländer vergewaltigt, eine paranoide Symptomatik mit
Angstzuständen in Erscheinung tritt. Dann bekommt der Klient die
Psychopharmaka und nicht der Engländer ein Aufnahmeverbot. Pech
gehabt Bewohner.

Nun darf man nicht vergessen,
jede Vergewaltigung war auch eine Fixierung.
Und nun passiert der armen Alten das wieder,
mit Bauchgurt,
Brustgurt,
Bettfixierungen wird sie nieder-gestreckt.

Ob ein Symptom daraus geboren wird, ist eine Frage der
Übertragung.

Die Übertragung
ist die effektive Bindung des Bewohners an seine Pflegeperson
und umgekehrt. Meistens übertragen die Klienten alle auch ihre
neurotischen Gefühle an den Betreuer.

Positive Übertragung
Pflegeperson erinnert an Mutter, Vater in positivem Sinn.
Das heißt, nur diese Person kann „nacherzieherisch"
eingreifen oder mit dem Klienten per DU sein.

Kinder-ICH, Eltern-ICH
(transaktionsanalytisch gesehen)
Wenn eine Übertragung stattfindet (egal welche Pflegeperson dies
ist), kann man dieses DU als Sicherheit gebendes Therapeutik-um
verwenden.

Jedes dieser Gespräche MUSS in der Pflegedokumentation erscheinen. Warum darf Pfleger X mit der Bewohnerin per Du sein aber alle anderen nicht.

Negative Übertragung

Pflegeperson erinnert an einen verhassten Vater, an die immer bösartige Mutter und an den Vergewaltiger. Dann ist erst mit negativen Verhaltensstörungen, mit einer Zunahme der Aggressionen, einem paranoiden Syndrom sowie mit einer Angstsymptomatik zu rechnen.

Destruktionstrieb beim Heimpersonal sowie dessen Bewohner

Eine viel schlimmere Situation, als die Vorstellung einmal vergewaltigt geworden zu sein, ist bei den älteren Herrschaften (wahrscheinlich) das Gefühl der „Hoffnungslosigkeit". Hoffnungslosigkeit ist eine seelische Erschütterung, die in der Folge die Passivität im Heim sogar bejahen kann.

Bei den allgemeinen Befragungen hört man immer wieder das Lob über Altersheime. Unsere Bewohner sagen aus, dass es hier so schön sei. Das sagen dem Befrager die Klienten selbst. Übrigens das können sie in jedem Prospekt nachlesen, „Hier ist es sehr schön, ich möchte nirgends anders sein". Woher stammt diese Einbildung (Ausnahmen bestätigen die Regel)? Woher kann das kommen?

Sehr häufig erkennt das Unbewusste weit vor dem Klienten, „Scheiße, da ist nichts mehr zu machen, ich bin erledigt", da komm ich nicht mehr raus. Da man mit diesem Gefühl nicht leben kann, dreht man die Situation um, die Seele vollführt einen Umkehrschub.

Die negative Passivität des Lebens, das „Es-ist-nichts-los- Syndrom" **wird zur Lust an der Passivität.** Oder, besser gesagt, **die „Unlust zur Bejahung, zum Ertragen"** der Heimsituation.

So wird die Bejahung der Situation zur Verteidigung egoistischer Interessen. „Zur Sicherung einer möglichst ungefährdeten Ruhe."

„Die Selbstzerstörung wird komischerweise mit dem Gefühl der Lust verbunden". Diesen Vorgang nennt man in der Tiefenpsychologie masochistische Unterwerfung.

Woher kommt nun dieser paradoxe Lustgewinn?

Wenn ein Mensch in einer ausweglosen Situation ist, kommt es zur phantastischen Identifizierung mit dem Zerstörer. Man identifiziert sich mit dem Stärkeren, der hat immer Recht. Das kann die Tochter, der Sohn, ein Diktator (oder ein Vergewaltiger) oder aber auch die Pflegerin oder sonst wer sein.

Man stellt sich so wie gar manches Tier „tot". Das „Sich-tot-stellen" wird eine Lust Im Sinne einer Selbstaufopferung, eine **„altruistische Lust"**.

Unter „altruistischer Lust" versteht die Tiefenpsychologie **eine erweiterte „Anpassungslust"**. Egal ist dabei, wer und was die „egoistischen, narzisstischen Tendenzen" eines Menschen ausgelöst haben.

Dieser Vorgang der erweiterten Anpassungslust ist oft beim Personal und Klienten gleichermaßen zu sehen. Wie heißt es so schön in einem Aphorismus: Gleich und Gleich gesellt sich gern.

Das ist einer der Gründe, warum gerade in der Altenpflege kaum eine Modernisierung der Pflegesituationen möglich ist. Maximal passieren diverse Ersatzhandlungen, von allem ein bisschen. Ein bisschen Validieren, ein bisschen Snoezelen usw. usw.

Dass das gut geht, ist die Ersatzhandlung des UM- und Ausbaus. Das machen aber die Baumeister und nicht die Pflege.

Altenpfleger und sonstiges Personal klebt förmlich an der Warm-satt-sauber-Pflege. Und das nur, weil sie dieselbe Erkrankung haben wie der Klient, die man da „erweiterte Anpassungslust" nennt.

Wenn man also nicht gewinnen kann (sagt der Klient und der Pfleger), wird man sozusagen mit Wollust zum Opfer.

Es ist eine Art Lust an der Selbstzerstörung. Und alle wundern sich dann, wenn das Personal ein Burnout-Syndrom bekommt.

Die bekommen dieses Syndrom nicht, weil sie in einem Heim arbeiten und dort so viel zu tun ist, sondern weil sie es oft als ihre eigene Grundkrankheit mit ins Heim bringen.

Bei der Frage an beide, Pflegeperson und Klient:
Wie geht es ihnen? - heißt es dann richtig,
„den Umständen angepasst"
oder so wie es der Träger will!!

Somit ergibt sich zwangsläufig die Frage, ob die Klienten bzw.
das Personal schon psychisch tot sind oder nicht, nach einer
Differenzialdiagnose zwischen Leben und Todestrieb. Das heißt, dass
es Menschen, denen es „subjektiv anscheinend gut geht", trotzdem
psychisch gesehen objektiv schlecht gehen kann.

SUBJEKTIVER BEFUND	OBJEKTIEVER BEFUND
Klient sagt, er fühle sich den Umständen entsprechend wohl.	Redet nichts. Will absolute Ruhe. (Pfleger auch???)
Er liegt aber im Bett, starrt an Plafond. Und aus.	Braucht verdunkeltes Zimmer. Steht auf PEG-Sonde „Lebt nicht".
Pfleger sagt: Wir sind wie eine Familie. Sehr nett hier.	Psychomotorisch Emotional Trieblich Pflegepolitisch: Es bleibt alles wie es ist, so machen wir das schon seit Jahren. Na super.

4.   **Humanisierung der Terminologie**

Deutsches Vokabular
        Alles kann man im Leben beschreiben nur nicht den
        Orgasmus.
        Durch die Kultivierung wurde Sex zu etwas An-stößigem im
        wahrsten Sinne des Wortes. Es wurde zum Tabu, sündig,
        abstoßend.

Dass Sexualität abstoßend wirken kann, macht alleine schon das
deutsche Vokabular zum Thema Sex deutlich. Dazu muss man sagen,
dass es in der deutschen Terminologie entweder nur obszöne oder
lateinische Namen gibt. Beide Nomenklaturen führen nicht, so wie im
östlichen Raum, zu einem sexuell entspannten bis zu einem lieben

Schlüsselreiz. Da lob ich mir das Sanskrit, das für jedes Mädchen, für jede Vulva einen schönen Namen bereit hat. So heißt ein Wort für Vulva beispielsweise
Lotosblüte,
Muschelmädchen.

Die anatomische Struktur der Klitoris wird je Form der Klitoris
Mutter der spitzen Helme,
Stupsnase,
Star,
Amsel,
der Spatz genannt.

Ein Name für den Penis ist der „ihhlil" (der Legalisierer, der Befreier).

Daher ist es erforderlich, so wie in der Sozialpsychiatrie, auch das Thema Sex zu humanisieren.

Der Sozialpsychiatrie ist es gelungen, ihre Diagnosewörter zu humanisieren. Dies muss auch generell in der Altenpflege so werden. (Vermeiden sie z. B. das Wort primäre Demenz.)

Oder alleine die Frage, WAS ist im Alter normal, weil es immer normal war? Oder, was ist eine Enthemmung? Oder gar schon eine sexuelle Entartung (Perversion) muss neu überdacht werden. Vieles, das von jüngeren Leuten bei den Alten als Entartung benannt wird, war um 1920 (um etwas zu sagen) ganz normal.

Früher
Hatten alte Frauen drei Möglichkeiten, alt zu werden:
- Die Frömmigkeit
- Das Überkompensieren
- Oder ganz gewöhnlich den Sex einschlafen zu lassen, eine alte Frau zu werden.

Ich glaube hingegen, dass viele alte Leute aus ihrer Normalität heraus ein Nachholbedürfnis entwickeln, das keine Perversion ist, sondern, wie sagte ich, normal ist.
Spätes Glück
Viele alte Frauen, die immer schon lesbisch waren, sich aber ihren

Trieb nicht ausleben trauten, werden nun im Heim andere alte Frauen mit ihrer Liebe verfolgen.

Einige Damen hatten ein Leben lang keinen Orgasmus, sie suchen wie wild, nun einen zu erreichen.

Einige werden wieder pubertierend.

Sie beginnen wieder, wie früher üblich,
ein Tagebuch zu führen.

Sie beginnen wieder für Abstraktes zu schwärmen.

Oder verlassen Sie das Heim im Sinne ihrer Wanderlust.

Manche entwickeln eine inzestinöse Beziehung (Hotel Mama, umgekehrt), kleben an dem Sohn, der Tochter, an dem Enkelkind. Dies nennt man in der Volkssprache übrigens auch „Bratkartoffelverhältnis".

Das heißt, eine Humanisierung der Pflegesprache sollte mit einer Pflegediagnose (aus der jeweiligen Biographie) beginnen und nicht mit Aburteilungen wie die Wörter Perversion oder Entartung.

5.   Diffuse Impulse

An dieser Stelle erlaube ich mir, bevor wir zu den singulären Maßnahmen kommen, einige Gedankensplitter (ohne Ordnung) nieder zu schreiben. Diskutieren sie auf der Station ihre Einstellungen zu diesem Thema

Der Bewohner ist nicht das Eigentum der Pflegepersonen
Da betritt eine Pflegekraft ohne anzuklopfen das Zimmer einer Bewohnerin, die gerade Besuch von ihrem Ehemann hat. Sie „überrascht" die beiden im Bett liegend, er hält seine Frau im Arm und küsst sie zärtlich.

Die Pflegekraft ruft laut, das ginge aber nicht, wenn das jeder machen würde, solch eine Schweinerei müsse sie nicht auch noch haben. Und sie schimpft und schimpft. Ist das wirklich so? Hat das Pflegepersonal Hausrecht, so dass ein Anklopfen nicht mehr nötig scheint, wenn das Zimmer eines Bewohners betreten wird?

Ja, genau... das ist doch selbstverständlich, wo kämen wir denn da hin? - würden sie jetzt vielleicht sagen.
Doch solch unprofessionelles Verhalten ist im Pflegedienst nicht selten anzutreffen.

Sexualität und körperliche Zuwendung sind in vielen Pflegeheimen nicht (mehr) vorgesehen. Solange die „Alten" noch Händchen halten und sich mit feuchten Augen anschauen, ist es ja noch rührend. Aber Hallo, „wie niedlich die Zwei". Mehr ist und darf nicht sein.

Da in unserer Gesellschaft Sexualität und Körperlichkeit immer noch der Jugend gehören, ist es kein Wunder, wenn so genannte Profi-Pfleger an ihre Grenzen stoßen, die in ihrem Kopf zur Barriere geworden sind.

Man sollte doch wenigstens:
Anklopfen beim Reingehen ins Zimmer.
Die persönliche Entscheidungsfreiheit dem Klienten überlassen.
Seine Privatsphäre akzeptieren.
Das Recht auf Gestaltung seines Lebens zur Kenntnis nehmen
und seine Mündigkeit (so langer er/sie nicht gerichtlich entmündigt ist) bewahren.

Man sollte wenigstens Beziehungsräume schaffen
Da geht es neben altersbedingter und individueller Besonderheiten um ganz konkrete Dinge:
- um eigene Zimmer
- um Doppelbetten bei Eheleuten
- um sichere, ungestörte Zeiten
- um Besuchs- und Übernachtungsmöglichkeiten.

Streicheltherapeuten/innen für Frauen und Männer
In dänischen Altersheimen stellt das Personal für seine Bewohner Kontakt zu Prostituierten her. Wie die Zeitung „Politiken" am Freitag berichtete, ergab eine Umfrage der Krankenschwestern-Gewerkschaft, dass diese Praxis „in einer Reihe von Kommunen" üblich ist.
„Wir haben grundsätzlich die Haltung, dass wir alten Menschen bei der Befriedigung ihrer sexuellen Bedürfnisse helfen", sagte die Oberkrankenschwester des Altenpflegeheims Charlottenlund nahe Kopenhagen, Ulla Knudby.

Sexualwissenschaftler verwiesen auf die Notwendigkeit von „mehr konkrete Hilfe als nur verbale Ratschläge" für ältere Menschen mit sexuellen Bedürfnissen.

EROS ist wichtiger als Sex
„Wenn ich bei einer Frau am Hintern schauen kann, ist der Tag für mich schon gerettet." Da geht es nicht um einen durchgeführten Koitus. Aber den Spaß etwas zu sehen, Leben zu spüren. Da gibt es ein wunderschönes Buch zu diesem Thema, das sich „Black Bazar" nennt und von Alian Mabanckou geschrieben wurde. Er selbst nennt sich „Po-Experte" oder „Arschologe".

Wie sagt der Volksmund:
Die Ehefrau sagt, nachsehen darfst du der Jungen oder Appetit kannst du dir holen, aber gegessen wird zu Haus'. Allerdings haben wir Alten ja nicht mehr so viel Hunger. Wer soll ohne Testosteron schon Hunger haben, frag ich sie?

Sexualität ist ein Menschenrecht
Wir können es drehen und wenden wie wir wollen, Sexualität ist ein Menschenrecht. Dr. Antje Möbius forderte die Heime auf, Sexualität als Menschenrecht einzuführen. An diesem Punkt deckt sie sich mit dem Sozialforscher Albrecht Goeschel.

Selbst ein Pfarrer von der Evangelischen Altenheimseelsorge in Frankfurt am Main fordert, Heime so anzulegen, dass den alten Menschen für Sex ein Freiraum bleibt.

Mehr als nur Geschlechtsverkehr
„Dabei geht es meistens gar nicht um Geschlechtsverkehr", sagte die Sexualwissenschaftlerin Judith Rosenkrantz. Vielmehr bestehe „vor allem der Wunsch nach Zärtlichkeit, Hilfe bei der Selbstbefriedigung oder auch nach einem Dildo". Ganz überwiegend seien es aber Männer, denen geholfen werde. Dänemarks Sozial- und Wohlfahrtsministerin Karin Jespersen meinte zu der landesweit unterschiedlichen Praxis: „Ich kann nichts Schlechtes dabei finden, wenn ältere Menschen in einem Pflegeheim Kontakt zu Prostituierten aufnehmen möchten."

Sprachliche Re-aktivierung
Was fragen oft ältere Leute: (und ich kenne das aus meiner beruflichen Erfahrung) „Was geht mich der Frühling an?" „Ein Leben lang war ich aktiv und jetzt liege ich herum wie eine alte Sau."

Sibirien ist wärmer gewesen als das Altersheim (da hab ich

wenigstens russisch lernen dürfen - Felix Mitterer).

Trainieren sie aus der breiten Palette an Möglichkeiten, die in ihnen steckt, am Leben wieder Spaß zu haben.

Gehen sie in ihrer Biographie zurück und fragen sie sich, WAS ihnen denn als Kind, als Kleinkind Spaß gemacht hat? Es ist doch unsinnig den Menschen zu raten, sie sollen sich im Alter einen Kleingarten kaufen, wenn sie schon als Kind die Gartenarbeit hassten.

Suchen sie in ihrer Schatztruhe (frühkindliches Gedächtnis) woran sie Spaß gehabt haben.

Frauen mit einem älteren Mann (oder umgekehrt) sind nicht pervers, sondern kommen sich halt dabei selbst viel jünger vor, als sie in Wirklichkeit sind. Jüngere Menschen induzieren eben Jugend, und die Ideen, die Phantasie das Leben sei positiv.

Man braucht schon junge nette Zivis:
Gerade im Alter leidet die Frau unter der schwindenden Erotik,
„keiner schaut sie an",
„keiner trägt ihr den Koffer, öffnet die Tür".
Da wäre ein freundlicher Pfleger oder Zivi schon Therapie

> Mir sagte eine alte Frau:
> Im Alter ist man unsichtbar. Ich bin eigentlich für die Männer gar nicht da.

Daher braucht sie Eros, erotische Ausstrahlung oder das, was sie dafür hält. Schauen sie sich die Damen beim Mittagessen, Abendessen, in einer Residenz an, da trieft es förmlich von „Erotik".

Alte Sublimierungsmuster suchen
Wir haben auf den ersten Seiten gelesen, dass die westliche Kultur darin besteht, zu sublimieren bzw. neurotisch zu werden. Wenn durch den Verlust der Über-Ich-Normen sich die Sublimation auflöst und den Klient wirklich stört (es ihn vor allem selbst stört, so zu sein, wie er jetzt ist), muss man halt in der Biographie die primären Sublimationsmuster suchen und als Impuls wiedergeben (re-aktivieren).

Frau XY belästigte auf der Station alle Herren, sie griff jedem Mann auch den Pflegern auf das Gesäß. Das störte so sehr, dass wir etwas tun mussten.
Frau XY war ein Leben lang Englischlehrerin, hatte auch viele Jahre in London gelebt. Als sich Schwester Regina G. bereit erklärte, bei ihr Englisch-Unterricht zu nehmen, verschwand das sexuelle Symptom.

Diese sind bei primär bürgerlicher Erziehung das Studium, bei Arbeitern das „Arbeiten" also der Arbeitstrieb, die Belohnung durch Geld.

Vergewaltigungsideen sind allgegenwärtig
Nun wer, frag ich Sie, kennt schon seinen Klienten?
Wenn bei einem Erhebungsgespräch Vergewaltigungsideen im Raum stehen:
Hat nachts Intimpflege bei Frauen nur von Frauen durchgeführt zu werden.
Mann soll, nein muss, bei jeder Handlung Licht voll aufdrehen.
Haben keine männlichen, ausländisch klingenden Wörter (nicht einmal Gesprächsfetzen) auf dem Gang, vor der Tür der Klienten statt zu finden.
Jeder militärisch klingende Schritt auf dem Gang ist untersagt.

Projektionen sind normal aber normal ist nicht normal:
Bei vielen Paaren aber auch bei der Pflege zeigt es sich, dass Sex immer schon ein Problem ist und war.

Im täglichen Leben ging Herr XY immer schon auf die Bedürfnisse seiner Frau (und nicht auf seine eigenen) ein. Er akzeptierte, wenn sie Kopfweh spielte. Wenn sie den Orgasmus vor spielte. Wenn sie schon wieder nicht wollte. Wenn sie oral Sex ablehnte usw. Nun im Umkehrphänomen ist ihm dies alles egal, er fordert die ehelichen Pflichten ein. Klopft wie wild an die Tür der Gattin, will diese sogar aufbrechen.

WARUM ist das Problem?
Weil die Gattin nie Sex wollte. Sie betrachtet dies im Alter als „Gott sei Dank abgeschlossenes Kapitel". Er nicht. Er hat seine Über-Ich-Normen sogar verloren und WILL jetzt, und aus.
Daraufhin lässt ihn seine Gattin als M. Alzheimer ab-diagnostizieren.
„Ist ja verständlich bei einer Frau, die immer nur gewohnt war, das der Mann nachgibt. Natürlich, in ihren Augen richtig: „Ein nicht dementer Mann mit 80 tut ja so was nicht".

Es gibt beim Sex kein normal und nicht normal, es gibt nur, die/das passt für beide oder nicht.

SCHlüsselreiz Missverständnisse - vermeiden
Vieles, was der Klient macht, kann durch falsche Schlüsselreize ausgelöst werden und führt bei beiden zu Missverständnissen und Fehlinterpretationen. Interpretationen sollten immer nur im Team aus der Sicht mehrerer Leute erfolgen, um einigermaßen fair zu bleiben.

Schlüsselreiz und Milieugestaltung
Therapie: Fehlinterpretationen
Ein schönes Beispiel für eine Fehlinterpretation, die die Milieugestaltung betrifft ist Folgendes:
Oft läuft ein Klient mit seinem Glied in der Hand durch die Station in fremde Zimmer - hysterische Frauen schreien auf, haben Angst vor einem sexuellen Übergriff. In Wirklichkeit sucht der Mann nur ein WC und kann dieses nicht finden.

Therapie:
Orientierungshilfe für das WC anbringen. Noch immer kann man bis zu den Jahrgängen 1940 Beschriftungen in Sütterlinschrift anbringen.

Verhindere Du selbst Fehldiagnosen, Fehlinterpretationen aufgrund

Deiner sexuellen Neurosen oder moralischen Wertvorstellungen.

Verhindere Schlüsselreize, die von Klienten falsch verstanden werden könnten:
Durch eine aufreizende Kleidung
Durch blöde Sprüche
Schatzi sagen
Opa sagen, der wird ihnen sonst einmal zeigen wo es beim Opa langgeht!!

Paradoxe Therapie
Wenn ihnen ein Mann immer auf den Hintern greift, beginnen sie als erstes und greifen im auf den Hintern und sagen „na Schatzi" oder was halt bei ihnen so gesagt wird. Der Klient ist meistens so überrascht, erstaunt über sie (das ja nur ihm zusteht), dass sie ab sofort Ruhe haben. Solle dies ins Auge gehen dann hilft noch immer Ablenkung:

Ablenkung
Vergessen sie nicht, dass senile Menschen (wie Kinder) leicht abzulenken sind, wenn sie selbst nicht die Situation mit hysterischem Schreien, Schimpfen erhöhen. Sie wissen ja, Sex ist auch Aggressionstrieb und wenn sie einen Lärm machen, freut das den Mann, sein Jagdtrieb wird noch weiter erregt. Wir Männer haben Freude an hysterisch agierenden Frauen. Können sie sich an die ersten Seiten erinnern? Da schrieb ich: Wir heute alten Männer erlernten Sex über die Pornoheftchen, da mussten die Frauen schreien, hysterisch kreischen und beißen, dann ist Sex super. Da soll der „Alte" keine Freude haben, wenn er es jetzt schafft, sie zu erregen?

Eine andere Idee der paradoxen Gesprächsführung

Die man gerne von V. Frankl bei Zuckerkranken anwendet wurde ist folgende:
Wenn ein Diabetiker vollkommen uneinsichtig gegenüber seiner Erkrankung ist, verwendete V. Frankl oft die Paradoxe Intention als Gesprächsführung. Er setzte einem Zuckerkranken einen großen Haufen an Cremschnitten vor und sagte, dass er diese Essen solle, ihm sei es egal. Fast alle Klienten antworteten ungefähr gleich mit dem Satz, „Wollen sie mich umbringen? Sie wissen doch, ich bin zuckerkrank". (Dies geht natürlich nicht mehr bei tatsächlich völlig

dementen Menschen).

Paradoxe Therapie:
Eine Kollegin erzählte mir, dass sie nach dem Böhm-Kurs einen Gedankensplitter von mir in die Praxis übertrug. In einem Heim versuchten wir die Paradoxe Therapie bei einem 60-jährigen Herrn mit einem frontalen Hirnschaden. Dieser Mann befriedigte sich Tag und Nacht offen auf dem Gang des Heimes. Der Arzt stellte eine „Sex-Entartung" als Diagnose fest. Wir wollten aber den Mann, der in seiner Art sehr lieb war, nicht mit Psychopharmaka zumachen, so dass wir Folgendes versuchten:
Nachdem wir mit ihm in einen Beate-Uhse-Laden gingen, ihm die Pornohefte zeigten, ihn aufforderten zu onanieren, war der Drang wie weg „geblasen". Er verhielt sich seit dieser Zeit so, wie wir es gerne nennen, an-gepasst und ohne Psychopharmaka.

Forcieren sie Ersatzhandlungen, Tausch
Der Volksmund sagt: „Herr, du hast mir das Können genommen, nun nimm mir auch das Wollen!" Das ist natürlich ein sehr schlechter Spruch, denn solange wir wenigstens noch wollen, können wir aus dem Wollen Lebensenergie schöpfen.

Wäre das Wollen auch noch weg, dann, ja dann würde die Hemmungsenergie gewinnen und wir wären schon tot. Wenn wir nicht mehr wollen, werden wir bald auch nicht mehr können, nämlich leben.

Lassen Sie, die alten Herrn und Damen, sie können vom Sex wenigstens noch reden.
Lassen Sie, sie wenigstens noch Bilder von nackten Frauen oder Männern anschauen. Lassen Sie sie leben, was geht Sie das an.
Wenn sie es nicht aushalten, tauschen Sie, wenn Sie wollen, Sex mit dem Machttrieb dann schreit der Alte den ganzen Tag na wenn ihnen das lieber ist auch gut.

Mit Geltungstrieb geben sie den Leuten etwas, das ihre Ich-Wichtigkeit erhöht, dann brauchen sie nicht mit dem Phallus oder Worten zu drohen.

Re-aktivierung des Lebenstriebes
Aus Erde bist du, zu Erde sollst du werden.

Man will nicht mehr, man hat genug von immer demselben, von dem **geleb**ten Leben. Auch sympatikotone, aufgedrehte Typen drehen eines Tages ab. Sie kümmern sich plötzlich wieder um das Unbelebte. Finden plötzlich Freude an Steinen, an Blumen, an der Ruhe, an der Geborgenheit, an der Sicherheit im Pseudoparadies. Plötzlich stirbt das neugierige, triebhafte Kind in uns ab. „In dem Augenblick, in dem das Kind in uns stirbt, beginnt das Altern." (Francois Maurois)
Viele Jahrzehnte, kann man sagen, haben wir gelernt (oder wurden dazu erzogen), unsere Lebenstriebe auch zu tauschen. Sie waren und blieben aber Lebenstriebe:

Ich habe in meinem Dienst einmal Folgendes erlebt: Eine Frau besuchte ihren todkranken Ehemann und griff immer wieder unter die Bettdecke des Gatten. Nach einigen Abwehrhaltungen lebte der Mann aber auf. Das Ziel war erreicht. Er lebte.

Eine andere Frau, das ist ein liebres Beispiel, forderte ihren Mann immer wieder zu einem Würfelspiel auf. Was für ein Unsinn, dachte ich, in diesem Zustand würfeln? Ist das das Würfelspiel mit dem Tod? Bald hatte ich die Absicht erkannt. Der Tod soll keine Chance haben. Nun, ich kenne dieses Paar persönlich, ein Leben lang haben die zwei – übertrieben gesagt – nichts anderes gemacht, als gewürfelt. Natürlich kann man beobachten, dass beim Zusammenzählen der Punkte die Gattin zugunsten ihres Ehemannes schwindelt. Sie lässt ihn (wahrscheinlich das erste Mal in ihrem Leben) gewinnen. Er siegt über den Tod. Der Lebenstrieb, der Elan vital ist gerettet.

Warum lieben (manchmal) deutsche Frauen den Alzheimer ihres Gatten so sehr? (und das, muss man unbedingt dazu sagen, manchmal sogar zu Recht)

Ich glaube, es ist das Alters-Matriarchat, das den Morbus Alzheimer so begehrt macht. Nichts gibt es mehr als Alzheimer-vereine. Wenn der alte Trottel (so sagt man halt leider Gottes in der täglichen Umgangssprache) endlich zu schwach zum Toben geworden ist und seine Frau nur noch als Mama anspricht, dann bindet sie ihm vor allen Leuten ein Lätzchen vor und demonstriert einem jeden, was für ein unmündiges Depperl ihr Ehemann wurde. Wie sie sich nun aufopfert, dabei fast zu Grunde geht. (Ich möchte nicht vergessen zu sagen,

dass einige Gattinnen auch zu Recht so ihre Wut projizieren)
Er hat sie ein Leben lang gedemütigt,
im Sexualleben fast immer vergewaltigt, sie wollte ja nie.

Da freut man sich aber schon, wenn man eines Tage pflegen darf!
Diese Aufopferung (für dieses Arschloch) der ganzen Welt zeigen
darf. Wie heißt es so schön in der Volkssprache „Dir werd' ich schon
helfen".

Pathologische Kommunikation, Sex und Alter eine Gewöhnung
Alte Ehepaare haben oft das Gefühl der andauernden Vergewaltigung,
wenn der Testosteronspiegel oder Östrogenspiegel bei einem der
beiden nachlässt. Wenn der andere nicht mehr will oder kann ist
das scheiße. Es erscheint wie ein Egoismus zu zweit. Der natürlich
manchmal zu Ungunsten des „Alzheimerklienten" ausfallen kann.
Oder gar bei einer der beiden mit einer Paranoia endet.

> Vor einiger Zeit habe ich einen wunderschönen Brief eines älteren
> Herrn bekommen, der im Inhalt Folgendes beschrieben hatte:
> Was sagen sie da, Herr Prof.? In unserer Nähe eröffnet ein
> Pensionistenheim. Sie laden meine Gattin und mich zur Eröffnung
> zu einer Tanzveranstaltung ein. Das ist ja sehr lustig, aber meine
> Gattin hat eine Paranoia, ich kann nicht mehr in den Keller gehen,
> um die Kohlen zu holen, aber feiern wollen die Affen.
> Die sollen was machen, damit es meiner Frau besser geht, und mir
> die Kohlen raufholen, aber nicht so einen Scheiß.
> Natürlich hab ich mich mit diesem Mann unterhalten und natürlich
> hat seine Gattin erst die Paranoia seit eine russische 24-Stunden-
> Pflegerin im selben Haus wohnt.
> Fast alle deutschen/österreichischen Frauen sind böse auf
> Ausländerinnen. Sie sagen, die hat mir meinen ersten Gatten
> weggenommen, wegen ihr ist er gefallen. Und jetzt hab ich als
> zweiten so einen Waschlappen, der sich schon wieder mit einer
> Russin einlässt.

Pornographie und Alter

> In der Antike gab es keine Sexprobleme, z. B. mit der
> Pornographie. Es gab keine Probleme, weil Sex, ich möchte
> fast sagen, öffentlich normal war.
> Sex war allgegenwärtig, sowohl in privaten wie in
> öffentlichen Räumen - daher nahm auch keiner einen
> Anstoß. Sex war normal, Pornographie war normal.
> Man sah unter dem Sex den sinnenfrohen Ausdruck der
> eigenen gefühlsbetonten Lebensphilosophie, mal derb
> komisch, mal künstlerisch erhaben, mal anregend,
> mal abstoßend, aber er war immer selbstverständlicher Teil
> der sozialen Umgebung

Wir sollten in der Pflege überlegen, so wie es ein Heim in der Schweiz macht, Herrenabende einzuführen. Ein Pflegeheim in der Schweiz - man beachte, in der Schweiz - macht so genannte Herrenabende. Da dürfen die Herren sich Softpornofilme ansehen. Es gab, so im Bericht zu lesen, noch nie Ausschreitungen aber mehr Freue am Leben.

EHRE – Ehrverlust - Scham

„Ehrenprobleme sind Schamprobleme"
Beschämung erlebt das Kleinkind oft (und dann wieder der Alte), Beschämung heißt, dass beim Erlernen, die Körperfunktionen im Griff zu haben, oft geschimpft wurde und nun wieder wird.
„Du bist schon wieder schmutzig".
„Du hast dich schon wieder angemacht".
Das Kind (und der Alte im Heim) können aber bei diesem Vorgang nicht aktiv sein, es muss sich passiv die Beschimpfung gefallen lassen. Gerade dieses wird als SCHAM erlebt. Menschen die sich nicht gegen den Beleidiger wehren können, müssen sich „schämen". Was sollen sie denn sonst machen?
Ein Dr. Wurmser hat von Seelenmord gesprochen, wenn das Kind (oder der Altersheimbewohner) dauernd hört, er solle sich schämen, er solle sich benehmen.

Oft halten sich Patienten Ohren und Augen zu (wie ein Kind) Wenn ich nichts sehe, siehst du mich auch nicht. Das Sehen von pornographischem Material beispielsweise an einem öffentlichen Klo war unkeusch. Die Mädchen hielten sich die Augen zu, um nicht zu sündigen. Ist es da ein Wunder, wenn sich heute wieder und oft Damen am WC die Augen zu halten? Sie vermuten schmutzige Zeichnungen, dann Beschimpfungen oder gar die Rache Gottes.

Störung der Therapeuten, Pflegepersonen
Sie sollten ihre persönliche vielleicht sogar übertriebene Sexualvorstellung im Sinne der christlichen (falsch verstandenen) Moral nicht auf den Klienten übertragen.
Viele angeblich tugendhafte Einstellungen kommen nicht aus reinem ICH-Gewissen, sondern sind oft unbewusste Störungen der Therapeuten.

Ein angeblicher, aber nur lauer Christ züchtigt sich jeden Abend mit der Peitsche und zwingt sich zu bestimmten Zeiten selbst zum Nahrungsentzug.
Bald entdeckte man, dass diese Taten nichts mit dem lieben Gott zu tun haben.
Er gefällt sich in der Rolle, den so genannten Christen zu zeigen, dass sie mehr scheinheilig als heilig sind. Er will die Pseudochristen abwerten, also eigentlich sie bestrafen. Um die Rolle des Täters aushalten zu können, muss er besonders überkompensieren und spielt somit für seine Umgebung und Freunde eine Rolle, die ihn befriedigt.

Religiosität als Therapie
Bei sexuellen Übergriffen ist es durchaus möglich, den Pfarrer zu holen und den Klienten auf die Über-ICH-Schiene zurück oder wieder her zu holen. Egal ob sie an Religion glauben oder nicht, in der Interaktionsstufe 5 ist sie tief verankert. Ich glaube, auch sie werden das aus der Praxis kennen, dass einige Herrschaften, die ein Leben lang atheistisch lebten, im Alter wieder christlich werden. Oft christlicher als die Christen agieren.

Keine Rügen wegen Sex
Wenn sie jemanden beim Onanieren rügen, verfällt er/sie in seine früheren Über-Ich-Normen und entwickelt, wenn er oder sie christlich erzogen wurde, eine schöne Paranoia im Senium oder einer Autoaggression. Dabei sind Selbstzerstörungs-mechanismen, ich verbrenne mir meinen Penis, ich schneide ihn mir ab, nicht selten. Wobei das vermehrte Onanieren besonders bei ehemalige Nonnen (beim Verlust ihrer Über-Ich Normen) zu beobachten ist.

Therapie: „Beichten, Abreagieren oder Entlastungsgespräch"

Obszöne Worte
„Sexuelle Worte ergeben in vielen Heimen einen Tadel".
Der Tadel ist aber an und für sich wieder Schlüsselreiz für Sex.
Wenn sie bei der Kommunikation schimpfen:
„Das tut man nicht"
„Sie Schweindl"
„Hände auf die Bettdecke" usw.
lösen sie bei ihren Klienten, Bewohnern das schlechte Gewissen erst aus. Und damit beginnt eine paranoide Abwehrreaktion. Oder eine Projektion auf sie selbst. Oder eine Triebverlagerung auf andere Triebe wie den Aggressionstrieb, den Machttrieb. Und das ist ihnen, wie ich sie kenne, auch wieder nicht recht. Jetzt müssen sie ihn wieder rügen. Und dann schlägt der Klient erst recht auf sie los. Und sie schreiben in die Dokumentation, Herr XY brachial aggressiv. Aber Hallo!
Wer hat denn angefangen?

Sagen sie nie bei einer pflegerischen Handlung,
„Es tut nicht weh".
Das hat die Frau auch gehört, wie sie vom Vater oder Onkel missbraucht wurde und führt nur zu einer Trauma Reaktivierung.

Fehlidentifikationen und Kommunikation bei Pflegehandlungen

Dabei ist zu beachten, dass der Umgang mit Klienten eine Frage der lebenslangen Prägung (Identifikation) ist.

So braucht ein feministisch, weiblich geprägter Mann (er identifizierte sich ja in seiner Kindheit nicht mit dem Papa, sondern mit der Mama) eine starke Schwester. Ein normal geprägter hingegen einen „weiblichen Typ".

Eine maskuline Frau braucht einen weiblichen Pfleger. Sie identifizierte sich nicht, wie es gehören würde mit der Mutter, sondern mit dem herrischen Papa.

Eine feminine Frau braucht einen Mann.
Das war halt damals so üblich, als es noch Männer gab.

Suche nach pathologischen Körperteilen
Manche Körperteile sind biographisch negativ besetzt. Vielleicht ist ihnen Folgendes schon einmal aufgefallen: Sie geben einem Menschen eine Spritze in den Arm, siehe da, da gibt es keine Abwehrreaktion. Wenn sie derselben Person allerdings die Spritze in die linke Gesäßbacke geben, beginnt er zu schreien, mit Abwehrmechanismen zu antworten. Das Ganze geht auch umgekehrt oder sonst wie. Fest steht, es gibt prägungsphänomenal gesehen bei verschiedenen Leuten verschiedene negativ geprägte Körperteile. Eruieren sie diesen wunden Punkt bei ihren Klienten und lassen sie diesen bei Pflegehandlungen aus.

Beseitigen sie die Schwellenangst (vielleicht auch ihre eigene)
Erotikshops gibt es nun auch in Einkaufsmärkten, um den Kunden die Schwellenangst zu nehmen. Die meisten, die sich beraten lassen, sind alte Damen über 70 Jahre, so sagte mir eine Verkäuferin. Das Neueste auf diesem Gebiet ist ein Dildo, der plus Außenstimulierung also inklusive (Klitoris) funktioniert.

Erotikshops in Kaufhäusern beschäftigen sozusagen Sex-Therapeut-innen auf banalem Niveau und wären auch für Heime als Fachkräfte-Berater (Pflegepersonal ist sicher keines) denkbar.

Der Vaterhunger
Man hat festgestellt, dass sogar die Basale Stimulation zur negativen Erregung aber nicht zur Beruhigung - vorwiegend bei heute älteren Männern - führen kann. Männer, die in Narkosevorbereitung waren und basal stimuliert wurden, konnten kaum in Narkose versetzt werden. Nun, warum ist das so? Männern, die durch ihre Eltern noch unter der alten Herrschaftsordnung erzogen wurden, wird es schwer fallen, bis unmöglich sein, „Nähe auszuhalten". (Siehe Stachelschein-Syndrom)

Sie werden sich kaum beim Bedauert werden ihren Schmerz eingestehen. Sie sind, wenn man so will, a-emotional erzogen und geprägt. Körperliche Zuwendung, gemeinsames Empfinden, der Ausdruck von Anerkennung und Liebe ist ihnen fremd, macht Angst. Sie leiden, wenn man so will, an einem Vaterhunger.

Therapie wäre: Nicht Basale Stimulation oder Snouzelen, sondern Nähe aushalten lernen. Sie müssen lernen, sich den anderen an-zu-vertrauen. In der Therapie einen Weg finden, der das Angreifen eines anderen nicht negativ erscheinen lässt. Sich gegenseitig (unter Männern vorerst) angreifen lernen. Stirn an Stirn legen. Hand geben, sozusagen sich selbst wieder entdecken und vielleicht in dieser Situation den „Infantilen" Seelennahrungsmangel nachholen zu üben. Erst im Anschluss kann, wenn es schon sein muss, auch wieder eine Basale Stimulation stattfinden.

Kriegszeit und Nachkriegszeit
Gut erzogene christliche Mädchen ließen sich nie freiwillig auf einen Soldaten oder „den Feind" ein. Nicht so wie die „einfachen Frauen" vom Land, die wegen ein bisschen Essen mitgegangen sind. Nein die feinen Frauen kompensierten durch die „reine Liebe". Sie schrieben an die Front Millionen feiner Liebesbriefe. Bei einer Dekompensation lassen sie diese Damen wieder Liebesbriefe, Tagebücher schreiben.

Sex im Alter ist auch ein Mittel gegen die Depression im Senium
Bei vielen älteren Frauen und Männern entwickelt sich gerade im Heim eine (alte) neue innere Wildheit. Die Alltagslasten fallen ab. Die Enkelkinder kommen Gott sei Dank nicht mehr zu Besuch. Und die Über-Ich-Normen schwinden.

Einige Patientinnen erzählten mir, dass sie sich immer wunderten, dass Männer kaum Kopfweh haben. Und so bedienen sich auch alte und sehr alte Frauen des Anti-Kopfwehmittels „Sex", und das seit neuestem mit einer anderen Frau und das erste Mal mit einem Orgasmus.

Hintergrund:
Oft begegnet man im Zivildiener oder Pfleger einen Schlüsselreiz des damalig nicht erreichten „Geliebten". Man sieht nicht, dass man alt ist, dass der Körper nicht mehr schön ist. Man sieht die Erinnerung. Viele ältere Frauen „vergewaltigen" direkt jüngere Männer, weil sie in ihrer Erinnerung „alte Lieben" entdecken. Viele Frauen hatten im Eheleben nie einen Orgasmus und wollen nun endlich wissen, was das ist, wie das geht. Sie finden Frauen als Partnerinnen oft liebevoller und sorgsamer aber auch bereiter, die körperlichen Veränderungen des Alters zu akzeptieren. Die Orgasmusfähigkeit entsteht aber auch durch das Umkehrphänomen an sich selbst. Sie können nun ohne Angst vor der Familie, vor der Öffentlichkeit, vor der Religion frei lieben.

Missbrauch
Ausgangspunkt Stachelschweinsyndrom:
Wenn ein Kind zu wenig Wärme und körperliche Zuwendung bekommt, lässt es sich eher auf Sex-Annäherungen ein, um wenigstens einen Teil der Wärme zu bekommen (Kraus Lechmmann, Köln). Sehr oft werden diese Klienten als Borderline-Syndrom diagnostiziert.

Diffuse Impulsvorschläge
Sich Zeit nehmen.
Vermehrte Zuwendung und Pünktlichkeit, um den Vertrauensbruch zu lindern.
Keine aufdeckenden Gespräche :
Sie muss akzeptieren, dass sie nicht alles im Detail weiß.
So zu sagen den Schlüssel zu sich selbst finden.
Die Klienten müssen erlernen
Schuldzuweisungen von sich selbst abweisen.
Den Gedanken ich bin ein Luder, ich habe ihn verführt.
Ich bin nicht der letzte Dreck.
Die Abhängigkeit zum Kindeserlebnis verstehen lernen.
Therapie: Psychodramatisches Aufarbeiten.

6.   Singuläre Impulse

WAS SOLLEN WIR NUN MIT DIESEM

WISSEN MACHEN?

Einen ENPP AUFBAUKURS BESUCHEN?

UND diese Inhalte auch wirklich ANWENDEN?

Es ist dies in Summe gesehen:

Die Pflegedokumentation

Der Pflegeprozess nach Böhm

Die Sex-(Problem) und Biographie-Erhebung

Die Bildung einer Assoziationskette im Team

Suche der Interaktionshöhe

Sowie die IMPLUSSUCHE

Und eine

SINNHAFTE EVALUIERUNG

Obwohl bei psychischen Problemen Rezepte nie gehen, möchte ich ihnen gerne einige Böhm-Dokumentationen aus der Praxis (wie Rezepte) vorstellen.

PFLEGEDOKUMENTATION UND PROZESS

Pflegedokumentation

Frau/Herr   **Angehörige1**
Interaktionsstufe (Parameter)
Natürlich sind auch die Angehörigen nicht ganz noopsychisch zu erreichen, wenn es sich um ein Problem ihrer Verwandten handelt.

PROBLEM
Pflegepersonal berichtet oft: Wir haben große Probleme mit den Angehörigen, wir würden ja so ab und zu etwas zulassen, aber die Probleme mit der Tochter usw. sind nicht auszuhalten.

INTERRESANTE DENKMÖGLICHKEITEN
Vergessen sie dabei nicht:
Auch der Angehörige hat eigene Sex-Probleme. Auch er ist, wie wir sagten, zwar meistens „normal aber nicht gesund".

IMPULS
Da auch der Verwandte in einer unteren Interaktionsstufe ist, ist auch er/sie nur thymopsychisch erreichbar. Nun, werte Kollegin/ werter Kollege haben sie ja einiges über Sex gelernt, so dass sie einem emotional dekompensierten Angehörigen nicht mehr aus dem Bauch heraus, sondern noopsychisch antworten können. Vergessen sie nicht, alle Wünsche und Ideen sind auch im hohen Alter normal und nicht der Ausdruck eines Morbus Alzheimers

EVALUIERUNG
Konnten sie die Toleranzgrenze der Angehörigen erhöhen?
Schafften sie es, der Tochter klar zu machen, dass auch die Mutter NOCH Sex hat, oder haben will? Schafften sie es, noopsychisch zu bleiben, obwohl der Verwandte thymopsychisch agierte??

Pflegedokumentation

Frau/Herr   **Angehörige 2**
Interaktionsstufe (Wo ist der Angehörige??)

PROBLEM
Ich versuche seit langem ihr Biographisches Modell in den Alltag umzusetzen, nur die Ehefrauen weigern sich oft. Sie wollen NICHT, dass es den Alten Herrn besser geht?

INTERRESANTE DENKMÖGLICHKEITEN
Es ist oft das Alters-Matriachat, das den Morbus Alzheimer vorwiegend bei den Gattinnen so begehrt macht. Nichts gibt es mehr als Alzheimervereine.

„Wenn der alte Trottel endlich zu schwach zum Toben für den Sex geworden ist" und seine Frau nur noch als Mama anspricht, dann bindet sie ihm vor allen Leuten ein Lätzchen vor das Gesicht und demonstriert einem jeden anderen Besucher, was für ein unmündiges Depperl ihr Ehemann geworden ist. Sie demonstriert, wie toll sie sich nun aufopfert und dabei fast selbst zugrunde geht. Wobei man schon sagen muss, dass einige Gattinnen **auch zu Recht so ihre Wut an den ein Leben lang negativen Gatten projizieren.**

Impulse
Besprechung mit der Gattin. War er wirklich ein Tyrann?
Viele dieser Gattinnen hatten ein Leben lang einen Amazonen-Komplex. Dabei diente der Gatte nur als Kindeserzeuger, den Mann selbst brauchten sie nie und hatten ihn trotzdem am Hals.

EVALUIERUNG
Hat ihr Gespräch gefruchtet? Ist es nun anders geworden im Umgang mit der Gattin?

Pflegedokumentation

Frau/Herr   **Angehörige 3**
Interaktionsstufe (Parameter)

PROBLEM
Eine Angehörige beklagt sich, da ihr Mann nun fast bösartig bei seiner nun auch schon alten Gattin Sex als Pflicht einforderte.

INTERRESANTE DENKMÖGLICHKEITEN
WARUM kann es diese Probleme geben?
Weil die Gattin nie Sex wollte. Sie betrachtet dies im Alter als „Gott sei Dank abgeschlossenes Kapitel". Er nicht, er hat seine Über-Ich-Normen verloren und WILL.

Bei vielen Paaren aber auch bei der Pflege zeigt es sich, dass Sex immer schon ein Problem ist und war. Im täglichen Leben ging Herr XY immer schon auf die Bedürfnisse seiner Frau (und nicht auf seine) ein. Er akzeptierte, wenn sie Kopfweh spielte. Wenn sie den Orgasmus vorspielte. Wenn sie schon wieder nicht wollte. Wenn sie oralen Sex ablehnte usw.

Nun im Umkehrphänomen ist ihm dies alles egal, er fordert die „ehelichen Pflichten" ein. Klopft wie wild an die Tür der Gattin, will diese aufbrechen.

IMPULS
Der Gattin: Daraufhin lässt ihn seine Gattin als M. Alzheimer ab-diagnostizieren.
„Natürlich, ein nicht dementer Mann mit 80 tut ja so was nicht".
Für das Personal: Es gibt beim Sex kein Normal und Nichtnormal, es gibt nur, das passt für beide oder nicht.

EVALUIERUNG
Anhand des Parameters

Pflegedokumentation

Frau/Herr   **Personal 1**
Interaktionsstufe Befindlichkeitserhebung

PROBLEM
Ein Mann unserer Station greift mir immer auf den Hintern, was soll ich machen?

INTERRESANTE DENKMÖGLICHKEITEN
Macht ja dem Mann auch Spaß. Nun, da er seine Normen verloren hat, kann er leben, wie er schon immer leben wollte.

IMPULS
Paradoxe Therapie nach V. Frankl:
Wenn ihnen ein Mann immer auf den Hintern greift, beginnen sie als erstes und greifen im auf den Hintern und sagen, na, Schatzi. Das behindert seinen Jagdtrieb sie werden uninteressant, wenn sie nicht schreien oder keifen.
ODER: Verhaltenstherapeutische Gespräche. Benehmen sie sich nicht wie ein Kind, sonst muss ich sie wie ein Kind behandeln.

EVALUIERUNG
Befindlichkeitserhebung

Pflegedokumentation

Frau/Herr   **Personal 2**
Interaktionsstufe Befindlichkeitserhebung

PROBLEM
Bewohner ist läppisch euphorisch, greift ungeniert alle Frauen an. Dabei hat der Klient kein Problem aber das Personal.

INTERESANTE DENKMÖGLICHKEIT
Es kann sich ja um eine tatsächliche läppisch-euphorische Demenz mit Frontalthirnschaden handeln. Dabei hilft ihnen die paradoxe Intention wenig.

IMPULSE
„ Ablenkung ist alles"
Trieb Ab-reaktion (psychomotorisches Geschehen)
Ab-tanzen
Ab-reden
Ab-arbeiten

EVALUIERUNG
Wie geht es ihnen jetzt, Frau Kollegin??

Pflegedokumentation

Frau/Herr   **Personal 3**
Interaktionsstufe Befindlichkeitserhebung

PROBLEM
Mir geht es immer schlechter.
Ich fordere mehr Personal.
Ich habe ein Burnout-Syndrom.

INTERRESANTE DENKMÖGLICHKEITEN
Nun kann es sich bei diesem Überforderungssyndrom um eine Trieb-Objekt-Verlagerung handeln. Übrigens hat die nichts mit viel oder wenig Personal zu tun, sondern nur mit ihnen persönlich. Sehr oft gerade in der Altenpflege wird der Sex-Trieb (Libido) von Mann oder Frau auf einen Altruismus verlagert. Es kommt zu einer Art Bewohner-Pfleger-Identifikation. Da von den Klienten meistens keine Gegenliebe mehr zurückkommt, kommt es zur permanenten Enttäuschung der Pflegeperson („Liebesenttäuschung").

IMPULS
Kümmern sie sich um ihr eigenes gesundes Sexualleben. Erfüllen sie ihren „Dienst am Bett" nicht mit Altruismus und Empathie, sondern mit Fachhirn.
Noopsychisches Pflegemodell nach Böhm:
Das thymopsychische Problem der Klienten ist noopsychisch zu bearbeiten (Ergebnismodell). Das verhindert das induzierte Irresein.

EVALUIERUNG
Befindlichkeitserhebung: Krankenstandstatistik des Personals.

Pflegedokumentation

Frau/Herr   **Personal 4**
Interaktionsstufe Befindlichkeitserhebung

PROBLEM
Die Kolleginnen schreiben oder sagen:
Wir sind ein ordentliches Haus, bei uns dürfen solche Schweinereien, wie sie hier sagen oder in Ihrem Buch schreiben, gar nicht vorkommen.

Das verbiete ich mir.

INTERRESANTE DENKMÖGLICHKEITEN
Kollegin hat Angst vor ihrer eigenen Triebdynamik. So was nennt man übrigens Triebabwehr.

Sie glaubt, dass wenn sie ihren Sex-Trieb zulassen würde, viel ärger sein würde als alle anderen Menschen auf dieser Erde. Da ist es wohl besser, nichts zu tun, alles abzulehnen.

IMPULS
Bevor sie durch ihre strenge Über-Ich-Norm Schaden an den Klienten verursachen, würde ich ihnen eine Kündigung ans Herz legen. Wie heißt es so schön in der Medizin, „Primum nihil nocere". Damit meine ich, schaden sie sich nicht selbst, es wird schon nicht so arg sein.

EVALUIERUNG
Krankenstandevaluierung

Pflegedokumentation

Frau/Herr   **Personal 5**
Interaktionsstufe Befindlichkeitserhebung

PROBLEM
Ihr ganzes biographisches Modell ist gut, es geht aber bei uns nicht, weil wir zu wenig Personal haben.

INTERRESANTE DENKMÖGLICHKEITEN
Sie brauchen nicht mehr Personal aber stattdessen so genannte „normale Schwestern" – gesunde Schwestern/Pfleger.
„Normal" aber nicht gesund ist, dass sich Personal immer
der Politik
den Ärzten
den Angehörigen
der Feuerwehr anpasst.

IMPULS
Das ist krank oder besser gesagt, da wird man krank.
Gesund ist, dass man auch eigene Ideen entwickelt und diese auch umsetzt.

EVALUIERUNG
Befindlichkeitserhebung

Pflegedokumentation

Frau/Herr   **Personal 6**
Interaktionsstufe Befindlichkeitserhebung

PROBLEM
Dem Mann geht es schlecht, „er will anfassen und darf nicht".
Der Pflegerin geht es schlecht, sie empfindet Mitleid und Ekel zugleich.

INTERRESANTE DENKMÖGLICHKEITEN
Wenn die Altenpflegerin morgens das Zimmer betritt, findet sie meistens (ob sie will oder nicht) einen sexuell phantasievollen aktiven Mann vor.
Er ist zwar alt und blind, taub und schwach, aber er ist nicht gefühllos.
„Und wie heißt es so schön, Hoffnungen werden nicht alt".
Der Mann freut sich, dass die Pflegerin, die so gut riecht und sich so warm anfühlt, heute Dienst hat.
Dann beginnt dieses Schwesterlein auch noch zu streicheln.
Na super. Das gibt ja Hoffnung auf einen tollen Sex zum Frühstück - er will sie nochmals anfassen.

IMPULS
Toleranzgrenze heben, verstehende Pflege
Anderes Parfum (SCH)
Ablenkung ist alles
Bürgerliche: Sublimation - Wissen
Arbeiter: Sublimation - Arbeiten

EVALUIERUNG
Anhand des Parameters

Pflegedokumentation

PROBLEM

Einige Männer sagen aus, „Ich hatte immer nur Sex, wenn meine Frau die Regel hatte".

INTERRESANTE DENKMÖGLICHKEITEN

Viele hatten Sex bei der Regelblutung, weil das „geil" ist.
Es ist für viele Männer geil, die in ihrem ganzen Charakter besitzergreifend sind. Sie haben das Syndrom, „alles gehört mir".

Nun übt die Farbe Rot über den Kontrast mit einer weißen Umgebung (weißen Haut) einen starken Farbreiz aus. Zugleich wird das Sehen von Blut als Eindringen in das Innere des anderen verstanden (Eingriff) und damit als Zeichen der Besitzergreifung gesehen. Im ähnlichen Sinn ist die „Blutsbrüderschaft" zu verstehen.

IMPULS

Heime (Zimmer) niemals Rot bzw. gemischt mit Weiß ausmalen lassen. Erregt die besitzergreifenden Menschen, Charaktere.

EVALUIERUNG

Wie sind nun die Klienten nach dem Umstreichen?

Pflegedokumentation

Frau/Herr   Personal 8
Interaktionsstufe Befindlichkeitserhebung

PROBLEM

Herr/Frau kommt immer bei der Pflegevisite und stört unser Team. Kaum haben wir sie rausgeschmissen, sind sie schon wieder da.

INTERRESANTE DENKMÖGLICHKEITEN

Das ist das Lebenselixier der Neugier, sie sind glücklich.
Bei einigen Klienten wird diese Neugier sogar ins Heim mitgenommen. Wer neugierig ist, lebt noch. So gibt es unter uns Alten auch so

genannte Augenjäger. Die Beute bei der Jagd ist ein erotischer Anblick unter alltäglichen Umständen.

So jagen Männer und Knaben nach dem Anblick eines freien Busens, einem Arschgeweih, nach den wehenden Röcken von Radfahrerinnen. Bekannte Jagdgebiete sind dann Sportplätze, Jahrmärkte, der Eingang ins Schwesternzimmer oder ins Bad. Der Lederjäger ist immer bei einem Motorradrennen zu finden. Ein Stiefeljäger geht spazieren auf Reitwegen, um die Damen mit hohen Stiefeln zu sehen.

IMPULS
Lenken sie die Neugier auf etwas, das sie nicht stört.
Wenn sie das so erregt, lassen sie ihn durch ein Schlüsselloch schauen.

EVALUIERUNG
Hat es geklappt, können sie sich nun in aller Ruhe schriftlich selbstverwirklichen. Na super.

Pflegedokumentationsbeispiele für BEWOHNER

Die Ursachenmöglichkeiten für eine Dekompensation sind so vielfältig wie das Leben selbst. Bei den hier angeführten Beispielen habe ich Ursachenmöglichkeiten, denkbare Ursachen angegeben, die häufig in der Praxis vorkommen und bei denen ich die besten Erfahrungen gemacht habe, Klienten aus einer unteren Interaktionsstufe in eine höhere (Re-aktivierung) zu bringen.

Klient
Unter Klient versteht Rogers einen Menschen, der gewillt ist, an seiner Heilung, Rehabilitation selbst mitzuarbeiten.

Pflegedokumentation

Frau/Herr   **Bewohner/Klient 1**
Interaktionsstufe (Parameter)

PROBLEM
Reißt sich die Kleider vom Leib.

DENKBARE URSACHE
Die An-eigung als Coping.
Sexualität ist auffressen (ich hab dich lieb zum fressen).
Sich mit dem trieblichen, akuten Ausziehen abzureagieren. Wobei es in der Folge auch zum Zerfetzen der Kleidung und zu einer zielstrebigen Zerstörungswut kommen kann.
Es ist Ein-verleiben im wahrsten Sinne des Wortes. Nun wenn man sich einen Mann, eine Frau nicht mehr ein-verleiben kann, stielt man in diesem Fall aus Kleinkind-Copinggründen alles, was nicht angenagelt ist.
Das sind die Damen und Herren, die von Nachtkästchen zu Nachtkästchen gehen, um sich etwas einzuverleiben.

IMPULS
Geben sie ihnen ICH-Wichtigkeit aus ihrem früheren Leben. Coping des 6-Jährigen, 8-Jährigen und so weiter steigernd. Dann braucht er/sie nicht auf frühkindliche Copings zurückzugreifen.

EVALUIERUNG
Laut Parameter

Pflegedokumentation

Frau/Herr   **Bewohner/Klient 2**
Interaktionsstufe (Parameter)

PROBLEM
Patient entwendet Kleidungsstücke aus den anderen Zimmern und verkleidet sich.

DENKBARE URSACHE
Oft steckt in einem Menschen der Wunsch, sich zu verkleiden. Fachwort: Cisvestismus.
Ein Hang, den der Mensch hat, ist wer anderer sein zu wollen, als der der man ist. Dabei wechselt der Mensch kaum sein Geschlecht wie beim Transvestismus, sondern nur Alter und soziale Zugehörigkeit. Oft gehen Menschen, die das ganze Jahr über brav, geordnet sein müssen (er musste Anwalt werden, weil der Vater es so wollte) als Gauner, Betrüger, Zuhälter, Polizisten auf Bälle. Wenn Männer sich wie Knaben, Frauen sich wie kleine Mädchen kleiden - im Extremfall sogar

die Rolle eines Babys spielen - ist das ein Ausdruck der Sehnsucht nach der Kindheit, eine Form des psychischen Infantilismus.

IMPULS
Wen stört es, wenn man es weiß?

EVALUIERUNG
Anhand des Parameters

Pflegedokumentation

Frau/Herr   **Bewohner/Klient 3**
Interaktionsstufe (Parameter)

PROBLEM
Herrn XY hab ich schon öfters in der Nacht erwischt, dass er sich zu einem Toten mit ins Bett legt. Oder im Sterbezimmer erwischt. Das ist ja furchtbar.

DENKBARE URSACHE
Ein sehr drastisches Coping, die Fixation an und zu Leichen: Man nennt es auch Nekrophilie.
In ihrer verständlichsten Form äußert sie sich manchmal spontan nach dem Exitus eines geliebten Menschen, indem der Tote liebkost wird, wie wenn er noch leben würde. Es ist mit einem Wort gesagt, die Unmöglichkeit den Verlust zu ertragen. Nicht loslassen zu können. Der Wunsch geht so weit, die Leiche bei sich zu Hause behalten zu wollen. Viele Menschen tragen diese Exitusliebe in leichter Form mit sich herum. Es sind Menschen, die Erwachsene nicht aushalten können und daher Totes mehr lieben. So kann man auch die Liebe zu Puppen sehen (Pygmalionismus). Aber auch die Liebe zu kränkelnden, totgeweihten Personen. Früher hatten sogar Bordelle „Totenzimmer" eingerichtet, zwischen brennenden Kerzen spielten weiß geschminkte Prostituierte in einem Sargbett „Tote". Warum heute fast in jedem Liebesfilm Frauen immer wieder nur in Wohnungen verführt werden, in denen viele Kerzen herumstehen, gibt mir Altem über die auf uns zukommenden Neurosen zu denken. Einige Menschen wählen Berufe im Sinne ihrer Neigungen zu Toten.

IMPULS
Mehr Nähe geben, mit denen können sie sogar snouzelen oder basal stimulieren.

EVALUIERUNG
Anhand des Parameters

Pflegedokumentation

Frau/Herr   **Bewohner/Klient 4**
Interaktionsstufe (Parameter)

PROBLEM
Klientin geht immer mit einer Puppe spazieren.
Er/sie spielt die Rolle, „Ich will alles".
Heutige Frauen (so sagt man) wollen den perfekten Mann, den es aber nicht gibt. Das „Der/Die ist genug für mich", wäre eine normale Einstellung.

DENKBARE URSACHE
Pygmalionsyndrom
Will eine Puppe, einen Menschen, der alles macht, was er/sie will. Er/sie will einen Toten, denn die Lebenden schaffen ihm/ihr zu viel an.

IMPULS
Patient fühlt sich mit den Anordnungen im Heim überfordert.
ICH-Wichtigkeit geben.

EVALUIERUNG
Anhand des Parameters

Pflegedokumentation

Frau/Herr   **Klient 5**
Interaktionsstufe (Parameter)

PROBLEM
Ein anderes Sammelphänomen.
Sie kennen das, alle Patienten gehen von Zimmer zu Zimmer und nehmen alles, mit das nicht angenagelt ist.

DENKBARE URSACHE

Nun kann das schon rein biographisch sein - sammeln -, weil es Kriegszeit ist und man braucht, wenn die Russen kommen (oder sonst wer), ein Vorratslager.

Es kann aber genauso gut sein, dass den Patienten „was fehlt". Die Kleptomanie, so sagt man in der Tiefenpsychologie, ist so eine Art Fetisch. Diebstahl. Es ist eine Art sexuelle Besitzergreifung und wird als sexuelle Erregung erlebt.

IMPULS

Kann es nicht sein, das ihr Klient zu wenig an Sex oder Zuwendung bekommt???

EVALUIERUNG

Anhand des Parameters

Pflegedokumentation

Frau/Herr   **Bewohner/Klient 6**
Interaktionsstufe (Parameter)

PROBLEM

Streichelzoo ja oder nein.

DENKBARE URSACHE

In der Literatur ist die Sex-Neigung zu Tieren nicht immer gleich. Gernier bezeichnete sie als Abart der Onanie.
In manchen Fällen könnte man die Beziehung zu Tieren eher eine Humanisierung nennen, eine Projektion aller auf den nicht vorhandenen menschlichen Partner bezüglichen Wünsche auf das Tier.

IMPULS

Wenn ein Mensch eine besondere Affinität zu Tieren hat, darf er natürlich auch im Heim Tiere streicheln. Er hat in seinem Leben in der Entwicklung ein vom Ich zum Du oder Wir auf das Tier projiziert. Viele Menschen halten aber Tiere nicht aus. Oder hatten als Bauern nur einen kommerziellen Bezug dazu.

EVALUIERUNG

Anhand des Parameters zum Einstieg bei Leuten, die in der Hautkontaktkommunikation sind. Im nächsten Schritt sie weiter re-aktivieren.

Pflegedokumentation

Frau/Herr   **Bewohner/Klient 7**
Interaktionsstufe (Parameter)

PROBLEM

Bewohner wurden wegen eines Sammeltriebes im Heim aufgenommen. (Messisyndrom würde man heute sagen) Liebesbindungsunfähigkeit

DENKBARE URSACHE

Oft haben diese Menschen eine Liebesbindungsunfähigkeits-Störung. Sie haben in der Entwicklung das vom ICH zum Du und zum WIR nicht gelernt. Sie haben nie gelernt, Menschen annehmen zu können. Sie haben ihre Liebe auf Tiere und dann auf Sachen als Trieb-, Objekt-Tausch durchgeführt. Die Gegenstände wurden sozusagen das Liebesobjekt und somit ihre Biographie.

IMPULS

Wenn sie bei der Entrümpelung der Wohnung den Schmutz ohne Tauschwert räumen lassen, schmeißen sie auch die Biographie der Klienten beim Fenster raus. Und programmieren eine weitere Dekompensation.

Ausgangspunkt der Caseworkpflege ist es, den Klienten von der untersten erreichbaren Möglichkeit in eine nächst höhere zu bringen. Tauschen sie Gerümpel gegen Geld (Fäkalien-gleichung). Ein Sack Gerümpel wegtragen, ist 2 Euro Wert.

EVALUIERUNG

Da brauchen sie keinen Parameter, da können sie eine Verbesserung an der Wohnsituation erkennen.

Pflegedokumentation

Frau/Herr   **Bewohner/Klient 8**
Interaktionsstufe (Parameter)

PROBLEM
Frau XY fühlt sich nur wohl, wenn sie viel Schmuck trägt und geschminkt wird.

DENKBARE URSACHE
Der weibliche Exhibitionismus hat sozusagen andere Spielformen, diese Spielformen bestimmen die Mode. Königin Luise war ein Sinnbild der keuschen, deutschen Frau. Zeigte sich aber oft mit nacktem Busen, dabei würde es für sie eine Zumutung sein, ein kniefreies Kleid zu tragen.
Der Schmuck und die Kleidung sind (so sagen immerhin Frauen über Frauen) nicht nur Sex-Attraktionsmitteln (wir würden Schlüsselreize sagen), sondern auch Instrumente des Exhibitionismus.

Schlegel (Anthropologe) spricht beim Exhibitionismus von einer reinen Instinkthandlung unter Ausschaltung vernünftiger und sittlicher Willensentscheidung. Dies meint er deshalb, da ja der Exhibitionismus eine reine Sinnentfremdung darstellt.

IMPULS
Bewohnerin täglich schminken lassen,
Schminkkurse auf Station durchführen.
Pfleger schicken, der die Damen bewundert.
EVALUIERUNG
Anhand des Parameters

Pflegedokumentation

Frau/Herr   **Bewohner/Klient 9**
Interaktionsstufe (Parameter)

PROBLEM
Patient isst seinen eigenen Stuhl.

DENKBARE URSACHE
Nun, wie auch immer, die Koprophilie ist die Liebe zum Kot. Kot-

Wollust.
Es ist aber auch die Freude, sich selbst oder anderen (z. B. der Pflegeperson) ein Geschenk darzubringen. Übrigens gibt's dies auch für den Harn - da heißt das „Urolagnie". In einer sadistischen Lust kann man mit Kot den Partner beschmieren. In der masochistischen Form ist das „Anmachen, Anlullen" vom Partner erwünscht. Um 1910 ist es oft vorgekommen, dass ein kultivierter Mann den Stuhl seiner Partnerin gegessen hat. Heute ist dies nur mehr bei Geisteskranken zu erleben.

IMPULS
Es ist nicht so arg, wie es aussieht.
Aber vielleicht war das sogar gesund - so wie das Baden im Ganges - sozusagen eine Impfung.
Versuchen sie, den Klienten von der analen Phase in eine phallische zu bringen.

Pflegedokumentation

Frau/Herr   **Bewohner/Klient10**
Interaktionsstufe (Parameter)

PROBLEM
Mein Klient ist sexuell-verbal aggressiv, er/sie beschimpft uns in wirklich böser Art.

DENKBARE URSACHE
Wir haben auf den ersten Seiten gelesen/gehört, dass die Kultur darin besteht, zu sublimieren oder gar neurotisch zu werden. Wenn durch den Verlust der Über-Ich-Normen sich die
Sublimation auflöst, muss der primäre Sublimationsgrund wieder gefunden und als Impuls eingesetzt werden.
IMPULS
Ohne singuläre Biographieerhebung kann man grob sagen: Für bürgerliche Menschen war das Studium eine Sublimationsform, lassen sie die Leute intellektuell tätig werden.
Bei Arbeitern und Bauern war es eher der reine Arbeitstrieb, der Sublimationsbefriedigung brachte.
Therapie: Sinnvolle Arbeitstherapie und nicht unsinnige Beschäftigung

EVALUIERUNG
Anhand des Parameters

Pflegedokumentation

Frau/Herr   **Bewohner/Klient 11**
Interaktionsstufe (Parameter)

PROBLEM
Wenn ich den Klienten XY schimpfe, weil er schon wieder ordinär schimpft, wird er immer schlimmer.

DENKBARE URSACHE
Sie erhöhen natürlich durch ihr hysterisches Schreien den Spaß für den Klienten. Sie wissen ja, Sex ist auch Aggressionstrieb und wenn sie einen Lärm machen, freut das den Mann noch mehr.
Ablenkung ist alles.
Vergessen sie nicht, dass senile Menschen leicht abzulenken sind.
Für alle gelten aber die Ablenkung und die grobmotorische Abreaktion.
Ab-schreien.
Ab-singen.
Ab-laufen.

IMPULS
Religiosität als Therapie.
Bei Sexübergriffen ist es durchaus auch möglich, den Pfarrer zu holen und den Klienten auf die Über-ICH-Schiene zurück- oder wieder herzuholen.
Egal ob ein Alter an die Religion glaub/e oder nicht, in der untersten Interaktionsstufe ist sie verankert und im Senium wieder abrufbar.

EVALUIERUNG
Anhand des Parameters

Pflegedokumentation

Frau/Herr   **Bewohner/Klient 12**
Interaktionsstufe (Parameter)

PROBLEM
Patient schmiert mit Stuhl.
Patient sammelt diverses Zeug.
Patient verlangt immer nach Abführmitteln.

DENKBARE URSACHE
Regression in die anale Phase

IMPULS
Re-aktivierung von unten nach oben!!!

7 Geldstücke
sammeln, anhäufen und betrachten
Stuhlbeschwerden bei Leuten, die was zahlen
müssen
oder Darmgase produzieren
6 Infantile Steinzeit (anal und reich)
schön geformte Kieselsteine (steinreich)
Glaskugeln, Knöpfe, Obstkerne, primitive
Tauschobjekte
5 Kneten von Kitt, von Pech und Asphalt
Stahlgeruch und Leuchtgas
4 Das Liebesobjekt geht auf
Zerfallsprodukte über Nasenschleim-haut,
Ohrenschmalz, Zehenspielen.
3 Das Interesse wendet sich der Farbe zu
Sandspielen.
Sammeln, zusammen kratzen von Sand am
Meer.
Regression. Löcher in den Sand machen und Wasser
hinein lehren. Sand wird Besitz. So bilden sie aus dem Besitz
Kuchen, Torten, Bonbons usw.
2 Er wählt nun Straßenkot, feuchten Sand, es ist desodoriertes
Dejektum (flüssiges Kapital)
1 Kot ist aber auch Spielzeug, eine reine autoerotische
Befriedigung. Man kann drücken, pressen und den
Schließmuskel spüren. Der anale Bereich wird Liebesobjekt.

EVALUIERUNG
Anhand des Parameters

Pflegedokumentation

Frau/Herr   **Bewohner/Klient 13**
Interaktionsstufe (Parameter)

PROBLEM
Mein Klient ist immer nach der Basalen Stimulation oder nach der Fußbodenreflexmassage sowie nach dem Snouzelen ganz aufgedreht und ordinär.

DENKBARE URSACHE
Der Tastsinn ist ja wohl der größte erotische Reiz, den es gibt. Er dient zur Vorbereitung auf einen GV. Zu diesen Vorbereitungen, Werbepraxen gehört auch das „Kitzeln". Die russische Zarin Katharina hatte am Hof eigene Fußkitzler angestellt, die die Aufgabe hatten, die Sohlen der Kaiserin zu kitzeln und gleichzeitig obszöne Lieder vorzutragen.

IMPULS
Was fragen sie mich da noch? Dass der Klient abgeht wie ein Wilder, wenn sie ihn auf einen Geschlechtsverkehr vorbereiten, eine ganz andere Vorstellung bei der Basalen Stimulation hat als SIE?

EVALUIERUNG
Anhand des Parameters

Pflegedokumentation

Frau/Herr   **Bewohner/Klient 14**
Interaktionsstufe (Parameter)

PROBLEM
Frau XY auf der Station onaniert die ganze Nacht durch, sie ist schon ganz wund.

DENKBARE URSACHE
Vergessen sollte man nicht, dass es im Alter auch organische Veränderungen gibt so z. B. Klitorishypertrophie.
Blasenentzündungen die zum urethralen Sex führen.

Eine Prostatitis (Johannistrieb) bei den Herren.

IMPULS
Ich würde einen Urologen konsultieren, ist es nicht organisch, dann wie fast immer: Sublimation ist Arbeitstherapie oder Sublimation mit einer Hirnleistung oder Grobmotorik wenigstes müde machen.

EVALUIERUNG
Anhand des Parameters

Pflegedokumentation

Frau/Herr   **Bewohner/Klient15**
Interaktionsstufe (Parameter)

PROBLEM
Illusionäre Verkennung
Frau XY, eine Frau, 120 kg, die liegend ist, ersuchte mich eines Tages, ich möge ihr „Reizwäsche" auftreiben, da sie heute eine Verabredung im Hotel Imperial (sehr teures Wiener Hotel) hätte.
Natürlich versprach ich ihr, Reizwäsche zu besorgen. Ich fragte sie so nebenbei, ob sie denn Geld benötigen würde? Und sie sagte, wo denken sie hin, das zahlt doch mein Kavalier.

DENKBARE URSACHE
Frau XY hat sich, wie bekannt, immer von reichen Herren aushalten lassen. Zuerst war es ihr Vater, dann Liebhaber, dann ihr Ehemann, jetzt der Heimträger.
Kurze Terminologie:
Illusion bedeutet eine Verklärung des vorhandenen Partners oder einer Attrappe. Die Sex-Phantasie dagegen bedarf nicht eines realen Partners, sondern nimmt diesen nur durch Vorstellung war. Die Illusion ergänzt die Phantasie, gestaltet in der Vorstellung neu, eventuell mit Hilfe der biographischen Erinnerung.

IMPULS
Paradoxer Impuls
Unter der Devise „Ablenkung ist alles":
Frau XY, heute würde ich ihnen abraten auszugehen, denn wie ich erfahren habe, kommt ihr Mann früher von der Geschäftsreise nach

Hause.

EVALUIERUNG
Anhand des Parameters

Pflegedokumentation

Frau/Herr   **Bewohner/Klient16**
Interaktionsstufe (Parameter)

PROBLEM
Frau XY schreit die ganze Nacht laut, wir wissen nicht warum.

DENKBARE URSACHE
Bei vielen, heute alten Damen stehen oft Vergewaltigungsideen im Raum.

IMPULS
Nachts Intimpflege bei Frauen nur durch Frauen.
Keine männlichen, ausländisch klingenden Wörter (nicht einmal Gesprächsfetzen) auf dem Gang.
Keine militärisch klingenden Schritte auf dem Gang.
Bei jeder Handlung Licht voll aufdrehen.

EVALUIERUNG
Anhand des Parameters

Pflegedokumentation

Frau/Herr   **Bewohner/Klient17**
Interaktionsstufe (Parameter)

PROBLEM
Mein Klient läuft immer mit offenem Hosentürl durch die Gegend. Er stürmt fast in jedes Zimmer, in denen ja oft auch Damen liegen. Die Damen haben Angst, dass sie vergewaltigt werden.

DENKBARE URSACHE
Vermeiden sie Missverständnisse.
Vieles, was der Klient macht, kann durch falsche Schlüsselreize

ausgelöst werden und führt bei beiden zu Missverständnissen und Fehlinterpretationen. Viele alte Männer haben Harnprobleme, oft muss man halt plötzlich urinieren und findet das WC nicht, man stürmt in jedes Zimmer.

IMPULS
Oft läuft ein Klient mit dem Pimmel in der Hand durch die Station. In Wirklichkeit sucht der Mann nur ein WC und kann dieses nicht finden. Fehlinterpretationen durch Milieugestaltung vermeiden.
Orientierungshilfen für das WC in Kurrentschrift oder Plakat, das an das ehemalige „Häusel" erinnert.

EVALUIERUNG
Anhand des Parameters

Pflegedokumentation

Frau/Herr   **Bewohner/Klient 18**
Interaktionsstufe (Parameter)

PROBLEM
Meine Patientin XY sagt immer, dass es in der Scheide weh tut zum Beispiel beim Waschen. Ich sage immer, „Frau XY es tut doch nicht weh".

DENKBARE URSACHE
Liebe Kollegin, was wissen sie schon von Frau XY?
Sagen sie auf keinen Fall, „es tut nicht weh".

IMPULS
Das hat die Frau auch gehört, als sie vom Vater oder Onkel missbraucht wurde.

EVALUIERUNG
Anhand des Parameters

Pflegedokumentation

Frau/Herr   **Bewohner/Klient 19**
Interaktionsstufe (Parameter)

PROBLEM
Herr Meier spielt auf der Station den Chef, den Patriarchen.
Ich bin der, der euch zahlt, also los Schwestern. Ein bisschen Liebe darf schon her für mein Geld oder?

DENKBARE URSACHE
Ein bisschen vergewaltigen darf schon sein (Erinnerung an die Besatzungszelt), bevor man in die totale Feminisierung abgleitet.
Männer waren gewohnt, dass Frauen sich ihrer annehmen, sich um sie kümmern.

IMPULS
Gescheite Schwestern (machen es so wie damals gescheite Frauen), sie halten dem Klienten, der sie verführen will, einen Zettel vor die Nase, auf dem steht, „oben steht, dass sie das Liebchen des Majors sind" und Ruhe ist.

EVALUIERUNG
Anhand des Parameters

Pflegedokumentation

Frau/Herr   **Bewohner/Klient20**
Interaktionsstufe (Parameter)

PROBLMEM
Obwohl Herr X im Allgemeinen recht nett ist, schlägt der Bewohner die Schwestern beim Baden immer wieder.

DENKBARE URSACHE
Möglicher Abwehrinstinkt (wie der Instinktmord bei Prostituierten).
Wenn ein Mensch hohe Sexualwerte hat, fühlt er sich bei einer zu starken sexuellen Belästigung (verbal, Handlung oder nur Vorstellung) so stark eingeengt, dass er auf das Heftigste im Sinn einer Triebabwehr reagieren muss. Dies ergibt ein Ekelgefühl an die Pflegerinnen. Schlüsselreiz kann eine vom Patient zu „aufdringliche" Art der Pflegeperson sein.

IMPULS
Nur mehr Pfleger die sehr höflich und selbst verschämt agieren.

Besser den Bewohner alleine baden lassen.

Menschen mit einem religiösen Wahn fordern ein „gottgefälliges Einzelbad", OHNE Vorhandensein von Personal.

EVALUIERUNG
Anhand des Parameters

Pflegedokumentation

Frau/Herr   **Bewohner/Klient 21**
Interaktionsstufe (Parameter)

PROBLEM
Herr XY ist, wenn wir Schwestern das Zimmer betreten, exhibitionistisch unterwegs. Er zeigt uns immer seinen Penis.

DENKBARE URSACHE
Herr XY kann, obwohl er schon 70 Jahre alt ist, zu Hause noch immer normalen Sex gehabt haben. Die Heimaufnahme führt bei ihm zur Aggression gegen Frauen, die er nun mit seinem Phallus erschrecken will, da ihm Sex mit seiner Frau abgeht. Dabei kehrt er nicht in die Onaniephase zurück (was in dieser Situation normaler gewesen wäre), sondern droht nur.
Der Ablauf ist ihm dabei nicht bewusst.

IMPULS
Freiraum für Sex mit seiner Gattin zulassen.
Onaniervorlage geben, so dass es zu einem in seiner Situation normalen infantilen Sex kommen kann.

EVALUIERUNG
Anhand des Parameters

Pflegedokumentation

Frau/Herr   **Bewohner/Klient 22**
Interaktionsstufe (Parameter)

PROBLEM
Meine Frau (mein Mann) will nicht mehr.

DENKBARE URSACHE
Mit zunehmendem Alter will man zwar noch Sex, doch manchmal wird die Hygiene weniger und der Partner lehnt den Partner ab.

IMPULS
Mehr Sexualhygiene betreiben.
Die Zahnbürste ist keine Langzeitinvestition.
Unterhosen dürfen öfters gewechselt werden (auch wenn nichts dazwischen kommt)
Übrigens:
Die Frauen in Österreich und Deutschland stehen (laut Statistik) an letzter Stelle in der EU.

EVALUIERUNG
Anhand des Parameters

Pflegedokumentation

Frau/Herr   **Bewohner/Klient23**
Interaktionsstufe (Parameter)

PROBLEM
Auf unserer Station paarte sich eine alte Frau mit einem ehemaligen Pfarrer. Mein Personal war aus dem Häuschen, wie kann man das nur zulassen, der Mensch lebt doch im Zölibat, der „sündigt" doch.

DENKBARE URSACHE
Ein schlechtes Gewissen kann man nur so lange haben, solange man sich daran erinnert. Das heißt, wenn man sich nicht mehr daran erinnern kann, dass man Pfarrer ist, gibt es auch keine Sünde mehr. Das gilt auch für Nonnen, die sehr oft onanieren.

IMPULS
Keinen
EVALUIERUNG
Anhand des Parameters

Pflegedokumentation

Frau/Herr   **Bewohner/Klient24**

Interaktionsstufe (Parameter)

PROBLEM
Immer wieder werde ich, wenn ich im Dienst bin, von alten Männern angeflogen.

DENKBARE URSACHE
Durch Schlüsselreiz strahlen sie sicher aus, dass sie entweder die Krimhilde oder die heilige Maria sind.
Schlüsselreiz für ältere Männer ist nicht der Minirock, sondern blonde Haare, das liebe brave Mädchen. Blonde Haare erinnern an Mädchen, das heißt Männer haben keine Angst vor „Kindern" und fliegen sie an.

IMPULS
Lassen sie sich die Haare schwarz färben, das macht Männern Angst. Schauen sie böse drein. Oder das was immer geht, bringen sie die Männer zu erneutem Re-Sublimieren.

EVALUIERUNG
Anhand des Parameters

Pflegedokumentation

Frau/Herr   **Bewohner/Klient25**
Interaktionsstufe (Parameter)

PROBLEM
Eine auf unserer Abteilung liegende Dame verweigert das WC. Beim Klo-Training schreit sie und stoßt mich weg.

DENKBARE URSACHE
Die Angst vorm WC ist nicht unbegründet. Viele kleine bürgerliche Mädchen machten am öffentlichen Klo die Augen zu, da in diesen Anlagen sehr oft „böse Zeichnungen" und Inschriften zu sehen waren. Wenn nun diese Mädchen ihre „Unkeuschheit" auch noch dem Herrn Pfarrer beichteten, hat dieser geschimpft und die Angst der Mädchen verstärkte sich.

IMPULS
Lernen sie zu akzeptieren und zu verstehen, dass einiges so ist wie

es ist.

EVALUIERUNG
Anhand des Parameters

Pflegedokumentation

Frau/Herr   **Bewohner/Klient26**
Interaktionsstufe (Parameter)

PROBLEM
Herr XY starrt mir immer auf den Busen.

DENKBARE URSACHE
Wie wir gelesen haben, war, solange der Mensch auf allen Vieren gekrochen ist, der „Hintern" der Frau der Schlüsselreiz schlechthin. Als Menschen aufrecht zu gehen begannen, musste der Schlüsselreiz auf den Oberkörper verlagert werden, so dass die Brüste der Frauen größer wurden. Wenn nun das sichtbar wird (Push Up), erinnert der Schlitz zwischen den Brüsten an den Hintern und erregt, einen sexuellen Schlüsselreiz.

IMPULS
Verhindern sie im Dienst den Brust-Hintern-Schlüsselreiz, um keine Fehlinterpretationen bei den Herren auszulösen.

EVALUIERUNG
Anhand des Parameters

Pflegedokumentation

Frau/Herr   **Bewohner/Klient27**
Interaktionsstufe (Parameter)

PROBLEM
Herr XX spricht immer so ordinär, er beschimpft alle Schwestern als „blöde faule Huren".
Da schimpfen wir zurück, aber es hilft nicht.

DENKBARE URSACHE
Durch ein Verbot stellt sich das Verlangen erst ein.
„Das, das man nicht darf, ist super".
Verbot der Berührung führt nach Verlangen.
Sie kennen das aus der Kinderzeit im Museum.
Im allgemeinen Verbot widersetzt sich unser tierischer Trieb.
(Kinder zu machen) weil es gegen die Existenz gerichtet ist.

IMPULS
Probieren sie die Paradoxe Therapie:
„Reden sie einmal ordinär" (das ist nach unserer Erziehung nicht IN),
ich glaube der Klient gewöhnt sich das ab.
Da haben sie einen Raum, bumsen sie sich oder onanieren sie sich
doch zu Tode.
Der Klient wird sagen: „Glauben sie, ich will sterben?"

EVALUIERUNG
Anhand des Parameters

Pflegedokumentation

Frau/Herr   **Bewohner/Klient28**
Interaktionsstufe (Parameter)

PROBLEM
Seit ich mit meinem Patienten schimpfe, weil er onaniert, ist er gegen
mich auch noch paranoid.

DENKBARE URSACHE
Wenn sie jemanden beim Onanieren rügen, verfällt er er/sie in seine
Über-Ich-Normen und entwickelt, wenn der oder sie christlich erzogen
ist, eine Paranoia im Senium oder in Autoaggression.
Impuls
Therapie: „beichten, abreagieren oder Entlastungsgespräch".
Wobei das vermehrte Onanieren besonders bei ehemaligen Nonnen
(Verlust der Über-Ich-Normen) zu beobachten ist.

EVALUIERUNG
Anhand des Parameters

Pflegedokumentation

Frau/Herr   **Bewohner/Klient29**
Interaktionsstufe (Parameter)

PROBLEM
Meine Klientin hält sich immer beim Waschen und Baden die Augen
zu und schreit. Was soll ich machen?

DENKBARE URSACHE
Schamgefühle sind ein EHRE-Verlust.
Ehrenprobleme sind Schamprobleme.
Beschämung erlebt das Kleinkind oft (und dann der Alte). Beschämung
heißt, dass beim Erlernen, die Körperfunktionen im Griff zu haben, oft
geschimpft wird.
„Du bist schon wieder schmutzig."
„Du hast dich schon wieder angemacht."
Das Kind kann aber bei diesem Vorgang nicht aktiv sein, es muss
sich passiv die Beschimpfung gefallen lassen. Gerade dieses wird als
SCHAM erlebt. Menschen die sich nicht gegen den Beleidiger wehren
können, müssen sich schämen.

IMPULS
Wurmser hat von Seelenmord gesprochen, wenn das Kind
(oder der Altersheimbewohner) dauernd hört, er solle sich schämen.
Ihre persönliche vielleicht sogar übertriebene Sexual-Vorstellung im
Sinne der christlichen (falsch verstandenen) Moral darf nicht auf den
Klienten übertragen werden.
Viele angebliche tugendhafte Einstellungen kommen nicht aus
reinem ICH-Gewissen, sondern sind oft unbewusste Störungen der
Therapeuten.

EVALUIERUNG
Anhand des Parameter

Pflegedokumentation

Frau/Herr   **Bewohner/Klient30**
Interaktionsstufe (Parameter)

PROBLEM
Kaum hab ich meine Patientin gebadet, isst sie nicht mehr.

DENKBARE URSACHE
Selbstgeißelung um die „Unzüchtigen" zu bestrafen.
Ein angeblicher aber nur lauer Christ züchtigt sich jeden Abend
mit der Peitsche und zwingt sich zu bestimmten Zeiten selbst zum
Nahrungsentzug.

IMPULS
Geben sie der Klientin ein „Gott gefälliges Einzelbad".

EVALUIERUNG
Anhand des Parameters

Pflegedokumentation

Frau/Herr   **Bewohner/Klient31**
Interaktionsstufe

PROBLEM
Frau XY fühlt sich immer bedroht, vergewaltigt zu werden.
Seit wir einen russischen Pfleger haben, ist das noch ärger geworden.
Sie schläft vor lauter Angst gar nicht mehr.

DENKBARE URSACHE
Die Angst, vergewaltigt zu werden, war in allen Kriegen oder in
Besatzungszeiten sehr hoch. Natürlich ist eine Traumareaktivierung
möglich, wenn ein Russe auf der Station arbeitet.

IMPULS
Gescheite Schwestern (machen es so wie damals gescheite Frauen)
halten dem Klienten, der sie verführen will, einen Zettel vor die Nase,
auf dem steht „oben steht, dass sie das Liebchen des Majors sind"
und Ruhe ist.

EVALUIERUNG
Anhand des Parameters

Pflegedokumentation

Frau/Herr   **Bewohner/Klient32**
Interaktionsstufe (Parameter)

PROBLEM
Frau XY macht immer wieder ins Bett.
Wir haben den Eindruck, die macht uns das zum Fleiß.

DENKBARE URSACHE
Urethraler Sex
Wenn eine organische Störung vorliegt z. B. eine mechanische Irritation
der Blase oder Harnröhre oder wie oft eine atrophische Vaginalwand,
kann es zur schnelleren wieder Erzeugung des urethralen Sexes „
Freude an der Blasenentleerung" kommen.

IMPULS
Da hilft kaum die Biographie aber ein Urologe

EVALUIERUNG
Anhand des Parameters

Pflegedokumentation

Frau/Herr   **Bewohner/Klient33**
Interaktionsstufe (Parameter)

PROBLEM
Meinem Klienten, den ich immer streichle und jetzt sogar in den
Snouzelenraum bringe, geht es immer schlechter.
Was ist das??
DENKBARE URSACHE
Das ist Vaterhunger.
Man hat festgestellt, dass die Basale Stimulation zur negativen
Erregung bei (heute alten) Männern führt und nicht zur Beruhigung.
Männer, die in Narkosevorbereitung waren und basal stimuliert
wurden, konnten kaum in Narkose versetzt werden. Nun warum ist

das so?

Männern, die durch ihre Eltern noch unter der alten Herrschaftsordnung erzogen wurden, wird es schwer fallen bis unmöglich sein, „Nähe auszuhalten". Sie werden sich kaum ein Bedauert werden oder einen Schmerz eingestehen. Sie sind, wenn man so will, a-emotional erzogen und geprägt. Körperliche Zuwendung, gemeinsames Empfinden, der Ausdruck von Anerkennung und Liebe ist ihnen fremd, macht Angst. Sie leiden an einem so genannten Vaterhunger.

IMPULS
Nicht Basale Stimulation oder Snouzelen, sondern Nähe aushalten lernen. Sie müssen lernen, sich den anderen an-zu-vertrauen. In der Therapie einen Weg finden, so dass Angreifen eines anderen nicht negativ ist. Sich gegenseitig (unter Männern vorerst) angreifen lernen. Stirn an Stirn legen. Hand geben, sozusagen sich selbst wieder entdecken und vielleicht in dieser Situation das „Infantile" nachholen üben. Erst im Anschluss kann, wenn es schon sein muss, auch wieder Basale Stimulation stattfinden.

EVALUIERUNG
Anhand des Parameters

Pflegedokumentation

Frau/Herr   **Bewohner/Klient34**
Interaktionsstufe (Parameter)

PROBLEM
Meiner sehr bürgerlich erzogenen Patientin geht es sehr schlecht, wenn sie in die Nähe von Männern auf unserer Station kommt.

DENKBARE URSACHE
Kriegszeit und Nachkriegszeit.
Gut erzogene christliche Mädchen ließen sich nie freiwillig auf einen Soldaten oder „den Feind" ein. Nicht so wie die „einfachen Frauen vom Land", die wegen ein bisschen Essen mitgegangen sind. Nein, die feinen Frauen kompensierten durch die „Reine Liebe", sie schrieben an die Front Millionen feine Liebesbriefe.

IMPULS
Sublimierung versuchen:
Liebesbriefe schreiben lassen.
Tagebuch schreiben lassen.

EVALUIERUNG
Anhand des Parameters

Pflegedokumentation

Frau/Herr   **Bewohner/Klient35**
Interaktionsstufe (Parameter)

PROBLEM
Meine Klientin kann nicht genug Streicheleinheiten kriegen.
Sie schmust alle Männer auf der Abteilung ab. Greift alle an.

DENKBARE URSACHE
Wenn ein Mädchen zu wenig emotionale Wärme oder körperliche
Zuwendung bekommt, lässt es sich eher auf sexuelle Annäherungen
ein, um wenigstens einen Teil der Wärme zu bekommen (Kraus
Lechmann, Köln). Sehr oft werden diese Klienten als Borderline-
Syndrom diagnostiziert.

IMPULS
Zeit nehmen.
Vermehrte Zuwendung und Pünktlichkeit
Handeln sie einen Pflegevertrag aus Z. Bsp. Zuwendung gibt es von
1o Uhr bis 10.15 und aus.
Aber bitte pünktlich sein, um Vertrauensbruch zu lindern.
Schuldzuweisungen der Klienten zu sich selbst abweisen.
Ich bin ein Luder, ich habe ihn verführt.
Ich bin nicht der letzte Dreck.

EVALUIERUNG
Anhand des Parameters

Pflegedokumentation

Frau/Herr   Bewohner/Klient36
Interaktionsstufe (Parameter)

PROBLEM
Klient liegt wie tot herum.
Kümmert sich nur mehr um seinen Stuhlgang.
Sagt immer, er kann nicht zahlen.

DENKBARE URSACHE
Bei den Klienten sind die erotischen Phantasien und Illusionen
ausgegangen.
Wenn der Klient psychisch stirbt, tauscht er erotische Phantasien mit
leiblichen aus.
Er denkt nur noch daran,
was es heute zu essen geben könnte,
ob der Stuhlgang gut war oder werden wird,
wo es weh tut oder ob das Geld reichen wird.
(Das kann ich alles nicht bezahlen Schwester)

IMPULS
Lassen sie die Klienten über ihre Hoffnungen reden.
Viele alte Klienten erzählen ihre Phantasien oder Illusionen:
Eine Frau hat die Illusion, mit dem Zivi schlafen zu gehen.
Ein älterer Herr hat die Illusion, die Schwester zu vernaschen.
Einige stellen sich einen Harem vor und sie sind mitten drin.
Phantasien und Illusionen sind Stimulans gegen den Tod.

EVALUIERUNG
Anhand des Parameters

Pflegedokumentation

Frau/Herr   Bewohner/Klient37
Interaktionsstufe (Parameter)

PROBLEM
Patient kann nur mit Tieren z. B. einer Ziege koitieren und dann nur
wenn er Gummistiefel anhat.

DENKBARE URSACHE
1. Knecht, der nicht in der Lage war, eine Frau zu bekommen.
2. Zu klein gebaute Frauen haben ihn immer ausgelacht.
3. Mechanischer Sex genügte.

IMPULSE
Ein wirklicher Therapeut könnte eine Desensibilisierung versuchen. Versuche gehen oft mit dem Wechsel von negativen und positiven Impulsen.

EVALUIERUNG
Anhand des Parameters

Pflegedokumentation

Frau/Herr   **Bewohner/Klient38**
Interaktionsstufe (Parameter)

PROBLEM
Herr XY schimpfte obszön die Kolleginnen auf der Station.

DENKBARE URSACHE
Als Kind sehr bürgerlich, christlich aufgewachsen.
Er wurde in der Onanierzeit von der Mutter geschimpft, er werde eine Hirnschrumpfung bekommen.
Triebtausch.
Machttrieb - er wurde Radrennfahrer.
Als dies nicht mehr ging, Projektion seines Zorns über eventuell Versäumtes.

IMPULSE
Machttrieb wieder re-aktivieren, indem er gegen die Pfleger auf einem Hometrainer um die Wette radeln muss. Und sie ihn oft gewinnen lassen.
Ende der Aggressionen.

EVALUIERUNG
Anhand des Parameters

Pflegedokumentation

Frau/Herr	Bewohner/Klient 39

Interaktionsstufe (Parameter)

PROBLEM
Herr XY griff auf der Behindertenstation immer wieder bei den Infantilen Frauen unter die Bettdecke, um mit dem Stuhl zu schmieren.

DENKBARE URSACHE
Dekompensation in die anale Phase 1.

IMPULSE
Rausholen aus 1 in eine höhere Coping-Art.
Zimmer ocker ausmalen.
Glasperlen sammeln lassen.
Steine sammeln lassen.

EVALUIERUNG
Anhand des Parameters

Pflegedokumentation

Frau/Herr	Bewohner/Klient 40

Interaktionsstufe (Parameter)

PROBLEM
Wenn ich der Klientin das Globuli einführe, schlägt sie mich.

DENKBARE URSACHE
Ein Zäpfchen, eine Clystier kann die Vergewaltigung von damals wieder wach rufen und zu Stresssymptomen führen.
Selbst das Baden kann daran erinnern, dass der ungeliebte Gatte seine Gattin immer wieder in der Badewanne vernaschte.

IMPULS
Alles in allem können wir sagen, dass nicht alles eine Demenz ist, das wie eine Demenz aussehen kann. Oft ist es ein biographisches posttraumatisches Syndrom. So dass die Pflege nur in der Verhinderung von falschen Schlüsselreizen liegen kann. Seelenstörungen im Sinne einer Laesion (Leidens) können wir auch bei bestem Wissen

und Gewissen nicht alle in den Griff bekommen. Wir sind nur Pflegepersonen und nicht der liebe Gott.

EVALUIERUNG
Anhand des Parameters

XII. Abschluss
Nachlese

Wird im Heim aufgelebt
oder hat es sich aus-gelebt?

Da ich in diesem Buch, weil es im Leben halt so ist, sehr viel über den analen Charakter (Alan Dundes) gesprochen habe, möchte ich auch den Abschluss dieses Buches mit dem Satz von Helmut Kohl beenden, der da heißt:

„Wichtig ist, was hinten rauskommt!"

Vorauseilende WARNUNG
Sexual-biographische Impulse sind immer nur hypothetische Untersuchungen, die auf Versuch und Wirkung aufgebaut sind. Es gibt wahrscheinlich im Leben, in der Biographie ALLES, alles was wir nie begreifen werden!

Was nicht heraus kommen sollte
Dass Sie nun der Meinung sind, Tiefenpsychologe/-in zu sein.
Dass Sie aufdeckende Gespräche führen könnten.
Dass Sie sich bei mir Tag und Nacht beschweren, dieses Buch könne man gar nicht lesen!

Was heraus kommen sollte
Mein Wunsch war es, und ich hoffe, dass es mir gelungen ist,
aus meiner langjährigen Psychiatrie-Erfahrung heraus ein praxisrelevantes Buch zu schreiben. Das in sich seichte, wissenschaftliche Abhandlungen birgt, aber vor allem in einer sehr volksnahen Sprache geschrieben ist.

Das Buch ist in seinen Inhalten nach der Kybernetischen Assoziationskette im Kontext zum Psychobiographischen Pflegemodell nach Böhm aufgebaut.

Fest steht, dass eine Krankenschwester oder Altenpflegerin mehr über Sex im Alter wissen sollte als eine „Bunte" Illustrierte oder „Frau und Heim" Leserin. Fest steht, dass eine Altenpflegerin mehr über Sex wissen sollte als die Damen, die die Kindergärtnerinnen-

Bildungsanstalt besuchten. Dies alles hab ich mit dem Inhalt dieses Buches versucht.

Mehr Wissen bedeutet für mich:

1. Eine Toleranzgrenzenerhöhung
Wir sollten versuchen, toleranter zu werden. Denn gerade ältere Herrschaften, die noch Interesse am Leben und damit am Sex haben, bekommen oft ungerechtfertigte Schuldgefühle, wenn die Jungen, die Pflegepersonen, die Verwandten ihre gelebte Sexualität ablehnen oder als abartig bezeichnen. Schuldgefühle führen zur Einengung des Sex-Verhaltens und damit zu einem vorzeitigen Destruktionstrieb.

2. Ein Befreiungsversuch von Vorurteilen
In erster Linie ist es wichtig, dass sich der Mensch in der zweiten Lebenshälfte von Vorurteilen befreit, die seit Alters her ungerechtfertigter Weise entstanden sind.

3. Ein Primum nihil nocere
Wenn wir schon keine Therapie schaffen, sollten wenigstens falsche Schlüsselreize, die erst zu einem Symptom führen könnten, verhindert werden.

4. Ein Vorschlag für die Heimbeiräte, das Heimgesetz zu Gunsten der Bewohner zu humanisieren

Forderungskatalog für ein Sex-Pflegeleitbild
Lieber Bewohner sagen sie es mir nach:
„Nieder mit den Tabus!"
Das Recht, das der Jugend zusteht, ist auch unser Recht.
(Wir sind nicht „Jenseits von Gut und Böse").
Wir brauchen nicht das zu tun, das die Umwelt von uns erwartet. Wir sind noch nicht „außer Betrieb".
Ich habe das Recht, meine Gefühle zu äußern.
Ich habe das Recht etwas nicht zu verstehen.
Ich habe das Recht, zu verlangen, was ich möchte.
Ich habe das Recht auf Sex.

Kirsten von Sydrow
Ich habe das Recht auf einen Frei-raum.
Ich habe das Recht auf ein Gemeinsam sein im Altersheim.
Ich habe das Recht auf
mehr Toleranz
    mehr Interesse
    Einzelzimmer
    Kuschelraum zum Ungestörtsein
    Fachleute in der Pflege
    Streicheltherapeuten

Abschlusszeilen als Aphorismen

Die schönsten Abschlusszeilen zu diesem Buch sind wohl ein paar
Aphorismen sowie ein Ausschnitt aus einer der letzten TV-Sendung.
Und ein Gedicht von mir.

„Liebe ist der Inbegriff, auf alles andere pfeife ich."
Wilhelm Busch

Liebe macht kreativ
Eros/Amor soll sein kindliches schelmisches Kinderlächeln behalten
Picasso

Wer liebt, lebt gesünder.
Sexualität fördert die Gesundheit.
A-Sexualität, den psychischen Exitus.

Der schönste Abschluss in diesem Buch ist wohl, das Hier und Jetzt
zu sehen. Eine 78-Jährige sagte, vor kurzem life im TV
„Mit 78 konnte ich nicht schlafen, ich ging zum Arzt und der sagte mir,
nehmen sie sich doch einen Liebhaber." Die Moderatorin fragte, na
wie alt darf der Mann denn sein, den sie jetzt suchen? Und sie sagte
mit leuchtenden Augen, „Na so alt, dass er noch was kann"!

Nun habe ich über 50 Jahre die Praxis des Lebens wiedergegeben
und so gut ich konnte wissenschaftliche Literatur subsumiert. Daraus
entstanden Bücher und meine Vorträge.

Nun ist es an Euch, die Weiterentwicklung, die Pflegewissenschaft, in die Pflegeschulen bis hin in die Praxis zu tragen. Wenn wir das schaffen, kann man auch eines Tages im Sinne der Gesundheitspflege daran denken, dass die Sexual-Seuche zu einer Sexual-Gesundheit wird.

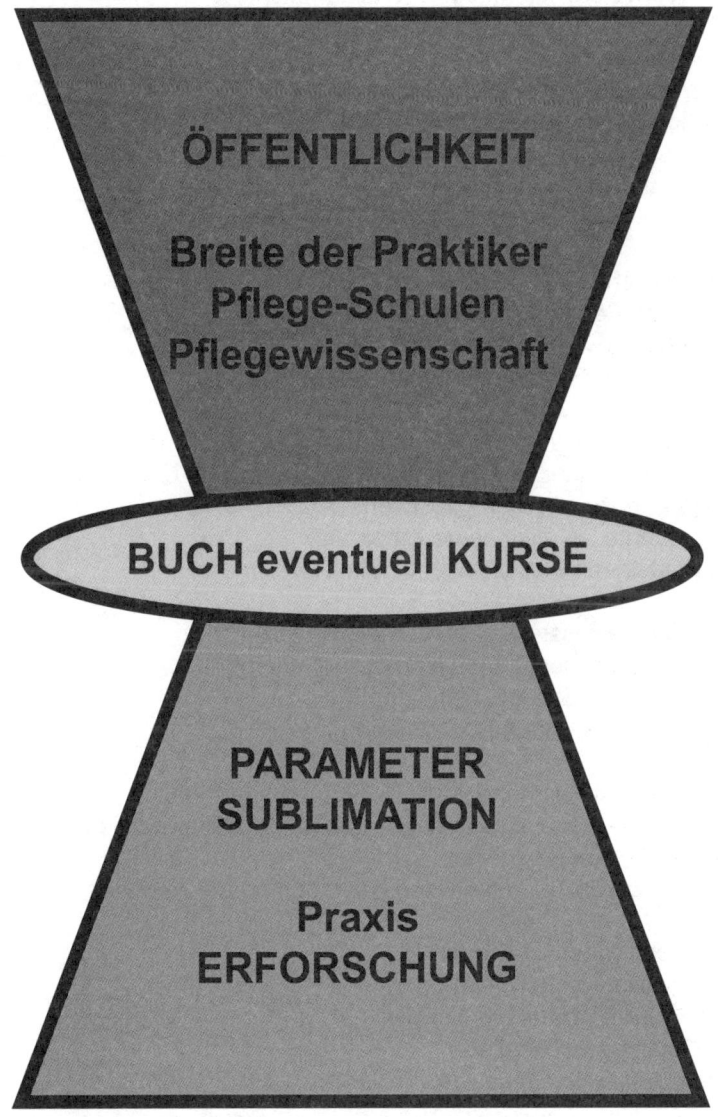

ÖFFENTLICHKEIT

Breite der Praktiker
Pflege-Schulen
Pflegewissenschaft

BUCH eventuell KURSE

PARAMETER
SUBLIMATION

Praxis
ERFORSCHUNG

Sexualität ist die Gesamtqualität
des Lebensgefühls in der Bilanz

Da der Inhalt dieses Buches so schwer zu schreiben war, möchte ich mit
„Sexualität als Gesamtqualität des Lebensgefühls"
in der Bilanz als „Dichtung und Wahrheit"
abschließen.
Wenn ich gewusst hätte, wie schwierig Sex ist,
hätte ich schon lange das Sexualobjekt „Frau"
gegen das Sexualobjekt „Wiener Schnitzel" eingetauscht.
Wie heißt es so schön, Essen ist der Sex des Alters.

Wenn ich gewusst hätte, wie schwierig Sex ist,
hätte ich schon lange den Sexualtrieb
gegen den Aggressionstrieb eingetauscht,
es gäbe zwar mehr Weltkriege
aber weniger „Ehescheidungen".

Wenn ich gewusst hätte, wie schwierig Sex ist,
wäre ich in meiner Entwicklung in der
„analen Phase" stecken geblieben.
Dann könnte ich mich heute schon auf
das Basteln mit Plastilin oder Ton im Heim freuen.

Wenn ich gewusst hätte, wie schwierig Sex ist,
hätte ich mich mein Leben lang besser mit mir
und meinen Patienten ausgekannt
und sie nicht im Heim „sozial kastriert".

Wenn ich gewusst hätte, dass Sex Lebens-an-trieb
steigernd ist, hätte ich das ganze Leben lang mehr trainiert.
„Heute ist es leider zu spät",
„Heute kann ich nur infantil darüber reden oder schreiben."

Seelenstörungen im Sinne
einer biographischen Laesion
können wir auch bei bestem Wissen
und Gewissen nicht alle
in den Griff bekommen.

Wir sind nur Pflegepersonen
und nicht der liebe Gott!

Literatur

Wenn Sie sich fragen, warum ich alte Literatur verwende, ist dies doch klar, weil ich über Alte rede und schreibe und nicht über die Sex-Probleme der heutigen Autoren oder Menschen. Die historischen Autoren befassten sich mit dem Zeitgeist, der heute die alten Menschen (wieder) beschäftigt.

Literatur:

E. Böhm, Krankenpflege Brücke in den Alltag	Psychiatrie Verlag	1985
E. Böhm, Verwirrt nicht die Verwirrten	Psychiatrie Verlag	1996
E. Böhm, Ist heute Montag oder Dezember	Psychiatrie Verlag	1992
E. Böhm, Alte verstehen	Psychiatrie Verlag	1991
E. Böhm, Böhmkassette (3. Band)	Psychiatrie Verlag	
E. Böhm, Pflegediagnose nach Böhm	Recom Verlag	1989
E. Böhm, Psychobiographisches Modell - Band 1	Maudrich Verlag	1999
E. Böhm, Psychobiographisches Modell - Band 2	Maudrich Verlag	1999
E. Böhm, Seelenlifting statt Gesichtsstraffung	Psychiatrie Verlag	2005
E. Böhm, Happy aging statt Anti Aging	Maudrich Verlag	2006
Joachim Bauer, Warum ich fühle was Du fühlst	Hoffmann u. Campe Hamburg	2005
Kächele Horst, Der Begriff psychogener Tod	Zeitschrift f. psychosomatische Med.	1970
S. Klein, Alles Zufall. Die Kraft, die unser Leben bestimmt	Rowohlt	2004
G. Rizzolatti, Premotor cortex and the recognition of motor actions	Research 3	1996
Wolfgang Rost, Emotionen Elixiere des Lebens	Springer Verlag	2001
Georges Bataille, Der heilige Eros	Ullstein Verlag	1979
Ernst Borneman, Sex im Volksmund	rororo Verlag	1974
Ludwig Knoll, Lexikon der Erotik Int. Kolloquium f. Psychopathologie	Ferenczy Verlag	
Lepp Ignace, Klarheit und Finsternisse der Seele	Arena Verlag Würzburg	
Hans Heinz Hahnl, Wiener Lust	K&S	1993
Anton Szanya, Eros und Thanatos	Picus	1994
Gail Sheehy, Die neuen Lebensphasen	Knaur Verlag	1998
E. H. Erikson, Lebensgeschichte und historischer Augenblick	Suhrkamp Verlag	1977
Sandor Ferenczi, Bausteine der Psychoanalyse - Band I,II,III,IV	Ullstein Verlag	1984

W. D. Oswald, Gerontologie	Kohlhammer	1984
Sigmund Freud, Totem und Tabu	Fischer Verlag	1973
Annemarie Dührssen, Die biographische	Vadenhoeck & Ruprecht	
Anamnese unter tiefenpsychologischen Aspekt		
Anton Schwind, Der Mensch war	Erdmann Verlag	
niemals tugendhaft		
Jean Claude Kaufmann, Schmutzige Wäsche	edition discours	1995
Eric Berne, Splelarten und Spielregeln der Liebe	rororo Verlag	1974
Ellen Fein, Die Kunst, den Mann fürs	Piper	2000
Leben zu finden		
Connell Cowan/Melvyn Kinder,	ECON	1988
Was Männer wirklich wollen		
Andre Duval, 99 Liebesspiele	Reichelt Verlag	
Ferry Hirschmann, Die sexte Versuchung"	Kremayr und Scheriau	1970
Henri Amoroso, Das Sexualleben der Franzosen	dvb Berlin GmbH	1965
Wilhelm Reich, Der Einbruch der	Fischer 81	
sexuellen Zwangsmoral		
„Liebe und Sex"	GEO kompakt Nr. 20	2010
Joachim Fernau, Und sie schämten sich nicht	Betelsmann	
H. J. von Schumann, Liebe und Sex	Birkhäuser Ratgeber	1990
in der zweiten Lebenshälfte		
Asta Scheib, Der Höhepunkt der Lust	Ullstein Verlag	1992
Gary Bruno Schmid, Tod durch Vorstellungskraft	Springer Verlag	2000
Gräfin Eszterhazy, Das lasterhafte Weib	Ullstein	1930
Alan Duntes, Sie mich auch	Beltz	
Eva Menzel, Die beiden Geschlechter	Andreas Verlag	1961
Wengraf, Psychotherapie des Frauenarztes	Weidmann	1934
D. G. Hertz, Psychosomatik der Frau	Springer Verlag	
Bertrand Russell, Ehe und Moral	Kohlhammer	1929
Carl van Bolen, Geschichte der Erotik	Heyne Sachbuch	1976
Hanns Ferd. Döbler, Kultur und	Bertelsmann Verlag	
Sittengeschichte der Welt		
Margaret Mead, Mann und Weib	rowohlt Verlag	
Willhart Schlegel, Die Sexualinstinkte	Rütten Verlag	
des Menschen		
Erich Fromm, Die Kunst des Liebens	Ullstein Verlag	1956
Heinz Ludwig Arnold, Komm. Zieh dich aus	Haffmans Verlag	1991
Roswitha Stemmer-Beer, Zu alt für die Liebe?	mvg Verlag	1994
A. Bauer, Wie bist du, Weib	Rikola Verlag	1925
Margit Ruediger Dahlke, Frauen Heil-Kunde	RM Buch	1999
Wolfgang Rost, Emotionen, Elixiere des Lebens	Springer Verlag	2001
Andreas Gaspar, Sittengeschichte des	Komet	
Zweiten Weltkrieges		
Elfriede Vavrik, Nacktbadestrand	edition a	2010
Samy Molcho, Umarme mich, aber	Ariston	
rühr mich nicht an		
Alex Comfort, More Joy of Sex	Ullstein Verlag	1978
Margarete Dörr, Durchkommen und Überleben	Beschermünz Verlag	2001

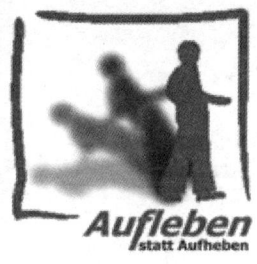 ENPP- Böhm Bildung- und Forschungsgesellschaft mbH

Aufleben statt Aufheben

Die Kursreihen zum Psychobiographischen Pflegemodell werden europaweit exklusiv von der lizenzierten ENPP- Böhm Bildung- und Forschungsgesellschaft mbH organisiert und durchgeführt. Ihre Stärke liegt darin, dass Themen und Strukturen stets praxisorientiert konzipiert sind und im Berufsalltag gut umgesetzt werden können. Die Kursinhalte werden zudem regelmäßig überarbeitet und an neueste wissenschaftliche Erkenntnisse angepasst. Die Leitung übernehmen jeweils qualifizierte und von der Gesellschaft geprüfte ENPP- ReferentInnen, die über jahrelange Erfahrung in der Umsetzung des Modells verfügen.

Derzeit gibt es folgende Kurszyklen:

- *Grundkurs zum Psychobiographischen Pflegemodell*
- *Aufbaukurs zum Psychobiographischen Pflegemodell*
- *Kurse zur Böhm Übergangspflege*
- *Laienkurs „Alte verstehen lernen" für nicht diplomiertes Personal und Angehörige*
- *die Kursreihe zum Thema Sexualität in der Demenz befindet sich in Vorbereitung*

Kontakt:
Marianne Kochanski
Sommerdellenstr.104, 44866 Bochum
0049(0)172/2837553
marianne.kochanski@enpp-boehm.com
www.enpp-boehm.com